本书为国家社科基金项目"脑机接口的哲学研究"（20BZX027）最终研究成果

肖峰 ■ 著

脑机接口哲学

Philosophy of Brain-Computer Interface

中国社会科学出版社

图书在版编目（CIP）数据

脑机接口哲学／肖峰著．—北京：中国社会科学出版社，2023.6
ISBN 978 - 7 - 5227 - 1843 - 9

Ⅰ．①脑⋯　Ⅱ．①肖⋯　Ⅲ．①脑科学—人—机系统—研究
Ⅳ．①R338.2②R318.04

中国国家版本馆 CIP 数据核字（2023）第 069538 号

出　版　人	赵剑英
责任编辑	杨晓芳
责任校对	赵雪姣
责任印制	王　超

出　　　版	**中国社会科学出版社**
社　　　址	北京鼓楼西大街甲 158 号
邮　　　编	100720
网　　　址	http://www.csspw.cn
发　行　部	010 - 84083685
门　市　部	010 - 84029450
经　　　销	新华书店及其他书店

印刷装订	三河市华骏印务包装有限公司
版　　　次	2023 年 6 月第 1 版
印　　　次	2023 年 6 月第 1 次印刷

开　　　本	710×1000　1/16
印　　　张	24.5
插　　　页	2
字　　　数	414 千字
定　　　价	129.00 元

凡购买中国社会科学出版社图书，如有质量问题请与本社营销中心联系调换
电话：010 - 84083683

目　　录

导论　脑机接口拓展哲学新视野

　　脑机接口（Brain Computer Interface，BCI）是我们这个时代最神奇的技术之一。作为当代信息和智能技术的一种应用，脑机接口是多学科交叉和多种技术融合的产物，它通过在大脑与计算机之间建立起直接联系，使人可以用意念活动来激活与控制电子或机械设备，从而在身体不动的情况下就可以将脑中的意图实现出来，取得行动的成果，达成"意念制动""心控外物"的效应，此即"使用 BCI 时不需要自愿的肌肉运动，仅凭思想力量就能操作它"①，这就是"面向行动的 BCI"为我们带来的行动新方式。除此之外，还有"面向感知的 BCI"，它使人不通过身体感官而是通过脑机接口将外界信息传递给大脑，形成关于外部世界的感觉（如视觉或听觉等）。研发脑机接口的初始动机在于"治疗"：用于恢复因病残而损伤的肢体运动、言语表达和听觉视觉等能力，使相关方面的残障人士重拾行动、交流和感知功能，通过提高其自理能力和生活质量来带给他们新生。在此基础上，脑机接口的应用还会扩展到"增强"，即进一步用于健全人增加、补充和强化自己的身体功能，如获得超乎常人的行动能力和感知能力，甚至成为具备超能力的"超人类"。医治和改善的双重价值使脑机接口具有极为诱人的应用前景。

　　正因为脑机接口所具有的巨大现实价值和难以估量的潜在意义，主要发达国家纷纷将其纳入优先支持的技术创新领域，成为竞相角逐的战略高地和"一个爆炸式增长的领域"②，它还被视为"里程碑式的技术突破"，

①　Johannes Kögel and Gregor Wolbring，"What It Takes to Be a Pioneer：Ability Expectations From Brain-Computer Interface Users"，*Nanoethics*，Vol. 14，2020，pp. 227 - 239.

②　［美］乔纳森·沃尔帕：《脑—机接口：原理与实践》，伏云发等译，国防工业出版社2017 年版，第 12 页。

"将会改变世界的新兴技术"。权威媒体和学者也对其给予了高度评价，如《麻省理工科技评论》作为世界一流技术出版物，早在21世纪之初就将脑机接口评为21世纪将会改变人类的十大技术之一；《经济学人》2019年1月号的封面文章将脑机接口技术定义为"下一个前沿"（The next frontier）；脑机接口技术的当代开创者之一尼科莱利斯（Miguel Nicolelis）甚至认为一个开启脑控技术的"脑机接口时代"即将到来，他对此描述道：在脑机接口深度嵌入我们的身体后，"未来的人们将会实现的行为、将会体验到的感觉，是我们今天无法想象、更无法表达的。脑机接口也许会改变我们使用工具的方法，改变我们彼此交流以及与遥远的环境或世界进行联系的方式……我们可以想象生活在这样一个世界里：人们仅仅是想一想，就可以使用电脑、开车、与他人交流。人们不再需要笨重的键盘或液压传动的方向盘，也不必依赖身体动作或口头语言来表达一个人的愿望"①。

目前的脑机接口还是一种处于研发中的不成熟技术，有的功能还处于"科幻"状态。但技术的发展本身就是一部从科幻走向现实的历史。近几十年来，尤其是最近10多年来，脑机接口的研究得到了迅猛的发展，②不断将幻想和期望变为现实中的使用场景，从而正在成为一种不断走进我们生活的新兴技术，我们也正在经历对它从陌生到初知再到熟悉的转变。随着脑机接口的开发、应用和逐渐泛在化，它必将像智能手机一样成为我们身体的一部分，而且是更为深度地融入我们脑中的一部分。脑机接口将全面而颠覆性地改变人机交互甚至主客交互的方式，使人无须动用感觉器官就能形成感觉，无须动用运动器官就能实施行动，这种主客交互的新方式蕴含着突破人类身体之生物学限制而获得新发展甚至进化为"新物种"的可能，所以脑机接口技术的另一位开拓者沃尔帕（Jonathan R. Wolpaw）将其评价为"阳光下的新事物"③。可以说，尽管许多BCI还处于实验甚至概念阶段，却显示出震撼人心、冲击认知的未来前景，预示着它将要对

---

① ［巴西］米格尔·尼科莱利斯：《脑机穿越：脑机接口改变人类未来》，黄珏苹、郑悠然译，浙江人民出版社2015年版，第7页。

② Johannes Kögel, Jakob Schmid, Ralf Jox, et al., "Using Brain-computer Interfaces: A Scoping Review of Studies Employing Social Research Methods", *Bmc Medical Ethics*, Vol. 20, No. 1, 2019, pp. 227 –239.

③ ［美］乔纳森·沃尔帕：《脑—机接口：原理与实践》，伏云发等译，国防工业出版社2017年版，第2页。

人类活动方式乃至生存样貌带来颠覆性的改变，正是在这个意义上它也成了一种"可以激发人的想象力的技术"①。这种被激发的想象力必然从科研领域传递到生活世界，从技术研发传递到社会存在，最后会聚性地传递给哲学，由哲学来挖掘和阐发其世界观层面的深蕴和新意，尤其是从本体论、认识论、价值论、人本学等方面激发而来的新思考，必定构建为哲学视野的新拓展。所以脑机接口也被沃尔帕誉为"有史以来最具哲学意味的装置"②。

在本体论方面，由于脑机接口创建了心物交互的新通道，使得脑机关系作为心物关系的新镜像可以折射出心物互动的某些运作机理，由此导向对哲学本体论问题的深入解析。如脑机接口通过且只能通过读取脑信号而理解人的目的和意图，至少在功能的层面上显示了心灵活动只能以脑信号为载体而存在，这样，BCI 中的读心离不开读脑的"硬事实"便技术性地验证了心灵对于大脑的依赖。面向运动和感知的两种脑机接口在使用上的有效性，则表明了脑信号的读出和写入都取得了技术上的成功，从而显示了脑信号与心理内容之间可以"心脑互译"的内在关联，由此证明了心和脑之间的互在与互动及其一体化运作的本体论关系，进而技术性地证伪了将心和脑割裂开来的二元论主张。在使用脑机接口的过程中，使用者还会切身地感受到存在着一个独立于我们的意图（心灵）但又可以发生心物交互的世界，思想可以从大脑中溢出并由技术通道流向外部世界，行使"心控"或"心动引导物动"的职能，从而深切感受到我们的意图可以施加于世界并使其发生合意图的变化，在合意图的变化不能发生时，其中的因果关系又可以帮助我们找出违背心物交互机理的地方，进而按客观的因果链条进行纠错。因此，脑机接口的有效使用，从新的角度强化了人的意图必须契合客观对象才能合意与成功的实在论立场。凡此种种，脑机接口被认为是"形成了对唯物主义的广泛技术支持"③。

在认识论方面，脑机接口在为感官和肢体残障人士提供恢复其感知和

① ［美］乔纳森·沃尔帕：《脑—机接口：原理与实践》，伏云发等译，国防工业出版社2017年版，第414页。

② Gerd Grübler and Elisabeth Hildt (eds.)，*Brain-computer Interfaces in Their Ethical*，*Social and Cultural Contexts*，Dordrecht：Springer Science + Business Media，2014，p. 1.

③ Joseph Lee，"Brain-computer Interfaces and Dualism：A Problem of Brain，mind，and Body"，*AI & Society：The Journal of Human-centered Systems and Machine Intelligence*，Vol. 31，No. 1，2016，pp. 29 – 40.

行动的功能时，也开辟了迈过感官和肢体而形成"人工感知"和"人工行动"①的新通道，使得人类的认识和实践方式发生了深刻的变化。当脑机接口成为增强性的感知手段时，人类的感知能力（如对不见光的视觉感知、对超声波的听觉感知等）可以获得质的飞跃或提升，他们将超越自然感官的限制而感知到一个更加多姿多彩的对象世界。当脑机接口成为普遍的行动手段或实践工具时，它将使我们"意念制动""以想行事""用运动想象来行动"成为一种普遍而内在的能力，在人的这些活动方式发生重大变化的情况下，就需要重新阐释和界定哲学关于行动、实践、劳动的含义。另外，脑机接口通过读脑而实现读心，使最神秘的心灵现象可以转化为可供科学研究的"外在"对象，从而使认识论研究的科学根据更为坚实。脑机接口发展到高水平阶段所形成的"脑—机—脑"交互系统，还会迎来"互联脑"或"心联网"的使用，使得直接读心成为可能，甚至无须语言中介的心灵沟通成为现实，由此创造出人类认识的新形态，也使解答心灵哲学中的"他心"难题获得技术性的支持。此外，认识论上的知行关系也将走向基于新技术手段的"知行合一"，形成适应脑机接口的知行联结方式之新"知行观"，这些可以说都是发生于认识论领域中的"颠覆性变化"。

在价值论方面，由于脑机接口具有很高的医学和伦理相关性，其具体的应用需要面对和处理大量棘手的价值论问题，如需要面对脑机接口主要应该用于治疗还是增强进行价值选择，需要在无论用于治疗还是增强时进行收益与风险之间的价值评估，还要解决脑机接口研发和使用中的问责难题、知情同意难题、隐私保护难题等。比如，当患者的认知能力随着身体功能的衰弱而退化时，如何使其真正做到对于治疗方案的"知情"？在其交流的功能丧失时如何表达"同意"，尤其是复杂的"有条件的同意"？当为了治疗而必须对患者实施读脑（用机器倾听大脑的活动）从而读心时，如何使其心灵深处的隐私不至于因此变得彻底"透明"而失去保护？当脑机接口用于"助残"的善意导致意外的恶果从而善恶的界限趋于模糊时，如何评价具体场景的价值属性？当功利论和道义论对脑机接口的效用形成不同的评价时，我们如何取得价值共识？总之，对于脑机接口应该做什么与不应该做什么正在成为新的价值观挑战。目前在没有既成的脑机

---

① 关于"人工感知"和"人工行动"的含义，将在第四章和第五章中具体界定并展开分析。

接口伦理原则时，无疑需要与时俱进的价值论探新来提供有效的伦理指导，这也是脑机接口为价值论研究提供的新机遇。

在人学方面，脑机接口通过促进人的新发展、新进化乃至走向"超人类""后人类"而提出纷繁多样的人学新问题。就脑机接口从治疗和增强两个层次上的人学意义来说，治疗中的"助残"所具有的"雪中送炭"的人道价值毋庸置疑，但用于"锦上添花"的增强时，一系列人文甚至人本问题就纷至沓来。如增强者和未被增强者之间的不平等问题，增强到一定程度（尤其是实现脑机融合后）使人的改变达到了"奇点"从而成为"超人类"进而走向"后人类"由此发生"物种意义"上的改变问题，这样的增强和改变是人的"新进化"还是人的"本质的丧失"？我们是否允许这样的增强或改变？当脑机融合中人（脑）和机器之间的界限日趋模糊时，如何界定"人"？面对人（脑）的自然属性不断被技术所"侵吞"，我们是否需要设置脑机融合以及人机融合的界限？如果需要设置界限，那么这样的界限应该设置在哪里？谁有权来设置这样的界限？如此等等，都是以人为旨归的脑机接口或脑机融合从治疗蔓延到增强之后我们的哲学所要应对和解答的"人文迷思"。

除了上述的这些方面，脑机接口系统通过行使身体的功能而被赋予了"第二身体""延展身体""人机融合身体"等种种"身体奇观"，这无疑扩展了身体哲学的视野。脑机接口使脑的作用更加突出，而身体则成为可以替代的对象，人脑的作用在人的生存或本质规定中的地位更加凸显。脑机接口技术的发展不开脑科学的发展，同时也成为脑科学发展的技术推动力，有力地促进着人类对人脑的更深入理解。例如，只有对脑有一定的了解，才能指导 BCI 专家从脑采集到何种脑数据，脑科学的成就由此会更加丰富。对这些成就的哲学解读，再叠加脑的特殊的本体论地位，人作为主体的标志必将更多地聚焦于脑，即从"身体即主体"进一步聚焦到"脑即主体"，进而催生"脑哲学"的问世，使哲学大家族增添新的成员。

当脑机接口作为新的工具被同化到人脑之中时，人的行动和生存方式将由此发生根本性变化，从先前以意念控制身体来形成与客体进行交互的行动和生存方式，嬗变为以意念迈过身体而与客体直接交互的行动和生存方式，人与工具的协同从"体动方式"提升到"脑动方式"，此时人在主体感、自主感、自我认同等方面将获得新的体验，如在主体感方面：一个人借助脑机接口所做的事真的是他自己所做的吗？他是真正的主体吗？他在做这些事时具有主体感、需要承担主体的责任吗？这类问题就是脑机接口所激发出来的种种新奇的生存感受，"脑机接口系统会产生一种特殊的惊奇感，这与不需要语言、手势或自愿的肌肉运动来激发用户意图有关……伴随着惊奇的反应，脑机接口系统的心理反应呈现出幻想、担忧、理性和非理性预期的有趣组合。"①

可以说，脑机接口中的哲学新问题、新境遇举不胜举，需要我们"反思"与"前瞻"并用，借助其激发的哲学想象力来尽可能充分地挖掘其从本体论到认识论、从形上学到人本学等方面的意蕴，使有可能改变时代性质的脑机接口所创造的技术财富能够转化和提升为恒常隽永的精神财富，从而展现和发挥其更为丰富全面的价值和意义。可见，哲学关注和研究脑机接口是时代的需要，也是哲学扩展新视野、实现新发展的必然选择，如果放弃这一选择，我们的哲学就会落伍于时代；而将其纳入自己的视野，则可获得丰厚的回馈，此即"从一个独特的脑机接口系统的哲学检验中可以期待实质性的回报"②。

当然，由于哲学思维的不可替代性，对于脑机接口的把握，也需要借助一种哲学的新视野才能达至一种全面的"参透"，并且脑机接口作为一种蕴含巨大想象力的技术所激发的哲学想象力，也可以反过来启发新的技术想象力，就像哲学曾经对人工智能的发展所起的作用那样。这种"互启"也就是哲学研究和脑机接口研究之间的互相惠及互促关系，可以说这是对脑机接口进行哲学研究的现实意义。

本成果共分八章，第一章和第二章是对脑机接口技术的发展、界定、分类和哲学研究现状的梳理与概括，为研究奠定知识基础；第三章至第八章分别从本体论、认识论、行动—实践论、价值论、人学和伦理学六个维度上探讨了脑机接口所提出的哲学新问题，以及对这些问题进行的新探究，在此基础上展现出基于脑机接口启示和推进下的哲学发展新图景。

---

① Gerd Grübler and Elisabeth Hildt (eds.), *Brain-computer Interfaces in Their Ethical*, *Social and Cultural Contexts*, Dordrecht：Springer Science + Business Media, 2014, p. 158.

② Gerd Grübler and Elisabeth Hildt (eds.), *Brain-computer Interfaces in Their Ethical*, *Social and Cultural Contexts*, Dordrecht：Springer Science + Business Media, 2014, pp. 147 – 162.

第一章　脑机接口的发展及其
哲学研究的兴起

如果将 1924 年脑电图（EEG）（或脑电波）被德国精神病学家伯格（Hans Berger）发现视为脑信号探索的开端以及脑机接口技术的萌芽，那么至今对这一技术的探索已近百年。近百年来这一技术尤其在科幻作品中活灵活现地发挥出巨大的作用。脑机接口作为现实技术出现于 20 世纪 60 年代，随着在实验室中的使用和在临床医疗及日常生活中的应用，它对人的生存和发展的影响不断呈现与扩展。作为人脑与外部世界联结的一种新方式，脑机接口带来了本体论、认识论、价值论和伦理学等方面的新问题，由此进入哲学考察的视野，随之兴起了脑机接口的哲学研究这一新颖领域。

第一节　脑机接口的发展

脑机接口的发展以重要的发现和发明为节点，以若干重要团队和机构的研究成果为推进，使其从科幻走向现实、从动物实验走向人体应用、从实验室走向临床和家用，以及从医用走向其他领域，由此趋向于越来越广泛和深刻地影响和改变人的生存与发展。

一　脑机接口发展中的重要节点

在作为现实可用的技术出现之前，脑机接口经历了"史前"发展期，其中包括作为脑机接口的科学根据和技术渊源的脑电发现（1857）和脑电图（EEG）发明（1924）两个重要的节点。

脑电的发现。1857 年，英国青年生理科学家卡顿（Richard Caton）在猴和兔脑上采集到了脑电活动；1872 年，波兰科学家贝克（Adolph Beck）

发表了关于脑电波的论文，认为脑活动具有电性质，这为后来人们通过电信号来理解脑活动的思维内容提供了科学根据。沿着这一方向，人类在1890年进一步发现神经元活动强度的改变会引起血流量与血氧饱和度的改变，这为后来的脑机接口不仅可以通过脑电信号，而且可以通过其他生理信号来测量大脑活动状况提供了科学基础。总之，脑机接口的研究最早要追溯到脑电的发现。

脑电图的发明。1924年德国的伯格从电鳗发出电现象受到启示，将电极贴于头皮首次测量到了脑中的电活动，他通过一名因战争受伤而前额有骨缺损的男子证明，电流的波动也可以通过放置在颅骨缝隙上方皮肤上的电极来记录，由此首次完成了对脑电波信号的记录并绘制成脑电图，从而发明了可用示波器显示出来的脑电信号——脑电图（EEG：Electroencephalogram）。脑电图后来成为在脑机接口中广泛用来采集脑信号[①]的技术手段。随着其他技术的出现，当 EEG 采集的脑电信号（包含使用者的动作意念）被用于控制外接设备时，完整的脑机接口技术就得以形成。可以说，脑电图是脑机接口最切近的技术基础，直到今天也是非侵入式脑机接口的典型代表。

脑机接口的雏形。在科学家还没有正式提出脑机接口概念之前，就有了这一技术的雏形及其尝试性使用。1963年英国医生沃尔特（Grey Walter）在一位癫痫病人贴近大脑皮层的地方放了电极，通过该电极可获取病人的神经活动状况，由此来确认其脑内病灶。沃尔特进而设想到对电极的进一步使用：他把病人的脑电电极连接到"电位转换器"上，在病人观看幻灯片时，该设备就把大脑运动皮层的场电位信号转换成了幻灯机换片的控制信号，由此发生了"脑控"的效果：病人在打算更换幻灯片但还没有按动按钮时，幻灯机就自动进行切换。这实际上就是脑机接口工作的技术流程：采集大脑神经信号，经适当转换后就可用来控制外部设备。[②]

初步发展期。从20世纪70年代起，脑机接口步入初步发展期，其标

---

① 脑信号包括在脑活动中产生的电生理、神经化学和代谢现象，例如神经元动作电位、突触电位、神经递质的释放、氧的消耗等，它们不断在中枢神经系统中发生；电测量是最常用的脑信号采集方式。

② 佚名：《脑机接口人体实验首度成功，它用50年把科幻电影变为现实》，2016-11-16，https://www.sohu.com/a/119140907_114877。

志性事件是 20 世纪 70 年代美国国防部的高级研究计划局（DARPA）开始组建团队研究脑机接口技术。参加这一项目的美国加州大学洛杉矶分校的维达尔（Jacques Vidal）于 1973 年正式（也是首次）提出"Brain-Computer Interface"（脑机接口）的概念，[①] 维达尔用它来表达大脑与外界之间的直接信息传输通路，并将其作为使用脑信号控制外部设备（例如假肢和拼写软件）的工具。这也是关于脑机接口的最早定义，成为沿用至今的标准定义。维达尔在文中还就脑机接口的技术系统提出了一个初步的框架，并将脑机接口研究与开发的重点放在辅助患者恢复受损视力、听力及运动能力之上。这也标志着关于脑机接口的基础科学研究的开端，从此该研究稳步发展。

在基础理论的导向下，相关的实验也逐渐展开。1978 年，科学家在训练猴子的实验中发现，可以使其学会如何控制初级运动皮层中的神经元放电频率，还可以通过一定的技术手段来改变猴的脑电信号状态。20 世纪 80 年代美国约翰斯·霍普金斯大学的乔治普洛斯（Apostolos Georgopuolos）教授发现猕猴肢体动作的变化伴随着脑电波信号的变化，不同的脑电波信号所代表的肢体动作可以通过脑机接口设备加以转换后识别出来，这意味着找到了肢体运动和运动皮层中神经元放电模式之间的关系，即神经元能够编码肢体运动。

迅速发展期。20 世纪 90 年代以来，脑机接口进入了迅速发展的时期。不少该领域的研究小组成功地使用神经传感技术实时捕捉和记录了运动皮层中的神经信号，用其控制了外部设备。自新千年开始以来，与 BCI 有关的出版物数量几乎成倍增加，[②] 展示着越来越多的新发现和新成果。例如 2003 年的一项开创性工作首次表明，基于运动想象的脑机接口（MI-BCI：Motor Imagination BCI）用于控制是可行的。2005 年，美国的生物医学公司 Cyberkinetics 获得食品药品监督管理局（FDA）批准，在九位病人中进行了第一期侵入式脑机接口临床试验。作为四肢瘫痪的残障人，纳格尔（Matt Nagle）脑中植入了包含 96 个电极的阵列（被称为 BrainGate），

---

① Jacques Vidal, "Toward Direct Brain-computer Communication", *Annual Review of Biophysics and Bioengineering*, Vol. 2, No. 1, 1973, pp. 157 – 180.

② Andrea Kübler, "The History of BCI: From a Vision for the Future to Real Support for Personhood in People With Locked-in Syndrome", *Neuroethics*, Vol. 13, 2020, pp. 163 – 180.

植入在位于前中回的对应手臂和手部控制的运动皮层区域，使用 BrainGate 后纳格尔成为第一位用 BCI 来成功地控制机械臂和电脑光标的受试者。更多的实际案例研究表明，四肢瘫痪、完全丧失了手和手指功能的受试者可以通过 MI-BCI 恢复抓握等功能，一些患者还将 MI-BCI 训练保持了近十年。[①]

进入公众视野。从 2010 年起，脑机接口的一些成功应用使得 BCI 进入了公众视野，社会影响和关注度不断提升。如 2011 年 4 月 12 日，时年 58 岁的瘫痪女子凯茜·哈钦森（Cathy Hutchinson）利用意念驱动面前一只与电脑连接的机械臂，让其抓起桌上一瓶咖啡并递到自己面前；她利用吸管喝到咖啡，脸上露出兴奋的笑容。2014 年 6 月 12 日在巴西的足球世界杯开幕式上，身着机器战甲的高位截瘫青年球迷朱利亚诺·平托（Juliano Pinto）凭借脑机接口用自己的"意识"驱动和控制仿生机械外骨骼象征性地开出了赛季一球，使全球约 12 亿观众见证了"重拾行走计划（WAP）"的脑机接口成果。2016 年 10 月 13 日，因车祸瘫痪 15 年的男子考普兰（Nathan Copeland）借助匹兹堡脑机接口研究小组在其大脑中植入的电极，使用可用意念控制的机械手臂和时任美国总统奥巴马握手。考普兰用机械假肢和奥巴马和握手时，还能清晰地感受到压力感，这表明完全瘫痪病人可以借助脑机接口恢复知觉。2017 年 2 月，斯坦福大学的脑机接口研究团队成功让三名受试瘫痪者通过简单的想象精准地控制电脑屏幕的光标，由此成功地在电脑屏幕上输入了他们想说的话，其中一名患者可以平均在 1 分钟之内输入 39 个字母。大约不到两周后，Facebook[②] 也宣布了自己的脑机接口计划：通过使用非侵入性可穿戴设备让人们通过默想自己说的话来打字，可以实时进行问答对话。

在国内也有引起公众关注的事件：2018 年 11 月 18 日晚，在央视一套《加油向未来》的节目上，失去右臂的残障女孩林安露通过神经信号用意念控制由 BrainCo 公司研制的智能假肢，与郎朗表演了四手联弹的钢琴合奏，成功的表演惊艳全场，令人感慨不已。BrainCo 创始人韩璧丞发表感

---

① Christian Enzinger, Stefan Ropele, Nigel Arden, et al., "Brain Motor System Function in a Patient with Complete Spinal Cord Injury Following Extensive Brain-computer Interface Training", *Experimental Brain Research*, Vol. 190, No. 2, 2008, pp. 215 – 223.

② Facebook 已于 2021 年 10 月 28 日更名为 "Meta"，为了保持叙述的历史感，对于该公司在未更名前的脑机接口开发活动，仍沿用 Facebook 的称谓。

言说：脑机接口使得人机融合时代到来，以后的世界将没有"残障人"这个概念，只有更强大的半机械人，他们可以像正常人一样美好而有尊严地生活。①

可以说，上述事件经由媒介报道后进入了公众的视野，使得脑机接口逐渐成为引起广泛关注的前沿科技领域。

二　重要团队和机构的研究及其成果

现代技术的推进通常都是由集体合作来进行的，这是科学技术成为一项"社会性事业"的重要特征，脑机接口的发展也不例外。

20世纪90年代脑机接口进入迅速发展期的一个重要标志，就是世界各国的脑机接口研究机构和团队不断组建或成立，它们中较为著名的有安德森（Richard Andersen）、多诺霍（John Donoghue）、肯尼迪（Phillip Kennedy）、尼科莱利斯和施瓦茨（Andrew Schwartz）等人的研究团队。②尤其是在2016年马斯克（Elon Musk）创建Neuralink的前后，世界各地诞生了大量的脑机接口创业公司，IBM、高通、Facebook等科技企业巨头纷纷涌入这一领域，国内也涌现了BrainCo、博睿康、NeuraMatrix、脑陆科技等脑机接口研发公司，当然还有不少国内大学研究团队相继成立。

美国杜克大学医学院神经生物学教授尼科莱利斯的实验室以在人类患者和非人类灵长类动物的神经元群体编码、脑机接口和神经修复术方面的开创性研究而闻名。该实验室从20世纪90年代以来，成功地进行了在夜猴脑内提取皮层运动神经元信号以控制机器人手臂的实验，使动物脑机接口得以在实验室出现，这个脑机接口可以在实验室实时工作，也可以通过互联网远程操控机械手臂。通过在鼠脑和猴脑中植入脑机交互装置，老鼠和猴子可以只通过脑电波信号来直接控制外接设备，进而完成喝水的动作。③上面提到的巴西足球世界杯开幕式上开出第一球的脑机接口，也是

---

① 佚名：《世界首次！残障女孩借助意念控制假肢与朗朗同台完成钢琴弹奏》，2018－11－19，https：//wearable. ofweek. com/2018-11/ART-8470-5006-30282497. html。

② 基于公司的技术、团队/合作伙伴、发展计划、产品、融资情况这五个维度，第三方研究机构评出了目前世界十大最受关注的脑机接口公司：1. NeuraLink，2. Kernel，3. NeuroSky，4. MindMaze，5. InteraXon，6. BrainCo，7. Emotive，8. BrainGate，9. g. tec. 10. BrainMaster。

③ 李亚飞：《基于脑电信号的假手控制方法研究》，硕士学位论文，杭州电子科技大学，2009年。

尼科莱利斯团队的杰作，他们为此工作了 8 个月，直到身穿铁甲的平托能够站起来行走，并于开幕式那天在平托身后目睹了他开出的那闻名于世的第一球。尼科莱利斯及其实验室迄今已致力于脑机接口研究 20 余年，取得了卓著的成果，他们基于在动物的脑机接口试验中发现的一系列支配哺乳动物大脑环路的生理学原理，开发了一种综合方法来研究神经和治疗精神疾病，包括帕金森病、癫痫和重度截瘫，由此也更全面地了解与这些疾病相关的神经生理改变的本质。今天，世界上许多国家的神经科学实验室正在与尼科莱利斯教授的实验室进行合作研究，不断推进对动物和人的神经工作机制的认识，开发脑机接口新产品。尼科莱利斯本人也发表了 200 多篇脑机接口方面的文章，撰写了多部著作，最著名的有《脑机穿越》（ *Beyond Boundaries*：*The New Neuroscience of Connecting Brains with Machines and How It Will Change Our Lives* ）《相对性大脑》（ *The Relativistic Brain*：*How it Works and Why it Cannot be Simulated by a Turing Machine* ）等。在《脑机穿越》中，尼科莱利斯认为"脑机接口时代"即将到来，使用脑机接口将在未来成为常态，它可以帮助我们在海洋深处、超新星禁区甚至到我们体内细胞空间的微小裂缝中去进行新的探索、实施新的控制。

2016 年 3 月，Space X、特斯拉汽车和 Paypal 三家公司的创始人埃隆·马斯克宣布成立了一家名为 Neuralink（意为"神经联结"）的公司，致力于直接连接人脑与计算机，创造出可植入人脑的芯片。公司的目标是在大脑和计算机之间直接建立联系。2019 年 7 月 17 日，马斯克召开发布会，宣布通过使用"缝纫机一样"的设备实现了脑机接口的植入技术，该"缝纫机"将感知大脑信号的带有电极的若干长为 4—6 微米的细线（约为头发丝直径的 1/10）"缝到"大脑中靠近神经元的特定部位，通过分布在 96 根线上的 3072 个电极去清晰地读取大脑神经活动信号。与以前的技术相比，新技术对大脑的损伤更小，传输的数据也更多。2020 年 8 月 29 日，马斯克的 Neuralink 举行现场直播，将一款 Neuralink 设备（被称为"高通量植入式电子芯片 LINK Vo9"，该芯片直径 23 毫米、厚度 8 毫米，约为一个硬币大小）植入猪脑，通过它检测到了猪脑的信号，并通过信号准确预测了其关节运动。2021 年 4 月，Neuralink 又展示了一只植入 BCI 的猴子通过大脑意念玩乒乓球电子游戏的场景。需要指出的是，自 Neuralink 公司创立以来，公众对 BCI 的兴趣就进一步扩大了，脑机接口越来越成为公众和科学家关注的焦点。①

如果说 Neuralink 主要研发的是面向运动的脑机接口，那么 Facebook 则在面向交流的脑机接口上启动了自己的研究。2017 年 4 月 19 日，Facebook 在 F8 大会上宣布了自己下属的一个部门 Building 8 所研发的"脑机语音文本接口"（brain-computer speech-to-text interface），简称"意念打字"或"大脑打字"，即通过脑机接口设备让人可以仅仅通过默想自己说的话就能打字。该项目主持人雷吉纳·杜根（Regina Dugan）展示了一段实验录像，一名女士（肌萎缩性脊髓侧索硬化症患者）在没有讲话且没有敲键盘的情况下，通过脑机接口将计算机光标移到屏幕上虚拟键盘的相应字母上，每分钟可以打出 8 个字，从而通过脑控打字的方式将大脑中的想法直接展示在计算机屏幕中。杜根还宣布 Facebook 的目标是研制出每分钟可以直接从大脑输入 100 个单词的系统，这将比人们用智能手机打字的速度快 4—5 倍。这项技术既可以帮助无法动手的残障人，也可以为正常人在双手被其他事情占有时照样可以使用手机和电脑。不同于 Neuralink 采取侵入式的脑机接口来实现其目标，Facebook 希望能建立非侵入性的可穿戴设备来达到上述的目的。

面向交流的脑机接口技术在其他研究小组中也取得了新的进展，如 2019 年 4 月的《自然》杂志报道，美国加州大学旧金山分校（UCSF）的神经外科学家阿努曼奇帕利（Gopala Anumanchipalli）与其同事开发出一种使用深度学习方法的解码器，可以直接从大脑信号中将人脑神经信号转化为语音，产生口语句子，从而帮助无法说话的患者实现发声交流，达到每分钟 150 个单词，接近正常人水平，由此创造了更接近能够恢复说话功能的脑机接口。②

作为一种特殊的社会需求，军方也是 BCI 发展的重要推进力量。就在提出脑机接口概念的 1973 年，美国军方就开始对脑机接口研究进行正式布局，如 1974 年启动了"紧密耦合的人机系统"（Close-Coupled Man/Machine Systems），研究人类生理信号在武器系统中的应用；2002 年又推出

---

① Johannes Kögel, Ralf Jox and Orsolya Friedrich, "What is it Like to Use a BCI? -insights from an Interview Study with Brain-computer Interface Users", *BMC Medical Ethics*, Vol. 21, No. 1, 2020, pp. 2 – 15.

② Gopala Anumanchipalli, Josh Chartier and Edward Chang, "Speech Synthesis from Neural Decoding of Spoken Sentences", *Nature*, Vol. 568, 2019, pp. 493 – 498.

新的脑机接口计划；2006 年进一步启动"革命性假肢"计划，旨在为受伤的战士扩大假肢选择使用范围；2019 年启动了"智能神经接口项目"，旨在通过建立第三代人工智能来提升脑机融合的水平。[①]

在国内，中国科学院、清华大学、浙江大学、西安交通大学、华南理工大学、国防科技大学等都有关于脑机接口的研究团队和实验室，不断取得研究和实验进展，如 2011 年清华大学的脑机接口研究团队设计了具有高效率传输的 BCI 技术系统，其信息传输速率高达 4.5bits/s，信息处理的精准度高达 88%。[②] 2012 年浙江大学的相关团队宣布由猴子通过脑机接口控制机械手的实验取得成功：他们通过向猴子大脑中植入微电极阵列，使其能通过自身"意念"直接控制外部机械手臂，后来在一位颈髓高位截瘫的 72 岁患者那里通过这种脑机接口完成了喝水、进食、握手等日常生活中的基本动作，成为国内用"意念"控制机械手臂进行三维运动所取得的首例成果。2015 年东南大学的相关团队通过采集受试者大脑前额区域脑电信号来对其情绪进行分类，在此基础上研制出具有识别功能的意念耳机装置。[③] 2017 年，中科院半导体研究所基于稳态视觉诱发电位（SSVEP）的脑机接口研究取得了重要进展，其通信速率最高可以达到 6.3bits/s，成为迄今具有最快通信速率的头皮脑电机接口系统。[④] 2020 年，西安交通大学的研究团队使一位失语的患者使用脑机接口成功地"说"出"你好！"[⑤] 此外，华南理工大学脑控轮椅以及国防科技大学的基于运动想象范式的智能汽车驾驶不断取得新进展；据报道淘宝也已进军脑机接口领域，并设定了在未来十年实现"意念购物"等应用场景的目标。

目前，脑机接口可以说"是一个爆炸式增长的领域，涉及遍布世界几百个研究团队。BCI 的研究不仅令人兴奋，而且吸引了许多年轻的科学家

[①] 高越：《美国脑机接口技术研究及应用进展》，《信息通信技术与政策》2020 年第 12 期。

[②] 潘洁、高小榕、高上凯：《稳态视觉诱发电位频率与相位特性的脑电研究》，《清华大学学报》（自然科学版）2011 年第 2 期。

[③] 李居康：《脑—机接口技术在机器人控制上的应用》，硕士学位论文，东南大学，2016 年。

[④] Masaki Nakanishi, Yijun Wang, Xiaogang Chen, et al., Enhancing Detection of SSVEPs for a High-speed Brain Speller Using Task-related Componet Analysis, *IEEE Transactions on Biomedical Engineering*, Vol. 65, No. 1, 2018, pp. 104 – 112.

[⑤] 西安交通大学第二附属医院等：《脑机接口：看见你的声音》，《临床医学研究与实践》2020 年第 24 期。

与工程师进入这个充满活力的群体。该群体正解决大量问题，并追求 BCI
技术的巨大前景。"①

三　脑机接口的技术演进逻辑

综观脑机接口技术几十年来的发展，可以发现贯穿其中的多重演进
逻辑。

（一）从科幻走向现实

脑机接口的发展是一个不断从科幻变为现实的过程。从 20 世纪末开
始，脑机接口在科幻作品中渐成热门之一，公众即使没有在现实中见过脑
机接口，也早在科幻作品中有所见闻。科幻中的人物通过使用想象中的脑
机接口，获得了用思想控制机器的能力，或者具有了读取甚至控制他人内
心世界的能力，从而通过对脑信号的操控而成为超人，较为著名的作品有
《黑客帝国》《阿凡达》《黑镜》《超体》《攻壳机动队》《星际迷航》等。

《黑客帝国》（1999 年，美国科幻系列片）描述了未来人类生活的场
景，他们通过脑机接口将自己的大脑与虚拟世界（作为母体的 matrix）连
接，从而与其沟通并生活在其中，人的一切体验都是通过这个脑机接口来
实现的，而脑机接口就是通过一根管子从后脑勺开个洞直接插入脑中（如
同 USB 插口），有些像今天所说的"侵入式脑机接口"的简单版本。

《阿凡达》（2009 年，美国科幻片）中的科学家利用基因编辑技术将
人类 DNA 和潘多拉星球上的 NAVI 族人的 DNA 结合在一起，制造了一个
克隆 NAVI 人即阿凡达，然后用脑机接口技术将人类的心灵移植到这个克
隆人脑中，成为人类在这个星球上的代理，人就像操控自己的身体一样操
控这个代理的身体，亦即可以"脑控"阿凡达，使得人类可以在这个不
适宜自己生存的星球上实现自己的目标——获取富含能源的矿物元素 Un-
obtanium。在潘多拉星球上，万物都有可以相互连接的接口，如人可以通
过感受器（辫子）与神树连接，从中获取巨大的能力，这类似于当今的
脑—云（云端数据库）接口概念。电影中的男女主角与神兽伊卡兰（ik-
ran）翼龙可以建立连接，然后根据自己的意识控制神兽的飞行，这无疑
是通过脑机接口实现脑—脑交互（以及脑控和控脑）的生动想象。

①　［美］乔纳森·沃尔帕：《脑—机接口：原理与实践》，伏云发等译，国防工业出版社
2017 年版，第 12 页。

《黑镜》（2011 年，英国电视连续剧）讲述了芯片植入式脑机接口给人们的生活带来的改变，如通过大脑控制技术，瘫痪的男人大脑被植入物体，使他可以控制假肢。在《黑镜》的第一季第三集中，在未来的某一个时代，每个人都在耳后植入了芯片，芯片记录了他/她过去的所有记忆，可以用遥控机随时按需调出来观看，无论何时的记忆都可以再现出来。电视剧主要讲述的是这一技术给人生活带来的负面影响，如装有脑机接口的男人感到沮丧时，用钢铁般的爪子（被脑机接口增强的肢体）攻击了助手，这也是我们今天担心使用脑机接口一旦失去控制时可能造成的伤害。基于这种负面影响，男主角最后不得不选择划开皮肤，把耳朵后面的芯片取了出来，展现了脑机接口在隐私保护和安全风险方面潜在的伦理困境。《黑镜》的第四季讲述了一家名为 TCKR 的神经科学研究机构，研发出能进行意识读取、储存和上载下载的设备，这些设备不断改进，最后变得安全无创、简单易用、随用随取，通过贴在太阳穴上的一个小小纽扣，就能对人脑进行刺激，创造感知、使人体验到永生甚至拥有无数次生命的感受。

在《超体》（2014 年，法国科幻片）中，女主角露西因神秘药品 CPH4 的作用，激发了大脑的潜力，其脑中约 90% 的神经元相继苏醒，具有了心灵感应、瞬间吸收知识的超能力，她的手指也具有了类似脑机接口的强大功能，可以直接读取他人记忆，从而从黑帮同伙的脑中获取黑帮的藏身之处；她还可以用大脑远程控制一群武装警察和作为对手的黑帮成员，从而成为无所不能的女超人。这些都展示了今天科技正在开发的脑机接口的读心和控脑功能，也反映了脑机接口通过增强而可能使人成为"超人类"的未来愿景。

《攻壳机动队》（2017 年，美国科幻片）描述了 2029 年的未来，经过技术改造的人（也被称为赛博增强或人工增强的人）在脖子后都有与网络连接的端口，通信终端可以直接植入人脑，人脑与计算机和网络互动而成为人机合一的电子脑（Cyberbrain），人不用动手也无须张嘴巴就可以与他人交流。这也使得脑侵入类型的犯罪的危害加剧，最严重的脑部入侵犯罪就是"幽灵黑客"（Ghost Hack），受其侵入后，人的整个人格，包括过去的回忆和个人的身体判断都将完全受到黑客的支配。该片的女主角是一个身体死亡而脑存活的人，其大脑移植到一个人造身体外壳后形成的"赛博人"，相当于为观众展现了将脑联结到"另一个身体"的脑机融合系统，这个系统将人和机器的优势结合在一起。

此外，像《星际迷航》（2009 年，美国科幻影视系列片）中在飞行事故中受伤进而完全瘫痪的派克船长用大脑通过 BCI 控制轮椅进行交流，《盗梦空间》（2010 年，美国科幻片）中读取他人的思想以及进入自己的梦境等，都涉及脑机接口的应用和强大威力。其他科幻作品如《刀剑神域》《环太平洋》《头号玩家》《机械战警》《X 战警：背水一战》《阿丽塔：战斗天使》等都这样或那样地涉及脑机接口技术的使用。

这些作品表现出人对脑机接口的期待，对其神奇功能的需要，以及对这项技术被滥用的担忧。科幻小说中的脑机接口应用和奇效看似假想，但也绝非毫无根据和价值的胡思乱想，其中不乏对科学研究的启示。任何科幻都表达了人对科技的一种诉求，一种未来的使用场景，它以时间跨度的超前和现实效果的虚拟来展望技术的力量，往往成为科技活动后来的研究课题，也可视为科技向度的想象力对现实科技研究的引领和警示，无疑起到了启发甚至激励脑机接口技术发展的作用，以至于不少对脑机接口的科学研究往往会把这些幻想作为未来的最终目标。① 因此，这些先前只是在文学作品中想象的关于脑机接口的场景或科幻小说里的桥段，现在已进入科技研发的范围并成为其中的热门新事物。目前，由科幻所"启蒙"的脑机接口技术，有的正在变为现实，有的将会变为现实，随着脑机融合的幻想一步步照进现实，人类能力有望得到实质性的扩展和增强。可以说这是许多前沿技术发展的普遍逻辑，举凡太空旅行、人造生命、机器人等，无不如此。今天，脑机接口已不再仅仅是科幻，尽管在从科幻走向现实的过程中它还处于起步阶段，广泛使用还面临许多问题，但其"变现"的前景无疑十分乐观。

（二）从动物实验走向人体实验

脑机接口从科幻逐渐变为现实，首先是在动物实验中得以体现的。

凡涉及人的健康或对人体生命实施操作的技术，通常都要先进行动物实验，成功后才能继续在人身上实验，这是生命技术、医疗技术发展的通常逻辑。脑机接口也是如此，尤其是对于有创的侵入式脑机接口来说，动物实验是必经的阶段，所选择的动物通常是鼠类或猴子。从 20 世纪初开

---

① ［美］乔纳森·沃尔帕：《脑—机接口：原理与实践》，伏云发等译，国防工业出版社 2017 年版，第 248 页。

始，与脑机接口相关的一系列动物实验为科学家所进行，此后才逐渐应用于肢体残障人士的功能恢复。侵入式脑机接口需要向脑内植入设备，了解植入物的效果以及是否对脑造成损伤，因此必须要通过动物实验来获得相关信息，唯此才可以减少人体实验的伤害和风险。脑机接口的动物实验不仅具有必要性，而且具有可行性，其可行性在于动物尤其是高等动物在生理功能上与人相近，从而在动物实验中获得的一些认识和操作经验具有成功地应用于人的根据。舍贝格（Hansjörg Scherberger）指出：在动物运动假体的这种神经控制中，可以看出人类运动皮层中的神经信号类似于非人类灵长类动物，从而表明非人类灵长类动物运动控制和解码的电生理原理可以转移给人类。① 约瑟夫·李（Joseph Lee）则进一步认为：可以基于常见的物理定律和机制，使用 BCI 对动物目标导向的行为进行建模。由于深层的进化联系和实验数据揭示了人类运动皮层中神经活动与非人类灵长类动物的相似性，可以直接将动物研究中 BCI 的更强推论转移给人类。② 其实，"脑机接口"中的"脑"就其本义来说就既指人脑也包括动物脑，也表明了动物脑机接口对于人类脑机接口的"演练"关系。

　　如前所述，脑电的发现是一个从动物脑电到人的脑电的过程，以后关于脑电生物反馈、侵入式脑机接口探测脑电信号、训练受试者借助侵入式脑机接口来操作外部设备等方面的最初实验都是首先在动物脑中进行的。华盛顿大学医学院运动感知神经工程学研究中心（CSNE）的研究人员爱伯哈德·费兹（Eberhard Fetz）是这一领域的先驱者之一。1969 年，他与同事利用猴子进行了脑电生物反馈的研究，表明猴子能够通过它们的脑电波信号来操控一个转盘上的指针。实验是这样进行的：将猴脑中初级运动皮层中的一个神经元与放在其面前的仪表盘相连接，触发该神经元时仪表盘的指针就会转动。可以训练猴子通过某种特定的脑兴奋来触发该神经元，从而使仪表盘的指针转动，一旦做到了就用一颗香蕉丸子奖励它。训练到一定的时候，在想要吃到更多香蕉丸子的驱动下，该猴子对通过控制神经元的触发来转动仪表盘的指针变得驾轻就熟，也就是可以在闭环的操

---

　　① Hansjörg Scherberger, "Neural Control of Motor Prostheses", *Current Opinion in Neurobiology*, Vol. 19, No. 6, 2009, pp. 629 – 633.

　　② Joseph Lee, "Brain-computer Interfaces and Dualism: A Problem of Brain, Mind, and Body", *AI & Society*, Vol. 31, No. 1, 2016, pp. 29 – 40.

作条件下学会自由地控制初级运动皮层中单个神经元的放电频率，这只猴子就在一定意义上成为第一个真正的脑机接口被试对象。

实验发现，个体的某种行为所具有的神经信号特征值也是先在动物实验中进行的。20 世纪 80 年代，乔治普洛斯发现不同的脑电波信号可以通过脑机接口设备被转换识别出来，他通过实验发现了猕猴的某些特定上肢动作与其脑中运动皮层中特定神经元放电模式的关系，进而发现一组分散的神经元可以编码猕猴的肢体运动。

从 20 世纪 90 年代末起，科学家进行了更广泛的"脑控设备"动物实验，如查宾（John Chapin）等人 1999 年训练大鼠通过意念来取水喝水，受试鼠的脑中被植入了记录脑信号的电极，其想要喝水的脑信号被脑机接口转化为控制信号，使得机械臂被按压而使储水的装置流出水滴，老鼠由此喝到水，也就是通过脑控外接设备来完成喝水的任务。① 2002 年，尼科莱利斯将实验室中经过训练的一只猴子脑中控制机械臂的意念活动，通过脑机接口传导给机器系统，对机械臂的动作进行了有效的控制。2008 年 1 月，尼科莱利斯进行了猴脑遥控设备的实验：一个猴子在美国的实验室中用意念控制一个远在日本东京的机器人行走，并取得成功，其间传递控制信号的时间比猴子将大脑意念传递给自己肌肉的控制时间还短 20 毫秒。② Neuralink 也进行了猴子和猪等动物实验，并不断取得新成就，2021 年 4 月 8 日他们公布了一段猴子用大脑玩电子游戏的视频，一个名为"帕格"（Pager）的 9 岁猕猴的脑中被植入了 Neuralink 设备，通过这个设备传导脑中的意念，它就可以用意念来玩乒乓球电子游戏。③ 这些动物实验表明，动物脑中与运动相关的脑信号变量可以从神经元集群的活动中提取出来，从而使得用相同的神经元集群运动活动来控制假臂的移动或其他外部设备成为可能，④ 为人脑通过脑机接口实现类似的控制提供了参照。

---

① John Chapin, Caren Moxon, Ronald Markowitz, et al. , "Real-time Control of A Robot Arm Using Simultaneously Recorded Neurons in the Motor Cortex", *Nature Neuroscience*, Vol. 2, No. 7, 1999, pp. 664 – 670.

② [巴西]米格尔·尼科莱利斯：《脑机穿越：脑机接口改变人类未来》，黄珏苹、郑悠然译，浙江人民出版社 2015 年版，第Ⅲ页。

③ 佚名：《马斯克公布猴子用"意念"打游戏视频　未来人瘫痪也能隔空玩手机》，2021 - 04 - 09，https://tech.ifeng.com/c/85IMXtMjpGs。

④ [美]拉杰什·拉奥：《脑机接口导论》，张莉、陈民铀译，机械工业出版社 2016 年版，第 86—87 页。

进行动物实验是为了能在人的身上得到成功，正是基于多年来在动物身上进行的脑机接口实验，使得可应用于人的植入设备得以设计和制造，从而将其开发为人能使用的技术，由此恢复一些残障人士损伤的听觉、视觉和肢体运动能力，这也是科学家、工程师和医生一起努力的结果。2006年，布朗大学多诺霍教授的研究团队在大鼠、猴子等动物上完成了运动皮层脑机接口设备植入手术试验，然后成功在6名高位瘫痪的患者身上进行了临床研究，他们在经过规范化训练后可以用运动皮层脑信号控制并移动屏幕上的光标或简单地控制假肢。2013年1月，匹兹堡大学的施瓦茨团队在著名医学杂志《柳叶刀》上发表的研究成果表明，高位截瘫的人可以通过运动皮层的脑电信号控制机械手完成相关动作。[①] 科学家通过动物脑的植入物实验，还获得了治疗某些脑部疾病的方法，将其应用于人脑疾病的治疗，开发了通过将电极植入人脑来控制神经活动的技术，这就是"深部脑刺激"（deep brain stimulation，DBS），其被用于消除帕金森病和癫痫等病症。从20世纪80年代末开始，法国科学家就将电极植入晚期帕金森病患者的大脑，让电流通过引起震颤的脑部区域，以抑制局部神经活动。这种脑深部刺激有时非常有效：当电极被激活时，会使人变得衰弱的剧烈震颤消退。[②]

在过去的十多年里，脑机接口从动物实验转变为人类实验和应用的进展不断加快，其中较为重要的进展包括使重度瘫痪者（四肢均无行动能力）恢复一定程度的行动能力，使失去交流能力的患者通过脑控光标打字的方式或脑机接口控制人工发音器官说话的方式来恢复一定的表达功能，甚至还有提高注意力等方面的增强性应用。脑机接口归根结底是服务于人的，动物实验只是实现这一目的的手段，是走向人的应用的一个环节。

（三）从实验室走向临床和家用

脑机接口从动物实验过渡到人的使用，在20世纪90年代以前主要是在实验室设定的理想条件下由科学家严密监护的环境中进行，21世纪以来随着相关技术的发展，近十年来逐步走向临床甚至家用，实现了多项临床转化的应用，成为脑机接口走向实用型技术的一个重要阶段，这就是所

---

① 蒋鸿杰、张建民：《明天，我们能实现"意念控制"吗》，《健康报》2020年9月21日。

② Liam Drew, "Agency and the Algorithm", *Nature*, Vol. 571, No. 7766, 2019, pp. S19 – S21.

谓让脑机接口"离开实验室，回到现实世界来！"的呼声。①

脑机接口走向临床应用，成为医学治疗的新手段，在恢复患者的相关功能或治疗有关疾病的过程中发挥作用。这种临床的治疗最早出现于20世纪80年代人工耳蜗的实际应用，这是由机到脑的脑机接口在治疗和恢复听力上的首次应用，也是迄今脑机接口最有效的应用。紧接着在20世纪80年代末，法国科学家发明了上面所说的深部脑刺激（DBS）治疗方法，这一技术在1997年获得了美国食品和药物管理局的批准，成为可以在帕金森病患者中使用的治疗技术，随后还被批准用于治疗强迫症和癫痫，现在正在研究将其用于抑郁症和厌食症等病患的治疗或改善。② 这相当于单向脑机接口在帕金森病治疗上的应用。

脑机接口的主要治疗用途，还表现在对失去运动能力的严重瘫痪病人所进行的功能恢复上，这方面的进展主要在21世纪以后取得的。如前面提到的Cyberkinetics公司在2005年使用其开发的BrainGate脑机接口设备后，使脖子以下全身瘫痪的Matt Nagle可以控制灯光、操作诸如电视机之类的外部设备并操作假肢，并使另外8个类似的残障人也陆续恢复了一定的行动能力，③ 以后不断有关于BrainGate在临床医用上的进展，如2017年，BrainGate使用植入式脑机接口实现了对功能性电刺激装置的控制，通过这种控制可以修复神经回路的断口，相当于利用外接计算机对其进行了连接，使得脊髓损伤的病人可以重新控制自己的手臂，自主地完成一些日常活动。2018年11月，BrainGate在临床试验中让三名瘫患者通过新型脑机接口芯片实现了用"意念"自主操作平板电脑上的多种应用程序。④

随着这些实际应用的推进，脑机接口所能胜任的操作越来越多，使得瘫痪病人通过脑控机械臂可以自己完成喝水、吃饭、打字等动作以及与人交流。

尤其需要指出的是，近年来，基于脑机接口的治疗在脑卒中后运动能

---

① Jane Huggins, Christoph Guger, Mounia Ziat, et al. , "Workshops of the Sixth International Brain-computer Interface Meeting: Brain-computer Interfaces Past, Present, and Future", *Brain-Computer Interfaces*, Vol. 4, Nos. 1 – 2, 2017, pp. 3 – 36.

② Liam Drew, "Agency and the Algorithm", *Nature*, Vol. 571, No. 7766, 2019, pp. S19 – S21.

③ Gerd Grübler and Elisabeth Hildt (eds.), *Brain-computer Interfaces in Their Ethical, Social and Cultural Contexts*, Dordrecht: Springer Science + Business Media, 2014, p. 164.

④ 陈根：《从科幻到现实再到生活，脑机接口那些年》，《蓝鲸财经》2020 – 10 – 13，https://baijiahao. baidu. com/s? id = 1680415084205704761&wfr = spider&for = pc。

力的康复方面显示出了良好且不亚于大多数传统治疗的效果，甚至在认知康复方面基于脑机接口的治疗也取得了令人鼓舞的结果。越来越多的临床证据表明，脑机接口对于中风后上肢运动的康复可能与一些最好的传统干预措施一样有效。除了运动功能障碍，中风患者还经常出现认知障碍，以前绝大多数认知障碍的康复是通过常规治疗完成的。最新研究表明，计算机辅助认知康复（CACR）的疗效优于传统的认知训练方法，而脑机接口的系统就是 CACR 系统的一种亚型，它被证明可以使诸如注意缺陷多动障碍（ADHD）等疾病中认知功能改变的神经生理机制重新正常化。再就是，脑电波的自我调节被认为可以影响中风患者的情绪。基于脑电的康复治疗伴随临床改善的功能和结构改变的神经影像学证据表明，基于脑电的干预促进了神经可塑性的恢复。[1]

2020 年 4 月 24 日，一篇发表于《细胞》的学术论文报道了巴特尔纪念研究所（Battelle Memorial Institute）与俄亥俄州立大学合作开发研究的技术，该技术展示了如下应用场景：通过脑机接口将患者大脑与外部设备相连，不仅可以使瘫痪患者的肢体正常移动，还可以恢复其包括触觉在内的其他感觉功能。[2]

2021 年年底，尼科莱利斯的一篇发表于《国家科学评论》的文章指出，下一代脑机接口有望为全球数亿名罹患神经性和精神性疾病的患者提供非药物性的个性化治疗。

在走向临床医用的过程中，脑机接口还开启了走向家用的过程。2010 年后，在没有研究人员监控情况下，闭锁综合征[3]患者在家中首次使用 BCI 控制的应用程序在电脑上进行了绘画，这就是基于脑机接口的"脑绘画"（BCI operated Brain Painting）的开发及其家用，从而首次证明了 BCI 的独立家用是可能的。自 2010 年以来，已经证明了闭锁综合征人群中医从性较好的患者，可以独立在家中使用脑机接口，且可以长期安装和使

---

① Ravikiran Mane, Tushar Chouhan and Cuntai Guan, "BCI for Stroke Rehabilitation: Motor and Beyond", *Journal of Neural Engineering*, Vol. 17, No. 4, 2020, pp. 1 – 21.

② Patrick Ganzer, Samuel Colachis, Michael Schwemmer, et al., "Restoring the Sense of Touch Using a Sensorimotor Demultiplexing Neural Interface", *Cell*, Vol. 181, No. 4, 2020, pp. 763 – 773.

③ 闭锁综合征（locked-in syndrome, LIS），又称"去传出状态"，是由于神经病变所引起的部分神经损坏所导致的身体部分机能的退化或消失，主要表现为不能说话、不能行动（因四肢完全瘫痪），最后连自主的眼球运动能力也会丧失，但意识较为清醒，对言语理解无障碍。

用，从而提高生活质量。① 例如，2016 年 11 月，荷兰乌特勒支大学医学院神经科学家和首席研究员拉姆齐（Nick Ramsay）成功地将脑机接口装置从实验室带入一名肌萎缩侧索硬化（ALS，即渐冻症）的 58 岁女患者 Hanneke de Bruijne 家中，使其无须医疗人员的协助也能与他人进行思想交流。在脑机接口植入 Bruijne 脑中的 28 周后，她可以准确和独立地在电脑屏幕上打字，准确率达到 95%。② 目前，脑机接口的研究人员对于将 BCI 移出实验室并进入实际应用抱有越来越大的希望，以期帮助更多的瘫痪者恢复基本的沟通和控制能力。所以，"将 BCI 植入技术带到用户家中是可行的。更广泛的公众接受可植入的脑机接口将为其引入市场提供动力"③，而神经外科医师将在 BCI 的进一步开发和实施中发挥核心作用。④ 当然，由于脑机接口技术在操作上的复杂性、性能上的不稳定性、设备的昂贵性以及训练的艰苦性等诸多原因，使得开发出实用、可靠、能够进行高速复杂通信和控制从而方便普遍使用的 BCI 仍是一个未完成的任务，脑机接口（尤其是植入式 BCI）系统地转化为独立的家庭使用仍处于早期阶段，从而"BCI 仍是实验性设备，目前尚未在主流市场上提供"⑤。这一技术要普遍地走向家用、走向大众尚需时日。

（四）从医疗到其他领域

脑机接口的起始目的是医用，主要的医疗对象是无法行动或者无法交流的人群，他们通常是神经损伤或神经疾病（如脊髓损伤导致的高位截瘫、肌萎缩性脊髓侧索硬化或因中风而失去自主行动和语言表达能力）的患者，从范围上来看，脑机接口在医疗上主要应用于重度神经功能障碍患者（如渐冻症、失语症等）的神经功能重建，中重度神经功能损伤患者

---

① Andrea Kübler, "The history of BCI: From a Vision for the Future to Real Support for Personhood in People with Locked-in Syndrome", *Neuroethics*, Vol. 13, 2020, pp. 163－180.

② Maniska Vasteensel, Elmar Pels, Martin Bleichner, et al., "Fully implanted Brain-computer Interface in a Locked-in Patient with ALS", *The New England Journal of Medicine*, November 12, No. 375, 2016, pp. 2060－2066.

③ Jane Huggins, Christoph Guger, Mounia Ziat, et al., "Workshops of the Sixth International Brain-Computer Interface Meeting: Brain-computer Interfaces Past, Present, and Future", *Brain-Computer Interfaces*, Vol. 4, Nos. 1－2, 2017, pp. 3－36.

④ Ivan Kotchetkov, Brian Hwang, Geoffrey Appelboom, et al., "Brain-computer Interfaces: Military, Neurosurgical, and Ethical Perspective", *Neurosurgical Focus*, Vol. 28, No. 5, 2010, p. E25.

⑤ Johannes Kögel and Gregor Wolbring, "What It Takes to be a Pioneer: Ability Expectations from Brain-Computer Interface Users", *Nanoethics*, Vol. 14, 2020, pp. 227－239.

的康复以及其他相关复杂疾病（如癫痫、帕金森病等）的治疗。

尽管 BCI 最初旨在治疗疾病，但它们正在越来越多地应用于娱乐、军事等其他领域，形成了超出医疗用途之外的多种用途。2007 年，一家名为 NeuroSky 的公司推出了第一个商用 BCI，自那以后，其他几家公司（Emotiv，Mattel）也推出了商用的 BCI，用于控制电子游戏中的人物、汽车或其他元素。① 拉奥（Rajesh Rao）将其统称为"服务型 BCI"，包括自动驾驶和脑控机器人、身体能力增强、网页浏览和虚拟世界导航、教育与学习、游戏与娱乐、警觉性监测、记忆和认知能力增强、测谎、安保与身份识别、脑控艺术等，② 它们作为一种新的消费产品进入市场，也意味着脑机接口从残障人使用的治疗手段扩展为正常人在非医用范围内使用的工具。

脑机接口应用于电脑游戏，开发了一种全新的娱乐方式：玩家不用任何肢体动作和声音指令，仅靠意识活动来实施对游戏的操控，即所谓"脑控游戏"，它可以进一步丰富游戏的趣味性。如果能形成强大的市场需求，脑控游戏也会成为刺激脑机接口技术广泛应用的重要推力。这方面的陆续进展有：澳大利亚 Emotiv Systems 公司 2009 年发布了名为 EEF 的脑机接口设备，可用于 Windows PC 上的游戏；奥地利 g. tec 公司 2012 年发布了一种 BCI 设备，可在家中用于控制计算机游戏，准确性可达到 99%；谷歌眼镜开发的可佩戴 Neurosky MindWave 脑波仪，佩戴者可以通过想法来拍摄照片，以及控制虚拟游戏内的物体。

脑机接口还可以用于提高人的认知能力，在教学等领域中得到了初步应用。目前在教学中已有可穿戴设备监测（如 BrainCo 公司研发的 Focus 即"赋思头环"）用于评估学生听课或完成任务时的投入程度、注意力集中程度以及认知负荷水平，可以在学生注意力不集中时及时向其发出提醒信号，从而可以作为辅助设备来提高学生的注意力和学习能力，尤其是可以帮助患有注意力缺陷障碍的学生提高学习成绩。脑机接口作为提高注意力的手段还应用到了更多的领域，如美国旧金山的 Smart Cap 公司将脑电

---

① Richard Heersmink, "Embodied Tools, Cognitive Tools and Brain-computer Interfaces", *Neuroethics*, Vol. 6, No. 1, 2013, pp. 207 – 219.

② ［美］拉杰什·拉奥：《脑机接口导论》，张莉、陈民铀译，机械工业出版社 2017 年版，第 193—215 页。

图设备做成棒球帽，卡车司机将其戴在头上可以在注意力涣散的瞬间被及时提醒，从而减少交通事故的发生。

在军事领域，BCI 技术可以帮助军人更有效地操控机器人、无人车、无人机等设备，其所以更加有效，是因为可以通过减少手动输入而提高操作效率，由此形成"脑控机器人战士"或"脑控武器"，用其代替军人去完成各种危险的任务。即使在最初阶段，这种 BCI 也可以用于载人车辆、船舶和飞机，或者通过控制外骨骼系统来提升单兵作战能力，这样的士兵被称为"赛博士兵"，他们穿戴的外骨骼或强力外套能使自己手脚的力量增强十倍，还能使听力、视觉大幅提高，这些研究如果取得实用化成果，将极大改进和优化战斗力，提升一国的军事实力，为此一些军事强国已着手脑机接口的军事应用研究。拿美国来说，其国防部高级研究计划局就有用意念控制机器战士的"阿凡达"研究计划，还有"人体辅助神经装置"的脑机接口项目，如使用高分辨率 BCI 双筒望远镜来快速检测到目标及其威胁，并将士兵的视野扩大到 120°。另外，在过去的十多年中，DARPA 还启动了"高级语音编码计划"，以开发非声学传感器，用于在声学敌对环境（例如，军车内部或城市环境）中进行语音编码。该计划被称为"沉默的谈话"，旨在通过"预期语音"的 EEG 信号在战场上来实现用户与用户之间的通信，从而消除任何发声或手势需求，这种功能在进行侦察时特别有用。[1] 当然，脑机接口的治疗功能在军事领域中也尤为重要，因为在战斗中的受伤致残人员无疑是脑机接口用于恢复性治疗的重要对象，借助 BCI 可以提高战斗中受伤人员的生活质量，并最终减少残障人对个人、财政和社会的影响。

脑机接口的再一个扩展方向是艺术领域。艺术家和脑机接口的技术专家多年来一直研究如何将脑机接口作为一种能够艺术地表达创造力、情绪和情感的渠道。艺术 BCI 的使用者可以是使用 BCI 信号进行实时创作的艺术家、表演者甚至是使用 BCI 技术的全部观众。这通常是在多媒体、多模态和多大脑的环境中完成的。目前的艺术 BCI 可使用的领域包括创作或修改动画与音乐，并且还处于拓展之中。如研究艺术家（如变戏法的表演者）的大脑活动，探讨他们脑中的信息能否被可视化或声波化，从而使表

---

① Ivan Kotchetkov, Brian Hwang, Geoffrey Appelboom, et al. , "Brain-computer Interfaces: Military, Neurosurgical, and Ethical Perspective", *Neurosurgical Focus*, Vol. 28, No. 5, 2010, p. E25.

演更具吸引力；研究小说阅读者在阅读小说时大脑里发生着什么？能否区分出他们所阅读的是"中性"文本还是"情感"文本？进一步还涉及探讨一些理论问题，如 BCI 是一种类似于画笔的工具，还是可以用来创造新的艺术之表现形式？① 当然，BCI 艺术同时也可以为残障人提供艺术表达渠道，其中脑绘画就是最重要的方向。2010 年前后，德国开发了一种名为 Brain Painting 的脑绘画技术，它通过 P300-speller 式界面来控制光标移动，选择对象的形状、大小、颜色、画笔样式等，以及进行撤销、重做等操作。在工具箱被添加了更多的功能后，成为可供患者在家里使用的绘画系统，尽管控制水平相对较低，但用户还是通过脑绘画提高了生活质量，获得了某种满足。2013 年在德国罗斯托克举办的一个展览上，一位渐冻症患者在现场表演了用大脑绘画，还有一位名叫 Hhem 的渐冻症患者每天都在用大脑绘画，因为她患病之前曾是一名画家。② 脑绘画通过让用户直接或有选择地参与艺术体验而开辟了"艺术疗法"这一新的领域。在研究者看来，由于脑电的波段功率影响着虚拟绘画的颜色或虚拟画笔的形状，所以通过脑绘画既可以教会用户进入沉着和平静的状态，也可以提供有关其情感情绪状态的反馈，从而使他们能够控制情绪，所以也属于"认知行为疗法"的范畴。除了脑绘画，"音乐脑机接口"（BCMI）也是艺术BCI 的一种重要形式，它所提供的"音乐疗法"被认为是艺术与脑机接口技术兼容性更好的方式。例如，"皮质歌曲"作为 BCMI 的一种音乐表演，其输出依靠的是用户的神经活动触发的音乐信号；而"情感音乐 BCI"则通过评估用户对音乐的情感状态来对音乐输出进行控制；BCMI 还可用于在现场音乐表演中测量表演者和听者的情感状态，由此把握两个参与者之间相互作用和达成共同情感基础的潜力，这为形成有效的治疗手段提供了诱人的可能性。③

由上可见，脑机接口正被用于不断扩展的各种应用领域，一些 BCI 研

---

① Jane Huggins, Christoph Guger, Mounia Ziat, et al. , "Workshops of the Sixth International Brain-computer Interface Meeting: Brain-computer Interfaces Past, Present, and Future", *Brain-Computer Interfaces*, Vol. 4, Nos. 1 - 2, 2017, pp. 3 - 36.

② Gerd Grübler and Elisabeth Hildt (eds.), *Brain-computer Interfaces in Their Ethical*, *Social and Cultural Contexts*, Dordrecht: Springer Science + Business Media, 2014, p. 14.

③ Rainbow Tin Hung Ho, Sunee H. Markosov, Nathan Sanders, et al. , "BCI-Based Expressive Arts: Moving Toward Mind-Body Alignment", in A. Nijholt, et al. (eds.), *Brain Art*, Springer, Cham, 2019, pp. 355 - 373.

究和开发成果已经进入商业化应用准备阶段,① 其将要极大地改变人的社会生活。

（五）走向与其他先进技术的融合

扩展应用领域后的脑机接口无疑成为意义更大的新一代信息技术的组成部分，也是与脑科学时代相契合的智能革命的重要向度。这种扩展也包括脑机接口与其他前沿技术的跨界结合，如脑机接口和虚拟现实（VR）技术的结合就具有广阔前景。BCI 提供了一种用于控制 VR 的新的交互技术，VR 为 BCI 提供了丰富的反馈环境，同时保留了受控且安全的环境，成为所谓"元宇宙"技术的重要方面。VR 和 BCI 的结合可以为参与者提供原本不可能有的新颖体验。VR 和 BCI 可以通过多种方式来实现组合，如 BCI 可用于 VR 中的导航，可以用 BCI 来控制虚拟身体，还可以用 BCI 来直接控制虚拟世界。尽管 VR 和 BCI 的开发人员仍然面临许多技术挑战，但两个领域的结合已处于从实验室向现实世界转移的阶段。②

脑机接口和云计算相结合是 BCI 技术跨界结合的又一种未来可能的场景，这种结合形成了所谓的"云思维"或"云心灵"（cloudmind），它将使未来的脑机接口无处不在，施旺（Melanie Swan）描述道：通过将大脑与互联网连接，BCI 可以让个人不仅与通信网络更紧密地连接，而且与其他大脑也更紧密地连接，从而可以参与新的集体应用，比如云思维。云思维（或众思维）是指多个个体的思维（人类或机器）结合在一起，以追求一个协作目标，如解决问题、产生想法、创造性表达或娱乐。云思维可以在不断提高的水平上被采用，首先是健康跟踪，然后是信息寻求和娱乐，最后是自我实现。无处不在的脑机接口不断连接到互联网的可能性为我们未来的自我提供了有趣的选择。③

随着以上维度（当然不只这些维度）的扩展，脑机接口获得了长足

① Jane Huggins, Christoph Guger, Mounia Ziat, et al., "Workshops of the Sixth International Brain-computer Interface Meeting: Brain-computer Interfaces Past, Present, and Future", *Brain-Computer Interfaces*, Vol. 4, Nos. 1 - 2, 2017, pp. 3 - 36.

② Doron Friedman, "Brain-computer Interfacing and Virtual Reality", in R. Nakatsu et al. (eds.), *Handbook of Digital Games and Entertainment Technologies*, Springer Science + Business Media, 2015, pp. 1 - 22.

③ Melanie Swan, "The Future of Brain-Computer Interfaces: Blockchaining Your Way into a Cloud-mind", *Journal of Evolution & Technology*, Vol. 26, No. 2, 2016, pp. 60 - 81.

的进步，走向越来越广泛的应用，成为神经工程发展最快的领域之一[①]，也成为一个具有挑战性且发展迅速的研究领域，对于基础研究和各种应用的开发都具有广阔前景[②]，对人类的生存与发展产生着越来越深刻的影响，这种影响也必然涉及哲学领域。

第二节　脑机接口哲学研究的兴起

脑机接口是今天的前沿科技之一，是若干科学技术最新成果（如人工智能、神经科学、新材料技术等）的汇集与展示之域，代表着脑机融合从而人机融合的当代科技发展方向，它从目前起于对部分疾病的治疗扩展为对健全人的增强，并展示出对人类进行物种意义上的改变或"完善"的可能性，由此蕴含了影响人类发展的巨大潜能，从而必然成为哲学关注的对象，脑机接口的哲学研究也由此逐渐兴起。

一　脑机接口进入哲学视野

脑机接口进入哲学的视野发生于人文社会科学对其关注的大背景之下。自从马斯克的神经联结公司多次向公众展示了它的脑机接口研究的最新成果以来，脑机接口逐渐进入了公众视野，其引发的人文社会问题也随之浮出水面，对脑机接口的人文社会研究由此兴起。"除了科学的 BCI 研究之外，人们对 BCI 技术在人类学、社会和伦理方面影响的思考也越来越感兴趣。"[③] 一方面，它表现为从事脑机接口研究的科学家对这一技术的社会意义和人文价值的认同，如乔治普洛斯就认为，随着脑机接口技术的推广，人类可以利用这一技术将人脑中的大量知识提取出来，从而提高信息的存储能力和利用效率，把人从繁重的相关脑力劳动中解放出来，并不断提高人的工作效率。另一方面，它更多地表现为人文社会科学工作者从自己专业的角度对脑机接口所蕴含的更丰富复杂的社会人文效应的探究，其

---

① L. Specker Sullivan and Judy Illes, "Ethics in Published Brain-computer Interface Research", *Journal of Neural Engineering*, Vol. 15, No. 1, 2017, pp. 1 – 19.

② Pim Haselager, Rutger Velk, Jeremy Hill, et al., "A Note on Ethical Aspects of BCI", *Neural Networks*, Vol. 22, No. 9, 2009, pp. 1352 – 1357.

③ Gerd Grübler and Elisabeth Hildt (eds.), *Brain-computer Interfaces in Their Ethical, Social and Cultural Contexts*, Dordrecht: Springer Science + Business Media, 2014, p. 183.

中对脑机接口的哲学研究就是一个重要方面。如同凯塞洛（Miriam Kyselo）所评价的：在脑机接口不断取得进步的背景下，在思想和机器等人工设备之间可以建立直接联系的情况下，人们对脑机接口的哲学兴趣必定会兴起并持续不断。① 作为当代信息技术或智能技术的一种应用，BCI 是测量大脑活动，将其转换为计算机命令并以此控制应用设备的运动，可以形成"意念制动""脑控行动"的效果，由此具有改变人类生存方式和世界样貌的意义，其蕴含的社会人文意义十分深厚，哲学意味也令人称奇，所以才成了最具哲学意味的装置，从而如同约瑟夫·李所说，"随着知识的发展，新的 BCI 哲学将会出现"②。

从已发表的文献来看，脑机接口于 21 世纪初开始进入哲学视野。

对脑机接口的哲学关注起始于 2002 年从伦理学上对其加以研讨的一次学术会议，这次会议可被视为脑机接口哲学研究发端的标志。当年 5 月 13—14 日，美国科学促进会（AAAS）与 *Nature* 杂志、斯坦福大学等知名机构在旧金山联合举办了题为 "Neuroethics：Mapping the Field：Conference Proceedings" 的学术研讨会，一些世界知名的神经学家、伦理学家在会上共同探讨了脑机接口技术产生的伦理问题，会议的相关成果于 2005 年结集成书，③ 次年 Neuroethics 独立创刊，作为脑机接口伦理问题的专业刊物。

此后，"脑机接口技术受到了越来越多的哲学家关注"④。他们的关注一方面仍以伦理问题为主，另一方面围绕哲学总论、本体论、认识论、价值论、行动哲学、身体哲学、人学等方面多维度展开。

2014 年，由格鲁伯勒（Gerd Grübler）和希尔特（Elisabeth Hildt）编辑出版的 *Brain-Computer-Interfaces in their ethical，social and cultural contexts* 一书中的 "导言" 和《对脑机接口的哲学反思》一文，对脑机接口哲学研究的意义和对象等总体性问题进行了阐述。该书的 "导言" 指出：脑

---

① Miriam Kyselo, "Locked-in Syndrome and BCI—Towards an Enactive Approach to the Self", *Neuroethics*, Vol. 6, No. 3, 2013, pp. 579–591.

② Joseph Lee, "Brain-computer Interfaces and Dualism: A Problem of Brain, Mind, and Body", *AI & Society: The Journal of Human-centered Systems and Machine Intelligence*, Vol. 31, No. 1, 2016, pp. 29–40.

③ Steven Marcus (ed.), *Neuroethics: Mapping the Field*, New York, Dana Press, 2005.

④ Richard Heersmink, "Embodied Tools, Cognitive Tools and Brain-Computer Interfaces", *Neuroethics*, Vol. 6, No. 1, 2013, pp. 207–219.

机接口提供了缩短理论和实践距离的路径，它可以消除一些持续存在的两级性隔阂，因此它无疑将是有史以来最具哲学意味的装置。在脑机接口介入的背景下，一般的哲学问题将围绕行为体（agent）、个人的责任基础以及自我意识的变化等问题展开。所有这些问题似乎是相互依赖的，并且可能会作为人机交互的技术范例而影响 BCI 技术的成功或失败。① 该书《对脑机接口的哲学反思》一文的作者坦布里尼（Guglielmo Tamburrini）进一步认为：脑机接口的哲学研究在学科属性上可以定位为关于信息通信技术哲学的案例研究，因为脑机接口系统是现代信息和通信技术在人机交互上的应用。脑机接口引发了大量的本体论（形而上学）、认识论和伦理问题，还涉及方法论、应用伦理学、哲学人类学、心理哲学和哲学心理学，并带来对"意识"和"代理主体"（agent）等重要哲学概念的反思。他认为，从一个独特的脑机接口系统的哲学检视中可以期待实质性的回报，并通过责任的追溯走向脑机接口的治理问题，开发一个可面对复杂问题的治理框架。作者还认为，在制定有效、负责任的沟通策略时需要利用哲学视野，尤其是关于意识的哲学分析方法。②

二 脑机接口的本体论、认识论和价值论的研究

本体论、认识论和价值论是哲学理论的支柱或哲学研究的主干视角，脑机接口被纳入这些视角中进行研究时，引发了许多新的哲学问题。

在脑机接口的本体论研究方面，基于 BCI 的工作机理对二元论的批判否定成为影响最大的视角，这一视角为澳大利亚学者约瑟夫·李所开启。他认为，脑机接口在弥合大脑与外部环境之间的鸿沟方面取得了显著进展，而运用脑机接口研究心身关系中存在的持久性问题，可以挑战二元论的观点。他指出哲学上的身心问题与闭锁综合征患者面临的实际问题产生了共鸣。使用脑机接口的闭锁综合征患者为分析心灵哲学中的问题提供了新的背景，它促进了对"什么是心灵""什么是物质"进行更深入的思考；脑机接口还揭开了身心差异的神秘面纱，通过公认的心

① Gerd Grübler and Elisabeth Hildt（eds.）, *Brain-computer Interfaces in Their Ethical, Social and Cultural Contexts*, Dordrecht: Springer Science + Business Media, 2014, p. 1.

② Gerd Grübler and Elisabeth Hildt（eds.）, *Brain-computer Interfaces in Their Ethical, Social and Cultural Contexts*, Dordrecht: Springer Science + Business Media, 2014, p. 150.

灵、大脑和身体之间的相互作用机制来对心灵和身体的联系给予有力的肯定，其使用的效应既否定了心物同一论的还原论，也批判了将心和物加以割裂的二元论。[①]

脑机接口的认识论研究是不少学者关注的重点领域，如福阿德（Mohamed Fouad）等人认为它是"通往大脑的窗口"[②]，施泰纳特（Steffen Steinert）也提出了类似的看法："脑机接口技术以新颖的方式提供了进入心灵的途径"[③]，契里穆塔（Mazviita Chirimuuta）更具体地指出，脑机接口可以提供对大脑功能的重要见解，而其他技术无法获得这些见解。他认为脑机接口技术在康复医学领域的巨大前景也具有重要的认识论意义。如果我们能够对生物系统进行精确的工程控制，则表明该系统已得到解释和理解。脑机接口技术之所以可能，是因为大脑具有终生的可塑性；而脑机接口技术的成功，则证实了这种可塑性，在这个意义上，BCI 技术在某些有关神经编码和组织的问题上具有"认识论上的特权"[④]。当然，也有对脑机接口认识论研究的质疑，如一些学者担心脑机接口作为植入物可能会改变脑神经回路，引起神经回路的可塑性变化，从而使人无法通过脑机接口准确把握人脑工作的真正机制；或者说，在对脑机接口未曾介入的大脑进行建模时，混合了脑机接口的系统的操作知识将不能作为普遍的脑活动知识的准确基础。[⑤] 契里穆塔针对这一看法指出，改变大脑是解释大脑的一种可行途径。从脑机混合系统中收集的数据仍然可以阐明自然系统中的运动控制机制，虽然脑机混合系统以与大脑本身不同的方式来进行运动控制，但大脑不会仅仅因为引入了 BCI 就会以根本不同的方式来做事情。所

① Joseph Lee, "Brain-computer Interfaces and Dualism: A Problem of Brain, Mind, and Body", *AI & Society: The Journal of Human-centered Systems and Machine Intelligence*, Vol. 31, No. 1, 2016, pp. 29 – 40.

② Mohamed Mostafa Fouad and Jaime Gomez-Gil, "Brain Computer Interface: A Review", in Aboul Ella Hassanien and Ahmad Taher Azar (eds.), *Brain-computer Interfaces*, Springer International Publishing Switzerland, 2015, p. 5.

③ Steffen Steinert, Christoph Bublitz, Ralf Jox, et al., "Doing Things with Thoughts: Brain-Computer Interfaces and Disembodied Agency", *Philosophy & Technology*, Vol. 32, 2018, pp. 457 – 482.

④ Mazviita Chirimuuta, "Extending, Changing, and Explaining the Brain", *Biology and Philosophy*, Vol. 28, No. 4., 2013, pp. 613 – 618.

⑤ Edoardo Datteri, "Simulation Experiments in Bionics: A Regulative Methodological Perspective", *Biology & Philosophy*, Vol. 24, No. 3, 2009, pp. 301 – 324.

以借助脑机接口来获得脑活动机制的知识是不应该被否定的路径。①

脑机接口对认知科学的影响是许多学者关注的问题，而这种影响也就是对认识论研究的影响，因为认知科学无非科学化自然化的认识论，在这个意义上脑机接口也成为认识论研究的一个特殊平台，并通过对相关问题的争论不断推出新的认识论见解。例如，关于脑机接口是否构成一种延展认知，芬顿（Andrew Fenton）、阿尔珀特（Sheri Alpert）与沃尔特（Stephen Walter）等人之间就展开了争论，前两人认为脑机接口证实了延展认知的主张，而且进一步印证了延展自我的成立。② 沃尔特则认为脑机接口不是人的认知的延展，不同意将脑机接口视为外脑的假设，而主张它属于认知科学中的"情境认知"，因为脑机接口的本质是增强闭锁综合征病人与周围环境交互的能力。③ 凯塞洛既不同意沃尔特的看法，也不同意芬顿和阿尔珀特的观点，认为脑机接口与认知科学中的"生成认知"（Enactivism）的关系更为密切，这一视角可以为研究脑机接口是否以及如何影响或改变锁闭症患者的"自我"提供新的思路。④

脑机接口也使一些认识论范畴得到凸显，如"意图"作为脑机接口从脑信号中所要提取的目标信息，就自然成为脑机接口认识论所关注的核心范畴，从而促进了关于意图的细化研究。埃尔克（Franziska Thinnes-Elker）等人直接将脑机接口界定为一种利用与意图相关的神经信号的技术，他认为心理哲学的意图概念可以用来评估基于高阶意图相关的控制信号的脑机接口的性能，为此需要进一步将意图区分为未来意图、现在导向的意图和运动意图，以及意图在时间上的组织形式，尤其是在什么程度上意图是连续的或分层次的，考察不同类型的意图是否能同时发生。他认为，将哲学中所阐述的意图类型（如"是"与"否"意图、"间接"与"直接"意图等）应用于脑机接口也有助于准确地从神经信号中解码代理主体（agent）的意图。可见脑机接口促进了对意图进行哲学分类的研究，一个

---

① Mazviita Chirimuuta, "Extending, Changing, and Explaining the Brain", *Biology and Philosophy*, Vol. 28, No. 4, 2013, pp. 613–618.

② Andrew Fenton and Sheri Alpert, "Extending Our View on Using BCIs for locked-in syndrome", *Neuroethics*, Vol. 2, No. 1, 2008, pp. 119–132.

③ Stephen Walter, "Locked-in Syndrome, BCI, and A Confusion about Embodied, Embedded, Extended, and Enacted Cognition", *Neuroethics*, Vol. 3, No. 1, 2009, pp. 61–72.

④ Miriam Kyselo, "Locked-in Syndrome and BCI—Towards an Enactive Approach to the Self", *Neuroethics*, Vol. 6, No. 3, 2013, pp. 579–591.

设计合理地基于意图的脑机接口装置应该能够清楚地区分不同类型的意图。由此引出了相关的问题：有多少不同类型的意图可以通过它们的时间特征来加以识别？不同类型的意图在时间上是如何组织的？弗兰齐斯卡（Thinnes-Elker Franziska）等人认为哲学可能有助于辨别意图的类型，并给出了更为不同的解释。除了将意图概念从哲学纳入神经科学的第一步工作，哲学解释还可能有助于基于控制信号的脑机接口的发展，而进一步改善脑机接口的研究也可能受益于理解哲学中已提出的各种类型意图之间的质性差异。同时，哲学也从神经科学获得启示。①

在国内，华南理工大学曾梓航的硕士论文从认识论层面对脑机接口进行了较为系统的探究，分析了作为一种新的认知手段的脑机接口对主体的认知过程、功能和结构等方面所产生的深刻影响，着重探析了脑机接口与虚拟现实技术对传统主客体关系的改变，并对脑机接口引发的认识论难题进行了探讨。②

上面的这些探讨无疑丰富了认知科学和哲学认识论的研究，也为开启和拓展脑机接口的认识论研究提供了启示。

关于脑机接口的价值论研究，一些学者是从认识论研究引申至这一领域的，如坦布里尼就指出，由于脑机接口技术性能的不稳定，以及使用者掌握这一技术的差异性，会使人无法准确预测脑机接口系统在其预期的操作环境中会做什么，这就引发了如下的认识论问题："是否有充分的理由相信我的 BCI 系统将在其运行环境中做正确的事情？"如果未能做正确的事，那么这项技术的参与者中，如编程工程师、制造商和 BCI 系统用户各自面临的认知困境是什么？他们需要各自承担什么样的责任？"谁在道德上对 BCI 驱动设备造成的不可预测的损害负责？"以及"这些损害赔偿的责任和赔偿费用如何合理分配？"③也就是说，脑机接口所形成的认识论状态必然导向用户的自主性问题，而自主性又必然导向 BCI 使用中的责任和义务这类价值论问题。

在脑机接口的价值论问题中，其双重价值问题尤为受到关注。阿斯

①　Thinnes-Elker Franziska, Iljina Olga, Apostolides John Kyle, et al. , "Intention Concepts and Brain-machine Interfacing", *Frontiers in Psychology*, Vol. 3, No. 455, 2012, pp. 1 - 10.

②　曾梓航：《脑机接口的认识论分析》，硕士学位论文，华南理工大学，2020 年。

③　Gerd Grübler and Elisabeth Hildt (eds.), *Brain-computer Interfaces in Their Ethical, Social and Cultural Contexts*, Dordrecht：Springer Science + Business Media, 2014, pp. 152 - 153.

（Sara Aas）等人分析到：脑机接口现在可以让一个没有肢体功能的人"移动"一个分离的机械臂来执行简单的动作，比如给自己喂食。这项技术最终可能可以为人们提供一种远距离移动物体的方法，通过对机械设备进行认知控制。在这一点上，BCI 可能就不再会被视为残障人的辅助技术，而更多地被视为一种工具，就像互联网一样，可以造福所有用户。但同时，BCI 于残障人将产生重大而不确定的影响：它可能是解放，也可能是压迫，或者两者兼而有之。作者认为，它的影响将取决于 BCI 被视为身体本身的一部分还是被视为外部工具。①

脑机接口在双重价值上还有多种表现，克格尔（Johannes Kögel）等人对此分析到：它可以带给残障人好处，如直接的影响是身体状况或失去的身体机能得到恢复，间接的影响则有重获社会参与的机会，可以带来自豪感、自尊和社会认可，以及维护特定的自我认知和自我表达的机会。但由于目前的技术水平还不高，使得脑机接口的使用者会面临安全风险、长时间的培训、低速和低效率、不适、使用困难、疲劳和失望等负面效应，② 由此决定了脑机接口的双重价值。但在双重价值中，积极的方面无疑是主要的，即现实的好处和潜在的好处是胜过安全风险和其他负面效应的。③

三　脑机接口的身体哲学和行动哲学研究

脑机接口最初是通过针对身体行动功能的修复而走向前台的，必然对以"行动"和"身体"为研究对象的"行动哲学"与"身体哲学"提出新问题，产生新启示，这可以说是脑机接口哲学研究的独特之处。

脑机接口的重要功能是使失去行动能力的人恢复这种能力，所以围绕"行动"的哲学理解就成为脑机接口哲学研究的一个焦点。迈克尔·杨（Michael Young）认为，行动是主体成为主体的重要特征，行动哲学理论可以阐明行动是如何发生的，并且可以阐明当我们说一个行为体已经采取

---

① Sara Aas and David Wasserman, "Brain-computer Interfaces and Disability: Extending Embodiment, Reducing Stigma?" *Journal of Medical Ethics*, Vol. 42, No. 1, 2016, pp. 1–4.

② Johannes Kögel and Gregor Wolbring, "What it Takes to be a Pioneer: Ability Expectations from Brain-Computer Interface Users", *Nanoethics*, Vol. 14, 2020, pp. 227–239.

③ L. Specker Sullivan and Judy Illes, "Ethics in Published Brain-computer Interface Research", *Journal of Neural Engineering*, Vol. 15, No. 1, 2017, pp. 1–19.

行动时的意思。所以脑机接口的哲学研究也明确关注这个基本的哲学问题，其意义在于评估脑机接口下游输出的行动价值，并确定其与通常的行为形式有何不同，这一点至关重要。脑机接口的介入使主体的行动发生了极大的变化，而行动哲学关于行动的一般界定似乎无法为 BCI 支持的行动与非 BCI 支持的行动之间的实质性差异提供清晰的解释。尽管需要进一步的考察来搞清楚哪些要素变量（如控制、可靠性、精确度等）如何影响 BCI 介导的行动状态，但这些要素并不是 BCI 介导的一类行动所独有的，因此就需要我们进一步探讨如何理解行动的问题。①

　　施泰纳特（Steffen Steinert）等人将 BCI 介导的行动称为"以想行事"（Doing Things with Thoughts），认为脑机接口将人类的思想与各种技术设备和应用程序连接起来，为人类与世界互动提供了有趣而新颖的方式。脑机接口在理论上最重要的方面是它提供了绕过身体肌肉系统的新颖输出通道，这奠定了 BCI 介导的事件之"非具身"（disembodied）的本质。脑机接口技术的一个显著特点是它所能实现的行动似乎与典型的人类行动不同，因为，它对世界的影响及造成的效果是由机械手臂、假肢或其他机器等设备带来的，其实施过程是通过由大脑信号指挥的计算机运行来实现的。与通常的动作形式不同，它不涉及身体或肌肉的运动。当一个不动的身体可能正在行动时，就提出了这样的问题：哲学的行动理论如何与脑机接口介导的改变世界的形式相联系？BCI 介导的非具身事件（尤其是被动 BCI 导致的事件）都是行动吗？如果是，就需要从哲学的角度加以分析并改变法律上的行动概念，使其更具包容性，以涵盖一些（但不是全部）由 BCI 介导的事件。②

　　对于 BCI 介导的事件是否属于人的行动，医学哲学家布勒（Tom Buller）明确持否定的看法。他认为，从基于因果理论的行动哲学来看，BCI 介导的物理运动还不是人的行动。脑机接口的设计目的是恢复运动功能，检测与预期运动相关的神经活动，从而使人能够控制外部设备，例如机器人肢体，甚至自己的身体。因此，将脑机接口描述为一个将思想转化为行

---

① Michael Young, "Brain-computer Interface and Philosophy of Action", *AJOB Neuroscience*, Vol. 11, No. 1, 2020, pp. 4 – 6.

② Steffen Steinert, Christoph Bublitz, Ralf Jox, et al., "Doing Things with Thoughts: Brain-Computer Interfaces and Disembodied Agency", *Philosophy & Technology*, Vol. 32, 2018, pp. 457 – 482.

动的系统似乎是合理的。但目前的脑机接口介导的行为还不满足因果行为理论所提出的有意图的物理行为的条件。第一，根据行为的因果理论，物理行为是与人的意图有因果关系的身体动作。然而在目前脑机接口介导的行为中，行为的直接原因不是人的意图，行为不满足可靠性、敏感性和差异制造的条件。第二，如果我们把想象运动和尝试运动等同起来，脑机接口介导的行为就可以与唯意志论的行为解释相一致。总之，在他看来，目前的脑机接口由于功能有限还不满足这个等式。借助脑机接口我们还需要继续探讨和澄清我们所说的身体运动的自主控制是什么意思，以及批判性地思考有意图的行为的概念。①

对于身体哲学来说，不少学者关注脑机接口是否形成了延展身体的问题，这是由脑机接口引发的身体哲学研究中的核心问题，也与前面所讨论的"延展认知"紧密相关。

克拉克（Andy Clark）根据在猕猴身上植入脑机接口所进行的实验，认为 BCI 系统是一种透明的身体延展，它可以整合到猕猴的身体图式中，脑机接口控制的机械臂和它的灵长类使用者构成了"新的系统整体"②。赫尔斯明克（Richard Heersmink）认为需要区分出具身工具和认知工具的概念，然后利用这些概念来探索人类与脑机接口之间的关系，并评估关于脑机接口作为延展身体和延展认知的哲学主张。他指出，当脑机接口中的技术因素变得上手（人脑可以熟练地操作脑机接口系统进而忘记它的存在）时，如克拉克所认为的当脑机接口控制的机械手臂是一种透明的身体延展并融入了使用者的身体图式时，工具就可以被整合到人类的认知系统中，也可以被整合到身体图式中。但是，这个结论不应该被普遍化，因为脑机接口虽然有潜力成为熟练用户的身体和认知延伸，但在目前阶段它们还不是。虽然电极可能在不同程度上是透明的，并能够被整合到身体图式中，但 BCI 系统作为一个整体在目前阶段却不是。当然，如果电极的空间分辨率和信息传输速率提高，整个脑机接口系统变得更加高效和友好，它在身体和认知扩展方面的潜力将会增加。但目前因其局限性使得它为人使

---

① Tom Buller, "Brain-Computer Interfaces and the Translation of Thought into Action", *Neuroethics*, Vol. 14, No. 4, 2021, pp. 155 – 165.

② Andy Clark, "Re-inventing Ourselves: The Plasticity of Embodiment, Sensing and Mind", *Journal of Medicine and Philosophy*, Vol. 32, No. 3, 2007, pp. 263 – 282.

用时受限，从而没有被纳入人类用户的身体图式中，还不能被视为人体的透明延伸。[①]

阿里马尔达尼（Maryam Alimardani）等人研究了基于 BCI 的"身体所有权错觉"，这使得身体哲学的研究被引入了新的内容。身体所有权的错觉可以体现为在特定条件下人们可以体验到其他身体作为自己的一部分或整个自我，它表明我们的自我意识是不连贯的，是可以扩展到非身体对象之上的（如橡胶手实验[②]）。这些关于错觉的研究为我们提供了实用的工具去了解构成身体识别和自我体验基础的大脑机制。身体所有权错觉被认为是感觉输入与身体内部模型之间相互作用的结果，借助脑机接口可以使人拥有机器人身体的感觉。实验发现，当人用脑机接口来控制机器人时，即使在该系统中出现明显的延迟，也可以诱发这种错觉。阿里马尔达尼等人在这项工作中还比较了操作员在两种情况（运动控制和脑机接口控制）下的身体所有权错觉的幻觉强度，结果表明，脑机接口控制下的身体错觉的幻觉明显更强。这一发现表明，脑机接口通过在大脑与受控身体之间建立的直接交流，使受试者自身的身体意识消除，从而引发了由主体代理（agent）驱动的更强幻觉的潜力。[③]

基于运动想象的脑机接口（MI-BCI）使人实现了与外界的非具身交互，它通常使用的是真实身体部位的运动想象来形成神经信号，然后由脑机接口转化为控制命令。里亚斯科（Jaime Riascos）等人进一步将这种控制行为迁移到想象的第三只手臂上，在其设计的实验中，受试者在虚拟空间中被设计为从胸部伸出第三只手臂（即创建出一个额外的肢体 MI-BCI系统，也称"超肢 BCI 系统"）。结果显示，经过训练后，在第三只手臂上也能获得真实手那样的所有权感和控制权。这一实验表明人类具有外推肢体来执行运动动作的能力，以及拥有第三只手臂的错觉可能比拥有橡胶

[①]　Richard Heersmink, "Embodied Tools, Cognitive Tools and Brain-Computer Interfaces", *Neuroethics*, Vol. 6, No. 1, 2013, pp. 207 – 219.

[②]　也称"橡胶手错觉"（the rubber hand illusion），实验中将受试者的真手在他的视野中隐藏起来，用一只看起来一模一样的橡胶手代替，然后在他的视野中刺激或抚摸橡胶手，受试者会感到是对自己的真手进行刺激或抚摸。这一实验表明大脑以为视觉和触觉会同时发生，于是自动给视觉信号配上了触觉感受。

[③]　Maryam Alimardani, Shuichi Nishio and Hiroshi Ishiguro, "Removal of Proprioception by BCI Raises a Stronger Body Ownership Illusion in Control of a Humanlike Robot", *Nature-Scientific Reports*, September 22, 2016.

手的错觉更严重，因为在这种情况下，假肢是被植入的，而不像橡胶手那样是被替换的。这一研究也为心理表象在认知探索中的作用提供了前提：如果从具身认知的角度来看上述工作，可以认为多余的脑机接口系统使我们看到了人类身体外推的能力，表明人类有创造身体转移错觉的能力，这些新的经验还可以以新的方式来塑造心灵。在里亚斯科等人看来，利用想象的肢体作为控制系统的一种手段，可以突破人的身体强加给人类思维的约束，[①] 可以说这也是对"具身认知"的某种突破，使得究竟如何看待身体在认知中的作用成为一个新的问题。

四 脑机接口的人学研究

脑机接口虽然起于动物实验，但服务的对象终究是人，终究要涉及人的存在和境遇问题，而在人的身上使用脑机接口，必然引起人的主体感、自主性、人格同一性（自我认同）等种种人学问题，由此引发关于脑机接口的人学研究。

脑机接口会引起使用者新的主体感体验。"主体感"（SA：Sense of Agency，也可译为"施动感"）就是人对自己作为主体（施动者）的感觉。加拉格尔（Shaun Gallagher）将其界定为："我是导致造成某一行动的感觉。"[②] 人一旦使用脑机接口，首先冲击的就是自己作为施动者的主体感，这就是克格尔等人描述的：在不移动身体部位的情况下执行一个动作，这与我们作为行为主体的共识和感觉相违背，并且可以作为一种新的体验表现出来。[③]

不同的人使用 BCI 可能会有不同的主体感体验，但初始的问题通常都是：那些外部设备的运动是由自己引起的吗？施泰纳特（Steffen Steinert）对此进行了这样的分析：从用户的主观角度来看，如果他们没有主体即施动者的感觉，则他们可能不会将脑机接口系统的运动归因于自己；而由于缺乏执行的命令或反馈，因而可能会缺少引起该系统运动的感觉。尽管需要更多的数据，

① Jaime Riascos, David Steeven Villa, Anderson Maciel, et al., "What if I Had a Third Arm? An EEG Study of a Supernumerary BCI System", *Neurocomputing*, October 23, 2019.

② Shaun Gallagher, "Philosophical conceptions of the self: Implications for cognitive science", *Trends in Cognitive Sciences*, Vol. 4, No. 1, 2000, pp. 14 – 21.

③ Johannes Kögel, Jakob Schmid, Ralf Jox, et al., "Using Brain-computer Interfaces: a Scoping Review of Studies Employing Social Research Methods", *Bmc Medical Ethics*, Vol. 20, No. 1, 2019, pp. 227 – 239.

但用户可能会误将 BCI 介导的事件归为不是自己施动的一类，即他们并不认为自己是主体，尽管他们实际上确实启动或控制了事件的进行。①

弗莱克（Rutger Vlek）等人认为在思想和行动之间插入 BCI 后（即在使用脑机接口的过程中）会影响用户的主体感，至少在理论上有可能使用户不能确定他是不是施动的主体。为了说明这一点，他们进行了两个实验。第一个实验着眼于用户可能声称自己是 BCI 介导的行为主体，而实际上并非如此（用户有主体的幻想）；第二个实验检查了心理任务和执行的动作之间映射的透明性对这种主体幻觉的影响。基于此，他们认为用户在学习使用 BCI 的过程中存在着不确定自己是不是行为主体的潜在隐患，即那些做了某事的人仍然不相信他们做了某事，确信他们不是行为的主体，由此也存在着与行为责任相关的潜在道德甚至法律隐患，因此对其后果需要给予关注。②

与此相关的是人的自主性问题。弗里德里奇（Orsolya Friedrich）等人认为，自主性有三种基本能力：（1）利用信息和知识产生理由的能力；（2）确保预期行动得到有效实现的能力（控制）；（3）在具体关系和环境中制定意图的能力。脑机接口技术对这些能力都产生了影响。脑机接口首先因为恢复或提高了人的能力而增强了自我决定能力，在此基础上它对使用者的自主性还产生了其他积极的影响，当然也有消极的影响，如在 BCI 的行动指导过程中，由于缺少或不同的反馈程序，或者由于对情境反馈的忽视（例如对情绪的忽视），缺乏对情境因素的整合，可能会导致人类自主性的削弱。这需要进一步从哲学和伦理上加以探讨。③ 脑科学家德鲁（Liam Drew）则认为，深部脑刺激对人的改变，意味着这项技术降低了人们为自己做决定的能力。这表明，如果一个人只有在电流改变了其大脑活动时才以某种方式思考，那么这些想法就不能反映真实的自我，因为如果一个装置不断地进入你的思考或决策，就可能会危及你的自主地位。④

人格问题也是脑机接口涉及的一个人学问题。桑普（Matthew Sample）

①　Steffen Steinert, Christoph Bublitz, Ralf Jox, et al. , "Doing Things with Thoughts: Brain-computer Interfaces and Disembodied Agency", *Philosophy & Technology*, Vol. 32, 2018, pp. 457 – 482.

②　Gerd Grübler and Elisabeth Hildt (eds.), *Brain-computer Interfaces in Their Ethical, Social and Cultural Contexts*, Dordrecht: Springer Science + Business Media, 2014, pp. 194 – 195.

③　Orsolya Friedrich, Eric Racine, Steffen Steinert, et al. , "An Analysis of the Impact of Brain-Computer Interfaces on Autonomy", *Neuroethics*, Vol. 14, 2021, pp. 17 – 29.

④　Liam Drew, "Agency and the Algorithm", *Nature*, Vol. 571, No. 7766, 2019, pp. S19 – S21.

等人认为，与脑机接口相关的希望和恐惧可以从人格方面得到富有成效的理解。所谓人格就是指成为一个人并被识别为一个人的特征，所以脑机接口的人格问题就是指这种技术对于人成为一个人并被他人所认可能够产生什么样的影响。在桑普看来，神经技术的发展提出了有关人格概念及其在社会中的作用这一重要问题；与脑机接口相关的许多利弊与关于成为一个人意味着什么之间有着千丝万缕的联系；有关人格的文化规范和价值观指导启发了脑机接口的发展，但是脑机接口的发展和使用也可能挑战甚至修改这些规范。因此，我们需要探讨能够推动脑机接口研究的人格概念，提出有关脑机接口开发和治理的建议。①

每一个人都是以特定的人格为特征的"自我"，这就是所谓人格同一性或作为认同的问题，脑机接口对自我的认知也会产生新的影响。在马斯伦（Hannah Maslen）看来，脑机接口中作为治疗技术的深部脑刺激由于直接调节了大脑，所以是一项能够强有力地改变自我人格感的技术，由此引发了有关自主性的问题，带来了其他治疗方法没有带来的担忧。② 凯塞洛提出需要用"生成认知"来分析闭锁综合征患者使用 BCI 时的"自我"特征，她列出了一份清单来说明延展认知无法适应自我理论的需求，而生成认知则包含了对自我解释的基础，能够适应使用 BCI 时对自我理解的新需求。凯塞洛认为这是通向自我的积极方法的第一步，是从主动性的角度来理解自我，这对于研究脑机接口是否能影响以及如何影响或改变闭锁综合征患者的自我（即能否积极应对自我）这一问题提供了新的思路。③ 克莱因（Eran Klein）等人认为脑机接口会由于行动的归因问题而损害人的自我同一性，干扰人在自我身份问题上的认同感，动摇自我在本质上的核心假设。④ 相反的看法则认为使用脑机接口不会威胁一个人的自我认同，或者认为在有的使用者那里会引起自我认同问题，而在另外的使用者那里

---

① Matthew Sample, Marjorie Aunos, Stefanie Blain-Moraes, et al., "Brain-computer Interfaces and Personhood: Interdisciplinary Deliberations on Neural Technology", *Journal of Neural Engineering*, Vol. 16, No. 6, 2019, pp. 1–7.

② Liam Drew, "Agency and the Algorithm", *Nature*, Vol. 571, No. 7766, 2019, pp. S19–S21.

③ Miriam Kyselo, "Locked-in Syndrome and BCI—Towards an Enactive Approach to the Self", *Neuroethics*, Vol. 6, No. 3, 2013, pp. 579–591.

④ Eran Klein, Sara Goering, Josh Gagne, et al., "Brain-computer Interface-based Control of Closed-loop Brain Stimulation: Attitudes and Ethical Considerations", *Brain-Computer Interfaces*, Vol. 3, No. 3, 2016, pp. 140–148.

则不会引起这样的问题；在一部分人那里 BCI 可以增强自我意识和控制感，而在另一部分人那里则会激起根本的困扰，使其失去控制的感觉以及造成对患者自我认同的损害。①

人的本质和人格同一性还来自"脑云接口"的挑战。在施旺看来，当人接入脑云接口后，关于人类是什么，我们当前存在的本质以及与现实的互动，以及事物如何可能不同，这些问题将会变得更加突出。云心灵的前景尤其提出了关于个人人格还是集体人格的问题。要想让个人愿意加入云思维，必须具备一些必要条件，包括隐私保护、安全性、可逆性和个人身份的保留等；可以使用区块链技术来解决云心灵中协作的安全性、自动化、协调和信用分配的需求。②

后人类问题是脑机接口涉及的又一个人学问题，也属于脑机接口与人类未来的问题，使用这种技术来赋予个人（作为人类的一员）通常不具备的能力，就是所谓的"人类增强"。格鲁伯勒和希尔特（Elisabeth Hildt）认为脑机接口在超人主义思维中具有重要作用，因为这一技术可以赋予人类自我进化能力，通过这一技术手段人类可以克服其作为生物体的局限，重新创造自己的无限开放性，所以 BCI 可被视为一种超人类主义的例证。③ 脑机接口的这种未来情形无疑吻合了已有的赛博格和后人类设想，由此对"人类的本质是什么"的理解也无疑会形成新的冲击，以至于关于人的定义问题也被推到前台，如约特兰（Fabrice Jotterand）就认为，纳米生物技术/神经科学的飞速发展具有改变人类本性的潜力，人与机器之间的接口（神经数字接口）可能会改变人的定义，关于人性和正常功能的观念将会改变。特别是，脑机接口的发展可以重新界定人类这个概念的意义。④

五　脑机接口的伦理研究

伦理问题是脑机接口的哲学研究中被关注得最多的领域。目前关于脑

---

① Swati Aggarwal and Nupur Chugh, "Ethical Implications of Closed Loop Brain Device: 10Year Review", *Minds and Machines*, Vol. 30, 2020, pp. 145 – 170.

② Melanie Swan, "The Future of Brain-Computer Interfaces: Blockchaining Your Way into a Cloudmind", *Journal of Evolution & Technology*, Vol. 26, No. 2, 2016, pp. 60 – 81.

③ Gerd Grübler and Elisabeth Hildt (eds.), *Brain-computer Interfaces in Their Ethical, Social and Cultural Contexts*, Dordrecht: Springer Science + Business Media, 2014, pp. 183 – 191.

④ Fabrice Jotterand, "Beyond Therapy and Enhancement: The Alteration of Human Nature", *NanoEthics*, Vol. 2, No. 1, 2008, pp. 15 – 23.

机接口领域中的伦理规范情况是："迄今为止，除了医学伦理和法律道德上的协议，在 BCI 的使用方面仍然没有任何官方规定和指导。"① 但是，脑机接口的伦理问题已成为日益突出的现实问题，如同契里穆塔所分析的：作为大脑的技术，BCI 激发了敬畏精神和可能性，同时带来了深远的道德、法律和社会挑战。例如，BCI 可能会对用户的自我感觉产生负面影响，使道德和法律责任的归因复杂化，加剧不平等现象，并重塑社会对健康和残障的理解。② 在德米特里亚德（Andreas Demetriades）等人看来，围绕脑机接口设备使用的紧迫问题不是它们是否应该被使用，而是如何广泛使用，由此必然要涉及人类生活社会和法律方面的一些伦理问题。随着技术的进步，它可以被用来提升生活质量。由于健康管理信息系统的影响可以是积极的，也可以是消极的，因此必须解决与之相关的道德问题。他们认为，由于脑机接口在人脑和计算机硬件之间建立了前所未有的直接联系，引发了各种道德、社会和法律问题，所以使用 BCI 是当今神经科学面临的最大伦理挑战。③ 正是在这种背景下，学术界对这一领域展开了积极的研究。

脑机接口究竟涉及哪些伦理问题，或者说研发和使用脑机接口时需要考虑与解决哪些伦理问题，无疑是进行这一研究时首先碰到的问题。伯韦尔（Sasha Burwell）等人综合了 2017 年前脑机接口文献中涉及的伦理问题，概括出人格、污名、自治、隐私、安全、责任和正义几个方面的问题。④ 克格尔等人指出，脑机接口背后的神经技术关涉各种道德问题，主要有安全、自治、责任和问责制、社会心理认同、知情同意、隐私和数据安全等问题。⑤ 多名伦理学家、医生、神经科学家于 2017 年联名在 *Nature News* 上发文呼吁，要关注脑机接口技术中的安全性、知情同意、隐私、公平、主体性和身份认同感等

① ［美］拉杰什·拉奥：《脑机接口导论》，张莉、陈民铀译，机械工业出版社 2016 年版，第 218 页。

② Mazviita Chirimuuta, "Extending, Changing, and Explaining the Brain", *Biology and Philosophy*, Vol. 28, No. 4. 2013, pp. 613 –618.

③ Andreas Demetriades, Christina Demetriades, Colin Watts, et al., "Brain-machine Interface: The Challenge of Neuroethics", *The Surgeon*, Vol. 8, No. 5, 2010, pp. 267 –269.

④ Sasha Burwell, MatthewSample and EricRacine, "Ethical Aspects of Brain Computer Interfaces: a Scoping Review", *BMC Medical Ethics*, Vol. 18, No. 1, 2017, p. 60.

⑤ Johannes Kögel, Ralf Jox and Orsolya Friedrich, "What is it Like to Use a BCI? -Insights from an Interview Study with Brain-computer Interface Users", *BMC Medical Ethics*, Vol. 21, No. 1, 2020, pp. 2 –15.

伦理问题，这也间接地归纳了脑机接口所包含的伦理问题的大致范围。①

有的学者还注意到了脑机接口中的伦理问题与其他领域伦理问题的相关性，如克劳森（Jens Clausen）认为脑机接口所带来的伦理上的挑战与生物伦理学家为其他治疗领域所解决的问题相似，这些问题包括责任、副作用、正常化政策、风险等，在这个意义上，生物伦理学已经为处理 BCI 技术带来的伦理问题做好了充分的准备。② 哈斯拉格（Pim Haselager）等人则从神经伦理学中寻找与 BCI 相关的伦理问题：心灵阅读和隐私、精神控制和抑制/刺激（不需要的）冲动、人格和思想的主体性、选择过程和社会分层。他们认为这两个领域中最重要的都是知情同意问题，目前 BCI 领域的从业者特别需要从闭锁综合征患者那里获得知情同意。对获得知情同意有重大影响的还有另外两个问题：在 BCI 团队中分担道德责任，以及保持与媒体的有效沟通。他们认为在跨学科的 BCI 团队中充分分担责任是与患者进行良好沟通的先决条件，而在公共媒体中展示 BCI 研究是对 BCI 的可能性和局限性产生合理预期的一个重要因素。③

还有的学者根据脑机接口作用于人的"深度"来归结其伦理问题，如约特兰就从这一维度划分出四个不同的关注点：（1）脑机接口在道德上的可接受性；（2）增强人类神经系统能力的道德可接受性；（3）人性改变的道德可接受性；（4）人体变化程度的道德可接受性。④

当然，脑机接口的伦理研究往往集中于某一点，如有的研究侧重于对受试者的尊重，像沙利文（Specker Sullivan）等人就特别关注以人类为受试者进行 BCI 的临床研究时的伦理原则，即一种 BCI 技术最重要的考察指标是看其是否可以改善人的健康或福祉，而不能将研究的主要价值放在开发新颖技术设备上。出于普遍的伦理原则，在最基本的水平上，针对人类受试者的转化研究需要在实践中获得强有力的知情同意。要看到技术进步

---

①　Yuste Rafael, Sara Goering, Blaise Agüera Arcas, et al. , "Four Ethical Priorities for Neurotechnologies and AI", *Nature News*, Vol. 551, No. 7679, 2017, p. 159.

②　Jens Clausen, "Man, Machine and in Between", *Nature*, Vol. 457, No. 26, 2009, pp. 1080 – 1081.

③　Pim Haselager, Rutger Velk, Jeremy Hill, et al. , "A Note on Ethical Aspects of BCI", *Neural Networks*, Vol. 22, No. 9, 2009, pp. 1352 – 1357.

④　Fabrice Jotterand, "Beyond Therapy and Enhancement：The Alteration of Human Nature", *Nano-Ethics*, Vol. 2, No. 1, 2008, pp. 15 – 23.

和人文价值是不同的美德，不能用技术进步来降低人文价值的重要性。随着脑机接口将技术工具与思维能力整合在一起的水平不断提升，对道德问题的明确关注将确保在转化神经工程研究中，广泛的人类利益被技术专有性所接受，而不是被其所超越。[①]

在这些研究的基础上，有的学者提出了关于脑机接口的总体伦理原则，如凯斯金博拉（Kadircan Keskinbora）等人将这种原则归结为尊重自主原则、非恶意行为、慈善原则和正义原则。[②] 还有的学者提出了脑机接口伦理研究的努力方向，如在伯韦尔看来，脑机接口伦理的未来研究应侧重于解决针对 BCI 道德挑战的实际解决方案。[③]

需要指出的是，国内也逐渐形成了对脑机接口的哲学关注，其中最主要的是对脑机接口伦理问题的关注，在这个领域中一些学者介绍了国外的相关研究情况，主要是归结了脑机接口所涉及的伦理问题范围，包括安全性问题（技术不成熟）、公平性问题、责任问题（如责任归属欠明晰）、行为主体的可控性问题（如因外部装置的使用而失去自我控制，丧失主体的自主性）、知情同意问题，隐私及人的自由与尊严等基本权利问题（如被用于入侵大脑、监控思想、操纵行为等对人的异化和控制）等，[④] 其中脑机接口用于认知和身体增强所引发的伦理问题又是重

① L. Specker Sullivan and Judy Illes, "Ethics in Published Brain-computer Interface Research", *Journal of Neural Engineering*, Vol. 15, No. 1, 2017, pp. 1 – 19.

② Kadircan H. Keskinbora and Kader Keskinbora, "Ethical considerations on novel neuronal interfaces", *Neurol Sci*, Vol. 39, No. 4, 2018, pp. 607 – 613.

③ Sasha Burwell, Matthew Sample, EricRacine, et al., "Ethical Aspects of Brain Computer Interfaces: a Scoping Review", *BMC Medical Ethics*, Vol. 18, No. 1, 2017, p. 60.

④ 参见荆珊《情感脑机接口技术应用的伦理挑战与应对》，《自然辩证法研究》2021 年第 9 期；赵豆：《从人类增强到机器向人化——对脑机接口技术两种进路的哲学审思》，《安徽大学学报》（哲学社会科学版）2021 年第 5 期；顾心怡、陈少峰：《脑机接口的伦理问题研究》，《科学技术哲学研究》2021 年第 4 期；吉姜蒲等：《脑机接口技术的伦理问题及规约路径》，《湖南行政学院学报》2021 年第 4 期；万礼洋、易显飞：《脑机接口技术的伦理问题及治理对策探析》，《佛山科学技术学院学报》（社会科学版）2021 年第 3 期；刘红玉等：《脑机接口技术及其人文风险》，《长沙理工大学学报》（社会科学版）2021 年第 2 期；魏郡一：《脑机接口技术：人的自主性问题及其伦理思考》，《医学与哲学》2021 年第 1 期；李佩瑄、薛贵：《脑机接口的伦理问题及对策》，《科技导报》2018 年第 6 期；宁晓路等：《脑机接口技术应用的伦理问题分析》，《医学与哲学》2018 年第 4 期；周吉银、刘丹：《医学领域应用脑机接口技术的伦理困境》，《中国医学伦理学》2019 年第 5 期；叶岸滔：《脑机接口技术：伦理问题与研究挑战》，《昆明理工大学学报》（社会科学版）2016 年第 6 期；胡剑锋：《脑机接口技术引发的伦理思考》，《医学与哲学》2009 年第 4 期。

点中的热点。这些探讨所形成的共识是：制定相应的伦理准则和法律来约束和规范研究者和使用者的行为是非常必要的。①

六　评介与展望

通过以上介绍可以看到，目前哲学界已经意识到脑机接口作为科学技术发展新前沿所具有的重要意义，开启了对脑机接口的哲学研究，发掘出若干相关的哲学问题，正在形成一个新的哲学前沿领域，从而正在带来一种新哲学：BCI 哲学。

在对脑机接口的哲学研究中，伦理研究无疑是其中的重点，表明了对脑机接口进行哲学研究的共同目标之一，就是要为这一新技术的研发和使用提供正确的伦理原则上的指导，为促进其顺利而健康的发展发挥积极作用。目前，通过这种探讨，学界对于脑机接口的哲学研究中存在的伦理问题的具体表现逐渐达成共识，这对于在脑机接口的道德引导中找准问题、精准施策具有重要的意义。

但从整体上说，对于脑机接口的哲学研究还仅处于起步阶段，许多方面的探讨还没有展开，更未走向深入。这当然也与这项技术本身的发展也是处于起步阶段相关，其许多功能和价值还未开发出来，走向公众的日常生活还有待时日，所以它的人文社会意义也还未充分地"开显"，由此引起的哲学关注和相关的智力投入也不可能充分。

但是，哲学的一项重要功能就在于"超前"地把握事物发展的趋势，通过"前思"来为具有潜在价值的未来事物提供合理性论证和智力性支持，也为这样的未来事物所蕴含的潜在问题（如风险）提供伦理警醒，如在处理治疗性应用和增强性应用的关系上提供伦理指导，为脑机接口技术的人道化和可持续发展提供方法启迪。在这个意义上，即使脑机接口技术还是一种发展得并不充分的技术，哲学也需要对其加以足够的重视，以自己特有的学科优势（基于但不限于事物发展的现状、基于但不限于过程所呈现出来的现象等）对脑机接口加以独特的审视。哲学视域中的脑机接

---

① 参见叶岸滔《脑机增强：公平问题及其反思》，《医学与哲学》2020 年第 2 期；张学义：《脑机融合技术的应用与哲学审思》，《科学技术哲学研究》2020 年第 6 期；马兰：《神经增强的伦理审视》，《医学与哲学》（A）2015 年第 2 期；马兰：《神经增强技术的现状、动因、风险与划界》，《系统科学学报》2022 年第 3 期。

口与科学技术视域中的脑机接口有所不同，甚至与社会科学视域中的脑机接口研究也有所不同，它所关心的是深层的本体论、认识论、价值论问题，以及对人的生存、本质和未来的影响问题，当然还有一系列伦理问题。所以通过对脑机接口的哲学研究，有助于发掘其中更多地关涉人的深层问题，提供对于脑机接口发展更富有人文价值或更契合于人类"元追求"的倡导和建言。其实，哲学家也确实践行了对脑机接口的"超前"构想，这就是早在脑机接口出现于实验室甚至科幻作品的 20 世纪 60 年代，著名哲学家普特南就提出了"钵中之脑"的思想实验，其中的工作机制就是今天脑机接口分类中由机到脑的面向感知型的脑机接口。其实，脑机接口中的"科幻"想象力对于脑机接口的现实发展起到了某种意义上的激励和启示作用，鉴于此，关于脑机接口"哲思"中的思辨力也可以对脑机接口的"命运"与"前途"起到"先行"而又"深远"的影响作用，进而通过公众作为脑机接口的社会建构力量来决定它是否会获得强大的社会动力，从而影响其是否会拥有一个光明的未来。

从哲学的角度来思考技术，特别是信息技术，具有悠久的传统。早在 20 世纪 50 年代，当艾伦·图灵（Alan Mathison Turing）在《心灵》杂志上发表了关于图灵测试的文章后，很快就引起了哲学家们的关注。这一传统无疑在脑机接口技术问世后得到了传承，这一传承使得哲学可以在一个新的领域中以一种新的方式来彰显自己的存在和价值，使"哲学的力量"得到新的印证。借助一些哲学的视角（如心脑关系、心灵哲学、伦理检视等）有助于把握和理解脑机接口，像一些哲学家提出的三大质疑：脑机接口是否为延展认知和延展身体[1]以及是否为延展行为[2]，解答这些问题的有助于从认知哲学和身体哲学上理解脑机接口的工作机制。而且，从心物交互的高度更有助于我们理解脑机接口的实质，从而显示出"哲学解释可以为脑机接口研究提供进一步的理论基础"[3]。可以说这是开拓脑机接口哲学研究这一新领域所要达到的目标之一。

---

[1] Richard Heersmink, "Embodied Tools, Cognitive Tools and Brain-computer Interfaces", *Neuroethics*, Vol. 6, No. 1, 2013, pp. 207 – 219.

[2] Tom Buller, "Brain-computer Interfaces and the Translation of Thought into Action", *Neuroethics*, Vol. 14, No. 4, 2021, pp. 155 – 165.

[3] Thinnes-Elker Franziska, Iljina Olga, Apostolides John Kyle, et al., "Intention Concepts and Brain-machine Interfacing", *Frontiers in Psychology*, Vol. 3, No. 455, 2012, pp. 1 – 10.

不仅如此，对脑机接口的哲学研究还有另一个更重要的目标，这就是通过解决脑机接口引发的哲学新问题来促进哲学自身的新发展。脑机接口作为人与外接设备连接的一个枢纽、一种基于人机之间以脑和计算机直接连接的新技术，目前主要作为治疗手段和少量作为增强手段来使用，其功能和意义并未得到充分展现，将来它还可以作为新的感知手段、劳动工具甚至物种完善的技术来使用，从而对人的认识方式、劳动方式、交往方式乃至生存方式起到颠覆性的改变，引发人和世界关系的新变化，将我们带进一个"奇妙的新世界"，对我们传统的心物观、身心观、认知观、行动—实践观、价值观、人文观、道德观甚至"赛博宇宙观"等形成新的挑战，这些都需要哲学加以面对和回答。抓住这些问题进行探讨，必然会进入哲学的新天地，迎来哲学的新发展。

可以说，脑机接口已经初步地改变了部分人的现状，也必将深刻地改变所有人的未来。在脑机接口深度嵌入我们的身体后，"未来的人们将会实现的行为、将会体验到的感觉，是我们今天无法想象、更无法表达的"[①]。在尼科莱利斯所预言的脑机接口时代即将到来的背景下，脑机接口所蕴含的哲学价值在今天还远未得到应有的开发，对相关的问题还未形成哲学的应对，例如，当我们只需一个意念就能改变现实世界的时候将对哲学的传统理论将会产生什么冲击？为此，我们需要在较为全面把握脑机接口技术原理和发展现状的基础上，更深入而积极地对脑机接口进行多维度的哲学分析，包括它对哲学本体论理论的新启示和可能形成的本体论新视角，它对认识方式可能形成的普遍影响以及由其建构的新型认识通道对认识论理论的部分改写，它使人的行动—实践方式基于"以想行事"而造就的行动新类型和实践新含义，它通过脑机融合而使人获得的新发展和新未来及其对于人学视界所注入的新元素，如此等等，可以在新的研究对象和研究问题基础上形成一系列新的观点新的理论，从而对相关的哲学研究形成具有独到价值的新推进。

脑机接口创造了身体、感知和行动的新方式，赋予人以新的认知能力和实践能力，使其在具有新的技术性能的同时也具有了新的哲学功能。因此，对脑机接口进行哲学研究，是一项充满创新可能的哲学事业，随着脑

---

① ［巴西］米格尔·尼科莱利斯：《脑机穿越：脑机接口改变人类未来》，黄珏苹、郑悠然译，浙江人民出版社 2015 年版，第 7 页。

机接口这一前沿科技的发展，它对当代哲学研究提出了新问题、形成了新观点，借助脑机接口使智能时代的哲学在问题创新、视界创新、见识创新、学理创新等方面获得机遇、取得成果。从脑机接口的哲学研究中还能形成技术哲学、心灵哲学、行动哲学、身体哲学、人文哲学和道德哲学等的交叉融合，以探究人脑的新奥秘和发掘脑机融合的新潜能。为此，我们也需要进一步拓展研究视野，全面深化哲学对脑机接口研究，需要更多地面向 BCI 的哲学研究，包括面向技术实际、面向案例、面向前沿、面向问题的哲学研究，唯此才能使脑机接口与哲学之间互相汲取养分而走向互补互惠的关系。

第二章　脑机接口的技术界定
与哲学阐释

由脑机接口的历史发展必然要过渡到对该技术一般特征的把握，亦即需要了解脑机接口是一种什么技术，这需要从多面相的脑机接口中提取出共同本质，以及在这种共同本质的统摄下进一步把握基于不同维度所形成的不同 BCI 分类，从而在内含与外延的整全性上理解脑机接口的特征，并从中提取可由哲学阐释的意蕴。

第一节　技术界定：脑机接口的多重功能

对脑机接口进行界定，就是对其概念的内涵加以揭示。现有文献中可见到对脑机接口的多重界定，甚至在称谓上也具有多样性，如它也被称为"人机接口""思想机器接口"（MMI：mind-machine interface）或"神经接口"等，它所对应的英文也有两种：BCI（脑—计算机接口：Brain Computer Interface）和 BMI（脑—机器接口：Brain Machine Interface）等，这表明了脑机接口在内含上的复杂性，展现了脑机接口具有的"多面相"存在论特征。

一　从创始人的界定到后续理解

第一章我们已经提到，首次（1973 年）提出脑机接口概念的是美国加利福尼亚大学洛杉矶分校的雅克·维达尔，他也是第一次对这个概念加以界定的人。维达尔认为脑机接口是用于计算机开发延伸人脑功能的一种技术端口，是利用大脑信号来进行人机对话的一种具有可行性和实用性的技术，也指任何能够产生关于脑功能详细信息的基于计算机的技术系统，是提供给大脑控制外部设备的一个通信和控制系统。①

　　脑机接口的概念被维达尔提出和界定后，其他的研发者随之进行了不断完善。1999 年 6 月在美国纽约举行的第一次脑机接口学术研讨会上，BCI 研究的另一位先驱沃尔帕对脑机接口作出了进一步的正式界定，这一界定后来被收入 2000 年出版的会议文集中。他指出 BCI 是一种"不依赖于大脑正常的周围神经和肌肉输出路径的通信和控制通道"②，换句话说，它是提供人脑和计算机之间直接连接的技术系统，人使用这一系统可以通过思维来直接控制计算机或外部设备，由此可以帮助残障人和神经性疾病患者恢复正常的行动功能，还可由治疗进一步发展为增强人的认知和行动功能。两年后，他在新文章中进一步将 BCI 界定为一种大脑与外部设备之间直接建立交流通道的新型技术，这种技术可以不依赖于脑的正常输出通路（外围神经和肌肉），而是可以将大脑活动产生的脑电信号转化为控制信号，并利用这些信号对外部设备进行控制，从而形成新型的人机交互。③ 他在 2012 年出版的 *Brain-computer interfaces：principles and practice* 一书中，则对脑机接口做了归结性的界定：中枢神经系统通过其正常的神经肌肉和荷尔蒙输出，不断与外界和身体进行交互。脑机接口可以测量中枢神经系统的活动，并把它转换成人工输出。这种输出可以替代、恢复、增强、补充或改善正常中枢神经系统的输出，从根本上不同于来自脊髓运动神经元的正常中枢神经系统的输出。因此 BCI 改变了中枢神经系统和环境之间的交互作用。④

　　尼科莱利斯则基于实验研究感受描述了脑机接口的技术特征：它是一种神经科学家长期以来期待利用大脑信号控制人工设备的技术，这种技术的应用依赖于活体脑组织和人工电子或机械设备之间的持续互动。⑤

---

　　① Jacques Vidal, "Toward Direct Brain-computer Communication", *Annual Review of Biophysics and Bioengineering*, Vol. 2, No. 1, 1973, pp. 157 – 180.

　　② Jonathan Wolpaw, Niels Birbaumer, William Heetderks, et al., "Brain-computer Interface Technology: a Review of the First International Meeting", *Rehabilitation Engineering*, Vol. 8, No. 2, 2000, pp. 222 – 225.

　　③ Jonathan Wolpaw, Niels Birbaumer, Dennis McFarland, et al., "Brain-computer Interfaces for Communication and Control", *Neurophysiology*, Vol. 113, No. 6, 2002, pp. 767 – 791.

　　④ ［美］乔纳森·沃尔帕：《脑—机接口：原理与实践》，伏云发等译，国防工业出版社 2017 年版，第 10 页。

　　⑤ Miguel Nicolelis, "Actions from Thoughts", *Nature*, Vol. 409, 18 january 2001, pp. 403 – 407.

从以上的界定可以看到，脑机接口的实质就是要使脑内活动的某种物理呈现（如脑电波）被特定的传感器所探测采集，并为计算机所识别，从而在一定程度上理解和应用这些脑内活动的内容①，如将其转化为指令去控制相关的应用设备，也就是通过人工的技术通道（而不是自然的神经—肌肉通道）去操控体外的工作系统。基于这一过程或功能的描述，脑机接口一般由 4 个部分组成：信号采集、信号处理、控制设备和反馈环节。"第一，信号采集机制必须检测到用户大脑的活动。第二，信号处理系统必须使用这些信息来确定用户想要做什么。第三，这些信息必须转换成设备指令，这些指令可以移动轮椅或选择需要拼写的项目。第四，操作协议必须管理这些设备如何与其他设备和用户交互。"② 如果将第四和第三合并起来，还可以对这几个部分的技术功能进行如下的进一步理解：

第一，作为信号采集技术，脑机接口系统是一种可以直接测量大脑活动的技术，它能够采集、提取大脑进行思维活动时所产生的信号，这些信号主要是电磁信号、化学物质和代谢信号。电磁信号又包括脑电信号和脑磁信号，其中脑电信号（也称电生理信号）是目前绝大多数 BCI 的脑信号采集方式，而少部分采集脑磁信号和代谢信号，其中代谢信号表征了大脑活动中的一些生物性特征值，如大脑血流量、血氧饱和度、脱氧和含氧血红蛋白数量，像功能核磁共振所采集的血氧依赖水平（BOLD）的信号，就响应和反映了血流量的变化，它与脑电活动密切相关，从而是对大脑活动的一种间接测量。③

第二，作为信号处理技术，脑机接口通过所联结的计算机将脑信号放大并数字化，从中提取相关的信号特性，意味着从中分析出脑活动信号中所包含的信息（人脑活动所包含的真实意图），其中需要过滤信号中的噪声，去除其中的"伪迹"④，排除它们对测量真实意图所形成的干扰。通俗地说，这个环节就是"读出"与脑信号关联的思想内容（如进行某一

---

① 参见 Wikipedia：*Brain-computer Interface*，https：//en. wikipedia. org/wiki/Brain-computer_interface，2017 – 04 – 29。

② Gerd Grübler and Elisabeth Hildt（eds.），*Brain-computer Interfaces in Their Ethical，Social and Cultural Contexts*，Dordrecht：Springer Science ＋Business Media，2014，pp. 85 – 86.

③ ［美］乔纳森·沃尔帕：《脑—机接口：原理与实践》，伏云发等译，国防工业出版社 2017 年版，第 394 页。

④ 伪迹是来自环境、身体（如肌电、眼电、心电）或 BCI 硬件的干扰所形成的信号，它属于非脑信号对脑信号的污染，脑机接口必须区分开脑信号与非脑信号的伪迹才能有效地工作。

行动的意图），这个"读脑"的过程就在计算机上完成的"解码"过程。①

第三，作为控制设备，脑机接口可以将读出的脑信号进一步转换为发送到外部设备的指令，即把脑信息翻译成机器语言，鉴于此，也可"把脑机接口定义为将大脑信号翻译成各种新输出的系统"②。这一环节也被称为"特征转换"，即把上一环节的译码所得进一步转换为可传达人脑意图的合适的机器指令，也就是将人脑的想法"翻译"或"编码"成机器能够读懂的命令，由此控制外部设备的运行，"在大多数情况下用于控制假肢、轮椅、光标或拼写"③。这个过程中还贯穿着不断的反馈调整，从而使人的行动意图得以在外部的应用设备的运行中得到实现，完成脑和外部设备间的信息交换。

脑机接口作为一种控制系统，它所控制的外部设备也被称为脑机接口的"应用"。严格地说，应用部分并不是脑机接口本身的一部分，但它是脑机接口发挥作用尤其是将 BCI 命令转化为动作的必不可少的手段："它接受脑机接口的输出指令，并把指令转换成为有用的动作，从而使脑机接口和应用一起变成潜在的功能强大的辅助设备"，它对于脑机接口的"实用性及临床和商业成功都是至关重要的"④。这里的辅助设备（AT：Assistive Technology）与脑机接口结合时被合称"BCI + AT"系统，此时的 BCI 可以操作一种或多种 AT 设备，称为"通用"或"即插即用"的 BCI。随着技术融合程度的加深，AT 如果有机地融入 BCI 中难以再分彼此时，就成为集合于一体的"BCI/AT"系统，⑤ 此时作为脑机接口应用的 AT 就可以被视为 BCI 自身的组成部分了。

将这些环节或部分再集合起来，可以获得对脑机接口更丰富的整体性理解。如格文（Marcel van Gerven）等人的理解是：当人的脑中有某种意

① ［美］乔纳森·沃尔帕：《脑—机接口：原理与实践》，伏云发等译，国防工业出版社 2017 年版，第 205 页。

② ［美］乔纳森·沃尔帕：《脑—机接口：原理与实践》，伏云发等译，国防工业出版社 2017 年版，第 5 页。

③ Steffen Steinert, Christoph Bublitz, Ralf Jox, et al.，"Doing Things with Thoughts：Brain-computer Interfaces and Disembodied Agency"，*Philosophy & Technology*，Vol. 32，2018，pp. 457 –482.

④ ［美］乔纳森·沃尔帕：《脑—机接口：原理与实践》，伏云发等译，国防工业出版社 2017 年版，第 248 页。

⑤ ［美］乔纳森·沃尔帕：《脑—机接口：原理与实践》，伏云发等译，国防工业出版社 2017 年版，第 263 页。

图时，他的大脑活动将被测量和被实时分析，并用作设备的控制信号。然后，该设备向用户提供反馈。通过对检测到的活动进行分类并将此活动映射到动作来实现控制。① 奥布罗链（Fiachra O'Brolchain）和戈尔丁（and Bert Gordijn）的理解是：脑机接口利用大脑产生的电磁信号使用户控制外部人造物体。这些技术通过访问大脑中的电信号并将其发送到计算机来获取和处理用户生成的信号，然后计算机将其转换为发送到外部设备的命令。② 埃尔克（Franziska Thinnes-Elker）等人的理解是，脑机接口装置记录下主体的大脑活动，解码主体的预期动作，并发送相应的执行命令给人工效应器系统，如计算机光标或机械臂。③ 从这些理解中可见，脑机接口是一种将大脑活动的数据翻译为各种新输出的系统，是一种通过采集脑信息来转化为控制外部设备、使其按人脑意图运动的技术。如果用更简洁的表述，可以说脑机接口就是用意念来控制外围设备的技术，即"意念控物"的技术。类似的简洁表述还有：脑机接口是"用于衡量用户的大脑活动以执行任务的技术的总称"④；脑机接口是"使用脑信号控制外部设备（例如假肢和拼写软件）的工具"⑤。

当然，还需要指出的是，脑机接口中的"脑"并不限于人脑，而是泛指"有机生命形式的脑或神经系统"，它既包括人脑，也包括动物脑，甚至还包括脑细胞的培养物。只是由于动物脑机接口研究最终也是为人的脑机接口研发服务的，所以通常在谈论脑机接口及其哲学理解时，除非特别注明，所指的均为基于人脑的脑机接口。另外，我们将脑机接口简洁地理解为意念控物的技术，只是概括了脑机接口的一种类型，其他类型如绕过自然的身体感官而形成替代性的视觉或听觉的脑机接口，由于是更难实现的脑机接口，所以意念控物的脑机接口是目前的主导类

---

① Marcel van Gerven, Jason Farquhar, Rebecca Schaefer, et al., "The Brain-computer Interface Cycle", *Journal of Neural Engineering*, Vol. 6, No. 4, 2009, p. 041001.

② Fiachra O'Brolchain and Bert Gordijn, "Brain-computer Interfaces and User Responsibility", in Gerd Grübler and Elisabeth Hildt (eds.), *Brain-computer Interfaces in Their Ethical, Social and Cultural Contexts*, Dordrecht: Springer Science + Business Media, 2014, p. 163.

③ Thinnes-Elker Franziska, Iljina Olga, Apostolides John Kyle, et al., "Intention Concepts and Brain-machine Interfacing", *Frontiers in Psychology*, Vol. 3, No. 455, 2012, pp. 1 – 10.

④ Margaret Thompson, "Critiquing the Concept of BCI Illiteracy", *Science and Engineering Ethics*, Vol. 25, No. 4, 2019, pp. 1217 – 1233.

⑤ Mazviita Chirimuuta, "Extending, Changing, and Explaining the Brain", *Biology and Philosophy*, Vol. 28, No. 4, 2013, pp. 613 – 638.

型，具有作为这一技术典型代表的意义。

这样，从字面的组成也能对脑机接口形成明晰的理解：脑机接口中的"脑"不仅是指人脑，而且泛指生命体的脑或神经系统，在系统中发挥着提供生物信号的功能；脑机接口中的"机"指的进行信息处理的计算机，负责外部执行设备的控制输出，或在"BMI"时执行计算机输出指令的机器设备；脑机接口中的"接口"则指的是将脑和机这两个系统联结起来的中介，传感器就是起这种联结作用的中介，它的一端与脑联结，另一端与机联结，由其"提供了人脑和计算机之间的直接连接"①。对于脑机接口系统来说，"脑"是意图，"机"是表达，"接口"则是实现意图表达的关键环节。"接口"不是对脑和机进行简单的连接，而且包括不同任务、不同策略下对脑信号的有效刺激与采集，对脑信号特征的分析与提取，以及对控制命令的可靠传出。总之，由"脑" + "机" + "接口"组成的"脑机接口"无非在人或动物脑与外部设备之间由人工建构而成的信息传输通道。

二 脑机接口的多重技术面相

从以上的界定和理解可以看到，脑机接口不是一种单项的技术，"不是一个单一的技术人工物，如螺丝刀、铅笔或放大镜，而是一个技术系统。系统有组件，当分解脑机接口系统的整体功能时，我们必须看它的组件，即电极、信号处理器和应用程序，每一个都有一个子功能，有助于发挥脑机接口系统的整体功能"②。或者说它是一个从信号采集到解码和重新编码的技术系统，这个系统甚至还包括外界受控的应用设备（AT），所以脑机接口也是"多种技术的总称"③，涉及信号采集和处理、通信传输、接口控制等多种技术；从它涉及的学科上看更是如此，这些学科包括"神经科学、物理、机械和电器工程、应用数学、计算机科学、神经病学、康

① Jonathan Wolpaw, Niels Birbaumer, Dennis McFarland, et al., "Brain-computer Interfaces for Communication and Control", *Neurophysiology*, Vol. 113, No. 6, 2002, pp. 767 - 791.

② Richard Heersmink, "Embodied Tools, Cognitive Tools and Brain-computer Interfaces", *Neuroethics*, Vol. 6, No. 1, 2013, pp. 207 - 219.

③ Gerd Grübler and Elisabeth Hildt (eds.), *Brain-computer Interfaces in Their Ethical, Social and Cultural Contexts*, Dordrecht: Springer Science + Business Media, 2014, p. 193.

复、辅助技术、行为心理学、人因工程"①，还包括医学、材料科学、生物医学工程、人工智能和认知科学等。由于涉及多种技术和多门学科，所以脑机接口在技术分类中也可归属于多种技术的门类之下。以下从它所归属的几种主要技术门类来加深理解它的技术特征与内涵。

（一）作为一种信息技术的脑机接口

信息技术和（物质）生产技术是对技术进行的一种最大分类。② 信息技术是信息的采集、处理、传输和使用技术，在这个意义上，脑机接口从技术分类上肯定不属于生产技术，而属于信息技术，且是一种特殊的信息技术，即一种从大脑中探知或采集信息并将其加以处理和利用的信息技术。坦布里尼明确认为："脑机接口系统是现代信息和通信技术在人机交互上的应用。"③ 脑机接口的核心技术是脑信息的采集技术，目前被开发出来的有：脑电图（EEG）、脑磁图（MEG）、功能性磁共振成像（fMRI）、正电子发射断层扫描（PET）、单光子发射断层扫描（SPECT）、事件相关电位（ERPs）、磁共振波谱（MRS）和经颅磁刺激（TMS）等，它们可统称为"脑信息传感器"，由于处于与脑神经活动相接触的"最前线"，所以也被称为"神经接口"技术，它们被用来检测脑活动产生的生理信号并将其转化为能够被放大和数字化的可以用计算机加以处理的数据，最终提供有用的输出信号。

脑机接口的有效性在很大程度上取决于是否能采集到脑活动的准确信息，可以通过从非侵入式到侵入式的接口技术来不断提高获取脑信息的精确性。脑机接口还包括对脑信息的分析处理技术，这就是对脑信号的解码和编码技术，并将其在脑机接口系统中进行传输，然后对神经假体、轮椅、智能机器人等实施控制，从而在这些效用器具上实现对脑信息的利用。所以脑机接口是一种围绕信息（信号）而展开的技术，这种技术对脑信号进行采集、解释其含义并使用它们来控制某种外部设备，因此是一种标准的信息技术。脑机接口也可被视为一般信息技术的特定应用场景，抑或说是信息技术的一个新的前沿领域。从实际构成来看，最简单的脑机

---

① ［美］乔纳森·沃尔帕：《脑—机接口：原理与实践》，伏云发等译，国防工业出版社2017年版，第493页。

② 肖峰：《信息技术哲学》，华南理工大学出版社2016年版，第34页。

③ Gerd Grübler and Elisabeth Hildt（eds.），*Brain-computer Interfaces in Their Ethical*，*Social and Cultural Contexts*，Dordrecht：Springer Science ＋Business Media，2014，p. 150.

接口通常需要一台笔记本电脑，一个用来处理脑电图数据的放大器，一个电极帽和软件。[1] 而这些构成部分无疑都属于信息技术。

对于脑机接口作为一种信息技术也有不同的强调，如有的强调它是一种电子系统：用于通过收集和分析用户的神经电生理信号，并随后启动特定的响应来确定用户的大脑状态，从而将其视为一种由脑电信号直接控制外界电子设备进行工作的电子装置。[2] 有的则强调脑机接口是一种信号转换系统，该系统将采集的大脑信号进行特征提取，将其与机体在进行某一功能活动时最具代表性的特征向量相对比，获得该信号包含的意图信息，再通过转换算法将其转换为控制外界设备的命令[3]，即转换为对外连接设备（如轮椅或计算机光标）有意义的命令[4]。"任何 BCI 系统的关键特征都是评估和比较从大脑接收到的输入信号，并对这些信号进行处理，从而产生指令。"[5] 从这个角度看，脑机接口的"总体任务就是将采集的脑信号转化为输出设备的指令，两个阶段均使用数学操作和软件产品来实现"[6]。有的强调脑机接口是一种通信系统，如第一次脑机接口国际会议对 BCI 给出的定义为：脑机接口是一种不依赖于正常的由外围神经和肌肉组成的输出通路的通信系统。[7] 苏克（Heung-Ⅱ Suk）等人将脑机接口定义为人与设备之间的无须进行物理交互并直接接受大脑命令的通信技术。[8] 达古普塔

① Gerd Grübler and Elisabeth Hildt (eds.), *Brain-computer Interfaces in Their Ethical, Social and Cultural Contexts*, Dordrecht: Springer Science + Business Media, 2014, p. 85.

② Sergio Méndez and John K. Zao, "BCI Ontology: A Context-based Sense and Actuation", 2019 – 03 – 25, http://ceur-ws.org/Vol-2213/paper3.pdf.

③ Surjo Soekada, Niels Birbaumer, Marc Slutzky, et al., "Brain-machine Interfaces in Neurorehabilitation of Stroke", *Neurobiology of Disease*, Vol. 83, No. 1, 2015, pp. 172 – 179.

④ Mohamed Mostafa Fouad and Jaime Gomez-Gil, "Brain Computer Interface: A Review", in Aboul Ella Hassanien and Ahmad Taher Azar (eds.), *Brain-computer Interfaces*, Springer International Publishing Switzerland, 2015, p. 5.

⑤ Muhammad Siddiq, Sheikh Kashif Raffat and Farhan Shafiq, "BCIO: Brain Computer Interface Ontology", *International Journal of Computer Applications*, Vol. 41, No. 2, 2012, pp. 8 – 10.

⑥ ［美］乔纳森·沃尔帕：《脑—机接口：原理与实践》，伏云发等译，国防工业出版社 2017 年版，223 页。

⑦ Gerwin Schalk, Dennis McFarland, Thilo Hinterberger, et al., "BCI2000: A General-Purpose Brain-Computer Interface (BCI) System", *IEEE Transactions on Biomedical Engineering*, Vol. 51, No. 6, 2004, pp. 1034 – 1043.

⑧ Heung-Ⅱ Suk and Seong-Whan Lee, "A Novel Bayesian Framework for Discriminative Feature Extraction in Brain-computer Interfaces", *IEEE Transactions on Pattern Analysis & Machine Intelligence*, Vol. 35, No. 2, 2013, pp. 286 – 299.

（I. Dasgupta）认为脑机接口是一种在中枢神经系统和处理设备之间建立通信通道的设备。① 这些被强调的不同侧面的共性，就是揭示了脑机接口作为信息技术的属性。

当代信息技术是以计算机的发明和使用为标志的，脑机接口作为一种信息技术，也是以它需要使用计算机为技术标志的，因为脑信号的"适当、有效、及时地处理需要计算机"②。其实，维达尔在最初界定脑机接口的含义时就特别强调了这一特征：脑机接口被他用来描述任何能够产生关于脑功能详细信息的基于计算机的系统，抑或说是用于计算机开发延伸人脑功能的一种技术端口。③ 所以在科切特科夫（Ivan S. Kotchetkov）等人看来，作为当代信息技术基础的计算机技术为脑机接口的持续发展作出了重要贡献。④

（二）作为一种智能技术的脑机接口

脑机接口具有人工智能技术的属性，甚至可以直接说"脑机接口是一种基于人工智能的系统"⑤。由于人工智能也是一种信息技术，这也意味着脑机接口是信息技术中的智能技术，是与人工智能相结合的信息技术，是人工智能衍生方向的信息技术，即信息技术的高级形态，乃至人工智能的下一代或下一站技术。⑥

如果说作为信息技术的脑机接口的核心问题是信号的采集，那么作为智能技术的脑机接口的核心问题则是对所采集的信号加以处理即信号的解编码，此任务由人工智能的算法技术来担当。这里的智能算法是一个数学过程，其核心是一个模型，它将特征向量作为输入，对其处理后，输出一

---

① Ishan Dasgupta, Andreas Schönau, Eran Klein, et al. , "Brain Computer Interfaces and Agency", *The Neuroethics Blog*, Retrieved on January 27, 2021, http://www.theneuroethicsblog.com/2019/12/brain-computer-interfaces-and-agency.html.

② ［美］乔纳森·沃尔帕：《脑—机接口：原理与实践》，伏云发等译，国防工业出版社2017 年版，第 V 页。

③ Jacques Vidal, "Toward Direct Brain-Computer Communication", *Annual Review of Biophysics and Bioengineering*, Vol. 2, No. 1, 1973, pp. 157 – 180.

④ Ivan Kotchetkov, Brian Hwang, Geoffrey Appelboom, et al. , "Brain-computer Interfaces：Military, Neurosurgical, and Ethical Perspective", *Neurosurgical Focus*, Vol. 28, No. 5, 2010, p. E25.

⑤ Mohamed Mostafa Fouad and Jaime Gomez-Gil, "Brain Computer Interface：A Review", in Aboul Ella Hassanien and Ahmad Taher Azar（eds. ）, *Brain-Computer Interfaces*, Springer International Publishing Switzerland, 2015, p. 5.

⑥ 杨义先、钮心忻：《脑机接口：人工智能下一站?》，《光明日报》2022 年7 月28 日第16 版。

组应用设备可以识别的指令；智能算法在这个过程中要对脑信号的译码和编码等步骤实现最优化，从而以最小的延迟和稳定的时序来完成所有的工作。① 可以说脑机接口技术的有效性在很大程度上取决于解码用户运动意图并编码为机器指令的智能算法的改进，只有在信号处理与转换方面不断采用更合适更智能的算法，才能使脑信号更快速、实时、准确地转换成控制外部设备的操作命令。所以脑机接口在一定意义上也可视为以算法技术为核心的智能技术，是用人工智能来解读脑信号（尤其是脑电波）的技术，它既是融合了人工智能的技术，也可被视为人工智能的应用技术。

目前机器学习中的深度学习（DL）算法常用来分析脑信号，因为深度学习成功解决了图像和语音识别的难题，所以也可以用于对脑电图特征的表示，进而将神经活动映射为一定的控制命令。基于深度学习的神经解码器对于研发更加灵巧、更易操作的脑机接口来说，是眼下最被青睐的方法，它对 BCI 的当前发展起着举足轻重的作用。② 同样起源于机器学习的迁移学习（TL）算法也被 BCI 领域采用，它对于脑机接口中相关任务之间共享信息或在用户之间进行 BCI 任务的信息传输具有强大的功能，使用这一算法可以减少在线 BCI 的校准时间，提高整体分类性能，提供信息以更好地理解底层数据、学习问题和特征空间的结构，促进数据共享。目前机器学习和脑机接口研究之间的跨学科合作正在加速脑机接口对数量和种类迅速增加的迁移学习算法的采用。③ 再就是强化学习算法也已应用于脑机接口的研究。2009 年，基于强化学习的互适应脑机接口系统被设计出来，它利用奖惩机制来调节大脑活动，采用强化学习算法自适应控制机械臂运动，也就是通过基于强化学习技术的大脑反馈来调整 BCI 设备，实现了性能更为优化的机械臂运动控制。④

---

① ［美］乔纳森·沃尔帕：《脑—机接口：原理与实践》，伏云发等译，国防工业出版社 2017 年版，第 224 页。

② ［美］拉杰什·拉奥：《脑机接口导论》，张莉、陈民铀译，机械工业出版社 2016 年版，第 54 页。

③ Jane Huggins, Christoph Guger, Mounia Ziat, et al. ，"Workshops of the Sixth International Brain-Computer Interface Meeting: Brain-computer Interfaces Past, Present, and Future", *Brain-Computer Interfaces*, Vol. 4, Nos. 1 – 2, 2017, pp. 3 – 36.

④ Brandi Marsh, Venkata Tarigoppula, Chen Chen, et al. , Toward an Autonomous Brain Machine Interface: Integrating Sensorimotor Re-ward Modulation and Reinforcement Learning, Journal of Neuroscience the Official Journal of the Society for Neuroscience, Vol. 35, No. 19, 2015, pp. 7374 – 7387.

脑机接口的智能技术特性，还延伸地体现为被控的外部设备所具有的智能性，即被操控的器具也能够灵活反应环境（自适应）的能力，从而达到"协同控制"的水平：BCI 使用者输入目标指令，外部智能设备通过具体的控制来完成智能化动作，使得由 BCI 驱动的假肢、外骨骼或轮椅具备环境感知、避障和寻路能力，[①] 也包括滤掉无意义的大脑指令的能力。之所以需要外部设备的智能化，是因为 BCI 系统在研发时通常是在具有良好控制条件的理想化实验室中得以有效的，但具体的使用环境往往不是理想化的环境，而是充满着噪声和干扰因素，脑机接口的使用者也难以持久地集中注意力，疲劳、紧张和沮丧往往会致使脑信号出现无序混乱的情况，由此脑机接口系统难以在现实环境中像在实验室中那样被有效地使用。而脑机接口及其外接的设备如果嵌入能够理解和适应环境的人工智能，就能在人脑和人工智能对外部设备的协同控制中有效解决这一问题。由此一来，脑机接口也成为一个人机共同处理问题的系统，在连接 AI 技术的脑机系统中，AI 成为辅助和外脑，帮助人脑行使控制的功能。可以说，脑机接口中应用的人工智能越多，人的认知负荷就越轻，所以它也成为利用机器智能减轻人的负担的一种 AI 应用场景。

（三）作为一种神经技术的脑机接口

脑机接口也是与"神经"密切相关的，因为它是一种在中枢神经系统和信号处理设备之间建立通信通道的技术，所围绕的就是采集神经活动信号、替代周围神经传递信号的任务，这就与神经科学密切相关联："脑机接口对大脑信号的适当选择，取决于人们对神经科学的理解，无论是基础或应用神经科学。"[②] 当脑机接口被当作"应用神经科学"来看待时，就通向了"神经工程"，甚至它的核心部分（传感器）还被称为"神经接口"，这曾经在第一章中给予过说明。一些关于脑机接口的界定也主要是围绕神经系统展开的，如前面列举的沃尔帕的界定：脑机接口是一种测量中枢神经系统活动并将其转化为人工输出的系统；哈斯拉格（Pim Hase-lage）的界定则强调了脑机接口与外周神经系统的关系：脑机接口是一个

[①] Pim Haselager, "Did I Do That? Brain-computer Interfacing and the Sense of Agency", *Minds & Machines*, Vol. 23, No. 3, 2013, pp. 405 –418.

[②] ［美］乔纳森·沃尔帕：《脑—机接口：原理与实践》，伏云发等译，国防工业出版社 2017 年版，第 V 页。

允许某人在不使用外围神经和肌肉系统（感觉或运动）的情况下交流他/她的精神状态信息的系统。[①] 库伯勒（Andrea Kübler）更详细地刻画了脑机接口作为一种神经技术的内容：脑机接口是将大脑连接至计算机并实时解码特定的大脑活动的设备，这种大脑活动必须通过神经细胞的电活动直接测量，或通过那些神经细胞特别活跃时所需的血氧水平来间接测量。[②]

脑机接口同时也能促进神经科学的发展。脑机接口所建立的模型所识别的相关认知过程可以与已知的神经科学发现联系起来。这些方法本身也可能提供新的（如互动相关的）神经科学发现。"脑机接口在新的应用领域的扩展凸显了脑机接口发展的重要性，即对被解释的大脑信号的复杂性、可变性和潜在机制的进一步理解。"[③]

作为一种神经技术的脑机接口与"神经"的另一种相关性在于，它所针对的是修复一部分人因神经系统疾患而失去的行动、表达或感知功能。由脑机接口应用技术深部脑刺激所组成的闭环医疗设备已经成为重要的新兴神经技术，大脑植入物可以使处于瘫痪状态的人对环境进行一些控制。作为一种非药物方法，可以通过人脑深层结构的电刺激来治疗一些神经疾病，如帕金森氏病、原发性震颤、肌张力障碍、强迫症、抑郁症、肥胖症、成瘾、神经性厌食症和 Tourette（抽动秽语）综合征，在闭环 DBS 中，当遇到异常的大脑状态时，将根据信号的变化动态传递或调整刺激脉冲。[④]

神经的可塑性是脑机接口用于神经康复的神经科学基础，这也是脑机接口与神经相关的一个方面。神经可塑性是指大脑在人的一生中经历实质性的结构和功能重组的能力，它构成了所有大脑修复的科学基础。事实上，大量神经影像学研究已经证实，卒中后康复过程中的认知和运动功能改善与大脑的结构改变和功能恢复有关。因此，任何卒中后康复干预的有

---

① Pim Haselager, "Did I Do That? Brain-Computer Interfacing and the Sense of Agency", *Minds & Machines*, Vol. 23, No. 3, 2013, pp. 405 – 418.

② Andrea Kübler, "The history of BCI: From a Vision for the Future to Real Support for Personhood in People with Locked-in Syndrome", *Neuroethics*, Vol. 13, 2020, pp. 163 – 180.

③ Jane Huggins, Christoph Guger, Mounia Ziat, et al., "Workshops of the Sixth International Brain-Computer Interface Meeting: Brain-computer Interfaces past, Present, and Future", *Brain-computer Interfaces*, Vol. 4, Nos. 1 – 2, 2017, pp. 3 – 36.

④ Swati Aggarwal and Nupur Chugh, "Ethical Implications of Closed Loop Brain Device: 10 Year Review", *Minds and Machines*, Vol. 30, 2020, pp. 145 – 170.

效性都取决于其促进神经可塑性恢复的能力。①

作为神经工程技术的脑机接口被美国国防部高级研究计划局确定为"颠覆性的战略技术"，因为它所具有的神经修复、神经功能延展、神经活动映射等功能，将对认识脑、医治脑和改善脑发挥重要作用；它基于对神经活动的理解而形成的读脑和脑控能力，则将对人的生存和发展产生深刻影响，甚至有可能改变人类未来的走向。

（四）作为治疗和增强技术的脑机接口

脑机接口的一个重要且初始的应用领域是医疗领域，它最初被发明主要是为那些因神经肌肉疾病（如肌萎缩性侧索硬化症、脑瘫、中风或脊髓损伤）致残的人提供替代通信设备，其总体目标是将我们的中枢神经系统（CNS）与人工系统连接起来，使因身体瘫痪或有严重缺陷的人能够克服运动、语言和感知功能方面的障碍，患者通过它仅凭意念就可以操作电脑鼠标、移动假肢或控制人造的发音器官发出语音，从而可以在一定程度上恢复行动和交流的能力，从而能够实现持久的社交参与、自我表达和自主运动。用福阿德（Mohamed Fouad）的话来说，脑机接口使人们可以利用脑活动产生的控制信号与周围环境进行交互，而无须经由周围的神经和肌肉。脑机接口提供了一个无障碍的渠道，可将个人的某些行为目的传达给外部设备，例如计算机、语音合成器、辅助设备和神经假体。脑机接口系统特别适合患有严重运动障碍的人，因为这样的系统将改善他们的生活质量，同时降低重症监护的费用。②

作为一种治疗技术来说，脑机接口不仅可以提取大脑活动信号来控制外部环境从而实现上述功能，而且可以从相反的方向影响大脑、控制大脑活动的机制以改善其功能，从而被应用于神经康复，如脑卒中或脊髓损伤后的运动瘫痪以及癫痫的治疗等。③ 拿脑卒中来说，它是世界范围内最普遍的神经疾病之一，也是导致运动障碍的主要原因之一，严重的脑干中风

---

① Ravikiran Mane, Tushar Chouhan and Cuntai Guan, "BCI for Stroke Rehabilitation: Motor and Beyond", *Journal of Neural Engineering*, Vol. 17, No. 4, 2020, pp. 1 – 21.

② Mohamed Mostafa Fouad and Jaime Gomez-Gil, "Brain Computer Interface: A Review", in Aboul Ella Hassanien and Ahmad Taher Azar（eds.）, *Brain-computer Interfaces*, Springer International Publishing Switzerland , 2015, p. 1.

③ Johannes Kögel, Jakob R. Schmid, Ralf Jox, et al., "Using Brain-computer Interfaces: a Scoping review of Studies Employing Social Research Methods", *Bmc Medical Ethics*, Vol. 20, No. 1, 2019, pp. 227 – 239.

会导致完全或几乎完全瘫痪，但认知功能还会保留下来，这就是所谓的闭锁综合征。在脑卒中的治疗中，脑机接口不仅能够直接控制设备（如机器人）来帮助恢复或改善患者的表现，而且能通过使用脑机接口的反复训练来刺激和影响大脑皮质中枢的活动，利用神经细胞的可塑性来再生神经细胞，增加突触数量，改变神经细胞之间的联系状况，实现神经功能的重组，使备用的神经通路得到启用，从而使脑卒中患者经过脑机接口训练后其脑功能在某种程度上得到恢复，因为他们的感觉、言语和运动功能的恢复在此时是通过重塑脑细胞来完成的。[1] 初步的数据还显示，BCI 介导的神经反馈有助于慢性和亚急性脑卒中患者的认知（注意和记忆功能）康复。[2]

脑机接口也应用于癫痫和注意缺陷/多动障碍（ADHD）的治疗。在癫痫的治疗方面，通过脑机接口中的神经反馈训练来学习控制大脑的模式有助于减少癫痫发作的频率，皮层脑电图（ECoG）系统在癫痫手术中也很有前景，它可以帮助医生精准地选择所要切除的组织，而不伤及需要保留的皮层和区域。在 ADHD 治疗方面，除了行为治疗方法外，还可以使用脑机接口中的神经反馈训练来改善认知和行为表现。此外，在创伤性脑损伤（TBI）后的认知症状的治疗方面，无论是单独还是与认知策略训练相结合，脑电图引导的生物反馈方法都有助于患者至少在注意力方面的持续恢复。[3] 由此我们看到，脑机接口正在成为神经系统损伤和病变的患者得到有效治疗的医疗新技术。

在作为医疗技术的同时，脑机接口也具有作为增强技术的属性，即它不仅可用来医治或恢复残障人所失去的那些正常的身体功能，而且可能扩展或增强正常人的身体与认知能力，此时它就不仅是一种治疗技术，而是可能走向或成为一种增强技术。卡莫迪（Thornton Carmody）认为，BCI 技术是治疗技术还是增强技术，必须看到两者之间的连贯性，即两者之间

---

① De la Torre Gabriel，Gonzalez-TorreSara，Munoz Carlos，et al.，"Wireless Computer-Supported Cooperative Work：A Pilot Experiment on Art and Brain-computer Interfaces"，*Brain Sciences*，Vol. 9，No. 94，2019.

② Jlenia Toppi，Donatella Mattia，Alessandra Anzolin，et al.，"Time Varying Effective Connectivity for Describing Brain Network Changes Induced by a Memory Rehabilitation treatment"，*Engineering in Medicine & Biology Society*，*IEEE*，2014，pp. 6786 – 6789.

③ Thornton Carmody，"Traumatic Brain Injury Rehabilitation：QEEG Biofeed-back Treatment Protocols"，*Applied Psychophysiology and Biofeedback*，Vol. 34，2009，pp. 59 – 68.

的界限已经变得很模糊，而且随着新技术的出现将变得更加模糊。① 这也是脑机接口在功能上多样性和复杂性的表现。关于脑机接口的治疗和增强之间的区别与联系，将在"脑机接口的类型"中加以具体探讨。

一些学者还用"辅助技术"（AT：Assistive Technology）来整合脑机接口作为治疗技术和增强技术的双重属性。欧洲辅助技术进步协会（AAATE）将辅助技术定义为：任何基于产品或技术的服务，可使在日常生活、工作、教育休闲活动受到限制的各个年龄段的人们获得能力。在鲁普（Rudiger Rupp）等人看来，这个定义非常广泛，既包括主流技术，也包括专门为残障人设计的特殊设备。对于有运动、感觉或认知障碍的人来说，如果某种技术可以帮助他们完成一些原本很难或不可能完成的功能，这种技术就可被称为辅助技术，它是那些用于增加、维护或改善残障人功能的物品、设备或产品系统，像轮椅、踏板车、助行器和拐杖都是移动的辅助技术。② 辅助技术也可以为正常人服务，当正常人获得辅助技术的服务时，其能力会得到增强。在这样的意义上，脑机接口绝对可以被视为一个新的辅助技术，是集合治疗和增强功能双重功能的技术。③

当然，脑机接口的技术面相还不止上述四个方面，但主要表现为这几个方面。

三 多学科交叉的脑机接口研究

脑机接口作为技术系统而不是单一技术的属性，决定了它是多种技术交叉或会聚的产物，它是数据采集、信号处理和设备控制技术的集成，它甚至还跨越了科学与技术的分界，将多学科、多领域的科技研究相结合，这些学科或领域包括计算机科学、神经科学、心理学、认知科学、医学（其中包括临床医学、医学信息学、医学工程学等）、信息科学、控制科学、感知技术、智能技术、机器人技术、人机交互技术、材料技术、电子

---

① Joseph Stramondo, "The Distinction Between Curative and Assistive Technology", *Science and Engineering Ethics*, Vol. 25, No. 4, 2019, pp. 1125 – 1145.

② Rudiger Rupp, Sonja Kleih, Robert Leeb, et al., "Brain-computer Interfaces and Assistive Technology", in Gerd Grübler and Elisabeth Hildt (eds.), *Brain-computer Interfaces in Their Ethical, Social and Cultural Contexts*, Dordrecht：Springer Science + Business Media, 2014, p. 7.

③ Gerd Grübler and Elisabeth Hildt (eds.), *Brain-computer Interfaces in Their Ethical, Social and Cultural Contexts*, Dordrecht：Springer Science + Business Media, 2014, p. 72.

工程、生物医学工程等等；即使仅就 BCI 植入物来说，就结合了材料科学、电子工程、神经科学、神经外科以及监管事务的研究，[①] 尤其是需要依靠尖端材料工程、微芯片制造和微电子技术来开发比以前的植入物更加稳定和耐用的设备。尼科莱利斯认为脑机接口还涉及超大规模集成（VL-SI）设计。[②] 用更开阔的视野看，凡是与脑机接口相关的领域都对脑机接口的研发有贡献，脑机接口可以从众多学科和领域中借鉴概念、借用方法、吸取经验和教训，以至于"若是想象力丰富，没有什么学科不能融入进来"[③]。

随着不断扩大的交叉面，脑机接口也成为一个日益扩增的领域，其跨学科特点也反过来促进了诸如生物医学工程、神经科学、计算机科学、认知神经科学、纳米技术和神经病学的交叉发展。由于脑机接口研究的这种高度跨学科的特点，BCI 系统可以被看作一种汲取了许多领域科技成就的融合技术[④]，这也使得脑机接口的研发需要在工程师、科学家和临床医生等的合作下才能取得进步。由于脑机接口的这种科学与技术深度交汇的特征，当要将其视为"科学"时，它就是一种"技性科学"，而要将其视为"技术"时，它就是一种"科学技术"，其发展过程也是在理论研究与技术突破之间交互推进。当然它还是更多地属于技术甚至工程实践，上述的多学科的科学知识属于其技术实现的理论基础。

在脑机接口的科学理论基础中，重点是脑科学或神经生理学，它们为脑机接口编解码的实现提供理论基础。不仅如此，在脑机接口研发中很多工作任务的提出与完成都要建基于对神经系统运行机制的深刻理解，如关于脑功能分区、中枢神经活动中的电生理、神经化学和代谢过程（包括神经元动作电位和突触电位、神经递质的释放、氧气的消耗）、神经元的工作机制等知识都是研发脑机接口的前提。"BCI 系统需要关注在特定脑区（负责具体运动和感知功能）的电场或电位，为的是利用其来通信和控制

① Jane Huggins, Christoph Guger, Mounia Ziat, et al., "Workshops of the Sixth International Brain-Computer Interface Meeting: Brain-computer Interfaces past, Present, and Future", *Brain-computer Interfaces*, Vol. 4, Nos. 1 – 2, 2017, pp. 3 – 36.

② Miguel Nicolelis, "Actions from Thoughts", *Nature*, Vol. 409, 18 january 2001, pp. 403 – 407.

③ 李明俊：《技术边界篇 1：脑机接口（BCI）》，2017 – 03 – 30, https://zhuanlan.zhihu.com/p/26057046.

④ Richard Heersmink, "Embodied Tools, Cognitive Tools and Brain-computer Interfaces", *Neuroethics*, Vol. 6, No. 1, 2013, pp. 207 – 219.

肌肉，故它需要了解：脑的电场是如何产生的，如何分布的，什么决定其时空特征？如何将其与其他来源的场区别开来？"[1] 展望脑机接口的进一步发展，它必将与计算机、人工智能、大数据、互联网（及元宇宙）、半导体芯片、生命科学、神经科学等产生更紧密的结合，这种结合越广泛、越深入，脑机接口实现技术创新乃至颠覆性发展的可能性就越大。

脑机接口从技术跨界到技术与科学之间的学科跨界，还进一步扩展为学术界与产业界之间的"业界跨界"。从技术的社会建构论视域看，产业界无疑是促进技术发展的重要因素，甚至在一定意义上，只有获得了产业界的支持，BCI 才可能获得市场和经济的支持所带来的强劲动力。可以说，马斯克的 Neurolink 和 Fecebook 的 Building 8 就是脑机接口走向与产业界深度结合的范例，它们对于脑机接口事业的发展及其影响力的扩增，无疑起到了学术界所不能起到的作用。

第二节　脑机接口的类型

脑机接口作为一种技术系统的丰富性还直接体现为它在类型上的多样性。区分脑机接口的类型有许多方式和角度，根据采集脑信号的方式是有创还是无创可以区分出侵入式和非侵入式的脑机接口，根据脑机接口用于什么目的可以区分出治疗型和增强型脑机接口，根据信号流动的方向可以区分出由脑到机和由机到脑的脑机接口，如此等等。如果说脑机接口的界定主要是从内含上对其加以理解，那么脑机接口的类型则主要是从外延上对其加以进一步把握，它是全面认识脑机接口技术特征的一个不可缺少的维度。

一　非侵入式（无创）和侵入式（有创）脑机接口

脑信息的探测、采集或摄取（即脑信号获取）是脑机接口的关键技术，而采集方式的不同，或传感器放置位置的不同，可形成传感器与大脑接触的程度即深入脑中的程度不同，它通常由是否将传感器通过手术植入（侵入）到脑中来决定，由此也形成了对身体是否造成创伤的区别，从而

---

① ［美］乔纳森·沃尔帕：《脑—机接口：原理与实践》，伏云发等译，国防工业出版社2017 年版，第 58 页。

将其分为侵入（有创、内置、植入）式和非侵入（无创、外置、非植入）式两种基本类型，这也是关于脑机接口的最直观分类。

非侵入式脑机接口的传感器无须侵入大脑，只需通过附着在头皮上的穿戴设备（即紧贴头皮的传感器）来采集大脑的信息，是在"不穿透皮肤或颅骨的情况下对大脑进行记录或刺激"[①]，最典型的就是在颅骨表面放置电极来采集和记录脑电信号的脑电图（EEG）。大多数非侵入式的无创脑机接口系统所使用的是脑电图技术。其他还有通过脑磁图（MEG）来检测由神经活动在颅骨周围引起的磁场的微小变化；通过功能磁共振成像（fMRI）来检测反映在血流量变化中的脑代谢活动；另外还有正电子发射断层扫描（PET）、功能近红外光谱（fNIRs）等，它们都可以用来检测神经活动时形成的某种信号。各种方式的优势用途有所不同，如功能磁共振成像的脑机接口就主要集中于人脑视觉认知的编解码，根据建立的相关编解码模型来预测、识别、重构人眼所看到的图形。

非侵入式 BCI 中的 EEG 因无须昂贵的设备和风险较高的手术而具有安全无创、成本低廉、便携易用等优势，且可检测神经元集群的电位变化即巨量皮层神经元的同步活动，所记录的是皮层内数百万计突触、神经元和轴突的电活动之总和，所以它在信号的时间分辨率、成本和实用性方面都有较好的表现。[②] 但由于巨量神经元发出的电磁波具有分散性和模糊性，使得 EEG 不能提供单个神经元（或小的大脑区域）活动的详细信息，或者说，虽然它可在宏观尺度上提供大规模的脑电图，覆盖整个上皮层表面的大部分，但不能准确地识别大脑的活跃区域，只有非常粗糙的空间分配率。[③] 此外，由于大脑信号穿过颅骨和头皮时会发生衰减，其所记录的脑信号弱且信息量较小，所以只能用来执行简单的操作控制。再加上人体其他电活动对信号的干扰所形成的伪迹，常常严重影响脑信号的精确性，所以信噪比较低。除了上述的缺陷，弗里德曼（Doron Friedman）还指出

---

① ［美］拉杰什·拉奥：《脑机接口导论》，张莉、陈民铀译，机械工业出版社 2016 年版，第 78 页。

② ［美］乔纳森·沃尔帕：《脑—机接口：原理与实践》，伏云发等译，国防工业出版社 2017 年版，第 210 页。

③ ［美］乔纳森·沃尔帕：《脑—机接口：原理与实践》，伏云发等译，国防工业出版社 2017 年版，第 80 页。

了基于 EEG 的 BCI 的其他不足：使用者需要进行较长时间的培训，一些用户尽管经过培训仍无法使用这种 BCI，这种 BCI 难以识别非控制状态，等等。[①] 另外，同属无创的 fMRI 和 PET 等替代技术则需要复杂的设备，所以使用成本昂贵，不能作为便捷的手段被普及应用；此外，血流成像技术虽然有较好的空间分辨率和覆盖度，但反应时间通常要滞后 2 秒，受血流动态性反应缓慢的限制，它的时间分辨率远低于电 BCI 测量的信号。[②]

　　侵入式脑机接口是指通过手术等方式直接将微电极阵列等植入大脑皮层中，通常是植入颅骨以下的组织（尤其是产生适当信号的大脑的特定区域）中去直接接收脑电信号，即从大脑皮层内测量神经元的电活动，从大脑内部获取神经信号，这就避免了因远距离传播脑信号而导致的衰减和其他干扰形成的噪声，因此侵入式对脑信号的分辨率更高，具有较高的信噪比，可以长时间稳定地记录更丰富的信息，从而可以从高质量的神经信号中精准地识别使用者的运动意图，在此基础上可以实现更复杂精细的控制，即改善对应用设备的控制水平。但是，侵入式脑机接口的缺点也是很明显的，如较高的安全风险，"植入过程中，可能对完好无损的大脑回路产生损害"[③]，所以一般用于动物实验，极少数用于残障人士恢复其因疾病丧失的运动或感知觉能力。再就是侵入式脑机接口具有更大的使用成本，对电极植入进行精准定位也十分困难，还有植入电极后的患者需要大量的训练，有的患者因为训练不过关还不能使用，成为"BCI 盲"（BCI Illiteracy，又译为"BCI 文盲"）。此外，异物侵入大脑还会引发免疫和炎症反应甚至会形成疤痕组织将电极包围，后者会导致电极信号质量的逐渐衰退甚至完全消失，所以这种设备的长期运行得不到保证。除了这些安全风险外，侵入式的电极在采集脑信号时虽然在微观尺度上提供了更多的局部细节，但通常只能覆盖大脑中非常有限的一部分，而大脑活动通常又是多区域相互关联地进行的，难以采集到大脑活动的全面信号。可见侵入式

---

　　① Doron Friedman, "Brain-computer Interfacing and Virtual Reality", in R. Nakatsu et al. (eds.), *Handbook of Digital Games and Entertainment Technologies*, Springer Science + Business Media Singapore, 2015, p. 4.

　　② ［美］乔纳森·沃尔帕：《脑—机接口：原理与实践》，伏云发等译，国防工业出版社 2017 年版，第 98 页。

　　③ ［美］拉杰什·拉奥：《脑机接口导论》，张莉、陈民铀译，机械工业出版社 2016 年版，第 117 页。

和非侵入式脑机接口各有利弊长短，Neuralink 与 Facebook 是当前侵入式和非侵入式两种不同技术路线的代表。

目前的脑机接口研究和使用以非侵入式为主，但侵入式也呈现明显增多的趋势，正在被用于治疗帕金森氏病、非先天性失明（重建视觉）以及瘫痪病人对假肢的控制。非侵入式脑机接口目前较多地用于对负载语言意念的脑电信号的感知，如使丧失交流功能的患者通过"意念打字"之类的脑机接口来恢复语言交流功能。[①] 当然，如果能通过侵入式脑机接口使用颅内信号来解码语音（这是目前的脑机接口所没有的），即直接解码与意图言语相关的大脑活动，它将使深入分析复杂动态的语音过程成为可能，可以将交流能力提高到新的水平，这将会是脑机接口研究的重大突破。[②]

还有的在侵入式和非侵入式之间进一步区分出"半侵入"（或"部分侵入""低侵入"）式脑机接口，即在电极植入的深度上介于两者之间：它尽管要植入颅腔内，但仅位于灰质皮层外。皮层脑电图（ECoG，又译作"皮质表面电极"）就是这种半侵入式 BCI 的典型。它在获得的信号强度及分辨率上介于两者之间：弱于侵入式，优于非侵入式；在风险和有创伤害上则优于侵入式而弱于非侵入式。哈金斯（Jane Huggins）等人总结了基于 ECoG 的脑机接口与基于 EEG 的脑机接口的如下优势：更高的空间分辨率、更高的频率范围、更少的人工痕迹，以及不需要像使用电极帽时每次都要刮皮肤和涂抹电极凝胶等烦琐的准备工作。他们还看到，一些新的研究已经引起了人们对基于 ECoG 的脑机接口的关注，它作为一种提供永久性植入电极的方法在脑卒中治疗中开始引起医疗机构的极大兴趣，在作为辅助技术使用时，虽然解码用于手部或肢体详细运动的 ECoG 还没有达到安全控制机械手臂所需要的水平，但解码用于交流的手语可能很快就可行了（现在四种手势的正确分类已经达到75%）。[③]

---

① Andreas Demetriades, "Brain Machine Interface Challenge Ethics", *The Surgeon*, Vol. 8 , 2010, pp. 267 – 269.

② Jane Huggins, Christoph Guger, Mounia Ziat, et al. , " Workshops of the Sixth International Brain-Computer Interface Meeting：Brain-computer Interfaces Past, Present, and Future", *Brain-computer Interfaces*, Vol. 4 , Nos. 1 – 2, 2017, pp. 3 – 36.

③ Jane Huggins, Christoph Guger, Mounia Ziat, et al. , " Workshops of the Sixth International Brain-Computer Interface Meeting：Brain-computer Interfaces Past, Present, and Future", *Brain-computer Interfaces*, Vol. 4 , Nos. 1 – 2, 2017, pp. 3 – 36.

一些微创性的植入手段不断被开发出来，如在皮层静脉中植入支架电极、通过鼻腔将电极植入特定的脑部位等，[①] 这样的植入技术也具有半侵入式的介于有创与无创之间的特点，它无须开颅手术，但又不是完全无创。

二　治疗型和增强型脑机接口

根据用途或开发使用的主要目的，可将脑机接口分为治疗型和增强型两种基本类型。

上一节所介绍的作为医疗技术的 BCI，以及第一章所介绍的脑机接口从医疗领域到其他领域的扩展，都涉及用于医疗领域中的 BCI，这种 BCI 就主要属于治疗型脑机接口。

顾名思义，治疗型脑机接口是用于疾病治疗的，所医治的疾病主要是因为神经系统的病变或创伤而导致行动能力和交流能力丧失从而完全没有活动能力的患者，具体包括由于肌萎缩侧索硬化症、脑干中风、高颈脊髓损伤或其他神经损伤导致的瘫痪或沟通障碍的患者，即闭锁综合征（LIS）患者。LIS 中的肌萎缩侧索硬化症（ALS）是一种神经退行性疾病，由于患者运动神经元的逐渐退化，造成其运动能力逐渐消失，形成进行性瘫痪，随着身体的瘫痪，沟通变得越来越困难。由于脑机接口系统允许脑部活动单独控制计算机或外部设备，因此患有神经肌肉疾病的人可以从这些技术中受益，他们借助脑机接口可以执行多种任务，例如访问基于计算机的娱乐（视频、游戏、书籍、音乐、电影等），通信（互联网），合成语音，控制各种电子设备，从电视到电动轮椅、电梯、门和照明灯等。[②] 甚至多年前就有报道称植物人也可以利用脑机接口与外界交流，具体地说，就是脑机接口通过对暂时性植物人进行刺激而使其恢复部分脑功能。[③] 总之，脑机接口技术可以让患者利用大脑活动来

---

① Orsolya Friedrich, Eric Racine, Steffen Steinert, et al. , "An Analysis of the Impact of Brain-Computer Interfaces on Autonomy", *Neuroethics*, Vol. 14, 2021, pp. 17 – 29.

② Mohamed Mostafa Fouad and Jaime Gomez-Gil, "Brain Computer Interface: A Review", in Aboul Ella Hassanien and Ahmad Taher Azar (eds.), *Brain-computer Interfaces*, Springer International Publishing Switzerland , 2015, p. 3.

③ Michael Abbott and Peck Steven , "Emerging Ethical Issues Related to the Use of Brain-computer Interfaces for Patients with Total Locked-in Syndrome", *Neuroethics*, Vol. 10, No. 2, 2017, pp. 235 – 242.

控制电子、机械甚至虚拟设备，为恢复失去的感觉、运动甚至认知功能带来新的替代疗法。

沃尔帕对于脑机接口的治疗进行了更为细致的分类，如他将脑机接口用于治疗时的服务对象归结为三大类，第一类为因受伤或疾病而丧失的功能者，其中包括交流受损（认知正常而有严重交流障碍的人）、移动性受损（四肢瘫痪、截瘫、肢体丧失）、自主神经功能受损（如肠、膀胱和性功能受损）；第二类为中风患者；第三类为其他患者，包括癫痫患者，具有认知、情绪或其他障碍的患者（如强迫症、抑郁症），此时 BCI 结合深部神经刺激可用于这类疾病的治疗。① 他还将第一类服务对象的需求进一步细分为交流、移动和日常生活三大类，其中"交流"是丧失交流能力者的最高需求，且是 BCI 的第一需求，由它进一步派生出护理、环境控制等需求。目前可以使用脑控的光标、菜单和拼写器来实现交流。"移动"则包括借助 BCI 使三种能力逐级获得：能够适应坐下或躺下的身体姿势的能力、在生活环境内移动的能力、在更大的社区中漫游的能力。"日常生活"标示的是患者感到不是他人的负担，可进行自我护理、控制环境甚至肠和膀胱的控制、性功能恢复等。②

从另一个角度，沃尔帕还将脑机接口的治疗区分为替代和恢复两种不同的情形，其中，不能说话的人用 BCI 打字、通过语音合成器发声，失去肢体控制的人用 BCI 控制电动轮椅，就属于替代性治疗。由于脊椎受损，手臂和手都瘫痪了的人可以使用 BCI，通过植入的电极来刺激瘫痪的肌肉，让肌肉带动肢体活动；或者由于多发性硬化症失去了排尿功能的人可以使用 BCI 刺激控制膀胱的外周神经，从而使膀胱排尿，这些就属于恢复性治疗。③ 后者采用的方法主要有功能性电刺激（FES），用这种方法可以恢复颈脊髓损伤后永久丧失的手和手臂功能，目前在缺少外科手术选择的情况下这种方法是唯一有希望恢复因神经伤病而运动功能受限或丧失的方

---

① ［美］乔纳森·沃尔帕：《脑—机接口：原理与实践》，伏云发等译，国防工业出版社2017 年版，第 414—419 页。

② ［美］乔纳森·沃尔帕：《脑—机接口：原理与实践》，伏云发等译，国防工业出版社2017 年版，第 258—259 页。

③ ［美］乔纳森·沃尔帕：《脑—机接口：原理与实践》，伏云发等译，国防工业出版社2017 年版，第 4 页。

法，并且已经引入了临床应用。① 史塔克（Annegret Stark）也赞同对脑机接口用于治疗时进行替代和恢复的区分。他认为所谓"恢复"，是指通过BCI进行治疗后使患者产生正常的大脑活动，也就是对其神经可塑性进行干预，诱导脑活动特征发生改变，使残存的神经通路得到重塑，大脑系统的功能向正常水平恢复，达到改善运动控制的目的。有研究认为适当的治疗可以改变脑信号特征，引起周围完整区域的突触生长、突触发生增加以及轴突发芽增多等神经元功能的改变，恢复动作的感知耦合，从而促进其运动功能的恢复。所谓"替代"，是指使用大脑活动来激活辅助运动的设备，替代上、下肢的运动等。常使用的辅助设备包括外骨骼和机器人假体等。② 史塔克等人对这两种治疗方式还进行了具体的区分：前者是指恢复受损的神经系统，简称为"神经康复"或"康复性BCI"；后者是指重建新的信息与控制通道，简称为"智能假肢"。前者旨在通过有效促进神经可塑性来恢复受损的神经元连接，从而恢复受损的功能；后者则是要通过提供一个连续和永久的替代通信和受控的外部设备来完全绕过受损的神经元通路，即由BCI系统作为神经假体来替代完全瘫痪患者丧失的运动功能。也有介于两者之间的部分替代、部分修复相结合的脑机接口治疗技术。如2016年苏黎世联邦工学院的脑机接口研究人员通过植入技术，使一只脊柱受伤而瘫痪的猴子再次学会了行走，其方法是用植入的设备解码来自大脑运动皮层的活动，然后将信息通过无线传递给受伤处下面腰段脊髓表面的电极系统。该电极系统能够代替受伤的脊髓，在精确的位置放电刺激，以调节不同的神经元网络，从而驱动腿部的肌肉，也就是恢复原有肌肉的功能。这一系统在人类身上可以起到更好的治疗作用。③

治疗型脑机接口还被用于感觉功能的修复，如听觉（通过人工耳蜗）、视觉（通过视网膜植入物）的修复，将来还会有触觉BCI和嗅觉、

① Rudiger Rupp, Sonja Kleih, Robert Leeb, et al., "Brain-computer Interfaces and Assistive Technology", in Gerd Grübler and Elisabeth Hildt（eds.）, *Brain-computer Interfaces in Their Ethical, Social and Cultural Contexts*, Dordrecht: Springer Science + Business Media, 2014, p. 7.

② Annegret Stark, Zeev Meiner, R. Lefkovitz, et al., "Plasticity in Cortical Motor Upper-limb Representation Following Stroke and Rehabilitation: Two Longitudinal Multi-joint FMRI Case-studies", *Brain Topogr*, Vol. 25, No. 2, 2012, pp. 205–219.

③ 龚怡宏等：《认知科学与脑机接口概论》，西安电子科技大学出版社2020年版，第188页。

味觉 BCI，如已经开始研究用来检测不同气味的"人工鼻子"① 以及"人工指尖触觉"② 等。

总的来说，目前的脑机接口通过拼写字母、控制义肢和室内环境、使用机械臂移动物体等来帮助患者：恢复与周围环境的交流；恢复对周围环境的控制；进行主动的康复训练，重新获得肢体能力；帮助部分丧失感知能力的人（如失明、失聪者）再次获得比如视觉、听觉能力。2020 年 9 月 8 日，马斯克在 Neuralink 的发布会上表示，未来人人都可以在脑部植入一个芯片，解决从听力、视力和记忆力丧失到瘫痪等病患，以及抑郁、失眠、焦虑、中风、脑部损害等一系列问题。专家认为，脑机接口能够治疗的疾病远不止这些，从理论上讲，如果人的外周神经系统出现问题，但只要大脑的功能是好的，都能借助脑机接口技术来治疗或改善疾病的状况。③

BCI 除了给广大残障人士带来福音外，也可以为正常人所用，主要是用于增强人的某些功能，这类脑机接口就是不同于治疗型的增强型脑机接口。马斯克对于脑机接口设定了双重目标：治疗神经系统的伤病和提高人体机能，他将重点置于增强健全人的机能、提高其工作效率和能力上，然后才是在这个过程中治疗病人，也就是说，他更致力于研发的是增强型脑机接口。

沃尔帕将脑机接口的增强界定为不是用于残障人而是用于正常人的技术，并将其归结为三类：第一类用于改善、稳定或其他优化常规神经或肌肉的性能，例如基于脑机接口监测与注意力差相关的大脑信号，可以用来触发促进注意力的刺激；第二类用于提高常规肌肉性能，使其超出他们正常能力；第三类用于拓展或丰富生活体验，比如计算机游戏、放松以及艺术表达等。④

① ［美］拉杰什·拉奥：《脑机接口导论》，张莉、陈民铀译，机械工业出版社 2016 年版，第 190 页。

② Santosh Chandrasekaran, Steffen Bickel, Juana Herrero, et al. , "Evoking Highly Focal Percepts in the Fingertips Through Targeted Stimulation of Sulcal Regions of the Brain for Sensory Restoration", *Brain Stimulation*, Vol. 14, No. 5, 2021, pp. 1184 – 1196.

③ 陈根：《从科幻到现实再到生活，脑机接口那些年》，《蓝鲸财经》，2020 – 10 – 13，https://baijiahao. baidu. com/s? id = 1680415084205704761&wfr = spider&for = pc。

④ ［美］乔纳森·沃尔帕：《脑—机接口：原理与实践》，伏云发等译，国防工业出版社 2017 年版，第 477—483 页。

增强型脑机接口的研发已是客观的存在，"脑机接口一直致力于改善运动或交流障碍患者的生活方式。然而，这项技术的应用已经有了新的应用，例如提高人类的能力。现在，一些研究人员正在研究人类同时控制几个机器人设备的能力。"① 具体如利用外骨骼扩增身体能力：BCI 研究者已着手探索利用大脑信号来直接控制外骨骼，已开发出有动力装置的外骨骼来增加使用者的力量，让他们可以轻而易举地举起 200 磅的重物；又如宇航员通过 BCI 增强其身体能力，当其行走于太空去维修空间站而双手不够用时，可以借助脑机接口去操作更多的设备或工具。这些都属于行为功能的增强，此外还有认知增强，如用于记忆和注意力的增强。实验已证明通过老鼠大脑植入物可加强对新知识的记忆，这不仅能用于人的相关疾患的治疗，也可用于健全人的记忆增强和认知放大，提高某些认知表现。② 将来甚至还可以将非人类感知能力转变为人类感知能力，比如对于超声波、磁场的感知能力，借助这种用于感觉功能扩增的 BCI，使人不止拥有进化而来的感觉能力，③ 而且将拥有新的由"人工感官"所赋予的感觉能力。这甚至意味着开发利用 BCI 的增强功能时，"唯一限制我们的就是自己的想象力了"④。

治疗和增强型的脑机接口具有相互关联甚至相互促进的关系，但也存在价值选择上的冲突，这将在第六章中进行具体探讨。

三　由脑到机与由机到脑的脑机接口及其他

根据脑机接口中信息流向的不同，可以形成另一种分类："由脑到机的 BCI"和"由机到脑的 BCI"，前者是由脑向计算机传递信息，形成的是脑信号到机器（包括记录、分析和执行命令的机器）的信息运动方向，即信息从大脑流向环境，用于控制外部设备，实现身体的功能补全或增

---

① Jorge Antonio Martinez-Ledezma, Jose Hugo Barron-Zambrano, A. Diaz-Manriquez, et al. , "Versatile Implementation of a Hardware-software Architecture for Development and Testing of Brain-computer Interfaces", *International Journal of Advanced Robotic Systems*, Vol. 17, No. 6, 2020, p. 172988142098025.

② Rajesh Rao, *Brain-computer Interfacing：An Introduction*, Cambridge：Cambridge University Press, 2013, pp. 261 –265.

③ ［美］拉杰什·拉奥：《脑机接口导论》，张莉、陈民铀译，机械工业出版社 2016 年版，第 172 页。

④ Rajesh Rao, *Brain-computer Interfacing：An Introduction*, Cambridge：Cambridge University Press, 2013, p. 216.

强，也被称为"面向运动的 BCI""基于运动想象的 BCI"（修复或增强运动功能）或"从大脑到环境的 BCI"；后者是由计算机向脑传递信息，用于调节大脑的认知状态（如对注意力、情绪等进行调节），尤其是通过人工感官（如人工耳蜗、人工视网膜等）形成对外部的感知，所以也被称为"面向感知的脑机接口"（修复和增强感觉能力）。拉奥认为这两种类型脑机接口的特征在于对大脑进行记录和刺激的不同：前者只记录大脑信号（并将神经数据转化为外部设备的控制信号）；后者只对大脑进行刺激（并在大脑中引起特定期望模式的神经活动）。[①] 根据脑科学家德鲁的说法，两者的不同是在于对脑信号的"读取"与"写入"之分：前者是读取和记录大脑活动产生的信号并解码其含义，后者是将外界的信号写入（即输入）大脑以操纵特定区域的活动并影响其功能。[②] 布勒（Tom Buller）也类似地描述两者的区别：前者记录神经活动并翻译活动模式，从而启动运动；后者使用电刺激将信号传输到神经组织，对中枢神经系统进行调控。恢复运动或言语功能的脑机接口是前者的例子，人工耳蜗植入物和脑起搏器是后者的例子。[③] 门德斯（Sergio Méndez）等人还从数据获取的方式来区别两者：前者为 BCI 数据捕获活动的"驱动模型"（由主体到环境），后者为"感知模型"（由环境到主体）。[④]

由脑到机的 BCI（实时获取、测量和分析脑信号并将其转换为输出命令，以实现对外部设备的控制，主要用于肢体残障者恢复部分行动功能）是目前主要的脑机接口类型，这种面向运动或基于运动想象的脑机接口还衍生出面向交流或基于发音想象的脑机接口，被应用于那些无认知障碍但缺乏交流能力的患者，此时的 BCI 可通过控制嘴唇、舌、喉和下颌的运动神经信号来合成语音，从而部分地恢复其言语表达能力。由脑到机的 BCI 是较之另一种类型更易研发的脑机接口，因为大脑皮层中负责运动规划的信号容易实验测量，接下来通过由大量数据的训练而获得的模型来识别脑

① Rajesh Rao, *Brain-computer Interfacing: An Introduction*, Cambridge: Cambridge University Press, 2013, p. 78.

② Liam Drew, "Agency and the algorithm", *Nature*, Vol. 571, No. 7766, 2019, pp. S19 – S21.

③ Tom Buller, "Brain-computer Interfaces and the Translation of Thought into Action", *Neuroethics*, Vol. 14, No. 4, 2020, pp. 155 – 165.

④ Sergio Méndez and John K. Zao, "BCI Ontology: A Context-based Sense and Actuation", 2019 – 03 – 25, http://ceur-ws.org/Vol-2213/paper3.pdf.

信号的特征（理解人脑的意图）从而转换为机器可理解的命令，这些可以在不需要搞懂其机制和原理的背景下得以实现，这就降低了实践型脑机接口实现的难度。但要绕过身体（感官）向人脑直接输入信息从而形成感知就不容易了，尤其是将感知反向编码成能被大脑读懂的信号（如把你触摸小狗的触感通过机器反向重现给你）则更为困难，所以由机到脑的"写入"型的脑机接口的发展要滞后于由脑到机的"读出"型的脑机接口。但即使如此，后一种类型的脑机接口也不断取得进展，其中相对领先的是听觉 BCI，它已被作为一种支持卒中后语言障碍康复的工具来研发，因为它可以帮助失语症中风患者克服命名缺陷；它也正在成为开发新助听器的基石，成为老年人进行社会认知训练和康复的基石，因为听觉 BCI 可以作为增强听觉设备空间选择性的构件，识别听者感兴趣的音频目标，并选择性地放大这些信号。总的来说，听觉型脑机接口被认为是脑机接口领域中一个快速发展的研究领域，它不仅可用于传统的交流，而且伴随着各种新的临床和非临床应用领域的出现。①

　　在此基础上，还有整合以上两者的"双向脑机接口"（BBCI）或"整合型脑机接口"。作为一种双向循环型 BCI，它既能从大脑不同部位采集神经系统信号，又能对这些部位的神经系统进行刺激，它使用输出和输入通道在大脑与外部世界之间进行交互通信，是读取脑信息和将新信息写入脑中的双向过程的统一，所形成的是人脑与外部设备之间的反馈调节系统，它是未来最具发展前景的脑机接口技术。相对于双向 BCI，前两者都属于"单向 BCI"：在前一类单向 BCI 中，计算机或者只接受脑传来的命令，人脑则主施"向外"输出意图、控制非身体性动作的职能；在后一类单向 BCI 中，只由计算机发送信号到脑（例如视觉重建），"向内"输入外界的信息，但不能同时发送和接收信号。而双向脑机接口在此基础上实现两者的一体化：兼具向外输出和向内输入的双重功能，允许脑和外部设备间的双向信息交换，使得大脑可以不依靠身体来完成动作和感知的双重任务，使得面向运动和面向感知的脑机接口集于一体，也是"脑控"和"控脑"的集于一体：所谓脑控就是实时采集大规模的脑活动信息，

　　① Jane Huggins, Christoph Guger, Mounia Ziat, et al. , "Workshops of the Sixth International Brain-computer Interface Meeting: Brain-computer Interfaces Past, Present, and Future", *Brain-computer Interfaces*, Vol. 4, Nos. 1 – 2, 2017, pp. 3 – 36.

通过解读脑活动信息来控制外部机器的行为；所谓控脑就是用人工产生的电信号刺激脑组织，将特定的感知信息直接传入脑组织，以便控制协调脑内部的活动。有研究表明，双向脑机接口对于中风和脊髓受伤患者的康复性治疗将更为有效，因为它可以增强大脑各区域之间以及大脑和脊髓间的连接，通过改变受伤脑区传递信息的路线来激活瘫痪的肢体。这种双向的脑机接口还可以形成"脑—机—脑"的接口系统，从而实现脑际之间的直接沟通。这是目前最复杂的脑机接口，也是实现脑机融合（生物智能与机器智能融合）的脑机接口形式。2011 年，尼科莱利斯团队在 *Nature* 杂志上报道了一种新型的脑—机—脑信息通路的双向闭环系统，在对猴子大脑神经信息进行解码的同时将猴子触觉信息转化为电刺激信号反馈到大脑，实现了脑与机的相互配合。2014 年，华盛顿大学的研究员通过网络传输脑电信号实现了脑对脑的直接交流。

此外，基于其他分类的标准，脑机接口还存在若干不同的类型。例如，根据脑信号是否来自自主的意图，可区分出"主动 BCI"（又称积极性 BCI），"反馈 BCI"（又称反应性 BCI）和"被动 BCI"（active, reactive, and passive BCIs）。[①] 主动 BCI 用于有意执行一项心理任务，该任务会产生某种大脑活动模式，BCI 系统会对其进行检测并进行处理，它需要使用者的专门心理活动（如运动想象）参与，这种心理活动是独立于外部事件（即不依靠外部刺激）而由使用者产生的自我诱导的大脑活动。被动 BCI 所依赖的是使用者非自主调节的大脑活动（如情绪状态等），它将人在没有自觉控制下非自愿产生的大脑活动信号加以捕捉后输入给脑机接口系统进行处理，不需要使用者故意产生某种脑活动，它主要用于检查人的认知状态，如心理负荷、注意力或情绪状态等。反馈 BCI 需要使用者有选择地集中听觉、体感或视觉方面的注意力，并将其反馈给 BCI 系统作为调节控制的输入，而形成这种注意力（比如凝视屏幕上闪烁的字母）时需要使用周围神经和肌肉的功能，因此它不适合完全闭锁综合征患者使用。[②]

---

① Steffen Steinert, Christoph Bublitz, Ralf Jox, et al., "Doing Things with Thoughts: Brain-computer Interfaces and Disembodied Agency", *Philosophy & Technology*, Vol. 32, 2018, pp. 457 – 482.

② 参见 Orsolya Friedrich, Eric Racine, Steffen Steinert, et al., "An Analysis of the Impact of Brain-computer Interfaces on Autonomy", *Neuroethics*, Vol. 14, 2021, pp. 17 – 29.

　　赫尔斯明克则根据应用的不同将脑机接口分为三类：运动应用型
BCI、虚拟应用型 BCI 和语言应用型 BCI。运动应用型 BCI 如脑控电动轮
椅、机械手和环境控制系统，它主要是恢复运动功能方面的应用。虚拟应
用型 BCI 则是通过主体代理来控制虚拟环境中的元素，如用来控制电子游
戏中的角色或其他元素，它可与运动想象一起使用；语言应用型 BCI 被设
计用来部分恢复语言交流能力，使瘫痪的智能体能够在内置认知工具的电
脑和屏幕上选择字符。①

　　另外，还有的根据使用信号的不同将脑机接口分为"使用自发脑电信
号的 BCI"与"使用诱发脑电信号的 BCI"；或"利用事件相关电位的
BCI""利用皮层脑电活动的 BCI""利用感觉运动节律的 BCI""利用大
脑代谢信号的 BCI"，等等，② 不一而足。

第三节　对脑机接口界定和分类的哲学理解

　　对于脑机接口的界定和分类为我们提供了对脑机接口的技术或科学理
解，在此基础上将其提升为哲学理解，则可以形成对脑机接口的更深刻
把握。

一　脑机接口界定的哲学理解

　　对脑机接口技术内涵的哲学理解，就是要揭示脑机接口的哲学特征是
什么，以及从哲学的视域对脑机接口的内涵可进行哪些阐发。

　　第一，从哲学上看，脑机接口是一种"两极相通"的技术。

　　作为一种"接口技术"，BCI 具有贯通两极、交互对立面的哲学特征，
具体体现为它可以帮助人们实现心物交互、知行交互，这是先前的其他技
术所不具有的特征，使得脑机接口可以为哲学贡献本体论高度和认识论广
度的新视野。

　　从哲学本体论的视野看，脑机接口可以实现心与物的直接贯通，它联

---

　　①　Richard Heersmink, "Embodied Tools, Cognitive Tools and Brain-Computer Interfaces", *Neuro-ethics*, Vol. 6, No. 1, 2013, pp. 207 – 219.

　　②　［美］拉杰什·拉奥：《脑机接口导论》，张莉、陈民铀译，机械工业出版社 2016 年版，第 20—22 页。

结脑和机器,"脑"是意图,"机"是外物,所以脑机接口的实质是联结心和物,从而是心物接口,一种不通过肢体(非具身)而使心和外界可以直接交互的技术装置,因此是作为哲学研究对象的最大两类存在现象的一种交互形式。作为一种心物交互的技术,脑机接口另辟路径建立起心物交互的通道,改变人的心物交互的传统方式,进而具有开启本体论新视野的意义。

从哲学认识论的视野看,脑机接口还可以实现知与行的贯通,它联结脑和机器,作为意念控制技术,它是将心之所想("知")变为机器之所动("行"),所以脑机接口具有认识论上的知行接口的特征,在脑机接口中可以实现知行转化。人先前只能以自己的身体行动来操作机器、形成人机贯通,而有了脑机接口后,人通过自己的意念就能操作机器,形成知行之间的新贯通,达到了技术性的"知行合一",也意味着知行贯通迈入了全新的阶段。作为一种建立起知与行新交互方式的技术,脑机接口无疑具有拓展认识论研究新向度的意义。

脑机接口所实现的两极贯通,还体现于人与机器(或技术)的新型贯通,也即主体与手段、目的与方法的深度融合。脑机接口联结脑和机器,是一种为了通过机器来实现人脑意图的技术。人通常要通过自己的身体(肢体或感官)来实现自己的意图,但脑机接口使人可以迈过身体来通达这一目标,将人与机器的贯通提高到新的水平,成为一种新型的人机融合技术——脑机融合水平上的人机融合。以前的技术在空间形式上通常是与人分离而存在的,但脑机接口是与人在空间形式上联结在一起的,它是一种与人脑直接相连的技术,甚至有的脑机接口(侵入式 BCI)的信息采集或信号刺激部分还是植入人脑之中的,成为人脑内部的一部分。先前有的技术也的是与人体联结在一起,但这种联结要么只是外在性的联结(如手握工具),要么虽然植入人体(如起搏器或人造器官),但只有物理方面的简单联结,而没有达到心物交互的程度。而脑机接口形成的人与技术之间的联结,是一种基于设备的信息联结,是负载于这种信息联结之上的人的意念与机器设备之间所形成的"意念控制"关系,一种脑机之间的深度融合;所以脑机接口是变革性的人机交互,是一种人机融合新技术。他意味着人在"技术化生存"的道路上又前进了一大步,技术对人的影响和改变被推进到新的境界,由此具有将人学研究带入新疆域的意义。

可见，脑机接口是一种在多方面消解两极对立、实现两极贯通的新技术，从多向度彰显了它作为"接口"的哲学特征。在通常的意义上，作为接口的 interface 既是分界面，也是接合部，亦即具有双重功能：既把不同的东西区隔开来，从而形成"界面"，也把它们联通起来成为一个整体，从而成为消除界限的桥梁，即"接口"。而且，这两个方面的含义也是互相依存和过渡的，例如正是有了界限（界面），才有了连接（接口）的问题和需要。① 脑机接口中既有"脑"和"机"的区别，更有两者在相互影响和作用的联结中所形成的新的系统整体，充分体现了"接口"技术的当代威力，也预示着技术融合、人机融合的时代正在到来，这也是脑机接口影响时代走向的哲学意义之一。

脑机接口作为贯通心与物、知与行、人与机之间的交互技术，也可以从哲学上将其理解为一种新型的"中介"。从一般的意义上，接口主要就是行使中介的功能，如果没有它，事物之间就无法形成相互联系进行相互作用。从性质和功能上看，接口技术使得自然状态下不发生关联的现象被人工地关联起来，形成按人的需要发生的相互作用。技术就是人与自然之间的中介，而脑机接口进一步成为人（脑）与技术（机）之间的中介，可谓之"中介中的中介"，它较之一般的技术所具有的中介功能又增加了新的内容，从而需要对"作为中介的技术"加以新的探讨，由此对技术哲学提出了新的课题。

第二，从哲学上看，脑机接口也是人的一种新型延长手段。

任何技术都可以视为人的延长，但通常只延长人的某一个方面，脑机接口则是对人从心灵到身体、从智能到体能的全面延长，使得人能够在其延长的方面得到新的扩充，所以成为人的一种新型延长手段。

脑机接口是一种延长身体的新手段，它开辟了身体存在的新形式，即用体外的技术设备（如人工肢体、外骨骼或机器人等）替代人的肉身而成为可以为人做事的"第二身体"，它们可以行使感知和行动的功能，既可对身体的残障状态给予功能性替代，甚至还可以对虽然正常但处处受限的自然身体给予能力的增强，由此使人的身体得到新的延长。

脑机接口还是一种大脑和心灵延长的新手段，它的高级阶段是脑机融合后的智力提升。在维达尔看来，脑机接口的终极目标是将人类的归纳推

---

① 肖峰：《知行接口及其哲学分析》，《东北大学学报》（社会科学版）2014 年第 2 期。

理等智力活动与计算机的演绎、符号推理等能力结合起来，使计算机成为人脑的扩展和延伸。人一旦获得了这种脑机融合状态的提升，其智能将达到全新的水平。

脑机接口也是一种认知新技术，它可以通过读脑来读心，解读人脑奥秘，使心灵外在化、客体化，神秘莫测的心灵世界也将由此变得"可见""可识"，认知科学借助脑机接口也将获得新发展。在作为认知新技术时，脑机接口无疑成为拓展认识论新视野的强大手段，因为脑机接口作为心物接口所带入的心物交互的新方式使得它在认识论上实现了感知心外之物的新通道，由此也为我们带来了需要探索的认识论新问题，这些新问题成为认识论获得新发展甚至颠覆性突破的契机和动力，从而使得认识论所进行的认识主体如何认感知世界与改变世界的研究由此揭开了新的篇章。

脑机接口更是一种行动的新技术。由于脑机接口"允许人们仅使用思想的力量来控制外部设备"①，这就创造了一种行动的新技术，也赋予了人们新的行动能力，在恢复和增强人的行动能力、创造人的行动新方式上具有突出的创新意义。由于行动与实践的天然联系，作为行动新技术的脑机接口也为实践哲学的新推进提供了极为丰富的资源和借鉴，例如，在第五章中，我们将用"人工行动""延展实践"来刻画脑机接口在行动—实践向度上所实现的对人的能力的延长。

脑机接口还是一种交往新技术，它使在传统交往方式中失去交往能力的人重获这种能力，还以脑—脑接口或"心联网"的方式为人类普遍地增加了新的交往手段，成为"心灵沟通"的新渠道。有了这种交往，以前借助语言的交流都将成为"浅交往"，人和人之间"深入到内心世界"的"深交往"即心灵深处的沟通将成为常态，脑机接口借助网络不仅延展了人与人之间交往的广度，而且借助心联网也纵向地增加了交往的深度，成为更全面也更有效的交往延长新手段，这也为我们研究人的社会性、发展性等问题提供了新视野。

第三，从哲学上看，脑机接口还是负载新的人本论和价值论的人工物。

脑机接口开创了一种新的技术范式，具有空前的拓展哲学新视野的效

---

① Gerd Grübler and Elisabeth Hildt（eds.）, *Brain-computer Interfaces in Their Ethical, Social and Cultural Contexts*, Dordrecht：Springer Science ＋Business Media, 2014, p.163.

应，因为它将心、脑、身体和技术整合于一体，使人工物的属性具有了新的复杂性，使哲学的人本论和价值论获得了新的视野和丰富性。

从人本论上看，当脑机接口融入人体之中时，技术就成为作为主体的人的一个内在组成部分，传统意义上的技术仅作为"手段"或"工具"的本体论地位就发生了颠覆性的改变。脑机接口的治疗功能可弥补残障人的功能缺失，使其成为正常的完整的人，充分体现出脑机接口的人道意义。人还可以借助脑机接口而实现对更强、更完善的追求，甚至带来了走向"超人类"的可能性，人的特征或属性等由此有可能发生技术性演变，其中所体现的就是脑机接口更为深远的人文意义。在脑机接口的深刻影响下，人与技术的相互建构将成为人之生成以及被赋予新的本质的重要方式，人本哲学的视野因此而得到极大的扩展，其研究内容也因此而获得极大的丰富。

从价值论上看，在成为一种人本新技术的同时，脑机接口也对人的主体性、自主性、隐私保护、知情同意、责任归属等带来新的问题，其不可控因素蕴含了新的风险，它的增强效应如果只能被少数人享有则会带来新的社会排斥和冲突，它的"读心"和"控脑"功能如果被政治性利用还可能造成新的社会对抗或对人形成新的异化，从而是一种道德风险性极高的技术。

可见，脑机接口技术中富含人本论的新内涵，也负载了新的价值可能性，它给人类带来新的发展希望，从而是一种合乎人道与人性的具有积极人文价值的技术，但同时也蕴含着巨大的人文风险，需要我们在积极开发时也必须谨慎对待。可以说，脑机接口集中地折射了技术人工物所具有的这种价值与风险的二重性，尤其是当代高新技术中的这种二重性张力正在成为必须用哲学深入分析的特征。

二　脑机接口分类的哲学阐释

在脑机接口进行技术分类中，也可以从哲学上加以进一步阐释，从而更深刻地理解其意涵。

例如，侵入式与非侵入式脑机接口各有优劣，这就从哲学上提出了"如何取舍"的方法论问题，这也是技术哲学和价值哲学如何权衡技术的收益与代价的"价值评估"问题，这将在第六章中加以重点探讨。可以说，侵入式脑机接口以采集信号的精准性、客观性为导向，是"科学性取向"为主的脑机接口；而非侵入性以不对人造成伤害为主导，失去了信号获取的精准性，是"人道性取向"为主的脑机接口。现阶段两者之间具有"鱼与熊掌不可兼得"的关系，决定了哲学上的客观性与人文性之间选择的困境。但随着技术水平的提高，两种取向兼得的目标将会不断趋近，也就是合取双方之长而避其短的"路径融合"必定会实现，这也是技术融合的普遍逻辑。

又如，治疗与增强型的脑机接口之间，在技术上的服务对象不同，其实表征了伦理立场的某种差别。治疗型脑机接口的伦理出发点是"治病救人"，它满足的是对残障人"雪中送炭"的基本需求，是对弱者的补救与向正常人的复归；而增强型脑机接口的伦理出发点则是"好上加好""锦上添花"，是正常人对"更强"的向往和追求。脑机接口目前主要用于治疗，但会走向增强，所以这种分类也表达了脑机接口技术的发展走向，也反映了伦理视角中的优先性关系，马斯克的脑机接口研发团队还更加微观地将这种优先性序列描述为逐级攀登的"四层金字塔"：第一层为修复，即修复残障人士的生理缺陷；第二层为改善，如通过脑机接口改善大脑运行的效率，集中注意力，让思维更敏捷等；第三层为增强，如短时间内掌握超量的知识与技能，拥有一般人没有的超能力；第四层为沟通，即通过脑—机—脑接口所实现的脑电信号直接传递而不用语言就可以彼此沟通。① 在这里，从脑机接口的第二层金字塔就开始逐渐向增强型过渡。从哲学的视角看，这两种类型的脑机接口其实也可阐释为，前者是满足基本需求的"起码"的脑机接口，后者则是满足额外需求的"发展"型脑机接口。可以说，两者之间既互相限制，如对研究经费形成的此消彼长的限制；也相互促进，如增强型脑机接口的成果应用于治疗时，就带动了脑机接口的医用功能。对此，需要有对两者平衡关系的一种哲学把握，尤其是在鼓励和限制的相关性上要有清醒的认识，在技术发展与伦理的限制与突破的问题上有合理的处置。其中包含的具体问题，也将在第六章中具体探讨。

再如，基于信号流动方向而形成的由机到脑和由脑到机的脑机接口之技术分类中，如前所述，前者（由机到脑）是信息输入型的脑机接口，通过技术辅助而提供的"认识来源"，使人脑可以形成对外部信息资源的感知，它主要用于感觉功能的修复，恢复或增强人的感知能力。后者（由

---

① 参见伊飘香《"脑机接口"，全球关注！谁也没想到来的如此之快！》，2019 – 07 – 11，https://www.sohu.com/a/326283260_814103。

脑到机）为信息输出型的脑机接口，它通过技术手段将输出的脑神经活动记录下来，通过解编码而转化为控制命令，用于运动机能重建、智能假肢控制、恢复或增强人的行动能力等。这一分类可以从哲学认识论上来加以进一步的阐释，由机到脑（输入性）和由脑到机（输出型）两种脑机接口也可以被称为"感知型脑机接口"和"行动型脑机接口"，抑或"认知型脑机接口"和"实践型脑机接口"。前者是将由机器设备采集的外部信息转换成对应的信号输送到脑内，形成相关的认知，这里主要是由视觉、听觉或触觉嗅觉等信号刺激大脑的相关部位所形成的"人工感知"。后者则是将脑中的意念所构成的脑信号传输给机器设备，驱动并控制这些设备进行合乎意念的"人工行动"或"延展实践"，就是如下的分型：

$$哲学分型 \begin{cases} 认知型脑机接口——人工感知型（由机到脑）\\ 实践型脑机接口——延展实践型（由脑到机） \end{cases}$$

这样，基于脑机接口的技术分类，我们就有了哲学上与之对应的两种类型的脑机接口。它们分别代表了哲学上的两种可能性：一是无须动用感觉器官而形成感觉——新型感知通道的可能性；二是无须动用运动器官而进行行动——新型的行为方式的可能性。如果这两种脑机接口在技术上组成了双向整合的系统，则在哲学上可以对人建构起人工感知和延展实践两种功能。如果这样来理解的脑机接口，它就是一种使人工感知和人工行动（延展实践）得以可能的人工物系统；就是可以对人的认知和实践进行功能补全和能力增强的"认知—实践"新装备。使用这样的脑机接口，人可以具备以新的方式认识世界和改造世界的完整能力，或者可以对人的认识方式和实践方式产生双重的革命性影响。

如前所述，就目前来说，认知型脑机接口的技术难度高于实践型脑机接口。一旦由机到脑的输入型或认知型脑机接口取得技术上的突破，使人类通过脑机接口获取人工感知的能力与形成延展实践的能力相匹配，则脑机接口作为人类两种能力的恢复与增强手段，将为人的提升和发展作出更全面的贡献。

第三章　脑机接口与本体论

本体论是哲学中的一个重要概念。"本体论"这一概念也为信息科学技术领域所借用并转换，用来表达一门学科（如计算机科学）的概念或知识框架的建立，在这个框架中反映了概念（术语）之间的关系，即形成一个概念化体系或概念定义之集合，从而"被视为定义良好的术语的受控词汇表，它们之间的关系定义了它们，人类和机器都可以很容易地解释它"①。这样，信息科技领域中的本体论概念映射了对象（实体）之间相互作用的工作模式，以及所内含的领域知识之间的关系，由此形成适合在计算机中使用的结构化术语集，这也是对某一特定领域的知识表达形式，以它作为需要遵循的约定基础去表达语义、进行知识推理、处理问题等。人工智能领域的本体论就是指使用程序或使用知识时的概念模型的规范说明。"脑机接口的本体论"也有非哲学意义上的用法，如脑机接口的技术研究中就包含所谓"本体（论）开发"，其中包括定义良好的符号和字符词汇，用以实现知识表达的标准化，为 BCI 相关数据的使用提供一种有效的方式，其中也包括对概念的语义添加，"语义的添加在任何领域都具有重要的意义，特别是在脑机接口领域发挥着至关重要的作用"②；它也有助于在更短的时间内产生准确的命令，还包括领域知识的合理运用，"BCI 的本体论开发包含了不同领域的知识。本体论开发的关键特征是对领域知识进行分析。脑本体、计算机本体和接口本体可能是提取脑机接口

---

① Muhammad Siddiq, Sheikh Kashif Raffat and Farhan Shafiq, "BCIO: Brain Computer Interface Ontology", *International Journal of Computer Applications*, Vol. 41, No. 2, 2012, pp. 8 – 10.

② Muhammad Siddiq, Sheikh Kashif Raffat and Farhan Shafiq, "BCIO: Brain Computer Interface Ontology", *International Journal of Computer Applications*, Vol. 41, No. 2, 2012, pp. 8 – 10.

本体论的三个主要本体。"① 本章所要探讨的脑机接口与"本体论"，是哲学意义上的本体论问题，包括世界的实在性、心脑关系的唯物论、心物交互的融贯论等方面的问题，可以说，其中的一些是由脑机接口所"激活"的本体论问题，一些则是它提出的本体论新问题，它们都对哲学本体论的研究给予了推进和丰富。

第一节　脑机接口与实在性和实在感

哲学上对"本体论"的理解并不一致，尤其是在汉语中具有较多的歧义，从 ontology 的汉译有"存在论""有论""是论"和"本体论"等这一事实就可见一斑。如果不去穷究本体论这一哲学概念的细微含义，仅就我们所关心的本体论问题来看，"实在性"和"实在感"无疑是重要的哲学本体论问题，也是与脑机接口联系紧密的哲学本体论问题。

一　脑机接口与世界的实在性

本体论作为一种"存在论"，包含我们所面对的世界是否实在的问题，也就是世界的本质是物质的、实在的，还是虚幻的、非实在的。换句话说，世界是否具有实在性，在哲学上存在本体论上的分歧，这就是实在论与反实在论之间的分歧。

实在论是一种本体论的立场，也是一种关于存在什么和存在者居于何种状态的学说，它相信存在一个外部世界，我们所看到的这个外部世界是实在的，它存在于人的意识之外，具有不以人的意志为转移的自在性。换言之，物理实体的存在或本质不依赖于我们的心灵、意识、感觉或我们关于它们的思想，一言以蔽之：物理实体独立并且外在于心灵。

脑机接口的使用者在使用脑机接口的时候，至少持有一种朴素的实在论立场，相信有一个客观实在的外部世界，所以才需要去真实地感知它并通过自己的行动去与之互动；透过脑机接口所触碰的世界，也是真实的世界，而先前由于伤病等使得自己无法触碰这个世界，从而感受不到它的真实性。必须使用脑机接口才能作用于外在世界的残障人士更能切身地体验

---

① Muhammad Siddiq, Sheikh Kashif Raffat and Farhan Shafiq, "BCIO: Brain Computer Interface Ontology", *International Journal of Computer Applications*, Vol. 41, No. 2, 2012, pp. 8 – 10.

到：没有一定的辅助手段，自己仅凭意念是无法与实在的外物互动的。"心有余而力不足"是他们面对外部世界想要移动自己或进行种种行动时的经常性切身感受，仅有"心"而无"力"是无法施动于物的，这恰好是外部世界独立于我们的意识且不能随意受到我们影响的一种切身体验。

正因为外部世界具有实在性，而残障人士失去了触碰这种实在性的能力，所以才需要恢复或重建这种能力，而实在的物质性的脑机接口系统提供了这种能力。如果不相信有一个实在的外部世界，也不相信脑机接口具有这种实在的能力，那么对于借助脑机接口恢复触碰实在的外部世界的追求就毫无意义。正因为存在着一个独立于意识之外的实在世界，才有了需要用物质力量去改变它的行动，以及用反映功能去感知它的知觉，才有了脑机接口被发明出来使失去行动或感知能力的人重拾这些能力的需要。有了这样的能力，才能使实在的世界重新纳入可以被触碰的范围。例如，使用由机到脑的脑机接口以替代或修复丧失的感知功能，就是想要感知到实实在在存在着的外部世界中的五光十色，如果这些现象是不实在的，就不会有使用能造就人工感知的脑机接口的追求。脑机接口的使用者必须坚信有一个真实的外部世界，它离开我们的心灵而独立存在，所以才值得拥有心灵但失去行动或感知能力的人使用脑机接口去与之互动，由此，脑机接口成为验证存在着一个实在的外部世界的新手段，成为实在论（至少是朴素实在论）的又一种技术支撑。

使用脑机接口时，"学会控制"也是关键的一环。要有效地使用脑机接口，就需要区分主客，需要意识到脑机接口本身的实在性，即它作为意识之外的技术系统（身外之物）的事实。不经训练，人们就不能有效地控制脑机接口；作为异己之物，人们初次接触脑机接口时会感受它是不受控制之物，由此使人体验到它所具有的不以人的意志为转移的客观实在性。

从意识到脑机接口的实在性，还可以进一步推展到通过脑机接口所作用的对象的实在性，这就是通过脑机接口，使得无法用身体（肢体）感受到的实在对象直接从大脑中得到感受。人们经常通过工具感受环境，从而调节对于环境的体验。例如，人可以通过拐杖感受到道路，通过锤子感受到钉子，或者通过藤条感受到物体……当周围神经系统被伤病夺去感受对象的功能时，对于对象的实在性就失去了通过感受来确证的方式，如当其"眼见"一个似真非真的对象时，就不能通过与对象的互动所形成的感受来确证该对象是否为真实的对象。而脑机接口可以使人的行动功能得到一定程度的恢复或重建，由此可以再造人与对象的互动，从而使人以一种新的方式感受到对象的实在性，获得了验证对象实在性的新手段。

外部世界的实在性和脑机接口作为辅助工具的实在性双重坚固了 BCI 使用者的这样一种本体论信念：被操作物的存在具有不以人的心灵为转移的实在性，人借助脑机接口可以按自己的意图去改变外部的实在，即外部世界的变化有"随意"（按人的意愿）变化的一面；但如果操作不当，意愿就不能实现，即外部世界也有"不能随意"变化的一面。由此形成的体验是：人的心灵可以操作外部世界，但并不能任意操作，必须符合技术系统的工作机制与外物改变的可能范围。所以，脑机接口中的心物交互，并非是心灵优先的，而是以实在性为基础的，以符合物质运动和转化规律（包括脑机接口中的物质信号的运动与转化规律）为前提，这正是基于实在论的唯物主义本体论立场。而承认脑机接口有自身的规律，并学会利用这种规律来达到自己的目的，则是一种实在论和能动观相结合的本体论立场：一种能动的实在论，也可以说是一种实践唯物主义的本体论立场。

所以，承认脑机接口及其所联结的世界的实在性，是使用脑机接口的起点；在使用的过程中，还可验证用其交互的对象的实在性。脑机接口为我们描绘了这样一个世界：独立于我们的意图（心灵）但又可以发生心物交互的世界，我们的心灵可以借助一定的通道影响这个世界并使其发生合意图的变化，在合意图的变化不能发生时，其中的因果关系又可以帮助我们找出违背心物交互机理的地方，进而按客观的因果链条进行纠错。因此，对于脑机接口的有效使用，从新的角度强化了人的意图必须契合客观规律才能合意与成功的实在论立场。

进一步，脑机接口的使用者还应该是能动的实在论者，即不仅承认外部世界的实在性，承认物质对象不是可以随意凭空操弄的，而且在此前提下，还必须诉诸人的能动性，即在学会控制脑机接口后可以通过它来"以自己的意志（意愿）为转移"地操控对象，也就是在承认对象世界"自在性"的前提下还可以进一步走向"为我性"，这就是本体论上的实在论与能动论的融合。基于实在论的能动论者认为人可以按自己的意愿对实在的对象加以操作，或者说自己的意念可以施动于实在，可以改变实在。即使因伤病丧失了直接施动实在的能力，也可以通过脑机接口来恢复或重建这种能力。脑机接口之所以能够赋予使用者这种能动性，是因为在脑机接口中富集了科学技术的力量，在其中能够将脑活动生成的信号转化为驱动外周设备的有序运动，这是人类认识和利用物质能量转化与信息控制机制的成就之体现，所以这种能动性来自作为集体的人类的能动性，作为人类一员的脑机接口使用者能够成功地施动于物，正是这种集体能动性所得到的实现。如果不坚信这一点，就不会有脑机接口使用者对重获能动性的期待。

总之，使用脑机接口的"背后"，蕴含着使用者将世界看作什么以及如何对待这个世界的本体论态度，如果采用唯意志论的态度认为外部世界不借助肢体也不借助脑机接口而随意操弄，就将因一事无成而被"证伪"；必须相信有一个实在的外部世界，借助脑机接口这种能动的工具可以对这个实在的世界施加影响和作用，是脑机接口得到功能上认可并获得社会需求推动的哲学前提。使用脑机接口的过程，就是使用者以新的技术方式对实在论加以检验的过程。

二 脑机接口使用中的本体感或实在感

"本体感"是脑机接口涉及得更为独特的本体论问题。

由实在性我们可以延伸得到"实在感"的概念，当其针对人自身时，这种实在感就是关于自己存在的感觉，即感受到自己的存在：是真实而实际存在的主体。人如何知道自己的存在，也是世界实在性的一个方面。如果连自己的实在性都怀疑，那么世界的实在性无疑也是不可靠的，这就是笛卡儿为什么要用"我思故我在"来解决"我"的实在性问题。

本体感与实在感紧密相关。本体感本来是一个医学概念，它主要是指人对身体的本体感觉，能感受到一系列行为是受控于自己身体的，以及身体的各部分如何协同实施这种控制，即能感觉到在实施这种控制时自己的运动器官（如肌、腱、关节等）处于不同状态。基于这种含义的本体感也可以被引申到哲学的意义上来加以进一步理解，使其成为上面所说的实在感的一种。此时本体感指的是人对自己身体的感觉，包括能感受到某一行为是由自己发出的，从而能感受自己是某一（系列）行为的承担者，自己的身体行为与行为的后果之间具有因果关系，这就是作为行为主体的人所产生的在某一行为中的实在感。如果人在行为中出现不协调，或感到不能控制或不是由自己控制某种行为，就是本体感的缺乏，就是主体的实在感在某种场景中的缺席。所以本体感一定意义上是将"我思故我在"

转换为"我做故我在"或"我行故我在",即通过我在行动(做事)来证明我存在。

在没有本体感的行为中,人感受不到自己作为行为主体的实在性,无法通过自己的身体行为与外界对象互动,从而无法检验外界的实在性,也无法检验自身的实在性。脑机接口的使用以新的方式来确认使用者的存在,即"我"的真实性,通过感受到真实的行为来感受到自己是真实的主体。我作为真实的主体而非虚幻的存在才能导致脑机接口有效地发挥作用。

通过脑机接口可以获得一种新的本体感或存在感,这为使用脑绘画的脑机接口的案例所印证。《我画故我在》(*Pingo ergo sum*)一书的作者指出,从 2005 年到 2012 年,脑绘画软件在实践中进行了测试,在将其整合到艺术项目的过程中对其进行了科学评估和持久优化。经过对这个项目的多年研究,使用者体验到了积极表达自己思想的必要性,并将笛卡儿的"我思故我在"格言延伸到了"我画故我在"[①]。这实际上成为在脑机接口使用中可体验到自己实在感的典型案例。

在脑绘画(以及脑雕刻)的基础上,相关的研究团队还进一步开发出"脑舞蹈"(Brain Dancing)的脑机接口技术,该技术项目旨在使闭锁综合征患者能够积极地投入虚拟现实中,并与伴侣一起跳探戈舞。扮演探戈舞伴角色的化身根据已实现的舞步通过共享控制机制进行控制。患闭锁综合征的脑舞者使自己身体虚化而转变为虚拟空间中的另一种自我,与舞蹈相关的情感或情绪感觉通过闭合反馈循环来激发,随着脑控的跳舞动作的开始,相关的美感体验油然而生。[②] 也可以说这是脑舞者在虚拟实践中获得的本体感,是一种通过人与技术交互生成的本体感,它终究与从现实中的实在的互动中获得的本体感还是有差别的,对于无法将两种本体感加以对比的残障人士来说,这种通过使用脑机接口所获得的本体感就是唯一的本体感;而对于可以将虚拟本体感与实在本体感加以对比的健全人来说,则可以通过脑机接口的方式来增加本体感的丰富性。

---

① Gerd Grübler and Elisabeth Hildt(eds.), *Brain-computer Interfaces in Their Ethical, Social and Cultural Contexts*, Dordrecht: Springer Science + Business Media, 2014, p. 102.

② Gerd Grübler and Elisabeth Hildt(eds.), *Brain-computer Interfaces in Their Ethical, Social and Cultural Contexts*, Dordrecht: Springer Science + Business Media, 2014, p. 107.

本体感也是关于自身行为的实在感：行为主体是否能体验到某一动作是自己在进行的实在动作？海德格尔作为技术哲学家曾用技术的"上手"这一概念来表达技术使用的熟练状态，即技术在被使用时与使用者融为一体，使得使用者不再需要将其作为关注的中心，甚至不再感受到它的存在（如盲人的手杖、近视者的眼镜），而专注于人和技术共同作用的对象，即手中正在做的事情。这种状态也被另一位技术哲学家伊德（Don Ihde）称为技术的"透明性"。此时我们也可以说使用者对该技术拥有了高度的本体感。当对技术掌握得不熟练时，使用者总感到被使用的技术是某种"异物"，必须将注意力集中在技术而非对象上，从而不拥有使用该技术的本体感，或拥有的本体感较差。使用脑机接口时也有这样的本体感问题。当使用者感到控制假肢是控制某种与自己格格不入的外物而不能随心所欲时，该假肢就没有与使用者融为一体，作为技术的假肢（脑机接口的一部分）就处于不透明和未上手的状态，就不具有进行相关动作的本体感。一些初次接触脑机接口的残障人士，当试图用 BCI 控制轮椅或机械臂时，就没有本体感受的反馈，不能通过轮椅或机械臂体验环境，此时的运动应用设备就不能作为使用者与环境进行交互的中介。赫斯敏克（Richard Heersmink）认为这是由于本体感的缺乏导致了技术的不透明性。① 而在处于"透明"或"上手状态"的脑机接口中，脑机接口成为"得心应手"的工具，"成为值得信赖和透明的设备"②，使用者此时通过脑机接口控制假肢时，可以感受不到是在有意使用机器设备，而如同是在无意识使用自己的肢体，假肢成为自身的"实在的身体"，成为可以随意控制的身体的有机构成，使用者感觉到自己是发起任务的主体，而非"局外人"式的代理；他们即使在没有运动的情况下也能够部分地控制他们的环境，并专注于他们的目标和意图，而"忘记"了机器设备的存在，类似于我们使用驾轻就熟的工具在日常生活中的行为方式，属于具有充分本体感的现象。

这种本体感也是"具身感"，即使用脑机接口系统时犹如使用自己身

---

① Richard Heersmink, "Embodied Tools, Cognitive Tools and Brain-Computer Interfaces", *Neuroethics*, Vol. 6, No. 1, 2013, pp. 207–219.

② Richard Heersmink, "Embodied Tools, Cognitive Tools and Brain-Computer Interfaces", *Neuroethics*, Vol. 6, No. 1, 2013, pp. 207–219.

体的感觉，或认为脑机接口就是自己身体的延伸。如同海森堡对技术的具身性所作的比喻："也许我们的许多技术设备对于人类在将来会不可避免地像壳对于蜗牛，网对于蜘蛛一样……到那时，技术设备确切些讲也许会成为我们人类有机体的一部分。"① 在人机交互中，这种具身性的人机交互在降低任务工作量的同时，增加了使用者对脑机接口系统的接受度。② 就是说，越能够达到透明和上手状态的脑机接口技术，就越是具有本体感和具身感的技术，也越是使用者能够接受的技术。

相关的研究对脑机接口使用中的透明性即本体感进行调查发现，使用者中存在不同的透明或上手状态的感受。如对于这个问题："在使用 BCI 设备时，你能直接把自己的注意力集中在你想要做的工作上吗？换句话说：你能忘记技术和学习到的使用策略，只做你想做的事情吗？"20 个受试者中有 19 人回答：是的，经过大量训练就能够做到（即能达到透明性或上手状态）。其中有 6 人进一步回答：通常是的，它是没问题的。虽然在疗程结束的时候有点累，有点难，但总的来说，我认为我在专注于工作和锻炼而不是专注于科技设备上，做得不错（这属于较为理想的透明或上手状态）。一位 71 岁的中风患者曾接受过在屏幕上移动虚拟手的训练，他的回答是："是的，当我看到假手的开合时，我感觉就像是我真实手的自然运动。"另有 7 人回答：一开始很困难，但过了一会儿，我的注意力已经足够集中了，但我还是很容易被其他事情所打扰。但总的来说，我的注意力还不错。持续的时间越长，我就越能集中注意力，就越少为技术设备所困扰，也就越少去想它（这属于基本能达到透明的上手状态）。还有的回答：不，实际上工具在培训中起着核心作用，忘记它只关注手上的事是不容易的，这对我来说甚至是不可能的。③ 这就如同赫斯敏克所做的概括：对一些人来说，脑机接口可能接近完全透明，对另一些人来说，它可能是准透明的，而对一部分来说，它可能接近不透明。④

---

① 参见邹珊刚《技术和技术哲学》，知识出版社 1987 年版，第 38 页。

② Jane Huggins, Christoph Guger, Mounia Ziat, et al., "Workshops of the Sixth International Brain-computer Interface Meeting: Brain-computer Interfaces Past, Present, and Future", *Brain-computer Interfaces*, Vol. 4, Nos. 1 – 2, 2017, pp. 3 – 36.

③ Gerd Grübler and Elisabeth Hildt (eds.), *Brain-computer Interfaces in Their Ethical, Social and Cultural Contexts*, Dordrecht: Springer Science + Business Media, 2014, p. 122.

④ Richard Heersmink, "Embodied Tools, Cognitive Tools and Brain-computer Interfaces", *Neuroethics*, Vol. 6, No. 1, 2013, pp. 207 – 219.

在"透明"的意义上，使用脑机接口时的本体感，实际上是透过脑机接口这个工具去体验操作对象的实在感，从这个过程中也获得自己存在的实在感。此时，"人化身在一个远程物理机器人设备中，他们通过脑机接口控制该设备。例如，一个被限制在轮椅或床上的病人，他的身体无法移动，但仍然可以通过这种远程化身积极地、具身地重新进入世界。"①在这里还可以说，本体感越强，表明脑机接口的透明度越高，人所获得的实在感也越强。所以赫斯敏克认为：这种本体感受所形成的反馈感觉很自然，有助于提高工具的透明度。因此，工具体现的关键词是透明度、信任、合并和调解……当使用任何 BCI 时，如我们所见，用户的感知焦点集中在应用过程上，而不是电极或信号处理器上，这正是具身关系的结构特征之一。在这个意义上，我们可以说脑机接口的电极（无论是有创的还是无创的）是透明的，或者用海德格尔的术语来说，是"上手"的，即随时可用的，脑机接口系统被纳入身体图式中。但他认为目前的脑机接口技术在运动的应用上还是不可靠从而不透明的，它还不能为用户提供充分的本体感受，因此还不能被纳入身体图式中。但是，随着技术的进步，它将会成为值得信赖和透明的技术。②就是说，消除使用者对于脑机接口的异己感，才能在使用 BCI 时获得本体感；只有具有了这种本体感，才能对自身作为行动者的实在感获得新的技术支撑。

可以说，技术哲学中的技术本体论也为我们理解脑机接口的这种本体感提供了启示。在某种意义上，人对技术的本体感就是人对于技术存在感的消除，如器官移植后对其在体内"存在"的感受越弱越好，最好是毫无存在感，如果技术与人融合到使人意识不到其存在（即意识不到它是身外之物的附加）才是最好的技术。像脑机接口这样紧贴于人的技术，无论是用于治疗还是增强，都要在成为我们内在的一个部分（体验不到其存在）时才是一种真正具身的技术，才是可以获得充分本体感的技术，这正是脑机接口研发和使用者所追求的目标。所以，从哲学本体论上审视脑机接口，也是对脑机接口发展方向提出的一种根本性要求。

① Gerd Grübler and Elisabeth Hildt（eds.），*Brain-computer Interfaces in Their Ethical, Social and Cultural Contexts*, Dordrecht：Springer Science + Business Media, 2014, p. 91.

② Richard Heersmink, "Embodied Tools, Cognitive Tools and Brain-computer Interfaces", *Neuroethics*, Vol. 6, No. 1, 2013, pp. 207 – 219.

第二节 脑机接口中的心脑关系问题

脑机接口技术的开端，起于德国精神科医生汉斯·贝格尔于 1924 年发现的脑电波，这一发现启示人们：人的意识（意图等）可以通过承载它的电子信号来读取，或者说电子信号中包含了相关的意识内容，通过解码电子信号就可以理解相应的意识内容，脑机接口"可以通过解释我们的大脑信号来推断我们的心理/情绪状态和意图"[1]，使得"心灵可以通过脑机接口进入"[2]。在这里，"对意识的推论是基于脑机接口检测到的大脑活动，而不是公开的语言行为或身体运动"[3]。也就是说，脑机接口直接监测到的是脑信号，脑信号反映着不同的脑状态，而不同的脑状态对应着不同的心灵（知觉意识）状态与或心理内容，所以通过脑机接口的读脑（信号）归根结底是为了读心，或者说通过"读脑"可以走向"读心"，这就是所谓的"心脑互译"。心脑互译揭示了人脑与心理内容的相互通达，这种通达表现为两个方向：一是将脑信号、脑数据翻译为心之所想的内容，也就是通过读脑来实现读心，这种意义上的脑机接口就是通过解释我们的大脑信号来"读取"思想的设备。二是将心灵状态翻译、植入或编码为脑状态，或者按心的要求去建造脑。[4] 广义的脑机接口就是用来进行心脑互译的，尽管目前仅能达到简单的水平，但也开创了思想阅读（Thought Reading）的新通道。

当脑机接口的功能建立在通过读脑而达到读心的智能技术之上时，无疑会涉及心脑关系的本体论问题。在心脑关系的本体论问题上，二元论和心脑同一论是相互对立的两种立场，那么脑机接口主要是基于何种心脑本体论的立场，最后是印证和支持了哪一种心脑关系主张？它明确地或者隐

---

[1] Hayrettin Gürkok and Anton Nijholt, "Brain-computer interfaces for multimodal interaction: a survey and principles", *International Journal of Human-Computer*, Vol. 28, Nos. 4–6, 2012, pp. 292–307.

[2] Joseph Lee, "Brain-computer Interfaces and Dualism: A Problem of Brain, Mind, and Body", *AI & society: The Journal of Human-centered Systems and Machine Intelligence*, Vol. 31, No. 1, 2016, pp. 29–40.

[3] Adrian Owen, Nicholas Schiff and StevenLaureys, "The Assessment of Conscious Awareness in the Vegetative State", in Steven Laureys and Giulio. Tononi eds., *The Neurology of Consciousness*, Amsterdam: Elsevier, 2009, pp. 163–172.

[4] Hayrettin Gürkok and Anton Nijholt, "Brain-computer Interfaces for Multimodal Interaction: A Survey and Principles", *International Journal of Human-computer*, Vol. 28, Nos. 4–6, 2012, pp. 292–307.

含地追求着一种什么样的心脑本体论？脑信号的技术可读性、可翻译性，对于理解心脑之间的本体论关系有何意义？这些都是脑机接口可以提供启示和加以进一步探究的本体论问题。

一 对心脑二元论的批判

脑机接口中心脑互译的有效性是基于人和人之间脑结构和脑激活模式的相似性。脑在进行特定的心灵活动（如意图要做什么动作，也被称为"心理作业"）时会产生具有特定特征的脑信号（如脑电信号波形、脑电波强度、特定脑区的血流量和血氧饱和水平等），通过脑电图（EEG）或功能核磁共振成像（FMRI）等脑机接口技术就可以发现，受试者想不同的语句时，脑部活动的区域有所不同，形成的脑信号也就不同；而不同的人进行同一心理作业时，脑信号则具有相同的特征。这些信号首先被脑信号传感器采集和记录下来，然后对这些信号加以处理，包括利用过滤技术、伪迹去除技术对所采集的信号进行预处理，再利用特征提取技术，就能从规律性出现的神经特征中"解码"或"翻译"出脑信号所对应的思维或心理作业的内容（如单词、句子和段落等）。解码或翻译是实现读心的关键，需要基于人工智能算法所编写的解读思维的程序，用这样的程序来读心，就是通过机器学习算法和模式识别方法，来翻译脑信号所包含的心灵内容，或者说就是将脑活动所蕴含的心灵内容通过人工智能算法的解码而外在地呈现出来。更先进的算法被开发出来后，如循环神经网络经过训练后，还可以将神经信号直接映射为句子，使读心变得更加便捷。

当然，通过读脑而读心的技术也经历着一个从低级到高级的发展过程。目前的脑机接口只能解读简单句，主要使用前面所说的脑电图（目前通过脑电图还不能阅读人的复杂思想）、功能核磁共振成像以及事件相关电位（ERP）、弥散张量成像（DTI）等技术来测量脑部激活的数据（模式），再通过智能机器中的算法和程序来分析被测试者的大致想法。随着技术水平的提高，包括对脑信号探测和分析能力的提高，接下来会逐渐过渡到解读人脑中的复杂想法。美国卡内基梅隆大学的研究人员于2017年6月将功能核磁共振成像技术所测得的大脑信号数据（包括各种子系统激活的水平等）用机器学习系统加以分析，识别了人脑中的想法，判断出受试者正在考虑什么。在足够多的人身上进行这样的实验后，就可以建立一幅大脑的"知识地图"，用以可以指导我们将人脑中的复杂思想加以准确的阅读，甚至在将来还可以解读人格、潜意识等更复杂的心灵内容。尤其是随着人类脑连接组计划的启动，利用其绘制的神经元联结综合图谱（也是人脑的"电路图"），以及思维过程中的脑活动图谱，将会更清楚地揭示脑网络分工合作与高度结构化机制，展现脑电活动的节律与脑的运行规律等，从而可以更精准地从脑联结的数据中解读出脑之所见、所想、所欲等心理活动，由此理解更复杂的脑状态和心灵状态，就如同通过人类基因组图谱可以阅读越来越多的遗传信息一样。在科学家看来，"大脑分布着无数的神经元，这些神经元可以通过突触专门接收和传递微小的电化学信息并相互作用，形成大脑活动"[1]。大脑活动形成心灵，而心灵无非编码在神经元联结的网络上的信息，人脑连接组就映射着人类的心灵；我们的想法、记忆被编码成数以万亿计的神经联结，读心就是对这些联结或编码（所形成的信号）进行解码，揭示其中包含的信息，即搞清楚各种微观的脑状态所对应的心理内容（想法），理解大脑内在状态的含义，或心灵的各种功能的神经生物学相关。这样的读心过程就是"信息—（编码）—神经元联结—（解码）—信息"的转化过程，即在大脑将所接收的信息转化为脑联结后，读脑—读心就是要将这种脑联结再逆向地转化为该信息。脑联结组的所有信息被破译出来之后，我们就可以把握所有心灵内容是如何负载于这张脑图谱之上的，"思维识别"或全面的"心脑互译"将变为现实。

　　脑机接口使我们看到了心和脑的关联性：脑信号中一定包含着某种心灵内容，而心灵内容一定要体现为某种脑信号，并且这种关联可能还具有唯一性。两者之间的这种关联甚至使得我们只有通过读脑才能精确地读心。心灵的内容虽然可以通过语言表达出来，但表达时会因为"词不达意""言不尽意"或"故意误导"（如欺骗）等并不能准确地传达"心意"。由于生理上人的心灵是人脑中通过神经联结组而形成的，所以只要阅读或解码这种神经联结（及其产生的信号）的技术足够先进，就能够准确无误地读心。而且，在不进行表达或无法表达时，由于"心"的不可直接观察性，决定了离开读脑就无法读心。

　　通过读脑而实现读心，使得脑信号可以被"翻译"（通过 AI 算法的

---

① ［巴西］米格尔·尼科莱利斯：《脑机穿越：脑机接口改变人类未来》，黄珏苹、郑悠然译，浙江人民出版社 2015 年版，第 4 页。

解码）为心灵内容，心灵内容也可以反向编码为脑信号，这就是心脑互译的实质。这种互译也是将心与脑进行了唯一的关联，并建立起可以彼此通达的技术通道，进而从技术上彻底否定了二元论式的心脑分离。脑机接口进一步强化了心灵的载体是人脑的哲学立场：当我们能准确读出脑中的思维内容时，形象地说就是可以从神经连接网络中提取出思维、想法时，还会怀疑这样的思想内容是依赖于脑而存在的吗？也就是说，在脑机接口的有效性面前，关于心和脑可以相互脱离的二元论是不成立的。

脑机接口中的这种心脑互译或彼此通达表明了心脑之间具有相互过渡与转化的同一性：心生于脑，要了解心之所想，必须借助脑信号，表明了心的活动以及对这种活动的了解（读心）离不开脑；同时，由脑的可读到心的可读，表明基于脑的可知可以推论心的可知，两种过程与活动在这里相互交织、互不分离。于是，心和脑作为需要被理解的对象和需要加以识别的内容，是可以相互过渡的，而且过渡中的一系列物质和信息联结也是可以被发现的，而一旦脱离了这种联结和相互之间的过渡，对心灵的阅读就不可能进行，这就从技术上否认了二元论认为的心灵是一种可以独立于脑而存在的实体之主张。

而且，脑机接口中的"脑"，不再是纯生物性的脑，而是作为心脑统一体的脑，脑中有"心"，"动脑"就是"动心"，脑信号就是心灵活动的载体和呈现，正因如此，我们才能通过脑机接口的读脑而读心。这种心脑统一体的立场也是对心脑二元论的否定。

从信息与信号之间的有机关联也可以否定心脑二元论。脑机接口中的脑信号是心灵活动的物质呈现，其中包含特定的心灵信息，从这个意义上脑机接口也展示了信号与信息的关系：脑机接口的核心就是将信号变为信息，从脑信号中读出脑信息，由此可以将脑机接口视为对大脑活动的一种技术阐释，通过一系列技术手段而形成对大脑活动中意图信息的把握，即对心灵内容的提取。脑机接口的可能性和有效性，说明了大脑中信息活动与信号活动的一致性，从而使得作为心灵的信息与作为物质的信号的协调一致性，这就是载体和信息的关系：信息不能归结为载体，但依附于载体，伴生于载体，正是这种关系决定了可以通过识别载体辨识出信息。

一些相关的研究者意识到了脑机接口与心灵哲学中的心脑问题之间的密切关系，如比尔包默（Niels Birbaumer）认为脑机接口技术用于恢复肢体残障者的行动功能为分析心灵哲学中的问题提供了新的背景，它在弥合大脑与外部环境之间的鸿沟方面取得了显著进展，破解了笛卡儿实体二元论的传统问题：身心之间存在巨大的鸿沟；脑机接口中的"思想翻译设备"使得人仅通过大脑活动就可以将"思想转化为行动"①。约瑟夫·李认为脑机接口中的大脑在神经心理学上是与思想、记忆、情感和推理联系在一起的。大脑虽然不是心灵本身，但大脑对于心灵和脑机接口的操作以及心灵的存在是必要的。因此脑机接口在阐明心灵的本质方面，也许比先驱者设想得更为精妙：思想翻译实际上是指将一个人的思想转化为行动，就是对记录下来的大脑信号所进行的复杂分析，而信号是物理的，因此，思想是可以被"读懂"的。使用脑机接口可以在心灵与大脑有生物学联系的前提下推断意图，因此它揭开了身心差异的神秘面纱。如果二元论是真的，那么所有这一切都是不可能的。脑机接口的出现得益于神经工程、人工智能和心脑相关概念的验证，它通过使人脑的意图得到实现的方式来挑战二元论，它创造了一个通向心灵的生物电子通道，表明了存在着真实的大脑—思维—身体的相互作用，发现关于移动的意图、用语言交流的意图、玩游戏的意图、竞争的意图甚至绘画的意图等属于心灵维度的现象，都是依赖于大脑的，由此否定了实体二元论将身心分开的主张。BCI 中的大脑在神经心理学上与思想、记忆、情感和推理联系在一起。所以在约瑟夫·李看来，脑机接口起到了阐明了思想本质的作用，这种阐明甚至比先驱者所设想得更为细微，从而使得脑机接口的理论和实践成果形成了对唯物主义心脑关系之本体论立场的广泛技术支持，尤其是它通过对心灵、大脑和身体之间相互作用机制的验证来对抗二元论。②

这一心脑之间的本体论关系还以另一个问题呈现出来，这就是在脑控设备的系统中，究竟是脑在实施控制，还是心在实施控制？脑此时不过是心的载体，脑中的"意图""想象""目的"等精神意念才是控制的主体，但它们又必须通过脑活动中形成的生理信号被脑机接口所探测和采集，所以"脑控"的背后是"心控"，但心控的必经路径是脑控，不通过脑而实施心控是不可能的，或者说没有脑机接口的"心机接口"是不存在的，

---

① Niels Birbaumer, "Breaking the Silence: Brain-computer Interfaces (BCI) for Communication and Motor Control", *Psychophysiology*, Vol. 43, No. 6, 2006, pp. 517–532.

② Joseph Lee, "Brain-computer Interfaces and Dualism: A Problem of Brain, Mind, and Body", *AI & Society: The Journal of Human-centered Systems and Machine Intelligence*, Vol. 31, No. 1, 2016, pp. 29–40.

也是难以想象的。在这里，心还是不能直接通达工具技术以及外部世界，即心意是不能直接通达外物的，而必须通过脑来通达，所以还不能直接将脑机接口认为就是心物接口，只能间接认为是心物接口。心灵首先必须在脑中并借助脑而使自己物质化、实在化，所谓"精神变物质"其实是在脑内完成第一步的，这就是意念变为脑信号、脑电波这一过程，第二步才是迈过了身体借助脑机接口去实现的。这就是心控和脑控之间通过脑机接口所映射出来的心脑关系。

可见，脑机接口使我们触及了心脑之间更细微的关系。对于"心控脑"，在平时我们根本意识不到这也是一个过程，以为是自然而然的同一种现象。而我们在脑机接口的使用中发现，用心（意念）来控制脑（产生合适的脑信号）是一个需要训练的过程。使用脑机接口前，必须接受心意的训练，需要使用者集中注意力、排除杂念，专注于控制设备的运动想象，产生有序的脑信号，这种信号才能被脑机接口准确地识别并有效地转化为机器设备的控制命令。至少在目前，如果心不能按脑机接口所能解码的方式进行"思考"，那么这样的心灵活动所形成的脑活动还是不能被脑机接口所"阅读"或"翻译"。比如，当我们思绪不清时会将其形容为"一团乱麻"，这样的心灵活动对应的脑活动，就是脑机接口所无法解码的。目前"发音想象"脑机接口还只能解读单词而不能解读句子，就表明了这种情况。由于训练意念专注性或注意力的过程不是每一个使用者都能完成的，一些人会在训练中失去耐心，进而不能有效使用 BCI，就可能成为前面所说的"BCI 盲"。

总之，脑机接口所具有的心脑互译功能表明，一个物质性的大脑所进行的物质性的活动中形成的物质性信号包含着心灵性信息，通过智能算法可使物质信号与心灵信息实现互译，其背后无疑存在着本体论上的相互关联，而非二元论所主张的相互之间的脱离。

二 对心脑还原论的否定

上面的分析表明，脑机接口在凸显心脑关联的基础上，也为协同地而非二元隔离地看待心脑关系提供了更可靠的哲学基础。在某种意义上，心脑二元论立场无法与具体科学相结合，也无法汲取像人工智能、脑机接口这样的最新科技成就来推进对于心灵本质和机制的了解。借助脑机接口的新视野，在摆脱二元论的束缚之后，心脑关系的哲学研究可以重获生机。

　　当然必须看到，脑机接口在否定二元论时，并不是像取消主义或心脑同一论那样将心灵完全归结或还原为脑神经活动，而必须承认作为心灵现象的意图、动机的存在，看到意图、动机等并不等于脑信号本身。心脑关系上的还原论（也称为心脑同一论或取消论）认为，心理事件完全对应于大脑中枢神经系统的物理事件，所有心理活动都可以归结为大脑活动，"科学的信念就是，我们的精神（大脑的行为）可以通过神经细胞（和其他细胞）及其相关分子的行为加以解释。"[①] "你的喜悦、悲伤、记忆和抱负，你的本体感觉和自由意志，实际上都只不过是一大群神经细胞及其相关分子的集体行为。"[②] 换言之，心理和生理活动都是同一种活动：大脑中的神经元活动，因此并不存在一种不同于神经活动的心灵活动。

　　在脑机接口的研发中，通过技术手段测量和证实了意念活动（心动）与脑信号的出现（脑动）具有不同步性，通常在自主的行为中，心动早于脑动，这从某种意义上表明了心灵活动与大脑神经活动并不完全是一回事，否则它们就应该同步发生。在马蒂亚（Donatella Mattia）等人看来，脑机接口对于心动早于脑动的发现还揭示了这样一种关系：当心动早于脑动时，心动无疑是脑动的原因，即心理活动导致神经信号的产生，利用这一关系，可以通过心理活动来引导神经元的重新联结（康复）。[③] 这一关系也可以用来理解读脑和读心之间的区别：读脑虽然可以通向读心，但并不直接等于读心，因为通过脑信号中并不能直接看到人的意图、行为意念，而是要通过翻译或解码才能理解它，心灵毕竟具有不同于负载它的载体之物理形式的特征。所以，在脑机接口的工作机制中，对于将心灵依赖于脑又不同于脑且可以在心脑之间互译的多重关系加以了技术化的展现和印证。

　　脑机接口的使用过程也表明了心灵与大脑是交融的关系而非等同的关系。使用脑机接口的一个重要条件就是使用者的心必须高度专注于所执行

---

　　① ［英］罗姆·哈瑞：《认知科学哲学导论》，魏屹东译，上海科技教育出版社 2006 年版，第 8 页。

　　② ［英］弗朗西斯·克里克：《惊人的假说——灵魂的科学探索》，汪云九译，湖南科学技术出版社 2004 年版，第 1 页。

　　③ Donatella Mattia and Marco Molinari, "Brain-computer Interfaces and Therapy", in Gerd Grübler and Elisabeth Hildt（eds.）, *Brain-computer Interfaces in Their Ethical, Social and Cultural Contexts*, Dordrecht：Springer Science ＋Business Media, 2014, p. 55.

的任务，以便产生特定脑信号所需的大脑状态，从而需要进行"以心驭脑"的训练。由此也表明脑信号、脑状态具有自己相对于心灵的独特性，需要经过专门的训练才能建立和强化特定的心灵状态与脑状态之间的关联性，才能使相关的脑信号"听从"心灵的"调遣"，因此心灵状态不能归结为脑的状态，但可以融合于脑的状态之中。

脑机接口所蕴含的心脑关系本体论立场之所以既非二元论也非取消论，还在于它对心脑之间互为因果的关系也给予了一定的揭示，即对脑信号与意识内容的双向相关性加以了揭示，使得心脑之间不仅相关，而且因果地相关。突现论或随附现象论通常认为脑和心之间是单向的关系，所揭示的是大脑如何产生意识、精神状态。但脑机接口的治疗功能揭示了脑（身）和心之间存在的双向影响关系，博勒加德（Mario Beauregard）认为，作为脑机接口基础之一的科学医学证实了治愈疾病的信念现象的存在，从安慰剂效应中也见到精神状态会影响身体功能，而情绪的自我调节、心理治疗和心理过程的主观故意内容（例如信念，感觉和意志）都可以显著影响大脑的功能和可塑性。[①] 进一步，进行脑机接口研发的工程师还确认脑机接口能够检测大脑电生理活动中受思想调节的变化，以及我们可以通过心理活动来引导神经元的重新联结。[②] 这就不仅单向地看到了脑对于心的基础作用，而且双向地看到了心对于脑的建构作用，在这个意义上，心灵的功能当然不能取消或完全归结为脑的物理化学运动，由此我们可以更深刻地理解心脑一体化是建立在心脑差别（非等同）基础上的一体化。

总之，脑机接口正在成为我们理解心脑关系的新基石，其高级阶段如果实现了通过读脑而完全透明地读心，则可以提供一种既不同于二元论也不同于物理主义的新路径。当然，在否定二元论和物理主义的同时，脑机接口也留下了许多新问题有待于我们继续探讨，如：脑机接口通过技术的方式所表达出来的在心脑关系上蕴含的主张，对于从哲学上解决心脑关系问题有什么启示？心脑互译的技术实现是否只是对查尔默斯（David

---

① Mario Beauregard, "Mind does Really Matter: Evidence from Neuroimaging Studies of Emotional Self-regulation, Psychotherapy, and Placebo Effect", *Progress in Neurobiology*, Vol. 81, No. 4, 2007, pp. 218 – 236.

② Gerd Grübler and Elisabeth Hildt (eds.), *Brain-computer Interfaces in Their Ethical, Social and Cultural Contexts*, Dordrecht: Springer Science + Business Media, 2014, p. 55.

Chalmers）所说的"意识容易问题"的解决，亦即无非找出了心理活动与大脑过程的对应关系，但似乎并未触及所谓的"意识难问题"，即无法说明意识是如何从人脑这种物理构造的组织中涌现出来的。意识难问题是否意味着心脑之间不仅存在着可以互译的方面，也存在着不可互译的方面？这种不可互译的方面是根本不能突破的"解释鸿沟"还是技术水平的暂时限制？脑机接口的未来发展是否能对这一难问题的解决作出贡献？例如，当我们借助脑机接口可以读出他人的所思所想，并且这种读心能力日益提高，是否也能借助未来的脑机接口直接通达他人的特殊意识经验或主观体验？尤其是如果实现了高水平的脑—脑接口或脑联网的"脑际沟通"，是否能实现"感受质"的交互从而达到主观体验的共享？对于物理世界如何涌现出心灵现象的难题，心脑互译的技术可行性与实践能行性，是否可以促进理论上对心脑关系的可诠释性？甚至查尔默斯自己也认为，即使不承认意识可以简化为大脑中的一种互动模式，但也可以借助心脑互译来满足我们的实际需要，即如果能够足够细致地复制这种互动模式，我们就能复制出意识，甚至这种互动模式原则上也可以在电脑中复制，从而反过来验证我们对心脑关系的理解，甚至技术也成为我们心灵的一部分。① 或者说，如果实践地解决了心脑的互译问题，那么理论上假设的（物质如何涌现意识的）那些难题就不再有意义？换言之，即使我们搞不懂神经元和突触的活动是如何涌现出心灵、意识和感受的，但当我们可以精准地进行心脑互译和有效地帮助我们实现各种目标时，甚至通过脑—脑交互来体验"他感"，验证我们对同一对象的感受（如对"红"色的感受）是否一样，那么是否也意味着"功能性"地解决了意识难问题？或者说一种"功能唯物主义"可以在相当程度上满足我们对心脑关系的合理阐释？② 其中的一些问题也是从本体论走向了认识论，这些问题将在下一章进行探讨。

① David Chalmers, "The Mind Bleeds Into the World", 2017 – 01 – 24, https：//www. edge. org/conversation/david_ chalmers-the-mind-bleeds-into-the-world.

② 功能唯物主义中的"功能的物理实现原则"主张所有心理性质都是基于物理的，并且是由物理的性质所实现的，尽管心理性质不可还原为（不等同于）物理性质。参见 Jihyun Kim, *Philosophy of Mind*, Kolorado：Westview Press, 1996, p. 74.

第三节　脑机接口与心物交互

　　脑机接口是脑不依赖于人的周围神经和肌肉就可以实现与计算机交互的系统，而脑机交互（也是人机交互）的目的是实现心物交互。心物交互即内心与外物的交互，所刻画的是人的心灵与外部世界的关系，包括两个基本方面：一是内心如何作用于外物（内心改变外物），二是外物如何映现于内心（内心反映外物），这是本体论问题所表现出来的哲学基本问题，也是脑机接口所蕴含的最具哲学意味的问题。脑机接口技术的出现，改变了心物交互的传统方式，也凸显了心物交互的问题，使其走向哲学的前台，成为本体论关注的对象。

一　作为哲学恒常主题的心物交互

　　自笛卡儿以来，世界上类别万千的现象在哲学上被分为"心（灵）"与"物（质）"两类最大的存在，其关系还被恩格斯归结哲学的基本问题，这就是心与物之间谁是更为根本的一方以及心是否能通达于物。哲学的普遍联系观进一步揭示了各种存在具有的彼此交互关系，心与物之间也不例外。交互就是相互作用和相互影响，心物交互就是人的心灵与外部世界的相互作用与影响。可以说，心物交互的世界，就是我们所在的世界，就是作为哲学对象的世界，因此心物交互是哲学所要考察的世界上最基本的交互现象。心和物还是通过彼此的交互来确立自己的本体论地位和认识论特征的，或者说心灵和对象（世界、物）都是在心物交互中形成的，它们都参与了对方的生成过程，成为对方存在和变化的"参与者"而非"旁观者"。没有心物交互，就没有人对物的把握，也没有人的意图动机对物的改变，在这个意义上，离开彼此的交互，既无所谓物，也无所谓心。可以将这样的关联称为心物之间的"互在"（interbeing）与"互动"（interaction）：两者具有存在上和变化上的相互依赖性。于是，心物交互既包含静态意义上的心中有物、物中有心，更指动态意义上的"心动"与"物动"之间的相互引起和相互传递，即两者之间的相互造成与彼此影响的因果关联。

　　心物交互包括两个基本的方面：一是外物如何映现于内心（内心反映外物），二是内心如何作用于外物（内心改变外物），前者是指物的存在及其状况影响心灵的存在及其状况，后者是指心对物具有建构和改造作用。这两个方面也可以简要地表述为"从物到心"和"从心到物"。这两个方面也是心灵的两种能力，一是心能"感物"：人的心灵可以反映和理解物，二是心能"造物"，人在将自然物再造为人工物的过程中也将自己的意向刻印于物，即马克思所说的"在自然物中实现自己的目的"①。这也是心物交互的两种效应：一方面是作为对象的物被心所表征——物成为信息化、虚在化、观念化的存在，即外部的东西被"写入"脑中；另一方面是人将脑内的信息表达或"写出"到外部世界中，即心灵哲学家金在权（Jaegwon Kim）所说的："当我们在完成意向活动时，心灵如何能够引起物理过程的变化。"② 由此可以说，无论是人的认知还是行动，都是心物交互的过程；人就是一个心物交互系统，无论说人是身心统一体，还是心脑统一体或知行统一体，说的都是心物交互统一体。

从第一人称的角度看，心物交互也是"物我交互"，即我与对象的交互，我作为主体与对象作为客体的交互，从而也是主客交互。从类的角度看，心物交互则是人与世界的交互，从而是"人与世界关系"的同构表达。可以说，具有哲学本体论意义的两极关系，最后都集约为心物关系。

哲学在一定意义上就是探究心物交互的学说。不同的哲学，对心物交互的本质和方式乃至是否可能等问题持不同的看法。心物二元论认为心和物两种实体的性质完全不同，各自独立存在，没有交集地平行发展，因此心物之间不具有相互影响的交互关系。即使在主张心物可以交互的哲学阵营中，也形成了不同交互方式的差别，有的主张消极静观式的交互（如"格物致知"），有的主张积极能动的交互（如实践唯物主义），还有的主张以心代物式的交互（如"心动就是幡动"）。这也表明一些哲学流派的分野，就是基于对心物交互的本质及侧重点的不同理解而形成的，这些流派之间难以形成共识从而争论绵亘，表明"心灵世界与物质世界是如何相互作用的"是哲学的恒常主题，是迄今仍需面对的难题。

心物之间可以交互的哲学主张不仅不同于二元论的心物平行论，也不同于物理主义将心灵完全化约为脑功能的心脑同一论。只有既不平行也不等同的两种现象，才存在交互问题。交互也是彼此"遭遇"：它们在何处

---

① 《马克思恩格斯文集》第 5 卷，人民出版社 2009 年版，第 208 页。
② ［美］金在权：《物理世界中的心灵》，刘明海译，商务印书馆 2015 年版，第Ⅵ页。

以及如何"相逢""碰面"或"交汇"？自从科学验证了大脑是思维认知的器官后，脑就被认为是心物交互的地方，或者是心物交互链条上的第一个环节。从另一个角度看，心物交互中的"心"有确定的所指，而"物"则表现为一个从脑到身再到身外之物（又包含从体外工具到工具所作用的对象物）的链条。如果说生物学意义的脑是心物交互最先涉及的物，那么接下来的物就是身体（肢体）、工具和对象，外部对象（所谓"外物"）是心物交互中"物"的最终环节，也是人进行心物交互的终极目标。心通过层层传递的物—物交互链条，最后通达于外物。换句话说，人的一切心物交互最终都要落脚于心与外物的交互，即人的目的意图与所指对象之间的交互，也就是与超越自己身体之外的物质世界（也称为"环境"）的交互。本节所探讨的心物交互，所指的主要就是这种意义上的心物交互，即心与心外（也是身外）之物的交互。

心物交互能力，就是人的主体能力，也是人的存在方式。人的行动和感知，就是实现心物交互的基本方式，一旦失去这方面的功能，如作为心物交互中介的身体发生伤病而导致行动或感知能力丧失，人就会陷入心物不交、心物脱节的状态，影响人的主体能力发挥，甚至部分地失去主体感。借助脑机接口可以使他们在一定程度上重拾心物交互的能力，与此同时造就了具有哲学意义的新事件：作为哲学恒常主题的心物交互在方式上发生了根本的变化。例如在过去，人脑和计算机之间不能直接交互，必须以人的手（指）和键盘、鼠标为中介才有可能发生。脑机接口使得脑和计算机建立起直接交互的通道，从而"正在为前所未有的人机交互形式铺平道路"，例如，"使我们能够远距离行动，通过我们的思想控制以前需要物理交互的事物"[①]，甚至可以说它引发了"人类与计算机、虚拟物体和远程环境交互方式的一场革命"[②]，由此成为哲学的心物交互这一恒常主题所必须应对的新问题。

二 脑机接口开辟心物交互新通道

我们知道，脑机接口技术又称脑机融合、脑机交互技术，可见"接

---

① Gerd Grübler and Elisabeth Hildt（eds.），*Brain-computer Interfaces in Their Ethical, Social and Cultural Contexts*，Dordrecht：Springer Science ＋ Business Media，2014，p. 147，167.

② Miguel Nicolelis，"Actions from Thoughts"，*Nature*，Vol. 409，18 January，2001，pp. 403 － 407.

口"融合""交互"在这里的含义是一致的，脑机接口就是用来实现脑机交互的，而脑机交互的实质就是心物交互。

脑机接口的直接层面是脑和机的联结，即中枢神经系统与人工技术系统的联结，其两端的延伸（由脑向心延伸，由接口系统向外物延伸）就形成两个世界（心与物）的联结，所以脑机接口的本质就是"心物接口"，当这个物指的是机器时，脑机接口也被称为"心机接口"（MMI：mind-machine interface）。

脑机接口中由脑到机和由机到脑的两种类型，也代表了心物交互的两种基本类型。其中由脑到机的 BCI 将心灵外在化，形成能够改变外物的"行动型心物交互"；而由机到脑的 BCI 将外物表征化为心灵的内容，也即将外在的物理性作用传递到人脑之中，从而改变人脑的神经回路状态，由此涌现相关的心灵状态，此即"感知型心物交互"。

行动型心物交互是心中意图的物理实现，也即"精神变物质"。在没有脑机接口介入时，人的这种心物交互是通过一系列相互作用（即心物交互大系统中所包含的若干子系统中的交互）的传递来实现的。首先心灵活动引起大脑状态的某种改变即中枢神经的特定活动，然后是中枢神经的活动传导给周围神经系统，调动起人体的肌肉骨骼活动，形成可感的肢体运动，接下来再操作工具与目标对象物进行互动，最终导致对象物合目的的运动或变化。这个过程所包含的具体环节为"心灵—大脑—身体—工具—对象物"，或简写为"心—脑—身—器—物"。这个整体过程可分解为一系列亚层级的交互：心脑交互、脑身交互、身器交互、器物交互，同时也能形成不同的经合并组合后的若干两极交互子系统：

（1）"心—（脑—身—器—物）"交互：心之外的一切（包括脑）都是物，物是心外的所有存在。这一层级的心物交互主要表现为发生于脑内的心与脑之间的交互：心理活动形成脑信号，脑信号成为心理内容的符号载体，心理信息编码于各种脑信号之中。

（2）"（心—脑）—（身—器—物）"交互：心脑为一体与其余环节集合于一体的交互，即"颅内"的心脑统一体与"颅外"的物质联合体的交互。

（3）"（心—脑—身）—（器—物）"交互：作为身心统一体的人与人之外的物（包括工具和对象）的交互，其中的重点是"人机交互"，即人与器具之间的交互。

（4）"（心—脑—身—器）—物"交互：工具被同化为人的一部分后，人和工具连为一体与对象间的主客体交互，即人＋工具与对象物的交互。

通过上面的结构可以看到，通常的心物交互中，身体都是其间的一个环节或要素。无论是通过感官感知外物，还是通过肢体的动作去改变外物，身体都是人实现这些心物交互的通道。脑虽然也是心物交互中的中介物，但必须通过身体才能进行心物之间的交互，因为脑不能直接与外物（包括作为外物的计算机或其他辅助行为与感知的机器设备）进行交互，脑作为人的一种"内部结构"，要与外部世界中的外物进行互动，必须通过与外部世界有交界面的身体来实现，身体可以通过其特定部分以"看""听""闻""触摸"等方式与外部世界直接接触，所以它可以充当心物交互的中介，此时人心与世界的互动就是通过人的身体与外部世界的互动来实现的，而从脑到机则是经由"脑—身—器"来达成的。

在不使用工具的情况下，心物交互通过"身—物交互"来直接实现，从"实体"的直观性上看就是人—物之间的直接交互，简称"人—物交互"。在使用工具（包括复杂的机器）时，心物交互就是通过"人—机交互"来实现的。计算机作为机器运行的控制手段出现后，人机交互还具有人与计算机交互（Human-Computer Interaction）的专门含义，这种人机交互的高级形式，就是通过人脑与计算机的直接交互而形成的脑机接口。在此，可以将脑机接口理解为人机交互的一种形式，即不以身体为通道或接口的一种人机交互形式，此时"大脑可以不通过身体而对物体进行控制，物体也可以直接向大脑提供反馈信息"[①]。这种全面的改变使得脑机接口具有了心物交互方式变革的哲学意义。

脑机接口使"脑—身—器"的交互链条转变为"脑—脑机接口—器"的交互链条。脑机接口在这里既是器的扩展，也是器和脑之间的新中介，它替代身体先前所充当的中介，成为具有身体功能的"代理身体"。脑机接口也是"机"的扩展，它包含了脑信号采集、分析和转换的智能机器系统，以及延展控制的应用机器系统（如脑控的轮椅、机械臂等），由此也使得脑机接口包含了两个层次的脑机交互：一是脑和计算机的交互，二是脑通过计算机与效用设备的交互。

---

① ［美］拉杰什·拉奥：《脑机接口导论》，张莉、陈民铀译，机械工业出版社 2016 年版，第 224—225 页。

如果脑是心物交互链条的第一个环节，那么此时的脑机接口就成为心物交互的第二个环节，并将先前的链条"（心—脑）—（身—器—物）"改变为"（心—脑）—（BCI—器—物）"，此时颅内的心脑为一方，颅外的 BCI 连同其他设备和对象物为另一方，心物交互绕开身体走向颅外，脑中之心以脑信号的形式为计算机所探测、阅读、解码，然后被转化为数字信号，此时的 BCI 成为心物交汇的新地带。接下来，心物交互的过程继续延伸，原先的链条"（心—脑—身）—（器—物）"改变为"（心—脑—BCI）—（器—物）"，即 BCI 融入脑中之后，心—脑—BCI 统一体有序地控制工具或应用设备的运动。接下来原先的链条"（心—脑—身—器）—物"进一步转变为"（心—脑—BCI—器）—物"，此时一体化的心—脑—BCI—器与对象物之间进行交互，将负载了心意（目的、意图）的工具之物理运动施加给对象物，使之发生符合人心要求的变化，达成心意所设定的目标，这也是实现心物交互之"造物"的终点。这还是一个心像的步步物化过程：首先是脑对心的物化，将心理活动协同化为物质性的脑信号；接着是脑机接口将脑信号再物化为机器可阅读的符号，并将其转换为可以驱动外周设备进行物化运动的指令，最后传递为施加到对象之上的物化作用，造就出物化的新对象。于是，可将脑机接口视为将人的心理意图在技术通道上传递给所造之物的层层递进的"心物传递系统"，也可以将其理解为心物交互的"中继站"。鉴于此，可以"将脑机接口描述为一个将思想转化为行动的系统"，因为它建立了"思想和世界之间的一种新颖的连接，一种自然沟通和控制的替代"①。这种替代使得由身体充当心物交互接口的性质发生了根本变化，某种意义上是人脑与世界互动路径的"改道"，布勒（Tom Buller）称其为心物交互线路的"重新布线"或心物互动要件的"重新配置"②。实现这种重构后，心物交互就可以嬗变到"意念制动"或"意念控物"的状态。至于借助脑机接口的"感物"过程，则可以逆向地进行类似的解析。

之所以要寻求意念控物的心物交互新方式，初衷在于帮助那些"基本

---

① Tom Buller, "Brain-computer Interfaces and the Translation of Thought into Action", *Neuroethics*, Vol. 14, No. 4, 2021, pp. 155–165.

② Tom Buller, "Brain-computer Interfaces and the Translation of Thought into Action", *Neuroethics*, Vol. 14, No. 4, 2021, pp. 155–165.

完整的思想被困在几乎完全瘫痪的身体里"① 的残障人士，"脑机接口提供了一个无障碍渠道，可将个人某些行为的目的传达给外部设备，例如计算机、语音合成器、辅助设备和神经假体。所以脑机接口系统特别适合患有严重运动障碍的人"②，这样的系统可以使他们"通过大脑深处集中的思想力量"来实现自己与外界打交道的目标③，重拾行动和感知的心物交互能力。

脑机接口不仅有"助残"的人道价值，更蕴含了心物交互变革或人的生存方式嬗变的哲学意义，从而成为生存论上的一个重大事件，引起了极大的关注。在施泰纳特（Steffen Steinert）等人看来，"BCI 介导事件的一个显著特点是它们的非具身化性质。人们可以在身体不动的情况下影响世界，这是人类与世界之间无与伦比的互动形式"④。之所以"无与伦比"，是因为在先前的活动中，"单个人如果不在自己的头脑的支配下使自己的肌肉活动起来，就不能对自然发生作用。"⑤ 而脑机接口则是在人仅仅"脑动"（即"心动"）而无"肌动"的情况下就能实现行动—实践的效果，在这个意义上，我们也可以说脑机接口就是直接让人仅靠脑动就能表达出意图和实现其意愿的技术，是迈过"肌动"而直达"机动"（器动）进而"物动"的心物交互新方式，从而"为人类与世界互动提供了有趣而新颖的方式，形成了大脑影响外部世界的一种新能力。更一般地讲：BCI 为人类创造了新颖的方式来与计算机交互，并通过它们在更广阔的物理和社会环境中进行交互"⑥。可见，其"无与伦比"就在于脑机接

---

① Guglielmo Tamburrini, "Philosophical Reflections on Brain - Computer Interfaces", in Gerd Grübler and Elisabeth Hildt (eds.), *Brain-Computer Interfaces in Their Ethical, Social and Cultural Contexts*, p. 150.

② Jonathan Wolpaw, Niels Birbaumer, William Heetderks, et al. , "Brain-computer Interface Technology: a Review of the First International Meeting", *Rehabilitation Engineering IEEE Transactions on*, Vol. 2, 2000, pp. 222 - 225.

③ Sonja Balmer, "My BCI Vision", in Gerd Grübler and Elisabeth Hildt (eds.), *Brain-computer Interfaces in Their Ethical, Social and Cultural Contexts*, Dordrecht: Springer Science + Business Media, 2014, p. 111.

④ Steffen Steinert, Christoph Bublitz, Ralf Jox, et al. , "Doing Things with Thoughts: Brain-Computer Interfaces and Disembodied Agency", *Philosophy & Technology*, Vol. 32, 2018, pp. 457 - 482.

⑤ 《马克思恩格斯文集》第 5 卷，人民出版社 2009 年版，第 582 页。

⑥ Steffen Steinert, Christoph Bublitz, Ralf Jox, et al. , "Doing Things with Thoughts: Brain-Computer Interfaces and Disembodied Agency", *Philosophy & Technology*, Vol. 32, 2018, pp. 457 - 482.

口提供了超越身体限制的心物交互新方式，开辟了提升心物交互能力的新天地，也意味着对人的发展提供了新的前景和进入一种新的生存状态的可能。从一般的关联性上看，人的体动能力总是滞后于心动能力，因此即使是健康的正常人，其心灵也会受身体（既有的能力）所限，而脑机接口通过其增强功能可以不断满足正常人对更高心物交互能力的追求。在这个意义上，只要有心物交互问题，脑机接口技术就必然会出现。

由于在心物交互方式上实现了新突破，脑机接口也为哲学上的心物交互分类提供了新视角。哲学阐释的心物交互类型有：（1）超距方式，它无须中介，认为心动即物动；（2）合并方式，将物动归结为心动，或将心动归结为物动；（3）身体方式或行动方式，即以身体的行动作为心物交互的中介或通道，通常实践哲学、行动哲学和身体哲学都秉持这一视角。而脑机接口则添加了超越身体方式的又一种方式：（4）技术方式，脑机接口技术取代了颅外的身体中介，成为桥接内在的心与外在的物之间互相通达互相建构的崭新手段。

三　理解心物关系的新视野

脑机接口是一种行使心物交互功能的新技术，"脑机接口研究正在为前所未有的人机交互形式铺平道路"；"BCI 使我们能够远距离行动，通过我们的思想控制以前需要物理交互的事物。"① 脑机接口造就了心物互动的新手段和新方式，展现了心物关联的新机制，拓展了我们理解心物之间本体论关系的新视野。

新视野之一：心与物既相区别又无鸿沟。

脑机接口实现了心灵世界与物质世界的两界融合，即在动态交互中的彼此通达，使我们看到心与物在脑机接口中既有区别，又无鸿沟，可以双向通达，其中由脑到机的脑机接口从心通达于物，由机到脑的脑机接口则由物通达于心。而且技术一旦能够帮助人实现这种通达，即技术实践证明了心物之间的可交互性，印证了两者之间既非二元论也非等同论的本体论关系。

在谈到 BCI 的功能时，古尔克（Hayrettin Gürkök）和奈霍尔特（An-

---

① Gerd Grübler and Elisabeth Hildt (eds.), *Brain-computer Interfaces in Their Ethical*, *Social and Cultural Contexts*, Dordrecht：Springer Science + Business Media, 2014, p. 147, 167.

ton Nijholt）指出：计算机无法读取我们的思想，但是 BCI 可以通过解释我们的大脑信号来推断我们的心理意图。使用 BCI，可以在心灵与大脑有生物学联系的前提下推断意图，亦即从大脑信号中读取这种意图，并通过数字化、算法和机械方式实现这种意图。[①] 在约瑟夫·李看来，意念虽然可以离开身体发挥心物交互的功能，但并不意味其可以脱离任何物质而存在，对脑的依赖仍然是毋庸置疑的，由此奠定了心脑关系的唯物主义立场。"交互是 BCI 功能的基础；它通过维护 BCI 可执行的和现在可以达到的意图来挑战二元论，也就是说，存在真正的大脑/思维/身体相互作用以及对唯物主义的广泛技术支持。"[②] 也可以说，脑机接口的哲学前提，就是心物能够交互；并且用自己在技术上的成功、在实际应用上的有效验证了心物之间的可交互性；而且是通过一种新的方式解决了心物如何交互的问题。

新视野之二：实现心物交互的路径多样性。

在脑机接口出现之前，心物交互的唯一通道是人的身体，身体的重要功能甚至本质特征就是它拥有心灵，抑或说它是作为身心统一体而存在的，这就使它与心灵具有天然的联系；同时，身体也可以与外部世界直接接触，如身体（的特定部分）可以"看到""听到""闻到""触摸到"世界。身体的这种"双重性"决定了它可以充当心物交互的桥梁或中介：一方面它可以将心灵的意图传递到外部世界，另一方面则可以将外部世界的信息传递到心灵世界。

在使用"身体"这一概念时，通常有广义与狭义之分，广义的身体就是上面所说的"身心统一体"，它是包括脑和心在内的整个生理组织和心理系统，这也是身体现象学所持的观点。狭义的身体是"脑—身"关系中的身体，仅指脑或中枢神经系统以外的人的生理构成，简单地说就是躯干和四肢（包括感官）。当我们将身体视为心物交互的中介时，指的就主要是狭义的身体。

没有脑机接口时，人只有通过身体来接触世界——包括感知对象（感

---

① Hayrettin Gürkök and Anton Nijholt, "Brain-computer Interfaces for Multimodal Interaction: A Survey and Principles", *International Journal of Human-computer*, Vol. 28, 2012, pp. 292 – 307.

② Joseph Lee, "Brain-computer Interfaces and Dualism: a Problem of Brain, Mind, and Body", *AI & society: The Journal of Human-centered Systems and Machine Intelligence*, Vol. 31, No. 1, 2016, pp. 29 – 40.

物）和改变对象（造物）。此时，承载心灵活动的"中枢神经系统通过其正常的神经肌肉和荷尔蒙输出，不断与外界和身体进行交互"①。也就是说，传统的心物交互通过心身交互和体物（身体与外物）交互来实现，通过身体的行动来使心动变为物动。此时，心动若无身动（行动）则不可能有物动，仅凭心动不可能造就现实世界的物质变化。脑机接口使离身的心物交互成为可能，使心物交互可以迈过身体通过脑机交互来实现，心物交互的方式由此增加了新的通道，一种"不依赖于大脑正常的周围神经和肌肉输出路径的通信和控制通道"②，由此，"脑机接口改变了中枢神经系统和环境之间的交互作用"③。

　　脑机接口开辟了作为主体的人接触世界的新方式，心物通达可以采用身体以外的另一种方式来实现，从而使心物沟通走向多元化，增加了心物交互的新方式，使得身体可以在人的行动或感知中撤离或不在场，其意义主要在于当身心之间的协调和交互出现问题从而身体的功能受限时，或当身体在充当某些行动的手段时具有脆弱性易受伤害时，就可以由脑机接口系统来行使替代的功能。在脑机接口介导的心物交互中，身体以退隐的方式使我们重新获得审视身体功能的机遇：在身体的多重功能或多重含义中，狭义的作为媒介的身体，具有技术上的可取代性；这种可取代性也表明了身体和脑机接口在作为心灵的传媒手段上具有一定程度的共性，亦即它们作为主体接触世界的中介上的相通性。于是身体的本质在脑机接口上得到了部分的映现，身体的神秘性被脑机接口在一定程度上加以祛魅。当身体现象学在当前日趋占据阐释身体的统治地位时，借助脑机接口可以使身体的"科学评价"重获一席之地（当然也不能过度科学化）。此外，这一替代还使我们看到，就其自然属性来说，身体既是我们具有心物交互能力的依据，也是限制我们心物交互能力的障碍；脑机接口对身体的替代也是对身体有限性的超越。

---

　　① ［美］乔纳森·沃尔帕：《脑—机接口：原理与实践》，伏云发等译，国防工业出版社2017 年版，第 10 页。

　　② Jonathan Wolpaw, Niels Birbaumer, William Heetderks, et al. , Brain-computer Interface Technology: A Review of the First International Meeting, *Rehabilitation Engineering IEEE Transactions on*, Vol. 2, 2000, pp. 222 – 225.

　　③ ［美］乔纳森·沃尔帕：《脑—机接口：原理与实践》，伏云发等译，国防工业出版社2017 年版，第 10 页。

如前所述，心物交互活动是人的基本活动，甚至是人的全部有意义的活动。当脑机接口对这一活动的基本方式施加改变时，也意味着对人的基本生存与活动方式的改变，甚至对人的本质的改变：从作为人的有机构成的心—脑—身系统发生结构性变化，从而"人类可以通过技术手段改变，并且他们可能会偏离当前的生存状态"①。在这里可以看到，技术可以创建新的系统，通过"弥合技术与身体之间的鸿沟"②来创造出"人工身体"或"第二身体"③，使心物交互系统的原本构造发生改变，使人的身体在这个系统中的性质和地位得到重新界定和认识。

新视野之三：脑身交互中从"身体即主体"聚焦到"脑即主体"。

脑身交互是通常的心物交互中紧接心脑交互后继续推进的又一个环节或子接口，也被称为"脑体接口"（brain body interface），主要体现为脑部中枢神经调动身体周围神经所支配的肢体（即狭义的身体）所进行的意向性行动。具有脑身交互功能是人具有主体性的重要标志。由于脑机接口介导的心物交互使脑身交互发生了根本性的改变，即身体成为被"迈过"或"替代"的对象，由此以特殊的方式提出了"身体问题"：当身体在人的主体性活动中可以被替代时，我们应该如何重释身体对于人作为主体的本体论地位？接踵而来的相应问题是：如何确立脑对于人作为主体的特殊价值？这些新问题使得我们赋予"主体观"新内涵。

一个明显的事实是，人作为主体借助脑机接口可以进行"离身"的心物交互，但无论如何不能进行"离脑"的心物交互。就是说，在脑动引起身动（行动）的过程中，身动是可以被取代的，但脑动是不能被取代的。即使有了脑机接口，没有脑动也没有心物交互的后续环节，所以脑动是心物互动的核心，失去脑功能，脑机接口就无法工作。在这里，"大脑不是思想，但大脑对于思想和 BCI 的操作以及心灵的存在是必要的"④。"脑机接口"的称谓也表明"脑"是其中的必要一环。心物交互中心灵不

---

① Gerd Grübler and Elisabeth Hildt（eds.），*Brain-computer Interfaces in Their Ethical，Social and Cultural Contexts*，Dordrecht：Springer Science ＋ Business Media，2014，pp. 185 – 186.

② Gerd Grübler and Elisabeth Hildt（eds.），*Brain-computer Interfaces in Their Ethical，Social and Cultural Contexts*，Dordrecht：Springer Science ＋ Business Media，2014，p. 164.

③ 肖峰：《作为哲学范畴的延展实践》，《中国社会科学》2017 年第 12 期。

④ Joseph Lee，"Brain-computer Interfaces and Dualism：A Problem of Brain，Mind，and Body"，*AI & Society：The Journal of Human-centered Systems and Machine Intelligence*，Vol. 31，No. 1，2016，pp. 29 – 40.

能越过脑而必须通过脑，这一内在的关联就是心脑作为统一体的本体论事实。在这里，脑似乎具有了比身体更高或更重要的本体论地位，它可以"配置"不同的身体：自然状态下配置自然的身体，脑机接口状态下则配置"人工身体"。当然这里的人工身体不是用于支撑脑的生命存活，而是支持脑的功能发挥。

还可以借助普特南的思想实验"钵中之脑"来拓展地理解脑的不可取代性。可以说，普特南的钵中之脑从本质上就是一个借助超级计算机形成感知或体验的脑机接口系统，那么这样的脑能否借助脑机接口进一步具有可改变外物的行动能力？即一个有行动能力的钵中之脑是否可以通过脑机接口而成为可能？如：钵中之脑可以移动自己吗？从理论上讲这些都是可能的。因为现实的脑机接口就是一种仅凭人脑而无须身体就既能形成感知也能造就行动（包括移动自己）的技术系统，所以只要钵中之脑解决了自身的存活问题，接下来通过脑机接口而感知和行动就不是问题。如果这样的钵中之脑成为现实，那么仅凭人脑就可以完成人所能完成的一切事情，身体就会成为"可有可无"的部分，它只是在脑机接口技术还不充分发达时用来维持脑之生存的"生命支撑系统"。一旦技术足够发达，身体这个辅助性的生命支撑系统就可以完全撤出，那么此时人的功能就可以全部由脑所承担。脑的这种重要性在神经科学中呈现"脑中心主义"。自从身体哲学问世后，身体—主体观便横空出世，"身体就是我们的存在"[①]，"我在我的身体中，更确切地说，我就是我的身体"[②] 等"身体即主体"的叙事深入人心。可以迈过身体而不能越过人脑的脑机接口使人以新的方式行使主体的职能，使得"身体即主体"需要进一步聚焦到"脑即主体"或"大脑主体"[③] 的命题之上。

对于脑即主体的更准确表述应该是"心脑统一体即主体"，它意味着，在脑机接口的加持下，只要心脑统一体存在，即使没有身体，也能行使主体（认识和改变物质对象）的职能，由此显现了心脑统一体对物的统摄力：心和脑即使不通过身体也可通达于物并改造物或感知物，使人的

---

① ［美］约翰·杜翰姆·彼得斯：《对空言说：传播的观念史》，邓建国译，上海译文出版社 2017 年版，第 91 页。

② ［法］梅洛 – 庞蒂：《知觉现象学》，姜志辉译，商务印书馆 2001 年版，第 198 页。

③ Fernando Vidal, "Brainhood, Anthropological Figure of Modernity", *Hist Human Sci*, Vol. 22, No. 1, 2009, pp. 5 – 36.

主体性得到展示。在这里，"脑动"（及其蕴含的心动）成为人在心物互动中需要具备的"核心能力"。有了脑机接口，只要不丧失脑动的能力，或者说只要脑功能正常，人就可以从事与外界交互的行动。换句话说，脑机接口对使用者的有效性必须建立在使用者的脑功能之正常性而身体功能的部分缺失性之上，所以它表明脑功能可以对身体功能实施技术性"代偿"。如感官功能缺失时，脑中的感觉区就接收不到来自感官的神经刺激，从而无法形成感觉，而作为人工感官的脑机接口可以弥补这一缺失；又如肢体缺失或瘫痪时，脑中控制行动的神经信号就不能传递给肢体并调动和控制其运动，而面向运动的脑机接口就将这种神经信号导向人工肢体，从而形成受控的人工行动，以弥补行动能力的缺失。由此表明，心脑统一体在此时是显示人的主体性的基础，在身体可以被替代的情况下，具有心灵功能的脑作为主体的核心要素是不能被替代的。所以脑的存在（无论以何种方式——靠身体的生物学供养还是靠营养钵中的营养液维持或是通过类似的其他人工系统的模拟）及其功能的正常是人作为主体的根本性前提。在这个意义上，人作为主体的关键是脑功能的发挥。

脑的重要性不仅表现为脑是人之为主体的关键标志，甚至脑的存活也被视为人的存活的标准，此即：即使心跳仍然存在，身体的新陈代谢功能仍具备，一旦进入不可逆的脑死亡，就意味着一个人整体死亡，实质性的生命终结，或许这也可称为"以脑为核心的生命观"，它无疑是对以脑为核心的主体观的一种医学支持。脑对于生命或主体性的这种独特的本体论地位还体现在更多的领域，如在"人体冷冻"中，为了节省冷冻的成本而仅仅冷冻头部，[①] 为的是将来一旦将冷冻脑解冻，就意味着冷冻者的复活，而"配置"一副身体只是后续的简单问题。目前在"人造人"（如智能机器人）技术活动中，关键也是建造出合适的"人工脑"，至于"人工肢体"也是其中的简单问题，可以根据实际需要，配置人形的或非人形的肢体。

---

① 2015 年 5 月，61 岁的重庆女作家杜虹进入胰腺癌终末期后，选择不再治疗而是将自己加以冷冻，以期未来能治愈癌症后再解冻复活。由于在当时可实施此技术的美国需要 200 万元人民币才能进行全身冷冻，而只头部冷冻仅需 75 万元人民币，所以杜虹及家属选择了只进行头部冷冻。杜虹的遗体（头部）目前冷冻在位于全球最大的冷冻人体研究机构之一美国洛杉矶的 Alcor 总部，通过液氮保存在零下 196℃的环境中。此为亚洲第二例，中国第一例。参见《重庆著名女作家冷冻遗体：等待 50 年后起死回生》，《重庆晚报》2015 年 9 月 18 日。

在"脑即主体"的视域下，人被理解为"大脑的资产"。脑机接口研究的当代领军人物尼科莱利斯（Miguel Nicolelis）说：BCI 对于人类"这个以大脑为中心的世界"，"将天衣无缝地、毫不费力地扩展我们的运动能力、感知能力和认知能力"①。也就是说，"以人脑为中心"就是脑机接口时代的"以人为中心"，身体哲学鉴于此也需要向"脑哲学"贴近。

新视野之四：主客交互与物我融合

如前所述，心物交互也是"物我交互"，而心物之间借助脑机接口的交互还进一步通向心物融合与物我合一的主客融合状态。

脑机接口如果能为使用者熟练地使用，达到"得心应手"的"上手"状态，就意味着 BCI 系统被使用者有机整合、同化为自己的一部分，BCI 作为心物交互的中间环节就会"撤退"或"被忘掉"，此时就会进入脑—物之间的直接交互，心动似乎直接引起物动，心—脑—我—物之间达到高阶的一体化，此时人感到心灵不是在与器具设备（技术中介）交互，而是直接与环境（即作为对象的物）交互，由此达到一种新型的主客交互，进入心灵与机器的融合甚至心物融合或主客融合新境界，这就是从有身体参与时的"身临其境"进阶到没有身体参与的"心临其境"：直接体验到心物之间的互动，感受到"通过我们的思想控制以前需要物理交互的事物"，而交互的结果则是"通过纯粹的思想力量所安排的作品"②。这也是脑机融合造就的新型的心物融合：物我合一。

这种物我合一就是作为运思主体的"我"与作为要被"我"所操控的对象物之间的协同交互，"我"的心意表现出直接作用于"物"的效果，即意念一萌发便有物的变动，从而切身感到一种"一念发动处便是行"的状态，这也是心灵和世界彼此间的更深互渗：心灵更直接地融入外部世界中，外部世界也更直接地融入心灵之中。目前的脑机接口由于技术水平有限，人们达到熟练掌握从而进入上手或透明状态还较为困难，一部分使用者甚至难以达到培训所要求的标准不能使用 BCI 为自己服务，从而成为 BCI 盲。但即使如此，也已有部分使用者可以达到对于脑机接口的上

---

① ［巴西］米格尔·尼科莱利斯：《脑机穿越：脑机接口改变人类未来》，黄珏苹、郑悠然译，浙江人民出版社 2015 年版，第 7 页。

② Fiachra O'Brolchain and Bert Gordijn, "Brain-computer Interfaces and User Responsibility", in Gerd Grübler and Elisabeth Hildt（eds.）, *Brain-computer Interfaces in Their Ethical, Social and Cultural Contexts*, Dordrecht：Springer Science ＋Business Media, 2014, p. 169.

手或透明状态，如他们在使用脑机接口控制的假肢时，如同是无意识使用自己的肢体在有效地控制环境，专注于目标而"忘记"了机器设备的存在，此时他们不是"看看我的手臂做了什么"，而是"看看我做了什么"；不是说"我向右移动计算机"，而是说"我向右移动"，由此形成了种种神奇的体验。[①]

使用脑机接口达到透明状态下的心物互渗从另一个角度揭示出世界是心灵的延伸，心灵更是世界的延伸，它们可以在脑机接口中交汇融合，互相建造，实现客观世界和主观世界的协同改变，造就出一个互相建构后的新世界。由此看来，心物交互的和谐境界是心物交融，它表明心和物的区分可以在脑机接口处于透明状态时被模糊化，达到"物我合一"的一体化状态，这也是脑机接口在使用中提高其有效性的一种本体论要求。也可以说这是从另一条路径进入"天人合一"，抑或说是对心灵功能的一种新型增强，使得通过技术通路而非身体力行的途径就能使人的心灵交互于外部世界。

新视野之五：心物交互研究的微观化、实验化与技术化

在使用身体作为心物交互的中介时，我们常常将这种交互行为和能力视为"理所当然"的事情，或至多从宏观整体上对心物能够交互加以承认，很少关注其中的多重接口在心物之间所传递的相互作用和所承担的微观联结，而脑机接口则将我们的注意力引入这些微观的联结及其交互的机制中，并对其加以科学的清晰的解析，探寻在子系统上可用人工的技术手段加以替代、辅助或增强的可能。离开了对心物交互的微观把握和利用，就不可能将心动或脑动通过技术手段转变为物动，也就不可能有脑机接口的出现和成功。

这种微观化还和实验化联系在一起。通过脑机接口所进行的心物交互，尤其是在使用一些有创伤（植入型）的新技术来探索心物交互的方式时，不宜首先在人脑中冒险试用，通常需要通过动物实验取得成功经验后才能逐渐应用于人，这就使我们对心物交互过程的把握不再限于从理论到理论，而是深入基于实验的科学阐释和机制理解。另外，由于计算机和人工智能在脑机接口中的应用，也使得一些心物交互的机理可以借助计算

① Johannes Kögel, Ralf Jox and Orsolya Friedrich, "What is it Like to Use a BCI? -insights from an Interview Study with Brain-computer Interface Users", *BMC Medical Ethics*, Vol. 21, No. 2, 2020, pp. 1 – 14.

机上的虚拟实验来加以研究和揭示，如计算机中的编程可用来"试探"各种心物交互方案的效果，也可检验出一些技术路径的合理性与局限性，其中的智能算法更被丹内特（Daniel Dennett）视为"由计算机进行假体调节的思想实验"[①]，我们也可以称其为"数字化实验"，它无疑能不断推进脑机接口提升心物交互的水平。在这个意义上，就像"虚拟实在是形而上学的实验室"[②]，脑机接口就是心物交互的实验室，它使得心物之间的交互机制可以在技术装置上得以实验、被认识和被检验，使我们的相关知识不断得到丰富，心物的交互不再是一个神秘的过程，而成为一个技术化可控、技术性放大（增强）后被人工利用的过程。

脑机接口这种微观化、实验化地把握心物交互的过程和机制，还可导向技术化地解决心物交互问题。使用脑机接口就是通过技术装置来实现心物之间不同于自然交互的人工交互，而心物之间的人工交互，则可以进一步成为研究心物间自然交互的"镜像"，即成为折射人的心物交互功能的客观化装置。脑机接口作为心物交互的技术镜像虽然在眼下还不能全面折射心物交互的过程和机制，但随着人脑神经系统和人工智能与脑机接口技术不断融合所形成的迭代演进，可以逐步趋向于对心物交互的全程模拟，使得我们可以通过脑机接口理解人的整个心物交互的机理，心物交互由此成为可以被准确把握的对象，那些在传统手段下无法进行的研究将变得可能，哲学对心物交互的理解由此得到更丰厚的滋养。

---

① Daniel Daniet, *Brainstorms*: *Philosophical Essays on Mind and Psychology*, The MIT Press, 2017, pp. 127 – 128.

② ［美］迈克尔·海姆：《从界面到网络空间——虚拟实在的形而上学》，金吾仑、刘钢译，上海科技教育出版社 2001 年版，第 86 页。

第四章　脑机接口与认识论

　　脑机接口与认识论具有密切的关联。脑机接口联结的对象是人脑，而人脑是思维认识的器官，从这一点上看，脑机接口就是指向人的思维认识功能的，由此与认识论必然具有密切的联系。同时，脑机接口的一种重要分类就是依据信号传递的方向将其分为由机到脑型和由脑到机型，前者就是感知或认知型的脑机接口，主要用于恢复和增强人的认识能力，从这个意义上，脑机接口是一种直接具有认知功能的技术，并可以导致认识主体、认知形式发生新变化，从而对人的认识活动产生深刻影响。后者（由脑到机的 BCI）所带来的"读脑"和"心脑互译"使得脑和心成为直接的认识对象，使我们可以借助技术手段对这一最复杂的认识对象加以更深入的考察，形成更科学的理解，由此必然涉及和推进许多哲学认识论问题的研究，如对可知论和他心问题的研究；在这个意义上，脑机接口是一种富含认识论新问题和新启示的技术，为哲学不断拓展着认识论研究的新视野。

第一节　脑机接口的认知功能

　　脑机接口的一般认知功能，主要体现为它作为一种新型的认知技术，对解决一些认识论问题（如世界的可知性问题）发挥着独特的作用，以及对于人的认知能力具有修复和增强的作用。

一　作为认知技术的脑机接口

　　在关于脑机接口的界定中，我们看到了它作为信息技术和智能技术的种种特征，这些特征中还蕴含着它也是一种认知技术的属性。

　　认知技术可以被视为一种辅助或增强人的认识能力或认知水平的技

术，脑机接口尤其是由机到脑的 BCI 正是行使这种功能的技术。

如前所述，由机到脑的 BCI，或称输入型脑机接口将外部信息通过脑机接口转换为神经系统可接收的信号而输入人脑中，其机制是对大脑的特定部位进行精细编码的刺激（如微电刺激等），来造就某些特定感受，进而形成包括感知在内的认知，由此人脑不通过感官就能感知外部世界，即被外界"写入"信息而形成认知，从而可以替代感官的功能，如在相关的实验中成功地为失明老鼠的大脑"传入视觉"使其能够走出迷宫。

前面我们已用"人工感知"来称谓通过脑机接口替代感官而形成的感觉或知觉，它是通过人工的脑机接口技术而非天然的感官而形成的感知。根据所替代的感官不同又可以将其进一步分为人工视觉（基于人工视网膜的脑机接口）、人工听觉（基于人工耳蜗的脑机接口），正在研究开发中的还有人工嗅觉、人工味觉、人工触觉等，这些人工感知技术可用于重建感知通道，使失去正常感知能力的人以技术的方式重获相关能力，即用于感知缺失的治疗。这些人工感知技术还可以补充与增强正常人的感知能力，例如扩展他们的感知阈。能够造就出人工感知的脑机接口，成为一种新型的面向人类感知功能之修复和拓展的认知技术。

目前的脑机接口更多地侧重于治疗而不是增强，在这样的背景下，弗里斯（Gerhard Friehs）所指出："脑机接口目前的主要功能是修复人类的认知和感觉运动功能。最广泛的应用之一是人工耳蜗植入，即用一个小型电脑芯片代替内耳受损的控制器官。这种芯片将声波转换成大脑可以理解的电信号。视觉恢复是另一个应用：在这里，植入式系统将视觉信息传递给大脑。"[①]

当然，脑机接口不仅在可以在人工感知的意义上成为一种新型的认知技术，它还在更广泛地介入并影响人的思维认知活动的意义上具有认知技术的属性。脑机接口影响认知的事实首先是在动物 BCI 的实验中被揭示出来的。1969 年华盛顿大学的爱伯哈德·费兹与同事共同进行了一项实验：他们将金属微电极植入猴脑中，记录下猴脑神经元的活动，他们发现通过脑机接口施加的外在影响可以改变猴脑的脑电信号，这就意味着脑机接口

---

① Gerhard Friehs, "Brain-machine and Brain-computer Interfaces", *Stroke*, Vol. 35, No. 11, Suppl 1, 2004, pp. 2702 – 2705.

对人脑也可以产生类似的影响，这种影响达到一定程度时就可以改变人脑的认知能力。

即使对于由脑到机的 BCI，也具有认知技术的属性，这就是从脑信号中读出心灵活动的内容，此时它就是一种探测脑中认知活动的技术，或一种研究认知过程的新型仪器，也被称为"心灵的仪器"（Instruments of Mind）[①]。它可以将神经信息外显出来，供我们更清晰地观察和更深入全面地理解人脑所进行的认知过程。目前，借助脑机接口这一新型的认知技术，人类对认知本身的研究不断取得新的突破，例如对于"意识"的研究就借助脑机接口获得了新的突破。脑机接口中探测脑活动信号的各种技术不断被开发出来，可以使研究人员看到在执行特定任务时大脑发生了什么，提供关于意识的影像学指征。在一项实验中脑机接口被用来评估意识障碍患者的"残余意识"：一名在车祸后幸存的年轻女士被诊断为植物人，研究团队中有人对她说出一些句子（例如"他的咖啡中有牛奶和糖"），并通过 fMRI 测量她的神经反应，发现这位女士对句子的神经反应等同于对照对象（一群有意识的志愿者）的反应；研究小组随后又进行了补充性的功能磁共振成像研究，要求该女士在心理上执行两项任务：想象打网球和想象去探望她的房子。相关的结果是，该女士的大脑激活与对照组的大脑激活没有区别。从而揭示了"残余意识"存在的事实，也为以后的治疗提供了参照。[②] 这些新兴的神经认知技术不仅在治疗上而且在认知活动的研究上都是非常有前途的，或者说脑机接口中的神经影像学研究其实也是在开发新的认知研究范式，从而是具有创新能力的认知技术。

我们知道，脑机接口主要是脑和计算机之间的数据接口，在脑和计算机之间进行数据交换时，也实现着信息、思想的交互，意味着思想既能下载（读出）也能植入（写入）。就其能被下载来说，它使得人的认识成果甚至认知过程既能恒久保存，也能被技术化再现而加以研究。就其能被写入或植入来说，它使得人的认知状况可以被脑机接口改变。这就说明脑机接口在"输出"和"输出"两个方向上都具有认知技术的功能。

随着对人脑结构与功能认识的愈加清晰，也随着提取脑电信号或其他

[①] 这一概念由科学家在 21 世纪初于英国召开的第四届认知技术国际会议上首次提出。

[②] Michele Farisco, Judy Illes and Falk Ohl, "Externalization of Consciousness, Scientific Possibilities and Clinical Implications", *Ethical Issues in Behavioral Neuroscience*, Vol. 19, 2015, pp. 205 – 222.

能够反映人的意识的信号之手段的水平提高，以及高效率、低成本计算机的出现，脑机接口作为认知技术的功能和作用将会越来越强大。乔治普洛斯早在1980年就发现脑机接口可以识别不同的脑电波信号，并由此进一步发现，利用脑机接口设备可以把知识提取出来加以存储，这就意味着人脑的认知信息存储能力可以借助脑机接口得到提升。脑机接口对认知的更多影响也随着BCI研究的拓展而被发现，例如在哈金斯看来，在研究脑机接口与不同的认知过程相交互并如何受这些认知过程的神经关联所控制时，就会涉及对注意过程、意识处理过程和心理负荷状况的新研究，而使用深度神经网络通过脑电图数据解释学习过程时则可能会导致对复杂认知过程中大脑功能的新假设。①

　　由于技术水平的限制，脑机接口作为认知技术在目前能够真正实现的功能还极为有限，且主要还是集中在感知层面，在诺贝尔奖得主爱德华·莫泽（Edvard Moser）教授看来，要从感知层面进入认知层面，脑机接口技术的应用还需要很长时间，因为认知是由人脑的内皮层负责的，将脑机接口联结到负责认知的内皮层尚需时日，因为"人脑有上千亿的神经元，神经元非常小，而且各不相同，也就是说我们不知道哪个神经元在起作用。也许有一天我们能够研究每一个神经元，但是现在还做不到，我们需要有工具来研究它们"②。

　　作为认知技术的脑机接口还有另一个方面的含义，这就是脑机接口可以作为帮助我们探索人类认知机理或奥秘的强力工具，尤其是通过它来弄清楚认知活动的脑工作机制，通过脑机接口所探测的脑网络、脑信号更多细节，来揭示心脑统一体中认知过程的真实图景。对于脑机接口这方面的认知功能，将在本章的第四节中进行具体探讨。

二　脑机接口的认知治疗功能

　　根据功能作用的不同，可以将脑机接口分为治疗和增强两种类型，而在治疗类型中，又分为用于对感官功能缺失的治疗和对行动（包括语言）

---

①　Jane Huggins, Christoph Guger, Mounia Ziat, et al., "Workshops of the Sixth International Brain-Computer Interface Meeting: Brain-computer Interfaces Past, Present, and Future", *Brain-Computer Interfaces*, Vol. 4, Nos. 1–2, 2017, pp. 3–36.

②　第一财经：《脑机接口离改善认知还很远》，2020–10–30，https://baijiahao.baidu.com/s? id =1682057586832554532&wfr = spider&for = pc。

能力缺失的治疗两大方向，前者就体现出脑机接口认知功能的一个重要方面：修复或替代人的感知缺失，从而使得盲人重新拥有视觉、聋人重新拥有听觉，即利用人工视网膜、人工耳蜗等来恢复人类的某些感觉能力，让部分感官失能的人可以重新看见和听见，如此等等。人工视网膜、人工耳蜗属于由机到脑的输入型脑机接口中的一部分，它们修复感官残障人士的感知能力时，本质上是在造就人—机合作的人工感知，利用外接或植入的器具（信息感受器）来代替受损的感官对外部的信息加以采集、辨识和向中枢神经系统进行传递。

感知恢复所具有的认知功能，不仅在于它对感知缺失者相关能力或功能的恢复，还在于它对人脑的影响，这种影响发生于脑机接口技术与人脑的相互适应过程中。感知恢复技术的工作机制在于：该技术与大脑的"输入端"相接，并依赖于大脑适应不同格式的感觉信息的能力，如人工耳蜗要能够刺激听觉神经；当然人在使用它时也要进行相应的训练来适应这种"外来装置"，只有当听觉皮层经过适应过程后，也就是在大脑内进行一些重要的重组后，使用者才能充分利用人工耳蜗的输入并恢复对语音的理解能力。有研究表明：对于先天性耳聋者，如果在 2 岁以下就引入人工耳蜗是最成功的，那时候大脑是最可塑的，这意味着可以将皮质的整个区域用于新的目的。由此表明，用于治疗目的的脑机接口也具有改善人脑认知的功能，因为脑机接口在测量用户的大脑信号并将其转化成输出的过程中，形成用户和脑机接口之间的适时交互，由此可以改变大脑活动，从而通过持续地改变大脑活动以及通过诱导和引导长期的可塑性来改善用户的某些认知功能。①

脑机接口除了以修复的方式来恢复人的感知能力外，还有使用"感觉替代技术"（sensory substitution technologies）的方式。如让盲人使用声呐（一种类似蝙蝠的感觉）技术来建立额外的感官输入，就是典型的感官替代技术。替代性恢复在目前是人工视觉形成的主要方式，其中又以"触觉—视觉感觉替代"（TVSS：Tactile-visual sensory substitution）技术为典型代表，BrainPort 就是这样一种技术，它根据摄像头"看到"的东西来刺激舌头形成感知。盲人在使用它来进行人工感知时，先通过衔在嘴里的微

---

① ［美］乔纳森·沃尔帕：《脑—机接口：原理与实践》，伏云发等译，国防工业出版社 2017 年版，第 459 页。

型摄影头将摄取的信号转变为微小的刺激传到舌头上，其中暗像素亮像素形成不同强度的刺激，由此来形成对周围环境的感知。BrainPort 对舌头的刺激也是在向大脑发送信号，盲人最终可以学会将这些信号从大脑的触摸区发送到视觉皮层。这些图像现在是颗粒状和像素化的，但未来还可以不断完善这些图像。在研究人员看来，人工视觉可能永远不能完全重现视力，但它可以给盲人带来很大的自由和行动能力。① 由此也可以看到，作为感觉替代技术的脑机接口并不一定是要恢复感觉知觉的原状，而是要借助技术通道实现对相应感知能力的重建。例如，虽然可以使盲人恢复"视觉"，但"不能修复他们的失明，而是允许他们利用另一种感觉"②。

触觉—视觉感觉替代技术（TVSS）通过皮肤触觉感受器来重新传递光学信息以替代性地恢复盲人的视力。神经可塑性是这一过程的基础，因为大脑会自行重组以利用新的输入。为了实现这一"重组"，需要进行大量训练，在此过程中，TVSS 扩展了大脑，促使大脑强化并开辟了从外周体感神经到视觉皮层的新途径，从而扩大了其功能范围。③ 训练大脑就是改变大脑，"许多人和动物的研究表明，基于脑电或其他大脑信号的训练可以显著改变大脑的活动"④。可见，脑机接口用于感知的修复或替代，可以使我们看到与人工技术进行相互作用之后大脑会发生什么，看到使用脑机接口形成人工感知后大脑内所进行的一些重要重组，看到大脑内部功能的修改以及新功能的增加。⑤

感官替代技术还是充分利用"全脑"认知功能的技术，使用这种技术时也进一步开发了人脑的这种认知功能，特威利（Nicola Twilley）在"Seeing with Your Tongue"一文中所列举的事例和新技术的工作原理说明了这一点。巴塞罗那的 Neil Harbisson 天生只能看到灰色，他的外科医生

---

① Nicola Twilley, "Seeing with Your Tongue", 参见肖荷译《以"舌"视物：我们能为人类创造出新感官吗？》，2017 - 08 - 06，https：//neu-reality.com/2017/08/seeing-with-your-tongue/。

② Gerd Grübler and Elisabeth Hildt（eds.），*Brain-computer Interfaces in Their Ethical，Social and Cultural Contexts*，Dordrecht：Springer Science + Business Media，2014，p. 138.

③ Mazviita Chirimuuta，"Extending，Changing，and Explaining the Brain"，*Biology and Philosophy*，Vol. 28，No. 4，2013，pp. 613 - 638.

④ ［美］乔纳森·沃尔帕：《脑—机接口：原理与实践》，伏云发等译，国防工业出版社2017 年版，第 462 页。

⑤ Mazviita Chirimuuta，"Extending，Changing，and Explaining the Brain"，*Biology and Philosophy*，Vol. 28，No. 4，2013，pp. 613 - 638.

于 2006 年将一根可以将色谱转换为音符的天线接到他头骨上，使他可以用声音看到颜色，例如蓝色转换为中央 C 音，绿色是 A、红色是 F、黄色是 G……这样他可以用声音来"听"到颜色，从而感受大千世界的五彩斑斓。Harbisson 描述自己体验到的"不是两种感觉的结合，而是一种新创造的感觉"[①]。这种感觉也能让他看到紫外线和红外线。正在研发"感官替代设备"的除了前面提到的主攻用触觉替代视觉的 BrainPort，还有主要研究用听觉替代视觉的 vOICe 公司，此外还有的公司研究如何用触觉来传达听觉信息，供听觉障碍者使用；或者如何用声音传达触觉信息，为烧伤病人和麻风病人提供触觉替代服务。这些感觉替代技术在起到治疗功能的同时，也帮助我们对大脑进行感知时的工作原理获得了新的认识，这就是：不管刺激是从哪一个感受器官发出，大脑处理知觉信息的方式都是相似的，如同神经科学家保罗·巴赫-利塔（Paul Bach-y-Rita）所说：你不是在用眼睛看周围的世界，而是用整个大脑。在他看来，盲文和盲杖其实都运用了感官替代的原理，这就是用触觉来传达视觉信息；甚至连"写"也是感官替代原理的应用，这就是将"听到"的字转为了可以"看见"的字。[②] 替代的方式同时也说明，在进行感知活动时，脑区间有着十分复杂的相互影响和代偿关系，脑是作为一个整体来进行感知的，正因如此，感官替代的脑机接口技术才可能有效。

除了感知层面的修复，脑机接口对认知功能的修复和改善还在更多的方面表现出来，如对于中风患者认知障碍的克服，以及用于治疗其他认知缺陷的训练。认知障碍表现为多种认知缺陷，如注意力不集中、信息处理速度减缓、记忆缺陷、语义流畅性恶化以及产生或处理言语的困难甚至失语症，这些都会对认知功能产生严重的削弱作用。基于 BCI 的神经反馈训练可以改善因神经发育和神经退行性疾病导致的某些认知功能问题，例如与注意力相关的过度活跃症（ADHD），或老年受试者的轻度认知障碍（MCI）等。在既有的研究中，脑机接口在注意力训练方面表现出了良好的效果，尤其是在 ADHD 儿童中，基于脑电图的神经反馈治疗在注意力

① Nicola Twilley, "Seeing with Your Tongue"，参见肖荷译《以"舌"视物：我们能为人类创造出新感官吗?》，2017-08-06, https://neu-reality.com/2017/08/seeing-with-your-tongue/。

② Nicola Twilley, "Seeing with Your Tongue"，参见肖荷译《以"舌"视物：我们能为人类创造出新感官吗?》，2017-08-06, https://neu-reality.com/2017/08/seeing-with-your-tongue/。

不集中和多动症状方面有显著改善，因此可以有效地使用神经反馈训练来提高注意力。各种神经影像学研究也揭示了使用神经反馈训练后可以临床地改善潜在的神经机制。总之，基于脑电的认知训练被认为对人的一些认知功能有影响，一些研究也暗示某些特定的改善是由于神经反馈的特定脑电图频率所增强的。①

需要指出的是，在改善注意力方面，Brain Co. 公司研发的 Focus 赋思头环——一种医用便携式脑电读取装置，在应用于脑疾病治疗与预防的同时，还能用来提升运动员和学生的专注力，从而起到改善特定方面认知功能的作用。

归结脑机接口在包括感知在内的认知功能的修复作用，可获得如下的认识论启示：

第一，脑机接口在认知修复中的有效性印证了"广义的进化认识论"。由福尔迈（Gehard Vollmer）提出的"进化认识论"认为："我们的认知装置，是进化的一种产物。主观的认知结构之所以适合这个世界，是因为它们是在适应这个现实的进化过程中形成起来的，而且它们还与现实结构（部分地）一致，因为只有这种一致，才使生存成为可能。"② 使用脑机接口修复感知和克服认知障碍，需要天然的认知器官进行适应性的新进化，从而印证了进化认识论的上述主张。

第二，与上述相关，脑机接口用于认知修复的功能还印证了"适应性的认识论"：感官残障者必须有一定的适应能力，认知修复才可能借助脑机接口得以实现，这也是一种认识能力的"韧性"，是认识能力对技术的适应甚至是向技术的"交付"；尤其是在技术还不完善的情况下，可能只有那些适应技术能力较强的人才能有效地使用技术，某种意义上这也是一种"学习能力"，即学会使用脑机接口技术的能力。学习能力本身就是一种认知能力，在这里则进一步起到了根基的作用。

第三，替代性脑机接口用于认知功能的恢复还印证了"整体认识论"。替代感知的脑机接口技术之所以可能，是因为大脑中的功能分区不是绝对的，而是具有整体性的相互代偿功能，也使得不同的感知之间可以

①　Ravikiran Mane, Tushar Chouhan and Cuntai Guan, "BCI for Stroke Rehabilitation: Motor and Beyond", *Journal of Neural Engineering*, Vol. 17, No. 4, 2020, pp. 1 - 21.

②　[德] 福尔迈：《进化认识论》，舒远招译，武汉大学出版社 1994 年版，第 146 页。

有相互转化的关联，某种意义上这是由对象的信息既具有多样性也具有统一性的特性所决定的，即对象的各种信息形态（如视觉信息、听觉信息、触觉信息、嗅觉信息等）可以通过"数据"而实现"通约"的内在关联性，正是世界的这种多样性的可通约性决定了感知形式之间具有一定程度的可通约性，即人的多感觉通路间具有贯通性和协同性，由此保障了感知的整体性的可能性。

三　脑机接口的认知增强功能

具有认知修复功能的脑机接口，还向认知增强（cognitive enhancement）的方向继续延伸，因为修复中往往有改善，而改善有可能就是增强，这就使得"原本用于治疗的手段被正常的健康人使用后，常常产生出增强（认知能力）的效果"①，在这个意义上，所谓的"认知增强"是由"认知治疗"所派生或延展出来的。甚至同一举措，在定性为认知治疗还是认知增强时，也可能面临模糊性，如使用赋思头环"改善注意力"是认知治疗还是认知增强？这里的"改善"本身就是治疗和增强的集合体，因为有不足（低于正常）所以需要改善，一旦改善，就会以较高的标准设计和开发技术，就可能高于正常均值，就有了增强的效果。

脑机接口装置可以用来恢复记忆和放大认知功能。通过在大鼠身上进行的动物实验表明，植入大鼠大脑海马体中的电极进行特定模式的放电对特定区域进行刺激，不仅可以恢复记忆，而且可以增强记忆。② 即使是非侵入式脑机接口，也可将监控执行任务期间的警觉性和认知负荷的功能，应用到教育领域中评估学生听课或完成作业时的投入程度、注意力集中程度以及认知负荷水平，③ 进而改善其注意力等方面的认知能力。而且，如前所述，使用脑机接口系统本身就需要高度集中注意力，使用它的过程就是一种很好的集中注意力的练习过程，④ 在这样的练习中，可以将大脑的

① Henry Greely, Barbara Sahakian, John Harris, et al. , "Towards Responsible Use of Cognitive-enhancing Drugs by the Healthy", *Nature*, Vol. 456, No. 7223, 2008, pp. 702 – 705.

② ［美］拉杰什·拉奥:《脑机接口导论》，张莉、陈民铀译，机械工业出版社 2016 年版，第 210 页。

③ ［美］拉杰什·拉奥:《脑机接口导论》，张莉、陈民铀译，机械工业出版社 2016 年版，第 206 页。

④ Gerd Grübler and Elisabeth Hildt (eds.), *Brain-computer Interfaces in Their Ethical, Social and Cultural Contexts*, Dordrecht: Springer Science + Business Media, 2014, p. 119.

思维活动量化为电生理指标加以可视化显现，使练习者的大脑思维状态被研究者所观察，据此来及时改善受训人的注意力状况。经过这样的神经反馈训练后，练习者的注意力便可得到显著提升。① 还有，借助适当的脑刺激也可以提升人的记忆、学习和视觉听觉等认知能力。②

当然，认知增强从认知治疗中形成和延展后，也会具有不同于认知治疗的特征和目的。如果认知治疗为的是恢复人的正常认知能力，那么认知增强为的则是提高正常人的认知功能，如在其并无感官残障或感知能力失常的情况下，采取技术手段（包括药物）来进一步增强自己的感知功能和其他认知能力，使自己形成这方面的"超常"能力，如形成超常的感觉、记忆和思考能力等，这些能力通常被认为是与人的"初始状态"或"平均能力"无关的。

认知增强在很大程度上是通过神经增强（neuro-enhancement）来实现的。目前，可以达到神经增强效果的手段有药物、技术设备等，而脑机接口就是通过技术设备来实现神经或认知增强的重要方式。脑机接口对于认知增强的关联性，使得认知增强也成为脑机接口的重要认知功能之一。

亚当·卡特（Adam Carter）将能够改善人的认知能力的技术装备称为"认知支架"（cognitive scaffolding），他认为用作认知支架的小工具（例如，iPhone、笔记本电脑、Google Glass）通常位于我们的大脑之外，但这只是暂时的，以后的认知支架有可能植入脑内。随着近年来我们赖以存储、处理和获取信息的小工具变得非常小巧且可穿戴，它们正趋向于"隐形"以及与人脑的无缝联结，如新的 Google "智能镜头"，它是一款内部装有微小无线芯片以及比人的头发还细的天线所联结的"智能隐形眼镜"，该隐形眼镜的显示屏可以将图像直接投射到人眼中。更有启发性的一种无缝认知支架是以无线神经植入物的形式出现的。虽然目前仅出于治疗目的而开发了该技术，但设想无线神经植入物的非治疗用途并不需要太多的想象力，未来的智能手机完全可以被小型化并直接连接到人的大脑中。拥有这项技术（称为神经媒体）的人可以访问任何主题的信息，这就是认知增强的表现之一。认知增强会引起个体认知结构的新变化（而正

---

① 肖婵：《基于脑电波的注意力训练研究》，硕士学位论文，华中师范大学，2016 年。

② 游旭群：《基于非侵入性脑刺激的认知增强：方法、伦理和应用》，《心理科学》2019 年第 4 期。

常情况下的治疗性改善旨在纠正或减缓某些病理或缺陷的进展），在所有增强中都需要适当的认知整合。①

脑机接口造就的认知增强的领域不断扩大，方式也日趋多样化。

例如，它可用于感知阈的扩展和感知精度的提高。其实在认知治疗中使用的感知替代技术，同样也可用于感知阈扩展的增强之中。可以说，对感官的替代也是对感官的延展，起这种作用的脑机接口就是用于感觉功能扩增的脑机接口。由机到脑的脑机接口所外接的采集信息的传感器，犹如给人的感官添加了延长感知觉的"天线"，借助它可以捕捉到更加宽广和细微的信息，由此突破人身既有的感知频宽限制，极大地增强感知的宽度和精度，也使人能获得更加丰富的视觉、听觉和触觉等方面的感受，实现麦克卢汉所预想的"多重感知空间"；此外，借助脑机接口所联结的计算机可以处理数百个维度的感知信息，还可以突破人类只能通过有限的三维感知来想象和理解周围的世界的局限性。② 这些都形成了对人类身体感知能力的增强，这方面的感知增强，还将在第三节的人工感知中进行进一步探讨。

又如，将脑机接口和虚拟实在技术相结合的 BCI-VR，其中 BCI 的脑电传感器能够精准定位和跟踪大脑的神经网络区域，将来自大脑的脑电信号传送到 VR 界面中，与环境进行交互，由此形成并增强人的身临其境的"代入感"。BCI-VR 可以建构起一个与真实世界极为相似的环境，将人带入其中并使人产生沉浸感，当人们奔跑于辽阔的草原时还可以将自己想象成一匹骏马，体验到骏马奔腾的感觉；库兹韦尔（Ray Kurzweil）也刻画了类似的感觉："传感设备刺激你的触觉，就可以让我们虽然处于不同的地理位置，但是感觉上我们一起在泰姬陵或者是走在地中海海滩上，迎面感受潮湿温暖的空气。"③ 借助 BCI-VR 你还可以体验到在现实世界中不易获得的许多体验，如对微观原子结构的观察、以光速穿越时空的体验、对脱离地球引力的失重状态的感受、触摸以前不曾触摸过的对象，等等。凡

---

① Jo A. Carter, "Intellectual Autonomy, Epistemic Dependence and Cognitive Enhancement", *Synthese*, Vol. 197, No. 7, 2020, pp. 2937 – 2961.

② Gerd Grübler and Elisabeth Hildt (eds.), *Brain-computer Interfaces in Their Ethical, Social and Cultural Contexts*, Dordrecht: Springer Science + Business Media, 2014, p. 139.

③ L. H. :《谷歌科学家：未来纳米机器人可借助无创方式进入人类大脑》，2016 – 04 – 25，https://www.robot-china.com/news/201604/25/32630.html。

此种种，都扩展了人的"体验"范围，使"我们在其中生活的世界延伸到我们的直接经验之外，甚至延伸到可能的经验世界之外：我们也可知觉到我们永远不能亲身到达的太空领域"①。

借助脑机接口还可以减少人的认知负荷，提高人们对外来信息的反应速度从而提高应对突发事件的功能，从而在快速判断和正确决策方面形成认知增强；脑机接口也可以优化常规神经肌肉任务的性能，由此提高人的行动能力，拓展和丰富人的生活体验。② 如果将其应用到体育运动中，通过脑机接口的非侵入式刺激，可以提高运动员的运动机能水平（如运动知觉水平和运动协调能力等），改善其赛前心理状况，强化其求胜欲，并在竞争激烈的环境中保持注意力，减少失误，发挥出最佳状态。如果应用到军事上，也可以提升士兵的视觉空间和工作记忆等方面的认知能力，使其在复杂的环境中提高其精准发现隐藏目标的能力，还可以提升作战人员对听觉信息的获取与处理能力，以及提高专业技能学习的效率等。

记忆力是一种重要的认知能力，通过脑机接口尤其是通过植入物（如芯片）来增强记忆力被寄予厚望，如剑桥大学材料学家科林·汉弗莱（Colin Humphrey）认为，在将来如果能使芯片与大脑细胞实现更融洽地联结，就可以将刻在微型芯片上携带着巨量知识的微型记忆电路融合到人脑中，以碳为基础的人脑记忆结构和以硅为基础的电脑芯片直接联通，人脑就可以直接拥有由芯片所赋予的记忆力。尽管以这种方式来增强记忆力还不现实，但实验测量已表明，通过脑机接口对特定的脑部分施加特定的刺激，至少可以提高短时记忆力。③ 如 2009 年，迪乔瓦娜（John DiGiovanna）等人基于强化学习算法设计的互适应脑机接口系统，提高奖惩机制来调节大脑的活动，使受试者的学习记忆得到了强化。④ 脑机接口还可以使人的其他认知能力得到增强。著名人工智能专家明斯基（Marvin Minsky）设想将微电脑嵌入人脑，就可以在将来使人脑思考问题的速度比现

---

① ［美］罗伯特·索科拉夫斯基：《现象学导论》，高秉江等译，武汉大学出版社 2009 年版，第 43 页。

② ［美］乔纳森·沃尔帕：《脑—机接口：原理与实践》，伏云发等译，国防工业出版社 2017 年版，第 483—487 页。

③ Steven Levy, "Why You Will One Day Have a Chip in Your Brain", 2017 - 07 - 05, https://www.wired.com/story/why-you-will-one-day-have-a-chip-in-your-brain/.

④ John DiGiovanna, Lemons Jack, Mohammadreza Mahmoudi, et al., "Coadaptive Brain-machine Interface Via Reinforcement Learning", *Rehabilitation Engineering*, Vol. 56, No. 1, 2009, pp. 56 - 64.

在快 100 万倍。据研究显示，一部智能手机在 2007 年时所蕴含的科学技术已超过 1969 年美国发射的登月火箭蕴含的科学技术；未来按指数级增长的科技含量的智能手机以生物芯片的形式作为植入式脑机接口融入脑中，将会大大增强人的智能。在库兹韦尔看来，我们的大脑容量有限，处理信息的速度也很慢，至少比计算电子元件慢 100 万倍。而一旦通过脑机接口接入这样的智能设备，就相当于将新的知识和技巧嵌入我们的大脑，也相当于人脑与机器相结合，我们的大脑将可以和电脑运转得一样快，由此将形成创造性更强、分享性更广的新智能。① 也就是说，脑机接口不仅可以增强人的记忆力、计算力、推理能力等一般的智能，还可以增强人所独有的创造能力，这一点也为将脑机接口应用于艺术领域的开创者之一阿迪·霍斯勒（Adi Hoesle）所赞同，他认为，由于 BCI 中的脑绘画所提供的新的审美经验打开了一种新的艺术表达风格，因此有可能将 BCI 的原理扩展到人类创造性表达的其他领域。②

交流和传播信息也是一种重要的认知能力，脑机接口从恢复正常的信息交流和传播能力，也可以延展为交流到传播能力的增强。在沃里克（Kevin Warwick）看来，人类的交流和沟通本质上是将复杂的电化学信号从一个大脑传递到另一个大脑，通常是通过一种机械缓慢且容易出错的媒介（如语言）来进行的，它在速度、功率和精度方面的效果都非常差。但脑机接口通过植入物将人脑与计算机网络连接起来，它在通信和传感能力上将显示出明显的优势。③

脑机接口还可以增强与行动相关的认知能力：决策力。一个明显的事实是，由于借助脑机接口的感知力的增强，人们可以获得更多的周围信息，以便在与环境的互动中采取正确的行动决策。例如，BCI 将为控制车辆的人或执行复杂操作的外科医生提供更多信息，包括汽车驾驶员可以在昏昏欲睡时接收到警告信息，士兵将能够"看到"无人机，警察将能够从安全系统访问信息……一句话，那些拥有 BCI 的人将比没有 BCI 辅助的

---

① ［美］雷·库兹韦尔：《奇点临近》，李庆诚等译，机械工业出版社 2015 年版，第Ⅲ页。

② Gerd Grübler and Elisabeth Hildt（eds.），*Brain-computer Interfaces in Their Ethical, Social and Cultural Contexts*, Dordrecht: Springer Science ＋ Business Media, 2014, pp. 99 – 108.

③ Kevin Warwick, "A Tour of Some Brain/Neuronal-Computer Interfaces", in Gerd Grübler and Elisabeth Hildt（eds.），*Brain-computer Interfaces in Their Ethical, Social and Cultural Contexts*, Dordrecht: Springer Science ＋ Business Media, 2014, p. 139.

人获得更多信息，包括与其正在进行的操作相关的更多的背景知识，[①] 从而能够在行动中做出更加合理与精准的决策。

智商也是衡量人的认知水平的一个方面或一种测度，然而目前对于脑机接口是否能够提高人的智商尚有争议。尽管有少量研究说 BCI 可以增强人的智商，但还不具备很强的说服力，或认为这种提高在统计意义上还不显著。现在对这一问题较为谨慎的观点是：为了少量提高智商而在头上开个洞埋上电极并不是那么必要。[②] 这也进一步涉及实施脑机接口的风险问题，同时认知增强还会带来更多的类似的伦理问题，如对"自我认同"的身份问题、自主选择的决定权问题等，这将在第八章中进行具体探讨。

第二节　脑机接口与认识主体

认识论是不断发展的，其中一个重要的方面就是它所涵盖的认识主体是不断扩展的，如皮亚杰的"发生认识论"使通常的认识主体从成人扩展到了儿童，列维－布留尔的"原始思维"使认识主体从文明人扩展到原始人，女性主义认识论则使通常以男性为标本的认识论扩展到了以女性为认识标本的认识论，如此等等。脑机接口无疑也具有类似的认识主体的扩展意义，如非植入式脑机接口所形成的"延展认识主体"、植入式脑机接口的脑机融合所带来的"混合智能主体"，还有基于脑机接口的治疗对象和增强结果所面对的"亚常"与"超常"认识主体等，都是需要我们探讨的新问题。

一　脑机接口对认识主体的新型赋能

从一定意义上说，脑机接口是对认识主体赋能的新技术，这种赋能导致认识主体发生了什么新的变化？这种变化只是量上的改变还是质上的革命？这是我们进入脑机接口带来的各种新型认识主体之前需要考察的一个前提性问题。

可以将脑机接口对认识主体的赋能分为一般赋能和特殊赋能。从一般

---

① Gerd Grübler and Elisabeth Hildt（eds.），*Brain-computer Interfaces in Their Ethical，Social and Cultural Contexts*，Dordrecht：Springer Science ＋ Business Media，2014，p. 171.

② Steven Levy，"Why You Will One Day Have a Chip in Your Brain"，2017－07－05，https：// www. wired. com/story/why-you-will-one-day-have-a-chip-in-your-brain/.

赋能来说，脑机接口和其他认知技术一样，具有改善和提升人的认识能力的作用，这种作用使得认识主体发生一般的变化，常常是"渐变"性质的变化。上一节例举的脑机接口对于人的注意力、记忆力等的改善与提高，就类似于一般认知技术所具有的提高认识能力的一般功能。

一般的认知赋能造成认识主体在提高认识能力上的一般变化，这从人类开始使用辅助性认识工具时就早就发生。使用脑机接口给认识主体带来的改变，除了这种一般变化，更会给认识主体带来特殊的变化，甚至是具有"认知革命"意义的改变，可称为脑机接口对于认识主体的"特殊赋能"。它表明，脑机接口所提高的主体的认识能力，与使用诸如纸和笔这类传统认知技术对认识能力的改变，具有很大的不同，它具有先前认识工具所不具有的多方面功能和意义。

一般的认知技术是分离地辅助认识主体，尤其是与人脑在空间上没有直接的联系，两者之间不进行直接的交互，因此是间接地（通过身体）赋能给认识主体。而脑机接口与认识主体的思维器官连为一体，脑机之间可进行直接的交互，因此是直接赋能给认识主体。

一般的认知技术给认识主体的认识能力所带来的通常是量的改变，而脑机接口则可以带来质的改变，这种质的改变表现在两个方面：一是当其用于治疗时，脑机接口主要是对在正常的感知能力上有缺失的残障人士所给予的赋能，通过这种赋能使之成为正常的感知者，成为感知能力相对完整的认识主体，这是一种从"亚常"到"正常"的质的变化。二是当其用于认知增强时，脑机接口有可能使认识主体获得新的认识能力，即人在自然状态下不具有的某种认识能力，这种新的认识能力是通过其他手段不可能获得的，由此克服与生俱来的生物学限制，让那些仅靠自然感官不可感的对象变为可感，或对某些对象的弱可感变为强可感，由此使认识主体甚至形成超常的认识能力，这是一种从"正常"到"超常"的质的变化。两种意义上的质的变化，使得脑机接口对于认识主体来说，具有了"革命"的意义，无论它对认识主体发挥了哪一种功能，都是对认识主体具有重大意义的提升和发展，是先前任何一种认识技术、认知工具所起的作用都无法相提并论的。

就是说，脑机接口在对认识主体的赋能上，较之先前的技术手段具有不可比拟的作用，它对于认识主体的"正常化"和"超常化"的作用，为其"健全完整"与"无限发展"提供了由技术支持的可能性。

一方面，具有正常的认识能力，是成为"合格"的认识主体的前提和基础，一旦存在感官上的功能缺失，对于一个认识主体来说，恢复这种功能就是其最主要的追求，也是决定其人生意义的关键。所以，当脑机接口帮助人解决了这一人生的最大追求时，它所具有的"认知革命"意义就是不言而喻的。

另一方面，人是永不满足于现状的动物，具有正常认知功能的人，着眼的是更强的认知能力，在采用各种技术来提高认知能力的过程中，必然会使用脑机接口来进行认知增强，这是一种可以空前地提高人的认识能力的增强技术，甚至还会通过脑机融合来将人所拥有的生物智能与人所不拥有的机器智能加以整合，成为具有远超现状的超级智能体，使认识主体产生颠覆性的变化，此时的认识主体在一定意义上具有"全新认识主体"的意义。由脑机融合造就的这种全新的认识主体，还被称为"人—机复合认识主体""赛博认识主体"等。在信息哲学家弗洛里迪（Luciano Floridi）看来，这样的认识主体出现后，"人类在逻辑推理、信息处理和智能行为领域的主导地位已不复存在，人类不再是信息圈毋庸置疑的主宰……这使得人类被迫一再地抛弃一个又一个人类自认为独一无二的地位"[①]；美国科学哲学家汉弗莱斯（Paul Humphreys）则认为这样的认识主体将标志着"一个完全以人类为中心的认识论已经再也不合时宜了"[②]。

在这个过程中，脑机接口还使得认识主体在"自然进程"中形成的"智能"之特征也发生了演变，脑机接口所携带的人工智能的赋能和赋智使人的"智能"不再仅仅是自然形成的认识能力，而且越来越多地包含了人工或技术方式所给予的"机器智能"，甚至这样的赋能与赋智已成为"现代认识主体"之认识能力得以形成的决定性因素。

正是在上述意义上，脑机接口的出现正在使认识主体进入一种新的存在和发展状态之中，借助脑机协同而实现智能增强的认识新主体随之成为可能。

---

① ［意］卢西亚诺·弗洛里迪：《第四次革命：人工智能如何重塑人类现实》，王文革译，浙江人民出版社 2018 年版，第 107 页。

② Paul Humphreys, "The Philosophical Novelty of Computer Simulation Methods", *Synthese*, Vol. 169, No. 3, 2009, pp. 615–626.

二 延展认知与认识主体

可以将脑机接口视为从外部延展人的认知的技术系统，尤其是非侵入型的脑机接口，那些戴在头上的电极帽，通过导线连接到外部的计算机系统，实际上就是将外在的人工智能联结到人脑的认知过程，使人工智能作为"外脑"在人的认知活动中起作用，亦即起到了延展和辅助人脑工作的作用。

延展认知是第二代认知科学的重要主张之一，这种主张认为，人的认知过程可以跨越头颅和皮肤的边界，将颅外和体外的部分囊括进来，所以认知是可延展的，如笔记本电脑、iPhone 等就是这样的延展部分。在这种主张看来，某种事物是否为认知过程的一部分，应根据它发挥的功能而不是所处的位置来决定，"当我们面对某个任务时，世界的一部分作为一个过程在我们的脑海中运行，我们会毫不犹豫地接受它作为认知过程的一部分，那么世界的那一部分就是认知过程的一部分"[①]。

由于脑机接口（尤其是非植入式脑机接口）明显就是在脑外执行或协助人脑执行认知任务的装置，所以按上面的主张它无疑是一种延展认知系统。目前的脑机接口无论是进行认知的治疗还是增强，最主要的形式就是以外在延展的方式来实现的。但是，一部分学者并不认为脑机接口具有延展认知的属性，与前者形成了在这个问题上的争论。

芬顿和阿尔珀特认为脑机接口作为对认识主体部分认知功能加以外在化集成的设备，是人类认知过程的组成要素。他们列举了四点理由来支持这一看法：第一，附加或植入的设备可以通过检测、存储或传输信息为认知者恢复或增强认知能力；第二，当功能整合时，这些装置是认知过程的基本组成要素；第三，非附着装置可以发挥与上述植入装置类似的功能；第四，将功能整合和植入设备视为认知延伸，意味着具有类似功能的非植入设备也应被视为认知延伸。因此，他们得出结论，功能整合的独立的外部装置是认知过程的组成要素。他们认为，脑机接口就是这样一种延展了人的认知过程的设备，或者说功能集成的 BCI 是延展认知，它们将人类用

---

① Jo A. Carter, "Intellectual Autonomy, Epistemic Dependence and Cognitive Enhancement", *Synthese*, Vol. 197, No. 7, 2020, pp. 2937–2961.

户的某些认知过程延展到了 BCI 系统中。① 在认知科学中提出延展认知假设的安迪·克拉克（Andy Clark）也明确主张，由 BCI 控制的机械臂是透明的身体延伸物，如在动物实验中这样的延伸物完全融入了猕猴的身体结构。②

沃尔特则认为脑机接口不是延展认知，因为当脑机接口作为沟通的工具或替代身体的动作时，好像并没有行使"外脑"的功能。如果脑机接口是认知的延展，它就应该具有认知能力或认知过程的功能。然而，在沃尔特看来，当脑机接口用于移动机械手臂、机动轮椅或屏幕上的光标时，都不是认知过程，而是身体运动。因此，他得出结论，脑机接口不具有认知的功能，因此不是认知的延展。③

凯塞洛不同意沃尔特的看法，她给出了一系列的思想实验来论证脑机接口可以（至少在原则上）具有认知功能的角色特征。例如，闭锁症合征患者可以使用脑机接口绘制虚拟思维导图，这将使她能够建立并更好地理解不同概念之间的关系。这个过程也是将记忆过程和抽象能力外包给脑机接口系统的过程，因此它无疑是认知的延展。还有，由于语言和思维紧密相连，因此脑机接口基于字母选择来形成单词的过程在原则上也可以被视为认知的一部分。她还援引延展认知的提出者克拉克和查尔默斯的观点，认为外部符号系统和其他认知人工制品可以被整合到人类认知系统中，这样它们就可以被看作这个系统的一部分。然后，人类认知系统与认知工具相连接，并与之双向交互，从而创建一个"耦合系统"。系统中的两种元素在持续的认知过程中都有积极的因果作用。如果我们将技术元素移除，整个认知系统的能力就会降低。此外，在耦合系统中，人与技术元素之间存在着一种"相互调节关系"。也就是说，存在着一种连续的互为因果的关系，人类大脑因此也扩展了认知系统。根据克拉克和查尔默斯的说法，这样的耦合系统应该被视为一个认知系统本身，不管它是否发生在大脑中。就是说，如果一个认知人工制品执行了一种表征或计算功能，这

① Andrew Fenton and Sheri Alpert, "Extending our View on Using BCIs for Locked-in Syndrome", *Neuroethics*, Vol. 2, No. 1, 2008, pp. 119 – 132.

② See Richard Heersmink, "Embodied Tools, Cognitive Tools and Brain-Computer Interfaces", *Neuroethics*, Vol. 6, No. 1, 2013, pp. 207 – 219.

③ Stephen Walter, "Locked-in Syndrome, BCI, and a Confusion about Embodied, Embedded, Extended, and Enacted Cognition", *Neuroethics*, Vol. 3, No. 1, 2009, pp. 61 – 72.

显然就是认知过程或认知系统的一部分。而且，它实现这一功能的方式不必与人类大脑实现这一功能的方式相同，由此也可以避免"生物沙文主义"（biochauvinistic）的偏见。[1]

赫斯敏克则不同意上述看法，他认为，所有的认知过程都是由大脑完成的，脑机接口在功能上对思想的形成并没有贡献，因此脑机接口不构成思维过程的一环。脑机接口确实影响和塑造了一些思想的形成，但由于脑机接口技术还不透明（不具有海德格尔所说的"上手"的性质），所以会在很大程度上限制其表达信息的能力。因此，脑机接口的使用者只能用简短、简单的单词（可能是缩写）和短句进行交流，而用长而复杂的句子进行交流要花费很多时间，而且不可能，因为 BCI 不允许这样做。这一特征极大地限制了可以表达的信息的数量，从这个意义上可以说脑机接口影响（或者更确切地说是抑制）了用户的认知过程。可见在语言应用中使用的脑机接口既不透明，也没有互为因果的关系，所以这种脑机接口没有表现出认知的功能角色特征，没有发挥出认知延伸的作用。[2] 严格地说，这种否定的观点，其实也是肯定的观点，所表明的无非当脑机接口的技术不高时，由于缺乏信任和透明度，使其延展认知功能受限；而一旦脑机接口技术更加成熟，可以成为一种透明的技术被使用时，它就会可感可见地对人的某些认知能力或过程进行外在化的技术性建构，从而具有延展认知的性质就毋庸置疑了。

接下来的问题是，即使认可脑机接口是一种延展认知系统，那么它是否可以进一步被看作或被称为一种新的"延展认知主体"？用凯塞洛的"认知假体"表述来说就是：跟奥拓的笔记本与认知假体的关系一样，脑机接口是通向认知假体还是它本身就是认知假体？[3]

要够得上"主体"，必须有"心灵"，所以从延展认知到延展主体的一个关键问题，就是延展认知可否被视为一种延展心灵？或者说，从延展智能是否能推导出延展心灵？认知活动中使用的外部设备是否构成心灵的

① Miriam Kyselo, "Locked-in Syndrome and BCI—Towards an Enactive Approach to the Self", *Neuroethics*, Vol. 6, No. 3, 2013, pp. 579–591.

② Richard Heersmink, "Embodied Tools, Cognitive Tools and Brain-Computer Interfaces", *Neuroethics*, Vol. 6, No. 1, 2013, pp. 207–219.

③ Miriam Kyselo, "Locked-in Syndrome and BCI—Towards an Enactive Approach to the Self", *Neuroethics*, Vol. 6, No. 3, 2013, pp. 579–591.

一部分？对此学界存有争议。持肯定观点的人认为，构成心灵的心理状态可以多重实现，在认知的延展中就可以实现心灵的延展，并且延展的心灵和头脑中的心灵在认知过程中共同积极发挥作用。当心灵可以延展到外部世界从而延展心灵存在时，延展的认知主体也就成立了，这就是克拉克和查尔默斯所主张的："当认知过程已经延展到头脑外部时，就不能再认为心理过程只存在于头脑内部了……心灵在此时就延展到外部世界了"[①]，在这种情况下，"认知主体就是主体自身在世界的开显，自我就成为世界的一部分而成为延展的自我了"[②]。如果承认这一关联，那么具有智能机器属性的脑机接口当然就是心灵和认知主体的一部分，作为延展心灵和延展认知主体而发挥作用。从技术哲学家拉普（Friedrich Rapp）和斯蒂格勒（Bernard Stiegler）关于"技术是人的器官投影"或"技术是人的体外器官"，也可以推论：作为技术的脑机接口是认知主体的体外延展。

　　持不同意见的人认为，用延展认知的合理性来论证延展心灵的合理性有待商榷。即使承认延展认知，也不等于承认延展心灵，更不用说承认延展主体了。因为心灵和认知并不是一回事，许多心理状态如直觉、洞见、情感等心灵现象就无法归入认知现象供认知科学去加以"科学地"研究。心灵和所谓起延展认知作用的外部设备更是存在显著的差别，如心灵有意向性，这是它与外部物理设备最重要的区别，像 iPhone 和笔记本电脑等就不具有意向性，它们不存在做决定的心理内容。这种主张认为身体的界限就是心灵的界限，认知能力可以借助技术得以延展，但具有心灵的认知主体不能被延展，即不能将在外部辅助认知过程进行的设备或其他资源环境等视为延展心灵或延展主体。

　　脑机接口的出现也凸显了这一延展认识主体的问题。当脑机接口用于认知功能的恢复时，大脑和外部设备是一起完成认知任务的，离开了某种外部设备，该认知任务就不可能完成，那么这个外部设备与认识主体的关系是什么？它仅仅是工具还是认识主体的一个有机组成部分？在这种情况下认识主体的概念还能仅仅局限为人自身吗？就是说，当脑机接口充当认知活动的外部设备时，它和先前的那些外部设备还能等量齐观吗？尤其在

[①] Andy Clark and David Chalmers, "The Extended Mind", in David Chalmers (ed.), *Philosophy of Mind: Classical and Contemporary Readings*, Oxford: Oxford University Press, 2002, p. 650.

[②] Andy Clark, *Supersizing the Mind*, Oxford: Oxford University Press, 2008, pp. 217–220.

认知修复中，当脑机接口对某些认知能力的具备具有决定性的作用，即对一个人是否能行使认识主体的职能起到了实质的作用时，它可否被视为认识主体的组成部分，从而是真正意义上的延展认识主体？再有，随着这样的脑机接口人工智能水平的提高，能够灵活甚至"自主"地处理一些认知问题时，它就不仅具有工具的属性，似乎在一定程度成为拥有心灵的机器，从而具有了主体性，此时它"能不能在形而上学上被看作一个有意识的实体"①就成为一个值得深思的问题。例如，外在的东西和内在的东西是否一定有不可逾越的本体论区别？当外在的东西起到对内在的东西的替代作用时，它难道还不具有与内在的东西相同的本体论地位吗？可以认为，"延展认识主体"在起认知治疗作用的脑机接口上是可以成立的，而其他的脑机接口和延展系统，可以说具有延展认知的功能，但不一定能够成为延展认识主体。也就是说，那些对认知开展起实质性作用的脑机接口，才可以被视为延展认识主体。

就是说，我们对一种认知辅助系统是否可被称为延展认知主体需要区别对待。一般的认知延展系统，不会对认知能力加以质的改变，只是量的改变，如计算器加快了计算速度、智能手机增加了记忆容量等，用它们可以延展人的认知，但仅仅是作为认知工具来进行这种延展的，因此不具有认识主体的作用。而脑机接口对于人的认知则可以产生质的改变，离开它就不可能进行某种认知活动，其中包含的人工智能甚至还使其具有了某种程度的"自我意识"，此时就不能再视其为充当辅助认知的"工具"，而是具有了真正的延展认知主体的功能。

当然，作为"延展主体"也意味着不能从完全、充分独立的意义上将其理解为认知"主体"，只能是在"延展"的意义上成为认知主体的一部分，因为它毕竟还是受控于人脑的装置，所以这里的"延展"也表明了一定程度上的限制。由于脑机接口的认知功能延展自人、服务于人、依从于人、围绕着人而发挥作用，如果失去对人的延展，它将变得毫无功能、毫无价值；没有"延展"的限定，它就与"认知主体"毫无关联。更简洁地说：脑机接口延展了认知主体，但并不是说它本身就是认知主体。

---

① ［加拿大］瑟利·巴尔迪克：《超文本》，载［意］卢西亚诺·弗洛里迪主编《计算与信息哲学导论》，刘钢等译，商务印书馆 2010 年版，第 546 页。

三 脑机融合与认识主体

脑机接口的重要目标是实现人的智能与机器智能的融合，即所谓"脑机融合"，由此形成的智能被称为"赛博智能"或"混合智能"（cyborg intelligence）。混合智能是人工智能和脑机接口时代的必然趋势，而且这种"混合"早已发生。当人的智能活动借助工具进行而形成"延展智能"（即延展认知）时，就形成了某种形式的混合智能，不过此时的延展智能主要还是一种外在的混合智能，而当植入式脑机接口用于认知或智能的整合时，则将脑机融合的混合智能进一步向内在融合的方向加以推进。无论怎样，基于脑机接口的脑机共生系统本质上就是造就混合智能的系统。

外部延展的脑机接口如果与人脑形成有机的融合，可被视为一种脑机融合的情形。脑机接口如何将这种认知功能的延展分布更加复杂化或内渗化，甚至是自动化和智能化，即将体外完成的过程同时并入或联结体内进行的过程，形成动态的"耦合"与"协同"，形如同步进行的同一个过程。当这样的延展系统精巧化到一定程度，可以植入人脑之中，且与人脑的生物组织形成无缝联结时，才是高水平的脑机融合。目前为了控制神经元的交流已经能够将微电极通过外科手术植入大脑中，以后的脑机接口技术还会通过声学信号、电磁波、纳米技术等与大脑神经元进行交互，实现更多样化的脑机融合。

人工智能嵌入认知过程，已经提出了认识主体问题。而脑机接口嵌入人脑内部，将人工智能的软件和硬件都融入人的认知过程时，认知不再只是发生在脑内的自然的生物学事件，也是人工制品的技术事件，两种事件的叠加或纠缠对思维本身的性质造成了本质的影响吗？从而对人作为唯一认识主体的地位产生冲击了吗？认识主体被装备脑机接口后仅是一种技术赋能，还是成为人机结合的新主体？由其形成的是人自己的新智能，还是人机混合智能？

"赛博智能"中的"赛博格"（cybger）一词于1960年由曼菲德·E.克莱恩斯（Manfred E. Clynes）和内森·S. 克莱恩（Nathan S. Kline）在《航天学》9月号上发表的 *Cyborg and Space* 一文中首创，当初是作为"cybernetic organism"的缩拼，意指"控制论有机体"，是指太空旅行时将人体与自动化的外接设备联结为一个控制系统，以此来拓展人的控制功能，类似于人与延展系统的联结。后来这个词被哈拉维（Donna

J. Haraway）用来寓指机器和有机体的杂合物。今天的赛博格更倾向于用来指称那些外接设备内植于人体后形成的"器置型赛博格"，包括植入了人工心脏、人工耳蜗、人工角膜、电子膀胱甚至起搏器、义肢后的"人机杂糅者"。相对于这些"简单"的身体植入技术，脑机融合中植入人脑中的技术无疑是"高级"的赛博技术。当脑机接口从非植入式发展到植入式后，人脑就和植入物一起更高效地完成认知任务，脑机接口的认知功能就从外在的延展发展到内在的嵌入，以至于从空间上无法分清技术元素与生物元素的界限，从直观上看脑机接口所进行的活动也成为"颅内"发生的事件，此时的人脑也就被称为"赛博脑"。

这里与融合认识主体相关的问题是：赛博脑还是人脑吗？显然，如果只有少量的植入或替换，还不影响脑的属人性。但如果植入和替代的比例增加到一定程度呢？甚至在未来随着植入物的增多、新增的功能越来越强大，以至于人脑的主要功能和任务都是由植入部分来完成时，或采取"定量分析"都难以分清哪些是机器智能发挥的效用、哪些是人脑智能起到的作用时，又如何看待这样的赛博脑呢？当我们将脑机接口所携带的人工智能的能力内在地植入人脑后，这样的能力是否真正地归属于人？或者此时的认识主体还是不是人？与此相关的问题是：植入式脑机接口所组成的脑机融合体，是否具有认识主体的属性和地位？

如果和外部的延展认知相比较，内部的脑机融合比延展认知显然更具备认识主体的属性，也具有归属于人的属性。因为大脑中的植入物虽然有可能具有发生实际认知行为的功能，但这种功能通常不能离开人脑而独立发生，在这个意义上它是归属于人、融合于人脑的，从而人仍然是"完成"这一认知任务的主体，虽然其中的某些具体过程并不是由人去"执行"的，此时的修辞或表达也可以适当地反映出这种"属人"的含义。如一个人驾车完成了200公里的行程，我们只能说这个人"旅行"了200公里，而不能说是他"行走"了200公里；此时，200公里空间位移的任务，究竟是"谁"去完成的？是人还是汽车，还是人与汽车的结合？从"旅行"和"行走"的遣词区别中就能看出一二，这里的修辞问题就在一定程度上反映了如何理解"主体"的问题。

也就是说，当脑机接口植入人脑后的赛博脑具有某种新的认知能力并完成某项认知任务时，这个认知主体应该如何称谓？如何将脑机接口的功能适当地融入这个称谓里面去？即使"主语"不变，如何通过"谓语"

反映出来？如上面的例子，我们仍坚持人是"空间位移"的主体，但在表述中使用的谓语是"旅行"而不是"行走"，就包含了人是借用交通工具"被赋能"后的主体。所以借助赛博脑进行和完成认知任务的过程，可能就不再适用"思考""冥想"之类的谓语了，而应更多用"数据加工""完成认知任务"之类的叙事，也包括需要"信息处理"这类更大的概念来囊括只有在生物性人脑中发生的"意识"或"精神"活动现象。

在进行了一定的限定后，"脑机融合的认识主体"是可以接受和使用的称谓。可以说，随着脑机接口的内在化，机器智能和生物智能的联结更为紧密、相互兼容，从简单的"混合"发展到"融合"，形成"融合智能"，融合智能中智能增强的途径是将生物智能与机器智能加以交互对接，将机器无法单独实现的智能通过嵌入生物智能中去得以实现并加以利用。因此混合智能系统同时包含机器和生物两种异质智能体，智能体亦即主体，此时意味着"混合智能主体"发展为"融合智能主体"，它是脑机协同的认识新主体，也是功能更强、涵盖更广的智能体和行为体——agent。

这样的认识主体或智能主体也带来了新的认识论问题，如"智能悖论"就是其中之一。当脑机接口的"智能"不足时，我们会认为它的"灵活性""有用性"不够；而当它的智能足够高（如嵌入了强人工智能）时，我们又会担心它会成为自为主体进而"自以为是"，与人的自主性、主体性发生冲突，以至于发生"谁适应谁"的问题，即在脑机接口中是将计算机整合到人脑之中，还是将人脑整合到计算机中？用德鲁的话来说就是：当计算机强大到强人工智能的水平时，脑机接口所建立的脑机联结使得以谁为主的问题就会凸显出来。① 此时，人脑如何"无缝"地操控植入物，就成为脑机能否融合的关键。

一种理想的状态是在脑内进行人的生物智能与机器智能间的新型分工，发挥两者各自的优势，尤其是将那些对于人来说单调且枯燥、繁重且压抑的认知过程交由脑机接口植入的机器智能去完成，人自身拥有的智能则从事和沉浸到那些愉快而自由的创造性思索中，形成一种优劣互补的融合智能，完成单凭生物智能或机器智能无法完成的更复杂的认知任务。"莫拉维克悖论"所揭明的人的智能与人工智能目前在处理难易问题上呈现相互背反的关系（对人越困难的事情对人工智能越容易，对人越容易的

---

① Liam Drew, "Agency and the Algorithm", *Nature*, Vol. 571, No. 7766, 2019, pp. S19 – S21.

事情对人工智能越困难），也表明生物智能和机器智能需要这种基于分工的互补性融合，且是以人为中心的互补，可以说这也是通过脑机接口来建构人机和谐关系以及脑机之间真正协同的一个重要方面。

脑机融合的认识主体与上一节讨论的延展认识主体具有很大程度的交叉性，延展认识主体一定程度上就是在人脑外部进行的脑机融合，而脑机融合则主要是在人脑内部进行的延展。综合两部分的讨论可以看到，脑机接口将人脑联结上人工的认知技术，整合而成为一个具有新的认知能力的脑—机系统，对于这个系统是否为新的认识主体，包括延展认识主体、融合认识主体等，在不同的研究者那里有不同的标准。其中"最狭窄标准"只承认无任何技术附加的自然的生物的脑器官是认识活动的载体或发源地，所谓延展认知主体不成立；"次窄的标准"承认有机融合到生物组织中的技术成分可被视为认识主体的组成部分，它们是从空间上难以区分的人工部分，如基因改造后的脑组织、神经操作后的脑组织、药物治疗后的脑组织，以及植入脑内的脑机融合系统；"较宽的标准"将那些尽管空间上未曾有机融入但实质性"参与"到了脑的认知活动并发挥重要作用的认知技术也视为延展认识主体的一部分，此时非植入式的脑机接口也属于这样的一部分；"最宽的标准"则将只要对脑认知有影响、有贡献的认知工具和环境都视为延展认知的组成部分，从而延展认识主体的边界可以无限扩展。我们认为，最窄的标准和最宽的标准都失之偏颇，而较宽的标准较为适合于界定"延展认识主体"，次窄的标准用来界定"融合认识主体"更为契合，由此，两者之间的区别也可以相对清晰地展现出来。

四 "亚常"与"超常"认识主体

可以说，既有的哲学认识论是"常人认识论"，即以正常或平常人的认识能力为标准所建构的认识论，而脑机接口使将亚于正常功能（简称"亚常"即"亚正常群体"）和超出正常功能（简称"超常"）的人也纳入认识主体的范畴，从而有了"亚常（认识）主体"与"超常（认识）主体"的新概念。前者就是脑机接口所要恢复的那些丧失了部分正常感知功能的残障人士，后者则是原本具有正常感知功能的人由脑机接口进行增强（也包括脑机融合）后具有"超常能力"的人，即成了拥有"超脑"的那些认识主体。对脑机接口的这一新"扩容"，同样为认识主体增添了新内涵，也展现了认识主体未来进化的新前景。

首先需要对亚常认识主体加以了解，找出这一类特殊认识主体的认识活动规律，也就是当人丧失某种认知功能（如交流功能）后对于使用 BCI 时的特殊感受和需求是什么？他们借助 BCI 进行认知过程的机制有什么改变？亚常的认识主体能否通过 BCI 的使用克服与正常认知主体之间的差距？通过更微观地了解这类特殊认识主体的上述认知特征，使我们对于认识主体的研究在一个新的维度上得到扩展。

在借助以脑机接口为中介所进行的亚常认识主体研究中，一些研究者发现了 BCI 使用者的一些微观认知感受，如相关的实验研究表明：一些使用者感到通过脑机接口控制一个设备确实很复杂，对使用者的要求很高。如要有效地使用 BCI，一个人必须克服消极的想法，在很大程度上集中注意力，但要天天如此是很不容易的，往往是一些日子做得比较好，另一些日子则做得不太好。一些使用者进一步体验到"脑"的作用，真切地感受到了"我做的一切都是靠脑来完成的"；有的使用者在感受到大脑重要作用的基础上，还觉得使用 BCI 时也挑战了自己的大脑，认为机器并不是真正的主体，机器并没有打扰自己，从而并没有造成任何不便。这些成功的使用者认为自己的大脑发挥了独特的作用，使用者本人也很好地体验了这个角色，因此更加相信自己的大脑。当然也有相反的感受，如在使用 BCI 后对自己的大脑变得失望，因为它不能做自己期望它做的事情。还有的人产生了精神分裂的感觉，因为他把自己的大脑当成了奴隶。① 这样一些认知感受无疑为我们深入研究亚常认识主体提供了重要的资源。

脑机接口将若干特殊的亚常认识主体问题带入了我们的视野，前面提到的"BCI 盲"就是其中之一。存在这一问题的人无法集中于 BCI 的使用，从而无法有效控制 BCI 系统，这可以说是脑机接口所引出的一种新的认知缺陷，需要以一种新视角加以分析。

研发者在开发和使用脑机接口的过程中发现，尽管 BCI 的技术性能在许多方面都取得了进步，对需要使用脑机接口的人（潜在的 BCI 用户）进行了相同的培训，但这些需要者中仍有部分人无法操作某些 BCI，有的甚至无法使用所有类型的 BCI，从而成为 BCI 盲：在标准培训期内无法达

---

① Gerd Grübler and Elisabeth Hildt（eds.），*Brain-computer Interfaces in Their Ethical*，*Social and Cultural Contexts*，Dordrecht：Springer Science + Business Media，2014，pp. 118 – 121.

到熟练使用 BCI 的水平。相关的统计显示，无论使用哪种 BCI 类型，尝试使用 BCI 的人中有 15% 至 30% 的人可归属为 BCI 盲。[①]

但是进一步的研究发现，在将人划归为 BCI 盲的过程中存在多方面的认识论问题。如在划分的标准方面，存在如何界定"熟练地使用"的问题，即熟练程度的门槛可能不一致；又如导致使用 BCI 不佳的原因可能有多种，一旦未弄清楚真正原因时就将某用户标记为"BCI 盲"，有可能反过来成为造成 BCI 盲的根源，从而掩盖真正的原因。例如，有的 BCI 盲的大脑结构使得他们的大脑信号很难通过头皮脑电（表面电极）来获取和记录，使得依赖这类非侵入性神经信号的 BCI 无法为此类用户所有效使用，而如果改用其他类型的脑机接口则可能避免这种情况。还有一些瞬间性的因素，例如注意力水平的变化、疲劳、沮丧等生理和情绪上的反应，或在 BCI 训练或使用过程中遇到某种暗示等，都可能会导致用户的大脑信号发生变化，从而使他们的 BCI 操作不太成功。甚至饮用咖啡的多少、头天睡眠质量的好坏等都会导致使用同一种 BCI 时产生不同的结果，这些影响无疑不能视为 BCI 用户所拥有的某些永久性缺陷。同样，即使是熟练的用户，也不能保证以后不会表现出不佳的使用水平，如患有进行性疾病的人在起初可能能成功地使用 BCI，但后来由于健康状况的改变则会失去熟练使用 BCI 的能力。而培训方案与方法是否合理也是需要考虑的因素。在探究 BCI 盲的产生原因时，有人认为将无法使用 BCI 的原因归咎于用户的努力不足而非 BCI 系统的不足是不正确的；有的研究者认为 BCI 盲的出现究竟是技术原因还是用户的原因常常是纠缠不清的，他们甚至认为 BCI 盲是代表使用者失败还是 BCI 失败，以及是否应该进行这种区分，迄今都是不清楚的。考察这一问题的视角或框架往往决定着对这一问题持不同的看法，从"相信技术胜过相信人"的视角出发，就会将缺陷的源头都放在用户身上。而如果从"技术以人为本"的框架去看，则更可能是 BCI 的设计有问题，如不合适的电极位置；或者 BCI 的训练方式太复杂了。基于后者的立场，汤普森（Margaret Thompson）甚至认为"BCI 盲"作为一个概念存在明显的缺陷，它包含了关于一些用户存在某些能力欠缺的假设，以至于认为有些受试者永远无法学会使用特定的 BCI，从而掩盖了 BCI 系

---

① Carmen Viduarre and Benjamin Blankertz, "Towards a Cure for BCI Illiteracy", *Brain Topography*, Vol. 23, No. 2, 2010, pp. 194–198.

统本身的不良表现，所以负责开发有效 BCI 系统的研究人员应该暂停使用这一概念，以便保护用户。①

认知功能的缺失导致了认知能力的亚常，而使用 BCI 时出现的不成功则是亚常中的亚常。对 BCI 盲的上述探讨其实启示了我们对于"亚常中的亚常"之形成原因的分析，这种原因不仅要从认识主体那里去寻找，也需要从其他因素去寻找。可以说，正常和亚常是在主客体互动中造成的，将其归于单一因素往往是失之偏颇的。这也意味着判别认识主体正常和亚常的标准不是绝对的，而是在互动中具有相对性。

就目前来说，处于亚常状态的认识主体要使用脑机接口就需要经受训练，这种训练从某种意义上讲就是"训脑"：为了使大脑能集中于任务的进行，任务的执行者必须进行规范、有序的思考，以便产生出足够强度的可为脑机接口识别的脑信号，否则就会出现前述的 BCI 盲问题。但与此同时出现的另一个问题是：训脑的后果是什么。为有效地使用 BCI 所进行的训脑是为了避免"胡思乱想"而导致 BCI 的无所适从或"乱作为"，但长期的这种集中于专一任务的机械化程序化思考会导致什么？是否会导致心灵活动的刻板、单一和枯燥？这无疑也是需要着力避免的认知效应。

处于亚常状态的认识主体通过脑机接口在进行认知活动时，脑机接口无疑会留下深刻的印迹，对人的某些认知能力起到影响或限制的作用。目前由于 BCI 技术的不透明性，使用者用它来表达（如脑控打字）时只能缓慢地进行，通常只能用简短、简单的单词（可能是缩写）和短句进行交流，因为长而复杂的句子会花费太多的时间，目前的界面设计也不允许他们这样做，这在很大程度上限制了信息的表达。脑机接口的使用者在形成他或她的想法时，也必须考虑这一点。从这个意义上，可以说 BCI 影响（或者更确切地说是抑制）了用户的认知过程。② 对于 BCI 影响亚常认知活动的这一特征，从更宽广的视野来看，可以进一步认为，目前低水平的 BCI 使得使用者的认识能力受到限制，而未来高水平的 BCI 则可以带来认识能力的增强，使得超常认识主体得以出现。

---

① Margaret Thompson, "Critiquing the Concept of BCI Illiteracy", *Science and Engineering Ethics*, Vol. 25, No. 4, 2019, pp. 1217 – 1233.

② Richard Heersmink, "Embodied Tools, Cognitive Tools and Brain-computer Interfaces", *Neuroethics*, Vol. 6, No. 1, 2013, pp. 207 – 219.

亚常认识主体的主要追求是恢复和接近正常认识主体的认识能力或水平，超常认识主体的追求则是获得高于正常认识能力的能力，这就是前面所谈到的认知增强。目前由于脑机接口的技术水平还处于初级阶段，所以超常认识主体问题还不是需要急迫探讨的课题。但从另一种意义上，超常认识和亚常认识又有贯通之处，这是因为超常和正常之间的界限也不是绝对的，如智能手机在今天已辅助人具有许多新的被拓展了的"功能"，而不能使用智能手机的人，就成为社会意义上的"非正常""不完整"的"亚常"人，他们行走于社会时就可能处处受到影响甚至限制。而脑机接口作为增强手段来使用时，无非是智能技术对人的一种新延展，在未来将会和智能手机一样成为新的"正常人"之"完整"装备中的组成部分。但这样一来，又有可能引起为保持"正常认知"开展的认知增强的无限竞争，这就又会产生许多新的伦理和道德问题，这将在后面有关的章节中专门进行探讨。

第三节 脑机接口与认识的新形式：
人工感知与脑—脑交互

输入型脑机接口最主要的认识论功能就是将外部信息"写入"人脑之中，使得自然的感官通道出现问题的残障人士可以恢复对外界的感知功能，我们前面多次提到的"人工感知"就是脑机接口为此提供的新通道，它的修复功能以及在此基础上延展的增强功能，开创了人类感知的新形式；而人工感知在实现主体间性的过程中，还推进了脑—脑交互的脑机接口技术，两者都创造了人类认知的新形式。

一 基于脑机接口的人工感知及其技术发展

感知是人依赖自己的感官（眼耳鼻舌身）和大脑而获得的认知，包括感觉、知觉、体验等。这种感知由于是依赖身体而形成的，所以也被称为"身体感知"。如果身体的感官失去了功能，就不能以自然感受的方式形成感知，就会成为相关方面的残障人士，如聋人（听障人士）、盲人（视障人士）等。

目前，由机到脑的脑机接口就正在为感知方面的残障人士提供恢复感知功能的手段，它可以使外界信号通过脑机接口直接作用于大脑，从而迈过感官在人脑中形成感知，此时脑机接口充当了新的感官："人工感官"。人工感官也被称为"感官假肢"，包括人工耳蜗和视网膜植入设备等，[1] 其功能是使某一方面的感官残障者重新恢复听觉、视觉、嗅觉等方面的功能，重新获得对外界信息的感知。我们将通过脑机接口获得的感知称为"人工感知"，具体的类别可同理区分为"人工视觉""人工听觉""人工嗅觉"等。

人工感知由输入型的由机到脑的脑机接口所造就，其工作原理与输出型的由脑到机的脑机接口相反，它是将感知信息反向编码成能被大脑读懂的信号，如将传感器"感知"到的信息通过机器反向输入人脑中得以重现。拿人工视觉来说，失明者眼镜框上的微型摄像头将外界图像信息传递到植入眼内的芯片上，后者将其处理后形成信号经由神经细胞再传递到大脑皮层的视觉中枢，在那里激活相关的神经元，从而就使这些信号还原为图像信息而产生视觉，也就是在人脑中形成对应于摄像头所"看到的"视觉图像，这样盲人不用眼睛就形成了"看到"外部世界的人工视觉。

其实，从广义上看，一般的感官延长技术都具有人工感知的意味，如望远镜显微镜就是如此。但这样的技术由于仍旧需要依赖人的感官才能形成相应的感知，所以不具有替代人的感官的功能，只能算是"延展感知"而非严格的人工感知。我们这里所说的人工感知指的是通过脑机接口形成的人机共生的感知，这种感知不通过自然的身体感官，或是迈过了身体感官；如人工耳蜗所形成的人工听觉就绕过了生物耳蜗，改变了听觉形成的自然路径，它通过作为脑机接口的人工耳蜗（本质上是一种信号处理器）将诸如语音之类的声音振动转变为电信号来对听神经进行电刺激，最终在脑中形成听觉感受，接收到声音信息。[2]

广义的人工感知不仅可以形成于人的身上，还可以发生在机器之中，于是可以区分出两种不同的人工感知，一是人工技术对人的感知的辅助、修复或替代、增强，它们终究要体现为人能感受到的感知，即生成于人脑

---

① ［美］拉杰什·拉奥：《脑机接口导论》，张莉、陈民铀译，机械工业出版社 2016 年版，第 2 页。

② Jay Rubinstein, "How Cochlear Implants Encode Speech", *Current Opinion in Otolaryngology & Head and Neck Surgery*, Vol. 12, No. 5, 2004, pp. 444 – 448.

中的感知；另一种人工感知是完全发生在人工系统中，这就是作为人工智能一部分的"机器感知"，如基于感知模拟 AI 识别技术，尤其是图像和声音的识别，它不为人所感受，但由人使用技术而开发。本书在这里主要是指前者，也可称其为"狭义的人工感知"，它不是指人工智能中全然的机器感知，而是通过人工手段（可能包括人工智能）在人脑中形成的感知，是天然的脑和人工的通道（脑机接口）合作的结果，所以也被称为"脑机融合感知"或"人机共生感知"，以及"生物感知"与"技术感知"的合作与协同。而纯粹的机器感知并非如此，它只是发生于电脑中的信息比对，不具有"感知"的真正意义。

如前所述，人工感知的技术基础是由机到脑的脑机接口，这种脑机接口在技术上比由脑到机的脑机接口更为复杂，也是因为神经科学迄今对于神经编码的具体方式还知之甚少，所以发展也相对缓慢，但由于能为人类解决又一大类残障问题，所以前景十分诱人。

传感器是实现人工感知的关键技术，它专门探测和搜集外界信息，如自动驾驶所用的摄像头、雷达和激光雷达就是传感器系统。传感器十分类似于人的感官，它如果与脑机接口相连或相集成，就是人工感知系统的一个组成部分，或本身就是人工感知系统。换句话说，人工感知建立在传感技术基础之上，是将传感器探测到的数据转化为人的感知信息，如将图景数据转化为人的视觉信息，将声波数据转化为人的听觉信息等，传感技术领域的革命必然给人工感知带来新的突破。

迄今为止，刺激听觉神经的人工耳蜗即听觉 BCI 是最成功的人工感知技术，也是临床应用最普及的脑机接口，从 20 世纪 60 年代早期首次植入到 20 世纪 80 年代后期的商业生产，人工耳蜗进入市场花了大约 25 年的时间，[①] 截至 2006 年世界上已有大约十万人植入这一技术。如前所述，人工耳蜗的基本原理是信号处理器将诸如语音之类的声音振动转换成对听觉神经的电刺激。总的来说，听觉型脑机接口被认为是脑机接口领域中一个快速发展的研究领域，它不仅可用于传统的交流，而且伴随着各种新的临

---

① Jane Huggins, Christoph Guger, Mounia Ziat, et al., "Workshops of the Sixth International Brain-computer Interface Meeting: Brain-computer Interfaces Past, Present, and Future", *Brain-computer Interfaces*, Vol. 4, Nos. 1 – 2, 2017, pp. 3 – 36.

148

床和非临床应用领域的出现。① 需要指出的是，即使是这一最成功的人工感知技术，目前也难以形成和自然耳朵听到的一样的声音效果，因为人耳约有 16000 个精巧的毛细胞，而人工耳蜗最多只有 22 个电极，所能提供的输入种类比自然产生的频道少得多，丰富的声音信息被极大地简化。此外，包括前面提到的将听觉信息转变为触觉信息的替代技术，也是"替代"方式的人工听觉手段。

关于人工视觉方面的先导实验早在 1978 年就有报道。视觉 BCI 的先驱美国犹他大学的多贝尔（William Dobelle）在一位男性盲人的视觉皮层中植入电极后成功制造出光幻视（Phosphene）。这个视觉 BCI 包括一个摄像机用来采集视频，一套皮层刺激电极（包含 68 个电极的阵列）以及信号处理装置。植入这套视觉 BCI 后，受试者可以在有限的视野内看到灰度调制的低分辨率、低刷新率点阵图像。可以说，这是将外界信号转化为脑信号的"面向感觉功能脑机接口"的雏形。多贝尔在 2002 年又推出了第二代视觉 BCI（皮层视觉假体），它使光幻视能够更好地映射到视野上，并扩大了光幻视所覆盖的视野，使其所创建的视觉更加稳定均衡，植入这种人工视觉技术的患者不久之后就可以慢速地在所在地周围驾车游。

2012 年年初，美国第二视觉公司（Second Sight）发布了 Argus Ⅱ 型视网膜义体，其基本原理也是通过摄像头（安装在眼镜上）来拍摄影像，再将影像转化为电信号，这些电信号通过植入式电极刺激特定的视神经细胞，让盲人产生视觉感。在后续的实验中，研究者们进一步绕过了摄像头，将盲文图案直接传输到受试者的视网膜上。虽然这套系统还无法产生和正常视觉相同的效果，但已经足以帮助使用者识别不同的字母，帮助盲人"看见"物体、颜色和周围环境中物体的运动。②

2020 年 5 月 14 日发表于《细胞》上的一篇论文报道称，美国贝勒医学院的约瑟（Daniel Yoshor）和博斯金（William Bosking）教授的研究团队所进行的实验中，将视觉信息跳过眼睛从相机直接传递到植入大脑的电

---

① Jane Huggins, Christoph Guger, Mounia Ziat, et al., "Workshops of the Sixth International Brain-computer Interface Meeting: Brain-computer Interfaces Past, Present, and Future", *Brain-computer Interfaces*, Vol. 4, Nos. 1 – 2, 2017, pp. 3 – 36.

② 佚名：《Argus Ⅱ 型视网膜义体：盲人的第三只眼》，2012 – 12 – 9，http://www.elecfans.com/yiliaodianzi/301296.html.

极上，对大脑皮层形成特定的刺激，使受试者脑中成功地呈现指定的图像（特定的字母），受试者感到能够"看到"字母的形状，从而识别出不同的字母。这种技术适用于视觉传导神经功能丧失的患者。在这项研究中该团队仅使用了少数电极刺激了一小部分神经元，接下来他们将要开发具有数千个电极的电极阵列，对更多的神经元进行更精确的刺激。这一工作被视为数十年来刺激人类和非人类灵长类动物视觉皮层进而朝着建立皮质视觉假体的目标的延续。目前这方面的技术正在不断地进步，包括将高密度的电极放置在皮层表面上进行电刺激，以及用光遗传学进行非电刺激、磁热疗法或聚焦超声技术等，这些技术将极大地提高人类刺激大脑皮层的能力。通过新的硬件再加上新的算法有望在人类神经假体中创建最佳的神经刺激策略，从而向盲人提供更丰富更有用的视觉信息。①

2020 年 12 月 4 日《科学》杂志发表了荷兰神经科学研究所（NIN）的一项成果，他们通过在大脑视觉皮层中植入新开发的高分辨率电极，可以使受试猴子大脑中出现人工植入的视觉形状和知觉。具体而言，这个包含 1000 多个微小的、刺激大脑的电极植入物直接与大脑连接，绕过之前通过眼睛或视神经进行视觉处理的阶段，直接在猴子大脑的初级视觉皮层中多个皮层内同时施加电极的刺激，引起了对形状的感知和对运动的感知，包括移动的点、线条和字母的识别。这项新研究为使用微电刺激视觉皮层创造人工视觉提供了猴脑实验的支持和概念证明，在未来，此类技术可以用于恢复视网膜、眼睛或视神经损伤或退化但视觉皮层依然完好无损的盲人的低视力（即功能性的可改善生活的视力）。② 此外，人工视觉也可以通过如前所述的"感觉替代技术"来实现。

人工感知还在向人工的嗅觉（又称嗅觉 BCI）、人工的味觉（味觉 BCI）和人工的触觉（又称触觉 BCI）的方向扩展。目前已经有机构开始研究用来检测不同气味的"人工鼻子"即人工嗅觉。③ 在此基础上的电子感官研究取得了具有实用价值的成果，这就是将其应用于食品分析中，用

---

① Michael Beauchamp, David Oswalt, Jinyan Sun, et al. , "Dynamic Stimulation of Visual Cortex Produces Form Vision in Sighted and Blind Humans", *Cell*, Vol. 181, No. 4, 2020, pp. 774 – 783.

② Xing Chen, Feng Wang, Eduardo Fernandez, et al. , "Shape Perception Via a High-channel-count Neuroprosthesis in Monkey Visual Cortex", *Science*, Vol. 370, Issue 6521, 2020, pp. 1191 – 1196.

③ ［美］拉杰什·拉奥：《脑机接口导论》，张莉、陈民铀译，机械工业出版社 2016 年版，第 190 页。

电子鼻子、电子舌头和计算机视觉等来模仿人类的感官，监控和确定食品的气味、味道和外观等。[①]

人工触觉（tBCI：tactile brain computer interface）近年来也受到重视，取得了重大进展。触觉 BCI 是目前研发难度最大的人工感知技术，但也已经有人工感知的研究团队研究触觉模式，包括在从简单的皮肤执行器到复杂的外骨骼机器人中使用这种模式。2020 年 4 月 24 日，一篇发表于 *Cell* 上的学术论文报道了巴特尔纪念研究所（Battelle Memorial Institute）与俄亥俄州立大学合作开发研究的技术，展示了如下应用场景：通过脑机接口将患者大脑与外部设备相连，不仅可以使瘫痪患者的肢体正常移动，还可以恢复其包括触觉在内的其他感觉功能。[②] 触觉 BCI 中的一种是可提供皮肤变形反馈的脑机接口，它可以为那些自然本体感觉被扭曲或丧失的截肢和中风患者提供本体感觉的替代品。皮肤变形反馈提供了切向拉伸皮肤的皮肤剪切力，由于其高密度的机械感受器通常应用于指尖，因此其与触觉刺激高度协调。它具有传递方向和大小信息的能力，可用于传递由 BCI 控制的假体的轨迹信息。通过使用皮肤变形来代替本体感觉，这可能有助于运动想象技术，从而更好地想象预期的运动；目前触觉 BCI 研发中遇到的挑战包括硬件的成本较高以及触摸的亲密性较低。[③]

人工触觉还通过不断改进电极的植入深度来提高触觉的精细程度，当触觉 BCI 的电极只是植入大脑感觉皮层的脑回（gyri）区域时，只能引发手臂有触摸的感觉，但能形成精细的触觉感受。通过实验发现，如果将电极植入大脑感觉皮层更深层的脑沟（sulci）区域，可以使患者产生指尖的部分触觉感受，这无疑是更精细的触觉感受。[④]

人类使用不同类型的皮肤受体通过压力和振动信号的组合来检测触觉

① Mossoń Sliwińska, Paulina Wiśniewska, Tomasz Dymerski, et al., "Food Analysis Using Artificial Senses", *Journal of Agricultural And Food Chemistry*, Vol. 62, No. 7, 2014, pp. 1423 – 1448.

② Patrick Ganzer, Samuel Colachis, Michael Schwemmer, et al., "Restoring the Sense of Touch Using a Sensorimotor Demultiplexing Neural Interface", *Cell*, Vol. 181, No. 4, 2020.

③ Jane Huggins, Christoph Guger, Mounia Ziat, et al., "Workshops of the Sixth International Brain-Computer Interface Meeting: Brain-computer Interfaces Past, Present, and Future", *Brain-computer Interfaces*, Vol. 4, Nos. 1 – 2, 2017, pp. 3 – 36.

④ Santosh Chandrasekaran, Steffen Bickel, Juana Herrero, et al., "Evoking Highly Focal Percepts in the Fingertips Through Targeted Stimulation of Sulcal Regions of the Brain for Sensory Restoration", *Brain Stimulation*, Vol. 14, No. 5, 2021, pp. 1184 – 1196.

刺激。人工触觉感知系统的发展对促进机器人和假肢的发展具有重要意义。目前人工感受器、人工神经和皮肤已经被研制出来。当传感器选择性地响应压力和振动时，就类似于人体皮肤中的慢速自适应和快速自适应机械感受器，并且可以产生类似感觉神经元的输出信号模式。如果模拟人类的触觉传感系统开发一种人造手指，就可以创建能够学习识别不同类型表面的触觉传感系统。[①]

人工感知还向着本体感的方向发展。本体感指人对身体的本体感觉，能感受到一系列行为是受控于自己身体的，以及身体的各部分如何协同实施对身体的控制，即能感觉到在实施这种控制时自己的运动器官处于不同状态。在本体感的修复方面，美国约翰·霍普金斯大学的 Della Santina 及其同事就开发出一种可以修复三维前庭感觉的前庭植入物；在本体感的模拟方面，通过对人类"滑倒感觉"的生理基础的研究，已经发现可以通过脑机接口来生成"人工滑倒感觉"（Artificial Sense of Slip），这对于实现机器巧操作和残障人士对假肢的使用很重要，因为它为方便地调整操作提供了有用的信息。[②]

中国目前也正在致力于这一领域的研究，如国务院关于新一代人工智能发展规划中，就有"跨媒体感知计算理论"和"感知技术"的研究方向，旨在研究超越人类视觉能力的感知获取，可以说人工感知也正在成为我国科技研发的新前沿。

二　人工感知的多重意义

如前所述，人工感知最重要的意义在于治疗性的感知修复。对于感官受损者，人工感知系统将迈过感官，通过脑机接口重建相关功能，达到功能恢复的效果；对于神经传导受损者，人工感知系统将用技术通道（如光纤通道）取代先前的神经通道，将感知信息直接传导给中枢神经系统。借助人工感知，失聪者可以重新听到声音，失明者可以重见光明，非正常的感知者可以成为正常感知者，使感知有缺陷的认识主体成为感知能力完整的认识主体。

---

① Seung Chun, Jin-SooLenhardtet Kim, Youngjin Yoo, et al., "An Artificial Neural Tactile Sensing System", *Nature Electronics*, Vol. 4, No. 6, 2021, p. 429.

② Maria Francomano, Dino Accoto and Eugenio Guglielmelli, "Artificial Sense of Slip-A Review", *IEEE Sensors Journal*, Vol. 13, No. 7, 2013, pp. 2489–2498.

不仅如此,还可以进一步设想:当正常人随着年龄增加感官老化而变得耳不聪、目不明时,人工的视觉 BCI 和听觉 BCI 可以帮助他们像年轻时一样"耳聪目明",这是人工感知的修复功能将对人具有的普遍意义。借助这样的人工感知,人不仅不会受困于感官的残障,还可能延缓甚至摆脱感官的老化、退化之苦。

人工感知另一方面的重要意义在于对感知的延展、扩增,即前面提到过的脑机接口对于认知的增强。除了治疗,人工感知也用于对正常人感知的增强,满足人类不仅需要健全的感知能力,而且希望拥有更强感知能力的追求。其实像望远镜显微镜这样的观察仪器早就具有了感知增强的功能,而人工感知技术如果装备在正常人的身上,借助它对信息感知的灵敏度和精细度,外部环境中可能被我们天然感官遗漏的信息可以被感受器识别出来并被精确地感受到,加以放大后传递给我们的感知空间,于是人对一些对象的模糊的弱可感就会变成精微的强可感,人对外界信息的获取能力即对环境的感知能力将得到极大的提高。如马斯克的 Neuralink 公司研发出的 BCI 芯片除了能够将音乐直接传输到佩戴者的大脑中,还可以使其听到以前无法听到(超出人类听力范围)的声音,由此将人的听力扩展到正常频率和振幅之外。[①] 有了这种获取外部信息的手段,可以预期在不久的将来,人工感知将会成为人们形成感知乃至经验的又一个重要渠道,甚至将成为认识的主要来源。

人工感知带来的感知增强,不仅体现在上述感知能力的量的方面的提升,更重要的是还可能带来感觉频宽的质的突破,使得 BCI 技术对于人类认知官能的作用不再仅仅停留在"治疗"或"改善"的阶段,而是朝着"超越"的方向发展。人的天然感官具有自己的生物学限制,所以有许多对象我们无法感知,也有许多感觉材料我们无法获取,或者说有许多感受我们无法经历,许多物感体验我们无法形成,这就是哲学家内格尔(Thomas Nagel)曾提出的感知难题:人无法像蝙蝠那样去感受。

而作为脑机接口的人工感知系统可以在一定程度上突破人在进行感知时的生物学限制,这是因为人工的感官技术具有独特优势,"它可为人提

---

① Nhx Tingson, "Elon Musk's Mysterious Neuralink Chip Could Make You Hear Things that Were Impossible to Hear Before", *Tech Times*, 01 August 2020.

供更强大的感知界面"①，亦即拓展人的感觉频宽，使人不仅拥有进化而来的感觉能力，而且获得新的感知能力，从而使不可感变为可感，一定意义上可称其为"感知创新"。目前使用一些可以扩展人的感知的新技术，就可以使人形成新的体验，如将红外信号和超声信号转换成电刺激模式，送到大脑皮质（视觉或听觉）区域，大脑皮质以处理其他感觉信号的类似方式处理这些信号，由此使人可以"看到"红外和紫外光谱，可以"听到"次声波和超声波范围的声音。② 有的学者还更为超前地预测了通过人工感知所能获得的更多感知能力，甚至使人产生某些具有特殊感官的动物"看"世界的感觉与体验，如蝙蝠通过回声来定位和"看"周围环境的能力和"感受"。英国雷丁大学的控制论教授凯文·沃威克（Kevin Warwick）在自己的身体中尝试植入过多种电子设备，其中一个设备就使他体验了对超声波的蝙蝠般感觉。③ 此外，通过人工感知，我们还可以体验拥有鹰的视力时的感受，甚至体验用"复眼"看世界的感受。④ 还有，像一些鸟对磁场感觉，一些鱼类对电场的感觉，也不排除在未来可以通过人工感知去体验。这就是在感知能力上人对于动物体验的解析与交互："由于生存环境的差异，动物进化出了多种多样的感知系统，这些感知系统的灵敏度、检测范围以及可检测信号的类别与人类都有所差异。例如，狗类有非常灵敏的嗅觉，鱼类能识别电场信号，鸟类能识别磁场信号。利用'人工感知'技术可以对动物的感知过程和行为特征进行解析与数字化编码，进而通过数字化信号实现与动物的交互。"⑤ 此外，植物中也存在很多复杂、多样化的刺激响应体系，当人工感知发展到一定程度时也不排除人类可以借助它去体验植物的感知。

这样的人工感知也被称为感知上的"超能力"，是一种超越人类感官

① Jianwu Wang, Cong Wang, Pengfei Cai, et al. , "Artificial Sense Technology: Emulating and Extending Biological Sense", *ACS Nano*, Vol. 15, No. 12, 2021, p. 18671.

② ［美］拉杰什·拉奥：《脑机接口导论》，张莉、陈民铀译，机械工业出版社 2016 年版，第 172 页。

③ Kevin Warwick, "A Tour of Some Brain/Neuronal-computer Interfaces", in Gerd Grübler and E-lisabeth Hildt（eds. ）, *Brain-computer Interfaces in Their Ethical, Social and Cultural Contexts*, Dordrecht: Springer Science + Business Media, 2014, p. 138.

④ Fritz Allhoff, Patrick Lin and Jesse Steinberg, "Ethics of human enhancement: An Executive Summary", *Science & Engineering Ethics*, Vol. 17, No. 2, 2011, pp. 201 –212.

⑤ Jianwu Wang, Cong Wang, Pengfei Cai, et al. , "Artificial Sense Technology: Emulating and Extending Biological Sense", *ACS Nano*, Vol. 15, No. 12, 2021, p. 18671.

阈限的感知获取能力，也是人工感知研究的重要方向。在这一领域的研究者看来，超能力就是超于天然感官的感知能力，如用皮肤去"感受"电磁场、股市数据，以及让我们运用红外光谱透过墙"看见"对面的人，或者用类似 GPS 的定位仪器"听见"家人的位置。人类因此可以增加一种、两种、三种甚至更多的感觉到大脑里面，形成更丰富的感觉。① 这就是在"眼耳鼻舌身"五种常用的感觉之外，再通过人工感知使人新增出"第六感""第七感"等，人在感知的对象和范围上得到质的扩充，能够获得在"常人"的想象中不可思议的感受和体验。这样的感受和体验由于是借助人工感知而获得的，所以也可称为"人工经验"。

如前所述，感官替代是人工感知的一种重要形式，而不同感觉借助人工感知系统所进行的相互替代，如触觉对视觉的替代，具有扩展大脑的功能，它开辟了从外周体感神经到视觉皮层的新途径，从而扩大了其功能范围。② 这种感官的互相替代也是"通感"的新方式。通感是一种沟通不同感觉，以便更生动地体验某种感觉的修辞手段，如"视觉盛宴"就是一种通感式的表述，它用丰富无比的味觉来使视觉体验更加活泼与新奇。而人工感知可以将修辞状态的通感进一步带入实际的体验，使视觉、听觉、味觉、嗅觉、触觉等不同感觉可以实际地相互替代和转换，在可操作的层面上用眼睛说、用嘴巴听、用耳朵看，从而突破传统的单一感知路径，形成"通感"的感知新模式，带来包括感知方式在内的人类认知方式的新进化。

就是说，人工感知不仅可以为人类解决又一大类残障问题，而且更开创了人类感知的新形式，使人可以通过人工感知获取人工经验，甚至拥有超越进化而来的感知能力，即所谓的"超级感知能力"，以及还可能形成更强的其他认知能力，如记忆力和思想交流能力。③ 这不仅是包括感知方式在内的认知方式的重大飞跃或革命，也必将成为人类发展的一大突破，

---

① Nicola Twilley, "Seeing with Your Tongue", 参见肖荷译《以"舌"视物：我们能为人类创造出新感官吗?》，2017 – 08 – 06，https：//neu-reality. com/2017/08/seeing-with-your-tongue/。

② Mazviita Chirimuuta , "Extending, Changing, and Explaining the Brain", *Biology and Philosophy*, Vol. 28, No. 4, 2013, pp. 613 – 638.

③ Kevin Warwick, "A Tour of Some Brain/Neuronal-computer Interfaces", in Gerd Grübler and Elisabeth Hildt（eds. ）, *Brain-computer Interfaces in Their Ethical*, *Social and Cultural Contexts*, Dordrecht：Springer Science ＋Business Media, 2014, p. 140.

已有不少学者将未来可能受到人工感知等增强手段所赋能或改变后的人类称为"超人类",某种意义上体现了包括人工感知在内的脑机接口增强技术的深远意义,所以前景十分诱人。

从哲学认识论上看,正如人工智能可以在一定程度上成为研究人的智能的客观化对象一样,人工感知也可以作为研究人的生物性感知活动的"镜像"。在王建武(Jianwu Wang)等人看来,人的生物感知系统具有主观性和不可定量性,而传统检测技术又对复杂环境缺乏适应性和容错性,此时"人工感知"技术就可以弥补这些不足,它通过先进的科技手段(包括微电子技术、纳米技术和智能技术等)来仿造生物感知功能,形成能够与生物感知系统相媲美的感知能力,甚至形成超越原有生物体系的感知界面。构建起"人工感知"界面后,生物性感知中对不同刺激的响应、传导、识别等环节就能更容易和更精确地被记录下来加以分析,而多层级人工感知技术在与不同尺度的生物感知结构相衔接时,其层级结构和传感机制也可以被借鉴来清晰地解析生物感知过程。[1]

人工感知的出现也引发了一系列认识论新问题,探讨这些新问题可以进一步展现脑机接口在这个领域中对于认识方式更新的意义。

一是人工感知与身体感知之间的主体间性问题。

我们知道,后天残障者是基于先前的身体感知经验来体验脑机接口中所形成的人工感知,而对于先天感官残障者来说则没有这样的基于身体感知的经验,如先天性的盲人通过人工视觉所形成的"看"的感受,能为其他人所理解吗?就是说,当身体感知和人工感知两种通道面对同一个外界对象的刺激(或同样的信息输入)时会产生同样的神经感受吗?如果不同,这种不同又体现在哪里?脑机接口帮助人形成的感知是借助机器而形成的,是人机协同的感知过程,如人工视觉就是"摄像头感知 + 人脑成像"的结果,也属于前面谈到的机器智能与人的智能相贯通的"混合智能"的一部分,它和完全基于天然感官的感知肯定有着巨大的区别,使得感知或许也需要分类为"体感"和"机感",它们相互之间也形成"他心"或"他感"问题。如果说靠人工感知才能感知外部世界的人,与靠身体感官来感知外部世界的人是不同类型的人,那么他们所各自形成的感

---

[1] Jianwu Wang, Cong Wang, Pengfei Cai, et al. , "Artificial Sense Technology: Emulating and Extending Biological Sense", *ACS Nano*, Vol. 15, No. 12, 2021, pp. 18671 – 18678.

知就是不同类型的"他感",即"他类"之感,这两种不同的感知之间如何相互体验,可能就需要更复杂的脑机接口技术——脑—脑接口来实现,即基于机感之脑与基于体感之脑交互之后才能实现。而脑—脑交流无疑是脑机接口为人类拓展的又一种新的认知方式。

二是感知的具身性问题,由此延展到认知的具身性问题。

在通常的情况下,没有身体就没有感知,感知是具身的(所谓"具身感知"),感知是由身体去"体验"的过程。然而,当人工感知成为可能时,当身体感官似乎不再是我们感知外部事物的必要条件时,感知进而认知是否就可以不一定是具身的现象?如果将"身体"理解为颅骨以外的人体部分,那么人工感知就是"迈过"这些部分而形成的,从而可以是非具身的,由此表明至少有一部分感知可以是不具身的。关于非具身的方式能否形成感知,在普特南的"钵中之脑"的思想实验中就进行了验证,即没有脑外身体的"钵中之脑"也可以具有感知外部世界的功能。脑机接口技术能形成人工感知的现实,从技术实践上确证了钵中之脑的可能性。那么进一步的问题是:钵中之脑进而人工感知能感知身体所能感知的一切吗?一切具身的感知是否都可以变为不具身的人工感知?如果回答是否定的,那么哪些感知一定是具身的,哪些可以是不具身的?是否可以区分出一些基本的感知,它们必须在具身的条件下才能形成吗?此外,钵中之脑能感知身体之脑不能感知的东西吗(即成为超脑)?神经生理学通过对肢体残障者的"幻肢"现象研究发现,人的大脑是可塑的,通过一定的适应过程,它可以创造或重塑关于身体的边界及相应的感觉,并将工具同化为身体的一部分。那么当残障人有"患肢"的感觉时,钵中之脑(如果是从完整人中剥离而来的)是否会有"幻体"的感觉?再进一步看,人工感知作为非具身或超越感官的认知(即信息输入通道的非常规化)随着技术的成熟化,是否会在将来成为主导的感知方式?若是,则人类获取信息的主要渠道有可能不再是自己的身体感官,而是更宽频更高效的人工感知系统,由此我们对认识过程的"感性认识"需要进行全新的理解。

三是感官替代与知觉体验的个体性问题。

脑机接口中的感官替代从哲学上提出了究竟如何理解知觉体验的本质问题。特威利(Nicola Twilley)指出,在感官替代时我们说舌头可以"看见"对象,那么这里的"看见"指的是什么呢?一个可以通过听觉系统接收视觉信息的人，经历的是视觉、听觉，还是这两者的一种未知的交合呢？其中意味着我们对于"感官"究竟是什么可能并没有确切的答案。有的人是根据接收信息所通过的器官来定义某种感觉，如将通过眼睛的感觉定义为视觉，于是认为任何没有通过眼睛进入大脑的信息都不是视觉信息，所以"以舌视物"并不是在"看"物，而是在"感觉"物。另一些人（尤其是众多的神经科学家）则是根据刺激的来源定义感觉的类型，如舌头感受的若是来自物体表面反射的光线，就是在用舌"看"物。还有一种神经科学的解释是，如果输入的信息激活的是大脑的视觉皮层，那么由此形成的感官体验就应该是视觉。从大多数人的直观上看，一般不会把看见某个东西与听见或触摸那个东西的感受相混淆。但是使用感官替代型脑机接口的人则体验不同。有的盲人在使用 BrainPort、vOICe 或者 Eye-Music 这类 BCI 装置"看"一个苹果时，他们说就像真的"看见"了一个苹果：这个苹果就放在前面的桌子上，他们大脑里确实有相应的画面。一个 vOICe（一种听觉 BCI 设备）的使用者在每当鸣笛的警车呼啸而过时，他都感到看见一道浅灰色的弧光在天空出现。一些研究感官替代的学者还发现，天生的盲人和后天的盲人之间，以及初用者和熟练者之间，对于使用感官替代装置的体验有很大的不同，甚至使用同一种 vOICe 做不同的任务时也会感受不同，如要识别出一个物体是什么时会形成听觉感受，而要辨认出它的位置时则产生视觉的体验。[①] 如果综合这些实验和理论来看，感官替代中的感觉的性质是和输入信息的性质、个体的前经验前感受的积累、大脑皮质中的优势区位等因素联合造就的，这也极可能形成了每一个感官替代技术的体验者是基于不同的感受质（qualia）在进行这种替代性感知的，由此人工感知在这里体现出的也是一种富有个体性的感知过程。

四是人工感知的边界或极限问题。

当人工感知成为普遍的感知增强手段时，就有可能被认为是进入了一个"传感器时代"，在这样的时代里，人有可能出现因"用进废退"而导致"感知剥夺"的问题，即因为感知可以非具身地获得而使人自身依赖身体感官的感知能力发生退化，正如由于人工智能的过多使用有可能导致

---

① Nicola Twilley, "Seeing with Your Tongue"，参见肖荷译《以"舌"视物：我们能为人类创造出新感官吗?》，2017 – 08 – 06，https：//neu-reality.com/2017/08/seeing-with-your-tongue/。

他们的天然智能退化一样。因此，即使人工感知可以替代或增强我们的身体感知能力，也需要有限度地使用它。

除了这种社会性的限度外，人工感知还隐含着技术上的极限问题。例如，人工感知可以扩展我们的感知阈，这种扩展是否可以无限地延续下去，它能否使我们直接感知到电子的存在是一种什么样态、动物对疼痛和恐惧的感受是一种什么样的体验？如此等等。这些人工感知如果能够获取，就有可能为彻底搞清楚微观世界的奥秘和为动物保护提供新的支持。当然，由此引来的进一步的问题是，人会借助人工感知而变得"无所不感"吗？它可否穷尽宇宙中的一切感知类型？它能使人像获得"上帝之眼"那样获得"上帝之感"吗？如果不能，何处是人工感知的具体尽头？或者说人工感知拓展人类感知能力的限度在哪里？这就是认识形式的改变所必然涉及的认识能力的改变以及这种改变的限度问题，也是包含于"思维的至上性与非至上性"中的"感知的至上性与非至上性"的认识论问题。

三　从人工感知到脑—脑交互

由上面的探讨可见，人工感知要走向更泛在的主体间性，要在身体感知与人工感知之间形成可相互理解的体验，就要求具有脑—脑交互功能的脑机接口作为交流和沟通的途径，而脑—脑接口的介入，则会对认识形式带来新的影响。

在工作原理上，脑—脑接口实际上是"脑—机—脑"接口，是由脑到机和由机到脑双向的两种类型的脑机接口整合起来的接口系统，在这个系统中，一个人的脑信号被脑机接口适时解码后，再重新编码传输到另一个人脑中，从而对另一个人脑产生作用。在这样的过程中，脑与脑之间实现了信息传递，完成了感知、思想的交流与沟通，这样的系统也被称为"脑脑互联"型脑机接口，或直接简称为"脑脑接口"（BBI：Brain-to-Brain Interface），其中进行的思想与思想交汇犹如达到了一种"心灵融合"的状态，形成的是人脑之间的直接互动。[①] 这方面的研究在 2014 年取得了进展：科学家首次通过互联网实现了"心灵感应"，即华盛顿大学研究员拉奥（Rajesh Rao）通过互联网向斯托科（Andrea Stocco）传送一个脑信号，

---

① 周昌乐：《未来智能科学：机器与大脑的互惠》，《智慧中国》2016 年第 4 期。

按此信号斯托科的右手在电脑键盘上移动。这样的脑脑接口还可以通过无线的电子的方式来实现，对此谢诺伊（Krishna Shenoy）分析和展望道：由于我们大脑里的一切、精神生活的一切都是单个神经元的活动，所以当我的大脑里植入一个充当脑脑接口的微型芯片后，可以向你的脑袋发送无线电信号，它刺激你的大脑，然后再反过来给我发送信号刺激我的大脑，你和我之间就可以通过这样的方式交流，却不需要说任何话。甚至对于一个说中文一个说英文的两人之间的交流，只需在通路的中间安放一个翻译器就能解决相互的理解问题。① 这无疑是包括交流在内的人类的认识活动的又一种新方式。

实现脑脑交互后，认知过程的一个重要环节——信息的表达和交流——就会随之发生新的变化。

在通常的认知过程中，认识主体之间要进行信息的交流，首先需要将脑中的信息内容表达出来，然后由另外的认识主体加以接受，这样的过程交互进行时，就形成认知活动中的交流过程。认知的交流对于认识能力的形成和提高、认识成果的传播和发展都必不可少。

但是，认知的交流并不总能如愿进行，例如丧失表达功能的人，虽然他的其他认知能力正常，但由于不能将自己的思想表达出来，即使在脑中形成了有价值的想法见解，也不能转化为被社会认可的知识，更不能发挥出知识的功能和作用。对于这种情况，由脑到机的脑机接口目前已经可以帮助他们克服这一缺陷，恢复其表达和交流的能力。

对认知交流形成限制的还有另一种情况，即脑中所知道的内容由于语言等方面的原因，无法表达出来，或即使表达出来也常有词不达意或言不尽意的情况，这就是所谓的"难言知识""意会知识""默会知识"或一部分"技能知识"，这些"只可意会不可言传"的知识或"妙不可言"的体验感受，由于不能被充分表达而无法进入传播过程，其意义和价值大为受限。研究表明，人脑中大量的知识和智能都具有无法明言表达的特性，能够明言表达的部分只是巨大的冰山露出水面之一角，可以说，这是对知识创造和智能发展的一种巨大浪费。例如在科学知识的传播中，科学家之间的交流常常要依赖于隐性知识，而这种隐性知识成为向公众传递正确信

---

① 佚名：《我们离意念打字还有多远？专访〈自然〉封面研究作者 Krishna Shenoy 教授》，2021 - 12 - 26，https：//www.sohu.com/a/511646767_ 121124334。

息的一种障碍，由此只有调整与公众的沟通方式才能适应更广泛的非专家受众科学知识的需求。①

而脑脑接口就可以克服语言和其他表达的障碍，使人和人之间不用语言而用脑信号来实现脑对脑的直接交流、彼此沟通，使大脑中的信息可以流畅地传输，尤其是使不能明言表达的思维内容和心灵体验得以交流，人和人之间由此可以迈过语言表达的屏障而直接分享彼此的所知所能，体验他人无法言表的经验和意识深处的精神。这种脑与脑的直接交互真正地实现了所谓的"心心相印"："这种脑脑交互，彼此传递的本质是神经元群的活动。不像语言的模糊和词不达意，它是一种彻底的、100%的、毫无信息扭曲的'心领神会'。"② 而马斯克将这种基于脑脑交互的心领神会称为"心电感应"，认为它是人和人之间用"心灵语言"进行的沟通，并认为再用五年到十年就能实现这一目标。上述的这些目标和追求，可以视为脑脑接口在行使修复交流的基础上，进一步走向交流或沟通功能的增强。

如前所述，目前有的学者将脑机接口技术从简单到复杂分为由四层组成的金字塔，而起沟通功能的脑脑交互技术也被视为"第四层金字塔"，表明脑—脑交互的 BCI 是最难实现的脑机接口技术，只有当脑机接口技术达到一定水平后才能研发脑脑接口，所以它也是目前最滞后的脑机接口技术类型。但人类对这一技术的追求越来越强烈，并在动物实验乃至人脑实验中取得了阶段性的成功。2013 年，杜克大学的研究人员将两只老鼠的大脑用植入式 BCI 互相联结，它们看到灯亮后如果推动竖杆就会被奖励一口水喝。先让两只老鼠因长时间喝不到水而处于急需喝水的状态，然后在脑—脑互联后让其中一只老鼠只能看到灯亮，另一只只能触碰竖杆。实验发现，那只能看见灯的老鼠一旦看到灯亮（大脑受到灯光刺激）时，另一只看不到灯光的老鼠则高概率（约 70%）地会"心领神会"地推动竖杆，以求喝水解渴。这一实验还被国内的研究团队进一步推进到了人脑对动物脑（如鼠脑）的信息传递，实现了用人脑头皮脑电来控制鼠脑进而

---

① Gerd Grübler and Elisabeth Hildt（eds.），*Brain-computer Interfaces in Their Ethical，Social and Cultural Contexts*，Dordrecht：Springer Science ＋ Business Media，2014，p.147.

② 佚名：《整个微信都在刷屏！刚刚美国突然宣布！始料未及！》，2019 - 08 - 01，http：//www.360doc.com/content/19/0801/01/56363760_852284160.shtml。

控制老鼠的行为：将人的决策能力用来主导老鼠的运动能力，如用人脑的"运动想象左"使装有脑脑接口的老鼠"左转"，用"运动想象右"使其"右转"，用"眨眼"使其"前进"。① 这些脑—脑交互的范式和实验虽然还十分初级，但无疑展示了巨大的前景。

人脑与人脑间的交互也取得进展。2009 年英国南安普顿大学的克里斯多夫·詹姆斯（Dr. Christopher James）成功地进行了这方面的实验，他将两个受试者连接到一个脑电放大器，当第一个人当其想象移动自己的左手臂为 0 而右手臂为 1 时，就会产生和发送一系列的二进制数字。他们接入的电脑就会得到这一二进制数字流，并使一个发光二极管灯按不同的频率闪烁，一个代表 0，另一个代表 1。发光二极管的闪烁模式由于太复杂而不能被第二个人记住，但它却能被对其视觉皮层所进行的电极测量所记载，其中编码的信息随后就从第二个受试者的大脑活动中提取出来，而电脑则可以破译所发射出来的是 1 还是 0，这就呈现了真实的脑对脑的活动。② 2013 年，美国华盛顿大学的研究人员将作为"发送者"的 A 想象右手动的头皮脑电信号（EEG 信号），并通过互联网将此信息传输到作为"接收者"的 B 的运动皮层区域，后者完成了右手向上移动的动作，该试验从接收者产生运动响应中获得的准确性来量化脑对脑接口的性能。③ DARPA 也将视觉图像从一个人的大脑传到另一个人的大脑设定为脑机接口方面的研究目标之一，甚至希望通过不做脑部手术的非侵入型脑机接口来实现大脑与大脑之间思维的直接沟通。④

从一对一的脑—脑交互还可以发展到多对多的脑—脑交互，2018 年美国华盛顿大学的研究团队就进行了三人间的脑—脑交互试验：三名受试者成功地合作完成了电脑上的俄罗斯方块游戏，正确率高达 81.25%。这一试验中的游戏被分解为判断与执行两个部分，其中两人进行判断，他们观察游戏界面，判断是否要旋转图形的角度，同时通过脑机接口发出指

---

① 俞一鹏：《脑机融合的混合智能系统：原型及行为学验证研究》，博士学位论文，浙江大学，2016 年。

② Dave Altavilla, "The Future of The Internet: Mind to Mind Communication?", 2009 – 10 – 11, http://hothardware.com/news/the-future-of-the-internet--mind-to-mind-communication.

③ Rajesh Rao and A. Stocco, "Direct Brain-to-brain Communication in Humans", *PLoS ONE*, Vol. 9, No. 11, 2014, p. e111332.

④ 陆默：《DARPA 布局脑机接口技术》，《世界科学》2019 年第 8 期。

令，另一个人通过经颅磁刺激接受前者的指令，完成游戏的操作。① 这实际上就是初步的"脑联网"或"心联网"。

从层次上看，脑脑接口可在认识活动的各个层次上发挥作用，如在感知层，它可以在脑和脑之间传递感受；在认知层，它可以在脑和脑之间传递知识、交流看法；在自我意识层，则可以在脑和脑之间传递关于自我的体验，从他人关于"我是谁"的意念中去"设身处地"地理解他人……当然，这最后一个层次的交互是最困难的。

脑—脑交互可以从多方面改变人的认知方式，给人类带来新的认识论图景。

第一，知识和智能习得方式的更新。

脑—脑交互使得他人的感知和认知体验可以栩栩如生地在你的头脑中浮现：别人亲临某一场景所形成的感知图像，可以通过脑脑接口的传递而直接显示在你的大脑皮层中，这样你无须在剧场也能目睹精彩的演出，无须踏入亚马孙雨林也能闻到原始森林的芬芳，甚至无须登上宇宙飞船也能获得遨游太空的神奇感受。这无疑是上面所说的"人工感知"的扩展版，这种扩展还可以通过在人脑和动物脑之间建立起联结，使人也能获得某些动物的体验。当他人的感受甚至动物的感受皆可通过脑—脑交互的接口技术而获知时，庄子与惠子之间关于"子非鱼，安知鱼之乐"以及"子非我，安知我不知鱼之乐"之争便可迎刃而解。从更大的视野来看，除了感知和经验以外，知识、智能也可以通过这种方式来实现传递，在传递中形成理解、学习和掌握。例如别人通过长期而艰苦训练而形成的技能知识也可以通过脑机接口和其他辅助设备而转变为你的本领，由此走向智能、技艺和认知的基于脑机接口的生成，为我们获取经验、习得知识提供新的途径，这无疑是对包括感知、学习和其他认识活动习得方式和途径的一种颠覆性的改变。

第二，蜂群思维：集体智慧的融合进而发挥更大功效。

脑—脑交互所实现的心灵与心灵之间的构成，造就出"心连心"的BCI版本：多个大脑通过脑机接口交互联结，然后整合为一个可以协同思考的"互联脑"，借用这一心灵沟通的新桥梁，人们可以进行智力上更紧

---

① Linxing Jiang, Andrea Stocco, Darby Losey, et al., "BrainNet: A Multi-person Brain-to-brain Interface for Direct Collaboration Between Brains", *Scientific Reports*, Vol. 9, No. 1, 2019, p. 6115.

密的合作，完成仅凭单个人脑在分离状态下不能完成的复杂任务，协同攻克智力难题，形成类似于"蜂群思维"（也称为"群体智慧""协同智能"［collaborative intelligence］）的效应。尼科莱利斯所进行的动物实验表明，当多只老鼠通过脑机接口进行大脑互联后，可以形成比任何单独一只老鼠更强的完成计算任务的能力。"一旦我们发现可以让它们行为互相相关，我们就建立了一种新型电脑——可以处理任何硅芯片计算机可以处理的任务。"[1] 这些概念和实验所昭示的是，在使用脑脑接口的技术时，人们可以一起思考，进而可以更快更有效地完成任务。使用这种可以脑—脑交互的脑机接口进行思考合作的效果，在 intendiX 拼写器用于一个名为"超扫描"的演示中得到了初步的显示。在实验中，8 个人一起通过 intendiX 拼出了"Merry Christmas"这个单词，每个字母只有一个闪光。intendiX 拼写了所有的 14 个字符且没有一个错误。因此，通过结合 8 个人的脑电波信号，intendiX 成功地提高了沟通速度和准确性。该方法可用于多种不同应用的协同控制。人们可以通过结合 intendiX SOCI 或绘画模块一起工作来玩游戏或绘画，或者可以一起工作来完成其他任务，如制作音乐、投票或其他决策，或解决问题。有一天，用户可能会借助它来集思广益，进行有史以来最直接的"思想交流"。[2] 目前，尼科莱利斯的脑机接口团队也在研究无创的脑—脑互联，以期众人脑中的经验、知识和智慧可以通过脑机接口而直接碰撞甚至重组，进而形成新的见解思想，这形同于创建出一个由许多个单独的大脑所组成的"超脑"。[3]

第三，心联网与云心灵。

多对多的脑—脑交互，就是网络化的脑脑接口，这样的网络就是上面所说的"脑联网"（Internet of Brain，又称互联脑 Connected Brain）。脑联网的本质或真正指向是心—网融通的"心联网"，所以脑联网与心联网在一定意义上就是同义语，因为人脑互联的实质是"心灵互联"，脑对脑交互的目的是实现心与心的沟通。

---

① Katie Zhuang：《脑联网：大脑串联成的有机电脑》，2015 - 07 - 20，http：//jandan. net/2015/07/20/organic-computer. html。

② Gerd Grübler and Elisabeth Hildt（eds.），*Brain-computer Interfaces in Their Ethical*，*Social and Cultural Contexts*，Dordrecht：Springer Science + Business Media，2014，pp. 90 - 91.

③ Katie Zhuang：《脑联网：大脑串联成的有机电脑》，2015 - 07 - 20，http：//jandan. net/2015/07/20/organic-computer. html。

　　心联网和上面的蜂群思维具有本质上的一致性，他们还可用"云思维""云心灵"（cloudmind）或"脑—云接口"（"B/CI"）来称谓。云心灵是人脑通过脑机接口与作为云技术的互联网相连接而形成的。在施旺看来，云心灵（或众心灵）是指多个个体的心灵（人类或机器）结合在一起，以追求一个协作目标，如解决问题、产生想法、创造性表达或娱乐。试想一下，如果每个人的大脑都能 24 小时实时连接到互联网，世界将会是什么样子？就像手机将个人连接到通信网络一样，脑机接口也可能将个人大脑连接到通信网络。作为一种基于云端的心灵，云心灵也是一种虚拟的思考能力，它位于互联网数据库中，没有特定的身体或其他物质实体，而是由大量的心灵一起工作。在未来，涉及人类大脑能力的云心灵可能会通过脑机接口与互联网连接起来的方式实现。它的主要特点是全天候的实时连接，不仅仅是一般的网络连接，而是与其他大脑和机器思想家的连接。①

　　库兹韦尔设想，如果将脑皮层与云计算相联结，可将人类脑打造得功能更强大，这一目标甚至可以在 2030 年前后得以实现，届时纳米机器人可作为无创的方式（通过毛细血管）进入脑中，将脑与云端联结起来，人获得一个"额外的大脑皮层"。此时云端可以向人的大脑皮层直接发送信号，使相隔千里的同事或友人如同同处一室，彼此可以进行亲密接触和直接交流。② 马丁斯（Nuno R B Martins）等人也认为，神经纳米机器人使人类的脑—云接口可以作为一种个性化的管道，使人们能够直接、即时地获取人类积累的任何方面的知识。其他预期的应用还包括改善教育、智能、娱乐、旅行和其他互动体验的机会，甚至体验其他自愿参与者（本地或远程）的生活片段，由此来鼓励和启发人类大家庭所有成员之间的相互理解和宽容。③

　　当然也要看到，脑—脑直接交互的脑机接口也会带来一些新的认识论困惑，如一旦脑和脑之间可实现直接的脑电甚至意念交流，且这种交流更

---

　　① Melanie Swan, "The Future of Brain-computer Interfaces: Blockchaining Your Way into a Cloud-mind", *Journal of Evolution & Technology*, Vol. 26, No. 2, 2016, pp. 60 – 81.

　　② L. H. :《谷歌科学家：未来纳米机器人可借助无创方式进入人类大脑》，2016 – 04 – 25，https://www.robot-china.com/news/201604/25/32630.html。

　　③ Nuno Martins, Amara Angelica, Krishnan Chakravarthy, et al., "Human Brain/Cloud Interface", *Frontiers in neuroscience*, Vol. 13, Mar 29, 2019, p. 112.

流畅也更有效，那么传统的交流手段如语言、文字似乎就会相形见绌从而被淘汰？交流和沟通不再需要语言，是否会进一步导向思考也无须语言，从而我们的"思想—语言观"中的"语言作为思想的外壳""语言是思想的载体""思考离不开语言"等传统观点是否因此会被颠覆？此外，在脑与脑交互中无疑也会发生"记忆的交互"，而自我意识就是由记忆所构成的，记忆的交互有可能涉及自我意识的交互，这是否会导向自我认同的混乱？鉴于此，作为脑机接口金字塔层级最高一级的脑脑接口技术，在研发和使用的过程中必须经受严格的伦理和人文检视，这将在第七章和第八章中加以探讨。

第四节　脑机接口与可知论

对象或世界是否可知，是认识论的前提性问题，脑机接口及其脑科学将人脑及人脑中产生的心灵内容作为认识对象，将人类求知的范围拓展到最复杂、最容易导致不可知论的领域。脑机接口的"读脑"，使得人脑这个最神秘的物质对象或最复杂的系统构造成为可知的对象，脑机接口的"心脑互译"，进一步使脑中所思考的心灵内容也成为可知的对象，从而在科学研究和技术发展的最前沿中更全面地印证了可知论的认识论原则，可以说这也是脑机接口所具有的重要认识论意义之一。

一　读脑及其对可知论的新论证

世界或对象是否可知，是哲学认识论的重要问题。脑机接口为我们确信世界或对象的可知，提供了新的支持，这就是通过对脑这一最复杂的物质存在所提供的新的可知论支持来实现的。简言之，脑机接口为脑的可知提供了验证。

人脑可以说是迄今最复杂的认识对象，由此成为科学最难攻克的堡垒。对脑如果能达到透彻的理解和认识，无疑意味着物质世界可知性的进一步确证，而脑机接口对于我们达到这种确证提供了新的支撑。也正因如此，脑机接口成为脑计划（旨在理解脑、保护脑和进一步开发脑）的核心内容。

脑之难以把握，被称为悖论式的难题，即"脑难以认识脑自身"，或表述为"我们的大脑足以理解大脑本身吗"？在提出此问题的学者看来，我们虽然对大脑结构及其功能的理解取得了很大的进展，但对于大脑的不同区域、部分如何相互依赖还并不了解，"我们如何才能理解大脑这个产生思想的器官"在很大程度上还是难以完成的任务，由于大脑过于复杂，人类甚至有可能永远无法理解它，即我们难以描绘出人类大脑如何工作的全景图。①

脑机接口的出现，为我们攻克这一最难攻克的堡垒提供了强大的动力和有效的手段。

脑机接口是我们进一步认识脑、理解脑的强大推动。为了帮助那些失去行动和表达能力的残障人士，必须使脑机接口有效地工作，为此必须研究大脑及其数百亿个神经元的分工状况，了解大脑是如何形成那些能控制正常行为的神经活动的，如了解人脑是如何控制书写与说话的，了解与之相关的神经活动是如何进行的，了解人们"试图"做什么时神经活动会有什么反应、具有什么样的特征等，由此才能接下来对其加以识别和将其编码为信号指令并通过脑机接口传递给辅助设备，控制其产生合乎意愿的运动。又如为了更好地适应对脑机接口的控制，就需要对大脑的可塑性（如在训练集中控制时对脑的改变以及脑对新的要求的适应性和由此建立的神经元之间新联结的容纳性）有更深入的研究，如此等等。由于脑科学是脑机接口的基础科学，脑机接口是脑科学的应用科学，只有在基础研究上对大脑如何控制、学习和适应运动，如何进行决策以及如何解释和理解自己所做的决定，大脑中的神经元如何协同起来表征和计算信息、进行控制等有越来越丰富和透彻的了解，才能应用到脑机接口中去不断提升其有效性和安全性等。可以说，对脑功能和脑机制的认识和理解能走多远，脑机接口就能走多远。对脑机接口的强烈需求是推动人类更深层次地理解大脑、揭开人脑之谜的重要动力之一。

脑机接口也为我们进一步认识论脑、理解脑提供了新的手段。可以说，大脑确实是非常复杂的，尤其是在脑机接口出现之前，我们一直没有合适的工具来探测它，② 而脑机接口的出现就为我们如何理解大脑这个具

① 佚名：《我们的大脑，足以理解大脑本身吗?》《脑科学日报》2021 年 1 月 26 日。https：//zhuanlan. zhihu. com/p/347532936 或 https：//m. thepaper. cn/baijiahao_ 10932124。

② Steven Levy, "Why You Will One Day Have a Chip in Your Brain", 2017 – 07 – 05, https：//www. wired. com/story/why-you-will-one-day-have-a-chip-in-your-brain/ .

有智能、可进行思考的器官提供了新的工具。总的来说，脑机接口可以提供关于大脑功能的重要见解，而其他技术无法获得这些见解。在斯坦福大学神经假肢系统实验室谢诺伊（Krishna Shenoy）进行的实验中，通过植入式脑机接口将电极放到大脑内部，使电极尖端靠近单个神经元细胞，他们记录下了更多的信息，进而第一次弄明白了大脑中单个神经元是如何控制讲话的。① 查宾（John Chapin）认为："使用脑源信号控制外部设备的一般策略可能会为研究特定脑区域内的信息处理提供独特的新工具。"② 尼科莱利斯认为脑机接口可以成为一种新的实验方法的核心，通过该方法可以研究行为动物中神经系统的操作，他还将该新实验技术称为"实时神经生理学"③。可以说，脑机接口使得进行中的大脑活动可以被外在地客观地研究，因为脑机接口即时探测和采集的信号，记录了正在进行中的大脑活动（如唤醒水平）。④ 沃里克认为脑机接口通过脑神经如何控制一个机器人身体在一个确定的区域内移动，可以见证大脑控制身体的效果，这不仅从机器人的角度来看非常有趣，而且为研究大脑本身的发展开辟了一条新途径。⑤

　　脑机接口通过将脑内活动显示为外部信号，使其成为可观察的对象，从而推进了对其工作机制的理解和把握。这也是技术化显现对脑的解蔽。"使用磁共振影像学来得到精确的脑结构图像和提供脑区的功能图已经导致了认知神经科学领域的革命性变革。"⑥ 目前已能利用脑成像技术建立动物全脑图像，还能利用数字技术建立超高分辨率的 3D 人脑数字模型，

　　① 佚名：《我们离意念打字还有多远？专访〈自然〉封面研究作者 Krishna Shenoy 教授》，2021 - 12 - 26，https：//www.sohu.com/a/511646767_ 121124334。

　　② John Chapin, Caren Moxon, Ronald Markowitz, et al. , "Real-time Control of a Robot Arm Using Simultaneously Recorded Neurons in the Motor Cortex", *Nature Neuroscience*, Vol. 2, No. 7, 1999, pp. 664 - 670.

　　③ Mazviita Chirimuuta , "Extending, Changing, and Explaining the Brain", *Biology and Philosophy*, Vol. 28, No. 4, 2013, pp. 613 - 638.

　　④ Sasha Burwell, MatthewSample, EricRacine, et al. , "Ethical Aspects of Brain Computer Interfaces：A Scoping Review", *BMC Medical Ethics*, Vol. 18, No. 1, 2017, p. 60.

　　⑤ Kevin Warwick, "A Tour of Some Brain/Neuronal-Computer Interfaces", in Gerd Grübler and Elisabeth Hildt (eds.), *Brain-computer Interfaces in Their Ethical, Social and Cultural Contexts*, Dordrecht：Springer Science + Business Media, 2014, p. 132.

　　⑥ ［美］伯纳德·巴斯等：《认知、大脑和意识》，王兆新等译，上海人民出版社 2015 年版，第 133 页。

高清晰地呈现人脑的细胞及结构，目前正在向建立起活体的透明 3D 大脑方向迈进。正在不断提高精确度的脑观察技术迄今有十多种，随着其成熟和应用，我们可以越来越清楚地"看到"脑，越来越精准地了解人脑在进行思维认知时的活动状况，"脑科学家终于将研究领域推进到大脑的内部进行直接研究……直接观察大脑的结构、变化活动过程及其机制原理"①。

　　在霍斯尔（Adi Hoesle）看来，由于使用这种外显的新手段，大脑中所进行的创造性的心灵过程甚至就成为可以被测量的对象。他进行了用脑电图（EEG）来测量游客观看艺术作品的大脑活动的实验，这些观看者同时也是大脑绘画的参与者，结果发现所有的参与者都相信他们看到艺术品时的想法可以从脑电图中被识别和解码，就好像它们以数字化的形式存在于脑电图设备中。霍斯尔还将其称为"发现创造力的第一步"，人脑中的创造力首次成为可测量的对象，这就是外部刺激在大脑中唤起的电流。②在"以脑行事"时，如用脑绘画或用脑雕塑时，一些亲历者诗意地表达出这样的场景："我的镜像神经元和我一起跳探戈"③，此时"我"可以身临其境地观看我的神经元，"我"也获得了一种认识和把握"我的脑"之活动机制的"第三人称"视角。许多参与脑机接口试验的患者，还将其作为"发现我大脑的潜力"的一种方式。④

　　从变革对象中认识对象，是"实践出真知"所揭示的可知论的根据，脑机接口就为我们提供了这种"从改变脑的过程中认识脑"的手段和方法。脑机接口中植入物的操作会引起神经回路的可塑性变化，这就是对脑的某种改变，而"改变大脑是解释大脑的一种可行途径"⑤。因此，在沃里克看来，"我们也许能够通过使用脑机接口来学习更多有关大脑如何运

①　杨足仪：《当代脑科学成果的多样性解读》，《科学技术哲学研究》2016 年第 6 期。

②　Adi Hoesle，"Between Neuro-potentials and Aesthetic Perception. Pingo Ergo Sum", in Gerd Grübler and Elisabeth Hildt（eds.），*Brain-computer Interfaces in Their Ethical，Social and Cultural Contexts*，Dordrecht：Springer Science ＋ Business Media，2014，pp. 100 － 101.

③　Adi Hoesle，"Between Neuro-potentials and Aesthetic Perception. Pingo Ergo Sum", in Gerd Grübler and Elisabeth Hildt（eds.），*Brain-computer Interfaces in Their Ethical，Social and Cultural Contexts*，Dordrecht：Springer Science ＋ Business Media，2014，p. 106.

④　Gerd Grübler and Elisabeth Hildt（eds.），*Brain-computer Interfaces in Their Ethical，Social and Cultural Contexts*，Dordrecht：Springer Science ＋ Business Media，2014，p. 117.

⑤　Mazviita Chirimuuta，"Extending，Changing，and Explaining the Brain"，*Biology and Philosophy*，Vol. 28，No. 4. 2013，pp. 613 － 618.

作的知识"①，这也是："创造人工认知系统，用解释人工系统的方式解释自然认知系统的行为"，因为"人工系统是自然系统的良好模型，因为它们共享构成其行为基础的相关因果组织"②。

在以上分析的意义上，脑机接口无疑是"通往大脑的窗口"③。

当然，也要看到，脑机接口为我们提供的对大脑活动的观察，仍然是以技术为中介的间接观察，我们所看到的，主要是以人工信息呈现出来的脑活动，技术或人工信息对于脑本身仍然具有海德格尔所说的"解蔽"和"遮蔽"的双重作用。

就"解蔽"来说，通过脑机接口所提供的活体大脑的探测工具，人类"打开"了头颅所围构的"黑箱"，内在的脑通过脑机接口技术向外展现出来，使我们可以观察到颅内活动中的脑。脑机接口还能激发脑的某种特殊状态，从而定向地为我们"挖掘"脑活动的某些特性，带来基于科学实验所产生的对于脑的认识成果。

脑机接口对于观察脑的必要性还体现为，即使是活动中的脑直接呈现于我们面前，如果没有 BCI 技术所辅助的显示、记录以及编码为可视化的符号等，我可能照样不能获取我们所需要的信息，如脑活动时人究竟在想什么？因为我们不是"完美的观察者"，无法同时跟踪几百亿个神经元并每秒采样 1000 次，也无法观察神经元核团之间随时变化的相互作用，包括几千亿次的神经联结。④ 只有借助脑机接口及其相关技术才能描绘出大脑回路的复杂状况，才能刻画神经系统如何整合这些回路，显示出神经元协同工作的机理，才能获得对脑的科学认识。

同时，脑机接口对脑显现时也存在对脑的遮蔽作用，因为每一种脑信号采集技术都是让我们只"看到"了脑的某一方面，而无法看到另外的

---

① Kevin Warwick, "A Tour of Some Brain/Neuronal-computer Interfaces", in Gerd Grübler and E-lisabeth Hildt (eds.), *Brain-Computer Interfaces in Their Ethical, Social and Cultural Contexts*, Dordrecht: Springer Science + Business Media, 2014, p. 143.

② Marcin Miłkowski, "Limits of Computational Explanation of Cognition", in Vincent Müller (ed.), *Philosophy and Theory of AI*, Springer-verlag Berlin Heidelberg. 2013, p. 69.

③ Mohamed Mostafa Fouad and Jaime Gomez-Gil, "Brain Computer Interface: A Review", in Aboul Ella Hassanien and Ahmad Taher Azar (eds.), *Brain-Computer Interfaces*, Springer International Publishing Switzerland, 2015, p. 5.

④ [美] 伯纳德·巴斯等：《认知、大脑和意识》，王兆新等译，上海人民出版社 2015 年版，第 104 页。

方面，这就是技术的专门性所导致的观察和认识脑的局部性。如功能核磁成像可以展现活体的脑在进行某一认知活动时脑中基于电活动的血流信号，从而观察到特定脑区是否兴奋以及兴奋的程度，由此来判断该脑区是否参与到某种脑功能，但这种技术显现并不能使我们观察到活动的内容是什么。由于不同的脑信号采集技术各有长短，因此需要我们"互补"地使用多种脑观察技术去尽量减少遮蔽。

在追求对脑活动的更多"解蔽"或精准把握时，我们也可能面临一些悖论性的难题。例如，越要精准地探知脑信息，就越可能干扰脑活动，所获得的脑信息就越可能不是脑信息的原状。我们知道，在探知脑信息的脑机接口技术中，通常侵入式比非侵入式的精准性更高，但侵入式脑机接口可能对脑组织造成改变和损伤，反而形成对脑信息的更大干扰，甚至改变大脑原有的工作机制，由此形成这样一个悖论：越精准的技术越可能造成"测不准"的效果，越可能因对脑的自在状态的更大改变而无法获得"原初"的脑信息。

契里穆塔针对植入物可能引起大脑工作机制的改变而反倒无法把握大脑的看法指出，大脑不会仅仅因为引入了 BCI 而以根本不同的方式来做事情，从脑机混合系统中收集的数据仍然可以阐明自然系统中的运动控制机制，脑机接口对脑研究的目的进行了丰富的说明，诱导可塑性的 BCI 实验实际上可以促进基础神经科学；当科学家解决脑如何工作的问题时，BCI 确实比传统工具更具优势。[①]

进一步看，侵入式脑机接口即使有可能造成的对脑活动状态的"测不准"，这也和微观粒子的"测不准"有本质的区别，因为脑的实在性是不容置疑的，它的空间尺度也属于人的可观察范围。而且，随着脑观察技术的不断发展，随着时空分辨率的不断提高，我们在已经建立了动物全脑图像的基础上，正在利用连接组（connectome）技术、利用各种成像技术及电生理技术，力求"在宏观、介观及微观尺度上建立动物脑和人脑内脑区、神经元群或神经元之间的连接图；在分子层次上有所不同的各种神经元类型正被一一确认"[②]，最终还将描绘出人类大脑的所有神经连接。所

---

① Mazviita Chirimuuta, "Extending, Changing, and Explaining the Brain", *Biology and Philosophy*, Vol. 28, No. 4. 2013, pp. 613 – 618.

② 顾凡及：《从蓝脑计划到人脑计划：欧盟脑研究计划评介》，《科学》2013 年第 4 期。

以，由脑机接口参与的脑观察的总体趋向，就是随着信号探测技术的精度不断提高，各种信号技术之间的互补与融合增强，我们对脑的解蔽就越多，脑的透明度就越高。

还需要指出的是，即使借助脑机接口可以不断提高脑的透明度，也要意识到脑所具有的"不可穷尽性"。例如，即使借助更先进的脑机接口的脑观察技术完成了"全脑图谱"的制作，也不意味着实现了对脑的详尽无遗的认识；即使有共性的脑图谱，个性的脑图谱也是一个无法穷尽的问题。所以借助脑机接口的脑活动的技术化显现使脑从"黑箱"转化为"白箱"的过程是无穷的。脑就是世界，世界的无限性也会镜像化为脑的无限性。甚至，即使"原生态"的或生理意义上的脑得到了近乎详尽无遗的认识，也难以转化为对心的理解。作为观察脑的"读脑"与"读心"之间存在更为复杂的关系，脑状态如何转化为一种心灵状态仍是难以突破的"困难问题"，甚至被视为"无法逾越的解释鸿沟"，成为由脑的可知性进一步引申出来的需要探讨的新问题。但无论如何，脑机接口所促进的人类对于脑的认识，正在使这一最复杂的物质现象为我们所越来越透彻地了解，使可知论原则在这一最艰深的领域中取得了重大进展。

二 心脑互译的可知论意蕴

脑的可知并非目的，而是要通过脑的可知通达心的可知，即通过读脑而读心，通过理解大脑来理解心灵，所以在 BCI 为我们理解大脑的工作机制提供新的技术手段时，其实质是"以新颖的方式提供了进入心灵的途径"[①]。其工作机制在于：脑活动处于不同状态时，脑信号具有不同的时空特征，尤其是对于刺激引起的脑活动来说，特定刺激事件所诱发的脑信号（瞬态相应电位）与该事件具有（时间或相位上的）锁定关系，而读脑就是进行逆向的关联，从脑信号的特征推溯对应的脑活动状态（如脑受到什么事件刺激），从脑信号模式反推皮层在处理什么样的信息，"反编码"出脑的认知状态，即脑活动的认知内容。可以说，正是这种"反编码研究"构成了从读脑可以过渡到读心的基础。所以脑机接口从表层看是读脑的技术装置，从深层看则是读心的新型手段。

---

① Steffen Steinert, Christoph Bublitz, Ralf Jox, et al., "Doing Things with Thoughts: Brain-computer Interfaces and Disembodied Agency", *Philosophy & Technology*, Vol. 32, 2018, pp. 457 – 482.

脑机接口是大脑活动的技术显现，从这种技术显现中可以解读出大脑活动所对应的思维活动，也就是从脑状态推论心理状态及心灵内容，脑机接口"可以通过解释我们的大脑信号来推断我们的心理/情绪状态和意图"①，由此，"关于人的思想可能是从外部'看见'的想法现在终于实现了"②。

其实，从读脑到读心的过程就是解码的过程，就是将编码于神经网络结构中的心灵内容解读出来，将脑数据、脑信号翻译为心灵信息；用阐释学的术语来说，从读脑到读心也就是一种"文本阐释"活动，或对"神经数据"的挖掘过程。脑信号也可以理解为脑中的文字即"脑文字"，每个人所想的内容都是用脑文字写在其脑活动（神经网络）中的，读脑进而读心就是从脑文字中读出意义（语义），也就是对脑文字加以语义阐释。脑文字可能是由电流写成的，可能是由磁力写成的，也可能是由神经网络的联结方式写成的。脑文字的集合就是脑文本，读脑进而读心，就是从脑文本中读出心灵内容，就是读出编码于脑文本中的信息，将其转化为"心文本"。从脑文本中读出什么样的心灵内容就是对脑文本做出什么样的阐释。读不懂脑文字时，脑文本就是一部"脑天书"；人类脑计划就是要读懂作为"脑天书"的脑文本，而脑机接口则提供了一种"破解"脑文本中的心灵内容的新手段。

归结起来，脑机接口所完成的读心通常由三个部分组成的：一是获得脑信号（脑获得的各种数据资料），二是建立起脑信号与心灵内容的对应关系；三是根据前两者来具体解读某一个体的脑活动中的心灵内容，如"一个人想要沟通的特定的话，或想要实现的特定的任务"③。其中的每一部分都有相应的技术来实现，如完成第一部分任务的就是前面所说的各种脑活动数据的探测技术，其中脑电图（EEG）和功能核磁共振成像（FM-RI）是应用较多的技术；完成第二部分和第三部分任务的技术则主要是计算机和人工智能技术，包括先行的建模——对每一种脑激活状态所对应的

---

①　Hayrettin Gürkok and Anton Nijholt，"Brain-computer Interfaces for Multimodal Interaction：A Survey and Principles"，*International Journal of Human-Computer*，Vol. 28，Nos. 4 - 6，2012，pp. 292 - 307.

②　Gerd Grübler and Elisabeth Hildt（eds.），*Brain-Computer Interfaces in Their Ethical，Social and Cultural Contexts*，Dordrecht：Springer Science + Business Media，2014，p. 1.

③　[美]乔纳森·沃尔帕：《脑—机接口：原理与实践》，伏云发等译，国防工业出版社2017年版，第97页。

心灵状态建立起关联，然后是将已测得的脑激活数据与已经建立好的标准模板相对比来进行"解码"，也就是通过模式识别来推测受测者相应的心灵活动。[①] 而整个过程就是"通过对作为个体的人脑活动的探测来解码出意识经验内容"[②]。这种探测和解码在初级阶段局限于单个脑区的活动，到高级阶段则可扩展到脑内复杂网络的激活状态，从而解读出复杂的心灵内容。

解码就是"翻译"，就是将写在脑文字中的意思翻译出来。从读脑到读心，就是使脑状态借助脑机接口解码或翻译为心灵内容，就是通过"解释我们的大脑信号"来"读取"思想[③]；同样，根据两者之间的对应关系，也可以在需要某种心灵状态时，通过脑机接口对脑活动进行相应的信号刺激来造就相应的脑状态，如目前以可用基于深部神经刺激的脑机接口来对人脑施加特定的信号，从而重建人所正在感知的对象的影像以及记忆中的影像。脑状态和心灵内容的这种双向通达、相互过渡、可以转换的关系，就是所谓的"心脑互译"，表现为两个方向：一是将脑信号、脑数据翻译为心之所想的内容，也就是通过读脑来实现读心；二是将心灵状态翻译、植入或编码为脑状态，或者按心的要求去建造脑。

脑机接口所具有的心脑互译功能为现代读心提供了可能，也提供了验证。如辅助行动的基于运动想象的脑机接口，从实践效果上证明了脑中"动作意图"的可读性从而相应思维内容的可知性；基于发音想象的脑机接口，则证明了脑中"想要说什么"的思维内容的可读性从而可知性。一种被称为 Emotiv 的脑机接口设备用 14 个电极获取 EEG 信号，脑电图特征可视化为 3D 的斑点模型，使用户感觉到可以看见自己的头部内部的外观，而且内部的心理状态也可以被进一步把握，如用户的情绪和专注力可以通过相应的算法识别，并通过特定的软件系统转化为可视化的虚拟形象。[④] 通过使用现代 EEG 设备和软件工具，现在有可能研究与人类行为有

---

① 唐孝威：《心智解读》，浙江大学出版社 2012 年版，第 10 页。

② John-Dylan Haynes and Rees Geraint, "Decoding Mental States from Brain Activity in humans", Nature Reiview Neuroscience, Vol. 7, No. 7, 2006, p. 523.

③ Joseph Lee, "Brain-computer Interfaces and Dualism: A Problem of Brain, Mind, and Body", AI & society: The journal of human-centered systems and machine intelligence, Vol. 31, No. 1, 2016, pp. 29 – 40.

④ Vladimir Kulish, Alexei Sourin and Olga Sourina, "Analysis and Visualization of Human Electro-encephalograms Seen as Fractal Time Series", Journal of Mechanics in Medicine & Biology, Vol. 6, No. 2, 2008, pp. 175 – 188.

关的心理过程，并可以从 EEG 中识别出八种情绪状态："满意""快乐"
"惊讶""受保护""悲伤""不关心""生气"和"恐惧"。识别这些情
绪的新手段还被直接用于神经营销，以改善传统的营销方法。^① 当然，识
别情绪还是读心的简单阶段，随着读心技术具有深解码——更高级的思维
解码——的能力，人脑中的复杂思想也将能被脑机接口所识别。

脑机接口的思维解码也被称为"思维识别"（Thought identification），
就是要在人们进行某一具体的思考（如产生某一具体想法）时，准确地
识别出大脑中究竟发生了什么。例如，当人脑想一个对象（如一把螺丝
刀）时，大脑的哪些区域会被激活，科学家用 fMRI 扫描这些区域，并教
会计算机识别出不同区域的大脑活动是与特定的想法相关的。通过这一研
究发现，不同人脑中的相似想法在神经系统上具有惊人的相似。当人类的
大脑想到某一对象（如物品）时，由于其物质构造上的基本相同，所以
在其中产生的物理信号基本都是一样的，如果通过相应的技术获取这些信
号，然后用相应的算法就可以将其包含的想法识别出来，亦即完成了对思
维的识别。目前的实验中，已经可以根据 fMRI 数据来识别志愿者正在思
考的图像，并且还可以初步识别大脑中的善良、伪善和爱。^② 康奈尔大学
的神经学家南森·斯普林格（Nathan Spreng）使用同样的手段（fMRI）可
以测出受试者在心中正想着哪种类型的人，即"通过观察脑部活动，研究
人员可以知道受测者是在针对哪一种人格（也就是拥有该人格的人）进
行想象"^③。后续的还有美国加利福尼亚大学的神经学家艾伦·考恩（Al-
an Cowan）团队的"读梦机"实验：通过在志愿者进行人脸图像识别时的
大脑反映所建立的数据库，可以通过他们梦中的脑信号重构其正在梦到的
人脸图像。考恩认为，这一技术不仅为研究人脸识别技术提供了新方法，
还有望重构人的记忆、想象和梦境，"尽管用机器播放高清梦境暂时不会

---

① Vladimir Kulish, Alexei Sourin and Olga Sourina, "Analysis and Visualization of Human Electro-encephalograms Seen as Fractal Time Series", *Journal of Mechanics in Medicine & Biology*, Vol. 6, No. 2, 2008, pp. 175 – 188.

② CBS Interactive Staff, "60 Minutes' video: Tech that Reads Your Mind", 2009 – 01 – 05, http://www.cnet.com/news/60-minutes-video-tech-that-reads-your-mind/.

③ 佚名：《你在想谁我知道！大脑扫描图像解码人类思维》，2013 – 03 – 07, http://www.guokr.com/article/436764/。

成为现实，但我们已经找到突破的方向，完整读取大脑活动只是时间问题"①。

美国加州大学伯克利分校的科学家在 2016 年 4 月进行的实验（用 fM-RI 观察多名受试者使用近千个英语词汇时所对应的大脑区域）表明，人与人之间存在着一致性很高的"大脑词汇地图"，这一实验被认为是从语义上由读脑到读心的突破性研究。② 使用 ECoG 也可以进行类似的研究，如利用 ECoG 可绘制"雄辩皮层"（eloquent cortex）。当人们说不同的单词或音素时，科学家用 ECoG 找出大脑中对应的语言区域，揭示了远比先前的方法所能揭示的更多的信息或更加丰富的数据，由此构建并不断更新"心灵活动地图"。③ 在神经科学看来，人的所有心灵活动都具有神经关联性，都具有特定的神经活动模式，只要有足够精密的探测技术，就能够获知这种模式，并根据它与心灵状态的对应关系而获知人的心理内容，由此实现读心的目标。这也正是脑机接口技术可以读心的根据。美国卡内基梅隆大学的研究人员在 2017 年 6 月将机器学习算法用于分析 fMRI 所测量的大脑活动数据，判断出人脑正在进行什么类型的想法，"fMRI 不仅能显示大脑目前的活动，还可能显示出大脑即将要做什么，使神经成像技术朝向预言主体行为的方向发展"④，这为将来能够绘制出大脑的知识地图或读出人脑的复杂想法又前进了一步。

学习是一种广泛存在的神经活动现象，影响着大脑的许多区域和通路。但长期以来，我们对于人类获得知识和技能的神经机制在很大程度上是不清楚的，尤其缺乏关于突触可塑性如何在控制行为的神经元网络中导致新的活动模式的信息。在戈卢布（Matthew Golub）等人看来，脑机接口对研究学习的神经基础具有明显的优势。在脑机接口中，我们直接记录所有影响行为（即电脑光标或机器人设备的移动）的神经元，还可以通过向动物提供从神经活动到行为的新颖映射来触发学习。先前的技术不允许

① 本刊编辑部编辑：《"读心术"：美日科学家研发中的盗梦空间》，《中国传媒科技》2014年第 10 期。

② Alexander Huth, Wendy de Heer, Thomas Griffiths, et al. , "Natural Speech Reveals the Semantic Maps that Tile Human Cerebral Cortex", *Nature* , Vol. 532, No. 11, 2016, pp. 453 – 458.

③ Gerd Grübler and Elisabeth Hildt (eds.), *Brain-computer Interfaces in Their Ethical*, *Social and Cultural Contexts*, Dordrecht：Springer Science + Business Media, 2014, pp. 93 – 94.

④ Kerri Smith, "Brain Imaging Measures More than We Think", *Nature News*, Published Online 21 January, 2009.

我们直接监控所有与学习相关的神经变化，但使用脑机接口技术则可以通过我们所记录的神经元活动观察到这些变化，因此，脑机接口可以为典型的学习活动（包括为适应、探索、快速再学习、干扰和技能学习等）的神经基础提供新的见解。①

通过脑机接口的动物实验也可以对学习机制的研究取得新的成果。甘古利（Karunesh Ganguly）等人指出，在目前对于典型的脑机接口学习研究中发现动物可以学习控制任意的 BCI 映射。对这些数据的进一步分析揭示了学习过程中起作用的神经策略。最初，动物在寻找能够很好控制脑机接口的神经活动模式时，形成了独立调节单个神经元活动的能力。随着技能的发展，则进一步要求能够协调多个神经元。在使用脑机接口的实验中，还发现当动物学会调节单个神经元的活动时，其他神经元的活动以及成对神经元之间的相互作用都会发生变化，其中的可塑性由全局奖励信号所调节。这些发现都揭示了脑机接口控制下的学习过程的神经机制，从而使我们看到：神经群体的变化是学习的基础。②

脑机接口开创了研究心灵的新途径。过去是从行为观察心灵或意识，而有了脑机接口，就有了观察心灵的更多角度，如通过脑信号观察心灵，结果更为精准、更为具体，"在这里，对意识的推论是基于涉及脑机接口检测到的大脑活动模式的经验前提，而不是公开的语言行为或身体运动"。③ 在约瑟夫·李看来，BCI 的运作可以进一步证明，大脑在神经心理学上与思想、记忆、情感和推理联系在一起；思想翻译实际上意味着通过复杂的翻译过程来思考一个人的思想并将其转化为行动。由于这些都是物理的，因此思想照原样被可以"阅读"。④

从前面的分析可知，从读脑到读心的关键，是找出脑电波到心理过程的一对一映射，但当前的脑机接口技术可以检测到的大脑模式比特定的思

---

①　Matthew Golub, Steven M. Chase , Aaron P. Batista, et al. , "Brain-computer Interfaces for Dissecting Cognitive Processes Underlying Sensorimotor Control", *Current opinion in neurobiology*, Vol. 37, April 2016, pp. 53 – 58.

②　Karunesh Ganguly, Dragan Dimitrov, David Krupa, et al. , "Reversible Large-scale Modification of Cortical Networks During Neuroprosthetic Control", *Nature Neuroscience*, Vol. 14, No. 5, 2011, pp. 662 – 667.

③　Gerd Grübler and Elisabeth Hildt (eds.), *Brain-Computer Interfaces in Their Ethical, Social and Cultural Contexts*, Dordrecht: Springer Science + Business Media, 2014, p. 148.

④　Joseph Lee, "Brain-computer interfaces and Dualism: A Problem of Brain, Mind, and Body", *AI & society: The Journal of Human-centered Systems and Machine Intelligence*, Vol. 31, No. 1, 2016, pp. 29 – 40.

想要粗糙得多，所以目前的读心功能还不强。① 在唐孝威看来，基于脑机接口的读心在目前只能达到特征检测和分类识别的程度，还不能细致地解读内容，也不能进行实时的动态解读。② 法里斯科（Michele Farisco）认为，意识是大脑不同区域功能整合的结果，我们从脑机接口获得的神经成像评估中所能推断出的是，特定区域在处理信息，但它们与其他大脑区域的相互关系仍然存在问题，因此，它们对意识的特殊激活的标志意义也仍然存在问题。对于患者来说，我们借助脑成像可知该患者有可能在功能上处理该信息，但不知道是否是在有意义地处理该信息。还有，在被动的反应中，特定大脑区域的激活本身并不意味着有意识的活动，因为它可能是一种"自动"处理。于是，大脑激活和意识之间的关系（如大脑区域的激活何时等同于或证明意识的存在）问题仍然悬而未决。③ 因此，要实现精确而全面的读心还有待于更先进的 BCI 技术。

但无论如何，脑机接口对于脑中所思所想为人所了解提供了强有力的手段，它以心脑互译的方式使"人心"成为可测量、可识别的对象，并促进着测量手段和识别方法越来越科学化和精准化。目前"机器识别人心"的技术正处于重点开发的前沿领域，而开发脑机接口技术的一个重要目的就是设计和建造出"读心机器"（mind reading machine），吴飞认为这一领域初步取得的成就和未来努力的方向主要有如下几方面：识图看脸、辨音释义、通心会意、情绪感知等。有研究显示，只要有足够的社交数据，不用任何人为的建议，计算机和算法就可以自动判别一个人的心理特质；未来的 AI 可以通过语音识别、视觉识别、文字识别、表情识别等数据，结合深度学习，再加上人工的标记，从而具备识别情绪的能力。总之，智能技术已经可以在一定程度上识别人心了，以后的水平将会不断提高。④ 脑机接口中也使用着识别人心的智能技术，所以智能技术所达到的读心水平，就是脑机接口所达到的读心水平。由于人格、自我意识等也是

---

① Doron Friedman, "Brain-computer Interfacing and Virtual Reality", in R. Nakatsu et al. (eds.), *Handbook of Digital Games and Entertainment Technologies*, Singapore: Springer Science + Business Media, 2015, p. 3.

② 唐孝威：《心智解读》，浙江大学出版社 2012 年版，第 12 页。

③ Michele Farisco, Judy Illes and Falk Ohl, *Externalization of Consciousness. Scientific Possibilities and Clinical Implications*, Springer Berlin Heidelberg, 2014, p. 205.

④ 吴飞：《人工智能终可"识别人心"》，《学术前沿》2020 年第 1 期。

心灵的内容，也编码于神经网络结构之中，所以也有这样的预测：在未来还可以通过读脑而读出一个人的人格和自我意识等，从而对"人心"有更透彻和全面的了解。

脑机接口甚至也是研究"潜意识"的窗口。人脑通过脑机接口控制应用设备时，如果注意力不集中，有可能会由潜意识来进行这种控制，从而出现非自主、不自觉的控制行为，这通常是作为脑机接口使用中的问题或"事故"需要加以避免的现象，但同时也意味着神秘莫测的潜意识是可以作为脑信号被脑机接口所探测和记录的，由此也可以作为显现潜意识的新手段来推进科学对潜意识的研究。

脑机接口的读心功能具有多方面的哲学意义。读心的基础是读脑，或者说技术性读心从本质上是读脑，即客观地测度心灵活动时的脑状态，或"心脑互译"，即从脑状态（的技术探测数据）中译解出心灵状态甚至心灵内容，这使得我们对心灵的了解具有了一定程度上的科学性或客观性，从实际应用上检验和证实了心灵过程与脑过程的关联性，也就是上一章探讨的脑机接口在本体论上进一步对心脑二元论的否定。

脑机接口通过读脑而读心的可知论验证，还使其具有了特别的认识论意义：将心脑关系的本体论问题转化为认识论问题，使主观的思维成为客观的信号，使不可观察的心灵变为可观察的对象，使得人们逐渐找到了打开心灵"神秘之门"的钥匙，心灵世界不仅是"可读"的，而且可以清晰明了地被读出。当然，即使我们通过脑机接口技术可以精准地读脑进而无限地接近于精准地读心，但由于心脑之间并不是等同的，所以也不可能通过读脑而"直观心灵"，这就为提高脑机接口的精准性提供了无限可能的发展空间。

第五章　脑机接口与行动—实践论

行动和实践问题是重要的哲学问题，以其为对象或基点还形成了行动哲学和实践哲学。脑机接口的一个重要功能，或许是最重要的功能，就是帮助失去行动能力的残障人恢复行动的功能。在行使肢体功能的脑机接口中，人凭思想而控制设备（从意念控制外骨骼设备到控制假肢）做出动作与环境互动，向对象施加物理性作用，造成"改变世界"的效果，这既非传统意义上的行动和实践，也确实具有了行动和实践的功能，由此将其称为"人工行动"和"延展实践"，与上一章提到的"人工感知"和"延展认知"形成对照。脑机接口的这一基本功能使得人的行动和实践增加了新的方式、具有了新的特征、丰富了新的含义，启发我们对实践和行动以及相关的劳动等基本的哲学范畴与现象进行新的思考，并发掘与此关联的哲学新问题，形成对行动哲学和实践哲学研究的新推进。

第一节　脑机接口的行动—实践功能

结合国外已有的关于脑机接口的行动哲学研究，以及国内"实践哲学"的视野，我们本章所要考察的领域为脑机接口的"行动—实践"问题，而首先需要理解脑机接口所具有的行动—实践功能。

一　行动、实践与脑机接口的基本功能

行动和实践可以作为同一序列的等位哲学范畴来看待，因为实践与行动所表达的都是哲学意义上"改造世界"的活动，或马克思所说的"感性的对象性活动"：外在可感的身体活动，从而都是相对于脑内无法直感的思维认知活动而言的。日常所说的"思想的巨人，行动的矮子"，就表明行动是与思想不同的活动；毛泽东在《实践论》中将认识和实践的关

系简称为"知和行"的关系，则更直接地表明了"行"（行动、行为）就是"实践"，就是与"知"（认识、思想）结成对立统一关系的哲学范畴。于是，如果将实践作为核心范畴，那么行动（和行为）就是实践的多重表述之一，它更多地在心理学和日常生活中使用，其他表达实践含义的范畴还有"劳动"（侧重于经济学和社会学）、"游戏"（皮亚杰的儿童心理学）等。

就实践和行动两个范畴来说，实践是我们较为熟悉的，而行动在行动哲学那里，就是动作或行为的总称，就是行动者把"行动的意图转化为一系列适当的身体动作"[1]。当然，广义的行动，甚至在行动哲学中的行动，还包括所谓的"心灵行动"，这种"心灵行动是指不涉及身体或四肢任何外部运动的动作"[2]，但为了使探讨的问题清晰简洁，除非特别注明，我们都将行动"狭义"地约定为与"知"相对应的"行"，即与"感性实践"同义的基于身体动作而产生的行为。作为行动的身体动作对于正常的人来说是他们的基本活动，他们将行动的意图转变为身体的运动是一个自然而然的过程。但对于因为伤病而失去运动能力的残障人士来说，他们脑中的意图无法通过周围神经系统传导给肌肉来调动和控制作为身体器官的肢体产生行动，而脑机接口则可以帮助他们克服这一缺陷。由此，在迈克尔·杨（Michael Young）看来，脑机接口为理解人类行为提出了一系列有趣的问题，也对行为的本质提出了新的哲学质疑。[3]

尽管上一章我们主要探讨的由机到脑的脑机接口侧重于使失去感官功能的患者恢复感知能力，但最初的脑机接口主要还是由脑到机的类型，这种脑机接口主要是用于将脑中的信号读取出来，将其编码后作为驱动外周设备的控制指令，从而行使用意念控制外物运动的功能，为其提供与外界进行肢体性交互的替代手段，由此弥补失去肢体功能的不足，这样的脑机接口也被称为"面向运动（功能）的脑机接口"，它比面向感知功能的脑机接口更早得到开发，所以是最早出现的脑机接口。正因如此，沃尔帕对

---

[1]　Gerd Grübler and Elisabeth Hildt（eds.），*Brain-computer Interfaces in Their Ethical，Social and Cultural Contexts*，Dordrecht：Springer Science ＋Business Media，2014，p. 150.

[2]　Michael Young，"Brain-computer Interface and Philosophy of Action"，*AJOB Neuroscience*，Vol. 11，No. 1，2020，pp. 4－6.

[3]　Michael Young，"Brain-computer Interface and Philosophy of Action"，*AJOB Neuroscience*，Vol. 11，No. 1，2020，pp. 4－6.

脑机接口的定义通常也偏重于这一方面的功能，将 BCI 界定为一种将大脑活动产生的脑电信号转化为控制信号，并利用这些信号对外部输出设备进行控制的新型人机交互技术。① 布勒则认为可以更简洁地"将脑机接口描述为一个将思想转化为行动的系统"②。为此还有这样一种概念方面的主张：只有广义的脑机接口才包括人工感知系统，而狭义的脑机接口只是指面向运动功能恢复的脑机接口。③

正常的人是具有行动能力的行动者，即具有实践能力的实践主体，他们不仅能认识世界，而且能从这种认识中形成改变世界的意念，并将这种意念转化为自己的行动、付诸感性的实践活动。一旦因身体原因不能进行这样的转化，就形成了布勒所描述的状况："他们基本完整的思想被困在几乎或完全瘫痪的身体里"④，即意味着他们失去了基本的行动或实践能力。而通过学习如何使用脑机接口技术，闭锁综合征患者可以再次获得一些通用的行动能力"。所以功能替代性的 BCI 有助于他们回归正常的生活。⑤ 用尼科莱利斯的表述来说：身体强健的人会毫不费力地表达和执行移动意图，但残障人则不能，而借助脑机接口，他们大脑中的信息可被翻译并转化为用于机械致动的指令，由此帮助他们作出相应的动作。⑥

从认识论的角度看，实践（行）是认识（知）的延伸，是认识中"想要做什么"的实现。一些人无法用行动或实践来表达自己想要做什么，但想法存在着，脑机接口此时就行使了实现其想要做什么的功能，即帮助 BCI 使用者达到了主观意图或目的，从而具有重建相关人群行动或实践能力的价值，这就是它的实践—行动功能，最初的脑机接口就是基于这一目的而得以研究和开发的。

---

① Jonathan Wolpaw, Niels Birbaumer, Dennis McFarland, et al. , "Brain-computer Interfaces for Communication and Control", *Neurophysiology*, Vol. 113, No. 6, 2002, pp. 767 – 791.

② Tom Buller, "Brain-computer Interfaces and the Translation of Thought into Action", *Neuroethics*, Vol. 14, No. 4, 2021, pp. 155 – 165.

③ 葛松、徐晶晶、赖舜男等：《脑机接口：现状，问题与展望》，《生物化学与生物物理进展》2020 年第 12 期。

④ Gerd Grübler and Elisabeth Hildt (eds.), *Brain-computer Interfaces in Their Ethical, Social and Cultural Contexts*, Dordrecht：Springer Science + Business Media, 2014, p. 150.

⑤ Gerd Grübler and Elisabeth Hildt (eds.), *Brain-computer Interfaces in Their Ethical, Social and Cultural Contexts*, Dordrecht：Springer Science + Business Media, 2014, p. 151.

⑥ Miguel Nicolelis and Mikhail Lebedev, "Principles of Neural Ensemble Physiology Underlying the Operation of Brain – Machine Interfaces", *Nature Rev Neurosci*, Vol. 10, 2009, pp. 530 – 540.

当然，广义的行动也包括表达活动，即"做"与"说"是两大外显的可感的行动，或者说身体运动与言语交流构成两种基本的行动—实践活动，亦即"以手行事"和"以言行事"两种基本的做事方式。如果两种功能缺失任何一种，人就在基本的实践活动能力上有所丧失。由脑到机的脑机接口也针对表达功能的恢复，此时的发音器官就成为完成言说行动即表达活动的"肢体"，当脑机接口也成功地应用于恢复人的表达功能时，它就具有了使人重获包括表达行为和肢体动作在内的行动能力，这也可以视为一种"新的行动能力"，即"恢复丧失的动作或沟通能力"①。也就是说，人通过脑机接口来恢复与世界的交互能力，是脑机接口的主导功能，它的主要目的是通过治疗而使"亚常"人成为正常人，使那些大脑活动（意图）不能调动肢体与发音器官工作的人恢复"做"与"说"的能力。

脑机接口用于恢复残障人行动—实践功能的出发点，是基于其回归正常人所具有的正常功能的基本要求，许多研究脑机接口的人文学者也十分重视这一功能，如认为"我们控制身体运动的能力使我们能够沟通我们的思想并对世界采取行动。因此，导致运动功能丧失或严重损害的损伤或疾病会对一个人的自主性和能动性产生深远的影响。脑机接口通过检测和解码潜在运动意图的神经活动，帮助恢复一定程度的运动功能，从而使人能够控制身体运动、机器人肢体或其他外部设备"②。"脑机接口通过使用直接参与上肢运动的大脑区域的意志信号，为进行抓握和抓取的神经假体提供自然控制，特别是对脊髓严重损伤（SCI）的个体而言，具有巨大的意义"③，尤其是"通过恢复普遍的行动能力，功能替代的 BCI 技术有助于人类尊严的保护"④。

行动或实践都是把想象变为现实，对于那些丧失了依靠自己的行动来将想象变为现实能力的人来说，脑机接口成为实现这种转变的关键。脑机

---

① Johannes Kögel and Gregor Wolbring, "What It Takes to Be a Pioneer: Ability Expectations From Brain-computer Interface Users", *Nanoethics*, Vol. 14, 2020, pp. 227 – 239.

② Tom Buller, "Brain-computer Interfaces and the Translation of Thought into Action", *Neuroethics*, Vol. 14, No. 4, 2021, pp. 155 – 165.

③ Jane Huggins, Christoph Guger, Mounia Ziat, et al., "Workshops of the Sixth International Brain-computer Interface Meeting: Brain-computer Interfaces Past, Present, and Future", *Brain-Computer Interfaces*, Vol. 4, Nos. 1 – 2, 2017, pp. 3 – 36.

④ Gerd Grübler and Elisabeth Hildt (eds.), *Brain-computer Interfaces in Their Ethical, Social and Cultural Contexts*, Dordrecht: Springer Science + Business Media, 2014, p. 151.

接口的这种行动—实践功能也为不少学者用各种表述所强调，如维达尔认为脑机接口建立了"思想和世界之间的一种新颖的连接，一种自然沟通和控制的替代"①；从过程来说，脑机接口"通过在大脑和设备之间建立通信连接来控制他们的环境，而不需要肌肉的激活。脑机接口系统使用不同的大脑信号记录方法、处理算法、协议和认知技术，从大脑信号中提取特征，并转换成命令，使设备能够执行脑机接口用户所需的任务"②。通俗地理解，行使行动—实践功能的脑机接口其实就是"脑控"装置，即由脑（中的意念）来控制外周设备运动的系统，在这个意义上，我们也可以说脑机接口就是直接让大脑仅靠脑动就能表达出意图和实现其意愿的技术。

迈克尔·杨将脑机接口的这一功能描述为："一动不动、无所作为的身体，现在可以极大地影响世界。迄今为止，人类影响世界的任何手段都需要移动身体的外壳，即使只是轻微移动，如说话或眨眼。BCI首次使人类能够在没有身体作为中介的情况下'通过思想'去做事情"，"BCI第一次能够主动（或因果地）在不移动人体的情况下实现世界变化"③。由于脑机接口具有行动—实践的基本功能，使得人在行动—实践活动中的身体动作均可由BCI来代替，于是"脑动"反而成为人在行动—实践中需要具备的"核心能力"或"最基本的能力"，有了BCI，只要不丧失这种"脑动"的能力，人就可以借助脑机接口从事与外界交互的物质性动作。如果再广义地理解行为的含义，将人的行为分为基本行为和非基本行为的话，那么在迈克尔·杨看来，脑机接口的使用使哪种动作（心灵动作还是身体动作）更为基本的地位发生了新的变化：自然情况下（非BCI情况下）身体动作无疑是基本动作，但在BCI假体的辅助下身体动作则成为非基本动作，而在头脑中进行的"心灵动作"才是基本动作。④ 由此延伸的问题还包括关于"行动究竟是什么"甚至也需要重新界定，此时"动作

---

① Tom Buller, "Brain-computer Interfaces and the Translation of Thought into Action", *Neuroethics*, Vol. 14, No. 4, 2021, pp. 155 – 165.

② Muhammad Siddiq, Sheikh Kashif Raffat and Farhan Shafiq, "BCIO: Brain Computer Interface Ontology", *International Journal of Computer Applications*, Vol. 41, No. 2, 2012, pp. 8 – 10.

③ Michael Young, "Brain-computer Interface and Philosophy of Action", *AJOB Neuroscience*, Vol. 11, No. 1, 2020, pp. 4 – 6.

④ Michael Young, "Brain-computer Interface and Philosophy of Action", *AJOB Neuroscience*, Vol. 11, No. 1, 2020, pp. 4 – 6.

尝试理论"或许是更能说明行动本质的理论,这种理论认为,身体的运动并不是行动的本质特征,而一些尝试行动或试图移动身体的行为才是行动的本质。在这种视野下,迈克尔·杨认为心灵行为会触发因果链,进而导致(预期或仅预见的)外部影响,这样的行动观需要放弃对身体运动的要求,并补充和扩展行动概念,使其包括"在外部世界产生影响的心灵行为"①。

上一章我们曾看到"人工感知"和"延展认识"是由机到脑的脑机接口的认知功能,这里我们也可以将由脑到机的脑机接口的行动—实践功能归结为"人工行动"和"延展实践",表明由脑机接口介导的"行动"是人工性的,这种行动(人与外物的物质性交互,与环境的物理性互动)是以人工器具为直接载体的,它所力求行使的是人的"肢体"的功能,所运行的过程是由脑机接口传达人脑意念去控制的人工肢体的有序运动。这些概念也从功能的分类上进一步折射出两种基本类型的脑机接口的鲜明特征:如果由机到脑的 BCI 主要是修复感官的功能,那么由脑到机的脑机接口则主要是修复人的肢体功能。

二 进展与现状简瞰

脑机接口所具有的行动—实践功能,目前存在于脑机接口帮助残障人所进行的开关电器、取杯喝水、取子下棋、操作假肢(机械臂)、控制轮椅、操控护理床、移动光标、打字绘画等活动之中,也就是通过目前可以对假腿、假手、轮椅,光标和菜单系统所实施的"脑控"来实现的。世界各地实验室在动物实验和初期的人类研究中已经证明,被试可以只通过脑活动对身体没有任何动作的情况下,实时地控制机器人手臂和腿的运动。这种控制可以是本地控制,也可以是远程控制。② 目前,具有行动—实践功能的脑机接口技术在应用于脑卒中患者恢复运动功能方面取得了较大的进展,尤其在上肢、手、下肢和步行功能障碍等方面的治疗上表现突出,使他们不需要任何辅助设备就能恢复正常生活,所以这样的脑机接口

---

① Michael Young, "Brain-computer Interface and Philosophy of Action", *AJOB Neuroscience*, Vol. 11, No. 1, 2020, pp. 4 – 6.

② [巴西] 米格尔·尼科莱利斯:《脑机穿越:脑机接口改变人类未来》,黄珏苹、郑悠然译,浙江人民出版社 2015 年版,第 IX 页。

正在成为脑卒中后治疗的首选。①

面向运动功能的脑机接口可追溯到 20 世纪 70 年代 Schmidt，Fetz 和 Baker 等人通过算法重建运动皮层神经元对运动实施控制的研究，这一研究表明经过受训练后的猴子可以在特定条件（closed-loop operant conditioning）下学会控制初级运动皮层中单个神经元的放电频率。20 世纪 80 年代乔治普洛斯领导的约翰斯·霍普金斯大学团队发现猕猴的神经元能够编码肢体运动，尤其是找到了单个神经元放电模式编码上肢运动方向的方式。1999 年，美国凯斯西留地大学的佩卡姆（Hunter Peckham）研究小组通过基于脑电图的 BCI 恢复了一位四肢瘫痪病人用手进行一定动作的功能。最具标志性的事件是 2000 年尼科莱利斯带领的研究组成功地使一只植入脑机接口的夜猴通过意念操纵游戏杆来获取食物，使人看到了这一技术可以使残障人恢复行动能力的希望。该研究组还于 2006 年在美国让一只猴子通过脑机接口横跨半个地球控制在日本的机器人行走。同一时期，在 2006 年，由美国布朗大学、马萨诸塞州综合医院、哈佛医学院等联合组建的 BrainGate 首次成功将脑机接口技术应用于人类，使一名名叫 Matt Nagle 的被刺伤后瘫痪的病人，能够使用 BrainGate 系统控制计算机的鼠标光标。2012 年 12 月，美国匹兹堡大学的研究人员在一位颈部以下瘫痪的女患者脑运动皮层植入传感器，使其单凭意念（思想）即可操作机械手臂将一块巧克力送入口中，其灵敏度更接近于一个正常人的肢体。2013 年起 DARPA 进一步开展了"革命性义肢""手本体触觉接口"等项目，其目的在于帮助失去上肢控制能力的伤员打造具有天然手臂一样灵活的假肢，还计划在未来利用在大脑中植入电极来通过意念驾驶 F-35 战斗机。然后是 2014 年在足球世界杯开幕式上展现"重拾行走计划"的成果。

此后，在 2016 年 1 月，美国哈佛大学脑科学中心 Brain Co. 团队在拉斯维加斯举行的电子消费品展会（CES）上展示了人戴上他们研制的"Focus1"（脑波控制）智能头环后，就可以凭意念控制灯的开或关并变换灯的颜色。2016 年 12 月，美国明尼苏达州大学的 Bin He 与他的团队在不往大脑中植入电极的情况下，让普通受试者通过意念在复杂的三维空间中成功地操纵机械臂完成了抓取物体、控制飞行器飞行等任务，训练后的

---

① Ravikiran Mane, Tushar Chouhan and Cuntai Guan, "BCI for Stroke Rehabilitation: Motor and Beyond", *Journal of Neural Engineering*, Vol. 17, No. 4, 2020, pp. 1 – 21.

受试者在用意念抓取物体方面达到了 80% 以上的成功率，在把物体放回货架上的操作方面则超过了 70% 的成功率，并且标志着无创的脑机接口也具有有效控制神经假体的巨大潜力。2017 年 2 月，美国斯坦福大学的研究人员在脊髓侧索硬化症和脊髓损伤瘫痪患者的运动皮层中负责手部运动的区域植入了高密度微电极，用于采集运动电位和高频局部场电位，利用颅内脑电实现对光标的连续控制和对字符选择的点击动作，从而使瘫痪病人实现了脑控输入计算机文字，由此通过想象在电脑屏幕上输入了他们想说的话，其中一名受试者的输入速度是平均每分钟 39 个字母，为正常人平均速度的一半。Facebook 在同年 4 月宣布成立由 60 余工程师团队组成的 building 8 项目，启动了"意念打字"的项目，拟进一步改进脑机接口技术，使脑控打字的速度比原来快 4 倍。

　　具有行动—实践功能的脑机接口目前主要用于帮助使用者完成抓握、触及、移动等动作。拿移动来说，这是 BCI 用于克服运动障碍进而参与社会生活的基本需求，其中轮椅是最常见的辅助设备，它既可以在室内移动，也可以在室外活动。脑控轮椅于 21 世纪初被开发出来，它通过使用者进行运动想象来实施控制，如通过想象握紧左手或右手以及想象双脚行走来分别控制轮椅的左转或右转以及前行，通过将注意力集中于特定的闪烁键来改变轮椅的速度。拉普（Rudiger Rupp）等人分析了脑机接口轮椅在当前的功能特点：目前它们联结的都是非侵入式脑机接口，而所有类型的非侵入式脑机接口只能对轮椅提供有限的命令，不足以用于灵活地控制复杂情况的应用，所以对轮椅这种移动设备本身还需要嵌入智能控制技术，然后用户只需发出基本的导航命令，如左、右和前，并由集成环境的传感器所获得的背景信息提供给轮椅的控制器来解释。基于这些解释，轮椅将执行智能化的运动，包括避障和引导转弯等。①

　　具有行动—实践功能的脑机接口技术是不断发展的，从植入单电极来获得少数神经元的脑信号到植入多电极来获得大面积神经元信号，从充当传感器的电子芯片与脑组织的有创对接到生物芯片与神经元的无缝对接，都是这一脑机接口技术已经出现或将要发展的趋向。这样的脑机接口还可以进一步与上一章所说的人工触觉功能加以整合。美国克利夫兰诊所的研

---

　　① Gerd Grübler and Elisabeth Hildt（eds.），*Brain-Computer Interfaces in Their Ethical*，*Social and Cultural Contexts*，Dordrecht：Springer Science ＋Business Media，2014，pp. 7－9.

究人员于 2021 年为上肢截肢患者研发仿生手臂，使佩戴者能够脑控手臂的运动，还能通过神经接口产生触摸和抓握的感觉，这也是一种双向的脑机接口技术，患者一方面能够在他们想要使用或移动假肢时将神经冲动从他们的大脑发送到假肢，另一方面能从环境中接收物理信息并通过他们的神经将其传递回大脑，这样的脑机接口系统无疑更接近于自然手臂的功能。① 还有，这一脑机接口如果再与物联网连接，则可以使人脑中的意念实现对遥远对象的远程控制，从而使行动—实践得以极大的延展。

三　工作机理的哲学透视

人脑通过脑机接口控制体外机器进行合乎人脑要求的运动，做出由脑支配的动作，从物理层面上是将脑电活动转化为控制指令，其工作机制是基于运动想象的脑机接口的具体运作。而"运动想象"（MI：Motion Imangination）用行动哲学的表述来说，就是"尝试做某事"的意图与意志努力，"基于运动想象的脑机接口"从哲学层面上来理解就是将人的行动意图转化为器具设备的受控运动，发挥行动的功能。这样的脑机接口在脑和设备之间建立直接的通信后，人脑中的动作意图就可以被脑机接口读取并转化为控制设备（如假肢、轮椅和机器人等）进行相关动作的指令，从而完成人所想要完成的物理运动，也就是他们通过自己的大脑信号来控制假肢或其他外部装置，此即"BCI 代替肌肉产生了动作"②。

从技术结构上看，具有行动—实践功能的脑机接口通常由三部分组成：检测神经信号的传感器、将神经活动转换为与期望动作相关命令的信号处理器，以及实现动作的装置。已有的研究表明：从神经信号中之所以能检测到运动命令，是因为神经元放电率和运动参数（如手臂位置、速度和关节扭矩等）之间具有相关性；神经元对运动指令的记录主要集中在初级运动皮层，但也可以从后顶叶皮层解码出更高层次的运动意图和想象，如想象目标、运动轨迹和运动类型等。③ 而脑机接口之所以能识别出人脑

---

① 佚名：《假肢也有了"思想"》，2021 - 09 - 02，https：//www.xianjichina.com/special/detail_495570.html。

② ［美］乔纳森·沃尔帕：《脑—机接口：原理与实践》，伏云发等译，国防工业出版社 2017 年版，第 7 页。

③ Mikhail Lebedev and Miguel Nicolelis, "Brain-machine Interfaces: Past, Present, and Future", *Trends in Neurosciences*, Vol. 29, No. 9, 2006, pp. 536 - 546.

中不同的运动意图，是因为不同身体部位的运动想象对应于运动皮层区域的不同激活。如想象右手运动时就会与想象左手运动或脚的运动时激活不同的皮质区域并导致不同的激活模式，BCI正是拾取了这些不同的激活模式即脑信号，信号处理器中的智能算法将这些信号与特定的动作建立起映射关系，由此建立起大脑皮层一系列电信号变化与肢体动作之间的模型化、数据化关系，人工分类器就可以从脑信号中分析出用户想要做什么动作（如移动哪只手），然后将其作为指令去控制相应的设备完成该动作。

对运动想象时形成的脑信号（运动皮层活动的变化）可以通过脑电（EEG）和脑磁（MEG）在头皮中检测到，但较为精准的采集需要通过植入式脑机接口来进行，通常是在大脑的运动皮层（大脑中负责计划和执行运动的区域）上植入电极阵列来实现，即从皮层脑电（ECOG）中采集脑信号，然后由信号处理器将这些信号（运动皮层活动的变化）进行解释和处理，并转换成外接的动作设备的命令信号，形成特定的BCI输出，用来控制一个或一个以上的设备，从而进行一维、二维或三维的运动控制。[1] 这个过程的核心部分就是"提取来自大脑的运动命令并将其转换为用于机械制动器的指令"[2]。

也可以从BCI对"虚拟的身体"的控制来理解脑机接口的行动—实践功能："通常，我们的大脑在动作感知循环中控制着我们的身体：大脑向肌肉发送命令以产生运动，而感觉信息向大脑提供有关所产生的身体运动及其对环境影响的反馈。因此，自然的BCI范例旨在用虚拟的身体代替物理的身体。这种替换可以以两种方式发生：首先是允许参与者执行导航—隐式控制视点，这可以认为是第一人称视角的一种有限形式；第二是为VR参与者提供对虚拟身体（化身）的显式控制。"[3]

基于发音想象的脑机接口也有类似的工作机制：用户在想要说出某句话时，脑中也会形成特定的脑信号，脑机接口采集到这种信号后，向人工

---

① ［美］乔纳森·沃尔帕：《脑—机接口：原理与实践》，伏云发等译，国防工业出版社2017年版，第291页。

② Joseph Lee, "Brain-computer Interfaces and Dualism: A Problem of Brain, Mind, and Body", *AI & society: The Journal of Human-centered Systems and Machine Intelligence*, Vol. 31, No. 1, 2016, pp. 29 – 40.

③ Doron Friedman, "Brain-computer Interfacing and Virtual Reality", in R. Nakatsu et al. (eds.), *Handbook of Digital Games and Entertainment Technologies*, Springer Science + Business Media Singapore, 2015, p. 4.

的发音装置发出特定的指令，就可以在这个装置上将脑中想象的句子"说"出来，从而使无法说话的患者实现发声的语音交流。更为先进的智能化的人工发音装置还可以重现个体化情感化的声音，将用户独特的音质与音感在人工合成的声音中呈现出来，且使语速接近自然的水平，[①] 所以这种脑机接口也被称为"帮助神经系统受损的病人重新开口说话"的技术。

无论是运动想象还是发音想象的脑机接口系统，都需要通过有意调节的大脑活动来生成 BCI 的输入信号。这里"想象"的目的就是要诱导运动皮层的特定神经活动，它们也被统称为"一种利用大脑意识进行作业的方式"[②]。

归结已有的理论，还可以从如下三个方面来理解基于运动想象的脑机接口的工作机理：第一，脑活动时"事件相关电位"（一种与运动想象密切相关的电生理现象）的存在。当特定的事件对感觉神经施加刺激引发神经元活动时，会使大脑皮层某些区域的血液代谢活动发生变化并导致脑电波的特异性变化，此即事件相关电位（ERP）。事件相关电位的出现代表着对应区域的大脑被唤醒，是大脑皮层或神经结构准备处理感觉信息或准备处理运动指令的一个显著特征。第二，与行动关联的脑信号不仅仅会在行动主体进行自主的行动时产生，只要想象身体进行相关的行动但不需要真正地进行这种行动时就能产生。所以，"运动想象"也被刻画为"在没有任何明显的运动输出的情况下对特定的运动动作所进行的内部彩排"[③]。第三，脑皮层内脑电活动可以控制一个真实的、动态的外部设备（如手臂模型）。[④]

人们普遍认为，目前的基于运动想象的脑机接口还存在许多局限性。首先，脑机接口的使用需要高度地集中注意力，为了培养这种注意力需要接受长期训练，因此受试者中的大多数重度瘫痪病人经常感到疲劳，有时

---

① Wang Xin, Takaki Shinji and Yamagishi Junichi, "Investigating Very Deep Highway Networks for Parametric Speech Synthesis", *Speech Communication*, Vol. 96, No. 11, 2018, pp. 1 – 9.

② 邝亚云：《基于运动想象的脑机接口技术研究》，硕士学位论文，中北大学，2019 年。

③ Gerd Grübler and Elisabeth Hildt (eds.), *Brain-computer Interfaces in Their Ethical, Social and Cultural Contexts*, Dordrecht: Springer Science + Business Media, 2014, p. 53.

④ Jane Huggins, Christoph Guger, Mounia Ziat, et al., "Workshops of the Sixth International Brain-computer Interface Meeting: Brain-computer Interfaces Past, Present, and Future", *Brain-Computer Interfaces*, Vol. 4, Nos. 1 – 2, 2017, pp. 3 – 36.

也会感到沮丧，使得对他们进行长时间的训练较为不适应，也难以维持注意力的集中，无法产生理想的大脑状态。其次，像游标、轮椅、机械臂等效应器的控制选项非常有限，一个使用者只能想象一定数量的身体动作，这极大地限制了控制选项的数量；而且由脑机接口控制的设备通常很缓慢、笨拙，时常还不成功。第三，脑机接口的有效性通常存在于高度受控的实验室环境或临床环境中，即受试者以一种特定的姿势，在不受干扰的情况下，在研究人员的密切监督下，在短时间内操作脑机接口。这些理想的条件在现实生活中很难维持。而当在非实验环境中使用脑机接口时，环境变量更多，使用者更难集中注意力。所以在赫斯明克看来，这些缺陷在很大程度上限制了 BCI 技术有效恢复行动和沟通的可能性，并且给人的印象是，经过近 40 年的研究，BCI 技术仍然只是勉强通过了概念验证阶段。[①]

总之，从哲学上看，基于运动和发音想象的脑机接口所具有的行动—实践功能是一种"用脑去行动"的实践能力，即"想象运动"的能力，不会想象运动或不会专注地想象运动，就不具备用脑行动的实践能力。

第二节　脑机接口与行动—实践哲学新概念

当人的某种行动是借助脑机接口和人工肢体而进行时，这种行动可被称为"人工行动"，由此所体现的实践活动也可被称为"延展实践"。由脑机接口启发的新概念，无疑对行动哲学与实践哲学的探新，对于"行动观""实践观"以及与此密切相关的"劳动观"的再研究，都具有十分重要的意义。

一　人工行动

脑机接口作为一种人工技术设备，造就了一系列人工现象，尤其是以人为主体的人工活动现象，上一章介绍的"人工感知"就是一种重要的基于脑机接口的人工现象，类似于可以将基于脑机接口形成的感知称为"人工感知"（人工的感官信息输入），也可以将通过脑机接口尤其是基于

---

① Richard Heersmink, "Embodied Tools, Cognitive Tools and Brain-computer Interfaces", *Neuroethics*, Vol. 6, No. 1, 2013, pp. 207 - 219.

运动想象的脑机接口所形成的行动称为"人工行动"（人工的运动指令输出），这是由脑机接口造成的更大量、更基本的人工现象。

人工行动显然是与人依靠天然肢体所进行的"人的行动"相比较而言的，并且前者主要是对后者的模仿或模拟，两者具有"感性活动"意义上的共同性：都是某种肢体（天然或人工）的特定运动，而且都是合目的、有意向的运动，即直接或间接地体现着人的目的与意向；但两者之间也有不同之处：人的行动直接承载于自己的身体，而人工行动则承载于人工的技术系统。

人工行动是脑机接口目前的主导性研究和应用领域，它也对我们提出了重新理解"行动"这一哲学范畴的新要求。

通常意义上，哲学行动的界定为类似于对"实践"的界定，它们都不同于停留于脑内的思维认知活动，都是要调动起身体的运动来进行的"身体力行"活动，即无可感的身体动作就无行动可言，而不见诸行动的思维认知活动就是"空想"，就是纯粹的"我思"。

基于脑机接口的人工行动显然突破了对行动的这种传统理解，使行动具有了新的外延。尽管对由脑机接口所控制的应用系统引发的物理运动是不是人本身的"行动"是有争议的，但从效果上那绝不是意念本身能做到的，从而至少可以认为那是在外延上扩展了的人的行动，亦即技术性的"人工行动"。这种人工行动作为行动的新形式，甚至也具有了"新的本质"："通过大脑信号而不是通过肌肉来行动"[1]，"本质上脑机接口技术在人脑和外部设备之间建立了一个直接的单向通信通路，在某种程度上可以将人类的意图转化为技术行动（technological actions），而不需要使用身体的神经肌肉系统。因此，它们是对世界采取行动的一种新方式"[2]。既然可以将其看作"行动的一种新方式"，那么当我们借助脑机接口做事时，我们是不是在行动，以及是在进行什么性质的行动，都已不能通过传统的"行动"概念来加以解释，而需要通过"人工行动"这一新范畴来进行理解。

从前面所分析的那些技术过程可以看到，基于脑机接口的人工行动就

---

① ［美］乔纳森·沃尔帕：《脑—机接口：原理与实践》，伏云发等译，国防工业出版社2017年版，第2页。

② Richard Heersmink, "Embodied Tools, Cognitive Tools and Brain-computer Interfaces", *Neuroethics*, Vol. 6, No. 1, 2013, pp. 207 - 219.

是人脑神经元的活动"绕过"身体而直接操控人工工具的运作，造就出脑中所构想的"行动"。从本体上，它无非由一种物质运动（作为意念活动的物质载体的神经元活动）引起另一种物质运动（人造工具的运动），中间起"引起"作用的环节不是身体，而是脑机接口系统，由此从哲学的层次上解释了为什么脑机接口能有效地工作。

这种新的行动方式也表明了借助脑机接口"做事"所发生的一种飞跃式的拓展：从先前的只能"以身行事"（身体力行）到如今的"以意念行事"或"以想行事"（通过想象控制外部世界的物体）。以前，不引起身体运动的意识是"纯粹的意识"，而脑机接口使得不引起身体运动的意识也可以是"行为意识"；以前人脑是纯粹的思维器官，而在人工行动成为可能后，人类的大脑不仅是思维的器官，也是行动的器官，具有操作心外对象的功能。

人工行动还使行动成为一个可被脑机接口技术系统加以延长的遥距交互现象，这就是通过 BCI 实现的对人工行动终端的远程控制，它使"意念控物"进一步走向"心灵遥控"。人类一直在追求远程控制的力量，曾经有借助"特异功能"来实现"意念致动"或"意念制动"的种种表演，这些表演在没有脑机接口时都属于伪科学，而有了脑机接口后则成为平常之事。目前脑机接口在许多领域（尽管不是全部）中实现了有效的远程控制方法，像应用 BCI 来控制机器人在人所不适宜的危险或有害环境中工作（例如在水下或极热、极冷以及发生了核泄漏的地带），以及通过可穿戴式设备用意念来控制飞行器等，其意义在于拓展了人的行动可及的空间。

当然，人工行动与人的行动之间也存在着巨大的差异，如从脑的使用程度上看，在身体性动作中，即使是最简单的动作也需要跨越多个大脑区域的数百万个神经元。然而迄今为止，通过神经假体进行的动作最多基于几百个神经元，而且通常来自一个大脑区域。[①] 这显示出至少在目前的技术水平上人工行动与人的行动之间还存在巨大的差别。

由此引起的更具哲学意义的问题是关于脑机接口介导的行动——人工

---

① Jane Huggins, Christoph Guger, Mounia Ziat, et al., "Workshops of the Sixth International Brain-computer Interface Meeting: Brain-computer Interfaces Past, Present, and Future", *Brain-Computer Interfaces*, Vol. 4, Nos. 1 – 2, 2017, pp. 3 – 36.

行动——是否具有真正的"行动"的意义？当一个人只动意念而不动身体时，是否就不能行动？当脑机接口执行这些意念而产生出行动的效果时，它是一种什么意义上的"行动"？对这些问题目前存在着哲学上的争议。争论的焦点是脑机接口介导的行为（BCI-mediated behavior）是否可被视为人的行为？将 BCI 辅助的动作视为人的行为，是否违反了行为的因果理论？或行为的因果理论是否是解释一种现象是否属于行为的唯一理论？如果不是，那么行为的因果理论在脑机接口介入的背景下是否需要进行某种修正？

不同意脑机接口介导的物理运动是人的行动的学者认为，在正常情况下，有行动的意图才会导致行动的发生，例如，我把球踢进球门的意图的一致性取决于这种意图和这种行为之间的因果联系。但目前的基于脑机接口的行为不满足因果行为理论所提出的有意物理行为的条件。第一，根据行为的因果理论，物理行为是与人的意图有因果关系的身体动作。然而，可以认为，在目前的脑机接口介导的行为中，行为的直接原因不是人的意图，行为不满足可靠性、敏感性和差异制造的条件；由于目前脑机接口设备的自由度有限，而且设备检测和解码的是运动意图（如手臂位置和速度），从这种运动是否能"追踪"到人的信念和愿望似乎值得怀疑。第二，如果我们把想象运动和尝试运动等同起来，脑机接口介导的行为就可以被纳入唯意志主义对行为的解释。所以目前脑机接口的有限功能不足以被视为人的行动。①

持相反意见的学者从分析"一个事件算作一个动作意味着什么"开始，认为维特根斯坦所进行的分析对理解这一问题极具启发：当我抬起手臂时，我的手臂就会抬起。随之而来的问题是：如果我举起手臂的事实减去了手臂向上的事实，剩下的是什么？维特根斯坦在这里暗示，我们的行为除了伴随着它们的单纯可观察的物理事件外，还有更多的事情，即心理意愿本身就是行动；动作不限于身体或四肢的身体运动范围。② 也就是说，人在脑机接口介导的行动中，由于行使了核心的部分（心理意愿），

---

① Tom Buller, "Brain-computer Interfaces and the Translation of Thought into Action", *Neuroethics*, Vol. 14, No. 4, 2021, pp. 155 – 165.

② Michael Young, "Brain-computer Interface and Philosophy of Action", *AJOB Neuroscience*, Vol. 11, No. 1, 2020, pp. 4 – 6.

所以人工行动具有人的行为的性质。

此外，还有一种"折中"的意见，将动作分为精神动作与身体动作。① 在我们看来，如果进行这样的区分，接下来的关键问题就是如何把精神动作变为身体动作。有了脑机接口，身体动作可由代理完成，于是精神动作反而是最基本的能力，有了基于运动想象的脑机接口，只要不丧失精神动作能力，人就可以从事物理动作。或者说，人工行动是人机协同的集合行动，形成的是集合的行动主体——人—机主体。

其实，在上面否定人工行动具有行动性质的看法中，主要表达的是针对脑机接口技术还不发达并且使用这种技术还不熟练的人而言的，在此种背景下脑机接口经常会导致器具的运动与用户的运动意图不完全匹配，无法达到用户的运动目标。这也经常发生在初学者的实际操作中：当他们开始学习借助脑机接口控制运动时，其运动意图与手臂运动之间还无法建立可靠的联系，此时的脑机接口使用者自己也不太可能相信有什么意图（信念和欲望）就会带来什么运动，从而脑机接口联结的设备引发的运动就不能被视为"有意行为"。就是说，目前水平的脑机接口所介导的行为，由于其非上手性、低灵敏度、不透明性，难以做到人机之间的有机融合，所以还无法视其为与人的行为相等价。然而，在布勒看来，当使用者对脑机接口装置更加熟悉并且在控制动作方面更加成功时，他们就更有理由相信自己的动作意图会带来相应的动作。随着用户越来越习惯于脑机接口介导的行为，有意控制将变得更容易和透明时，脑机接口就可能为用户提供更接近"普通"行为的动作。可以设想，当精神活动和动作之间的关系变得更加敏感和可靠时，把它看作有意识的行动就更加恰当了。②

当然，即使随着未来的脑机接口为用户提供更大程度的感觉运动反馈，其介导的行为变得更加可靠和敏感，但在本质上仍然与"普通"行为截然不同，而且它是通过不同的方式产生的，因此具有与普通行为区别开来的核心特征。③ 也就是说，即使承认人工行动具有行动的性质，但也

---

① Steffen Steinert, Christoph Bublitz, Ralf Jox, et al., "Doing Things with Thoughts: Brain-Computer Interfaces and Disembodied Agency", *Philosophy & Technology*, Vol. 32, 2018, pp. 457–482.

② Tom Buller, "Brain-computer Interfaces and the Translation of Thought into Action", *Neuroethics*, Vol. 14, No. 4, 2021, pp. 155–165.

③ Tom Buller, "Brain-Computer Interfaces and the Translation of Thought into Action", *Neuroethics*, Vol. 14, No. 4, 2021, pp. 155–165.

与人的行动具有本质的不同，不能用既有的行动理论来充分地解释人工行动现象，而需要引入新的理论。

目前，论证人工行动具有行动性质的视角具有多样化的呈现，这些观点被视为是对哲学行动理论的修正。① 其一是延展心灵的视角，用功能主义观点将自主性和自为体理解为可以被认知的过程加以整合，内部和环境因素可以结合为一体。在这种观点下，一个人联结的设备正在进行的运动如果被认为是自己的动作，并且可以通过思考来控制这个物理动作，就可以认为他做了这个物理动作。这种观点不再要求身体的运动是由实现一个人的意图的神经生理状态所引起的。再一种方法是行动者—因果理论，这种理论认为一个人的伸手动作之所以成为一种行为，是因为这个人促成了一场运动；他可以通过思考来控制这个运动，并且根据其信念和欲望使这个运动"有意义"。由此来判断脑机接口介导的行为也具有行动的性质。② 基于这些理论可以认为：身体的行动功能可以被取代，但脑的行动功不能被取代；人的行为也可重新界定为：只要是人脑支配的、合乎人意愿的物理运动（无论其直接承载是身体还是人工器具），都可被视为人的行动。或者说，只要是由人脑的意图所促成、引起并能实施控制的外在运动，就可被视为人的行动，这既符合行动的本质（行动不是只在头脑中发生的事情）要求，也符合因果律（由头脑发生的事情所引起的外部事件）。这里的因果律也揭示了人在人工行动中的自主性与主体性：脑机接口的使用者并不是由其导致的人工行动的旁观者，而是其参与者或"导演"这一切的主体，所以它是借助新技术而创造出来的一种新的行为方式，这种新的行为方式如果普遍化，还会使人类进入一种新的生存方式，这将在第七章中进行具体探讨。

随着研究的深入，还有的学者提出，即使承认脑机接口介导的运动具有行动的性质，也要将其中出现的一些特殊情况排除在行动的范畴之外。如对于被动型脑机接口，即使在没有意图的情况下，它也会导致事件发生，即 BCI 可能会在没有用户任何输入的情况下反过来发起事件，而这种

---

① Steffen Steinert, Christoph Bublitz, Ralf Jox, et al., "Doing Things with Thoughts: Brain-computer Interfaces and Disembodied Agency", *Philosophy & Technology*, Vol. 32, 2018, pp. 457 – 482.

② Tom Buller, "Brain-computer Interfaces and the Translation of Thought into Action", *Neuroethics*, Vol. 14, No. 4, 2021, pp. 155 – 165.

事件就不能被视为一种行动或动作。也就是说，在使用脑机接口的过程中，既不是使用者有意识地发起的运动，也不是在执行阶段被引导的运动，都不属于行动。① 当然，这也引发了新的问题，即由潜意识支配的脑机接口事件是否属于行动？如果按这里的标准将其排除于行动的范畴之外，那么在人的现实活动中，使用自己的肢体进行行动的过程中，也有大量的由潜意识支配的动作，或经过长久的积累后形成的对于环境的条件性反射行为，它们常常是达至高效率行为的重要途径，这些现象也要被排除于行动的范畴之外吗？如果排除的话，当人因潜意识支配的条件反射活动造成对他人的伤害时，需要对此负责吗？在界定脑机接口中的运动事件是否属于行动时也会面对同样的问题。或许可以基于脑机接口的分类，将人的行动进一步分为主动行动、被动行动、反应性行动等，然后区别定性其各自的特征。

另外，还可以设想，如果脑机接口中嵌入的人工智能足够强大（包括将其与功能完善的人工脑相联结），使得脑机接口系统完全可以脱离人脑而发挥作用，进行灵活应对环境的行动，这样的"行动"就可能不再具有属人性，而此时的问题就转变为强人工智能与人的关系问题。

总之，随着脑机接口使人的行动成为一种可以不具身地（disembodied）发生的现象，②"行动"有可能在感性形式上表现为脱离人的身体的人工设备的物理运动，形成对于其作为"人的行动"的质疑。这正是信息化、智能化的技术革命不断造成行动方式变革、行动范畴含义更加丰富的一个侧面，也是行动哲学需要从以脑机接口为代表的新技术中汲取新启示的一个重要方面。

二　延展实践与融合实践观

脑机接口对行动的含义造成了如上所述的深刻影响，也必然对实践带来从形式到内容上的新改变，延展实践和融合实践观就是主要体现。

（一）延展实践

如果说人工行动作为脑机接口的行动论效应对应于人工感知作为脑机

---

① Steffen Steinert, Christoph Bublitz, Ralf Jox, et al., "Doing Things with Thoughts: Brain-computer Interfaces and Disembodied Agency", *Philosophy & Technology*, Vol. 32, 2018, pp. 457 – 482.

② Michael Young, "Brain-computer Interface and Philosophy of Action", *AJOB Neuroscience*, Vol. 11, No. 1, 2020, pp. 4 – 6.

接口的认识论效应，那么对应于"延展认知"作为脑机接口的认识论基石，"延展实践"也可以作为脑机接口的实践论基石。延展实践和人工行动具有本质上的一致性，但又有侧重点上的区别，它们都是对脑机接口行动—实践功能的范畴提升。

既然存在着基于体外认知技术的延展认知，那么我们也完全可以认为存在着基于体外实践技术的延展实践，类似于延展认知不再把认知局限为"头颅内"的活动，延展实践也不再把实践限定为身体力行的"亲身"从事的感性对象性活动，而是可以延展到身体以外的人工系统之上。延展实践是脑机接口时代人类实践的一种新形态；随着脑机接口的广泛应用，延展实践将越来越广泛，并且延展的程度也会越来越高。借鉴延展认知的界定我们可以加深对延展实践的理解，其形成的机制是：人脑产生某一动作意识时都会形成特定的神经电活动，脑机接口将其采集和识别出来，作为某一动作即将发生的特征信号，然后将其转换成控制信号去控制外部设备，就使得人在脑内的实践意念引起了外部技术设备的实时运作，在人工肢体上形成延展实践。[①]

延展实践具有新的特征。传统意义上的实践是要由实践主体的身体上的物质性活动（即前面所说的身体行动）去造成对象的物质性改变，由此形成与认识活动的根本区别。在延展实践中，造成对象物质性变化的物质变换过程不再由人去身体力行地进行，而是由脑机接口控制的应用系统去完成，也就是从人身上"延长"出去的器具设备所完成。借鉴前面对人工行动的分析，可以将延展实践归结为那些符合人的实践目的（动作意图）而又并非由人动用自己的肢体而是通过作为"人工肢体"的身体延展系统所进行的"改变世界"的活动。

基于脑机接口的延展实践也可被称为"脑控型实践"（或"心控型实践"），它是人脑中的实践意图对一系列技术过程实施控制的过程，人在这个过程中的职能就是"动脑"，就是进行"意念控物"的活动，所以整个实践中的物质变换过程如同是由脑海中直接延伸出来，或者说人工系统具有实践效应的感性世界的变化过程犹如是人脑活动过程的延长线，这个延长线上所发生的一切均由人脑内部的实践观念所掌控，成为人脑活动的现实投射或外部实现。人在这种延展实践中的功能由于是用脑所进行的控

---

① 肖峰：《作为哲学范畴的延展实践》，《中国社会科学》2017 年第 12 期。

制，所以人的实践能力由过去主要取决于身体能力转变为主要取决于脑控能力。传统意义上的实践能力主要体现为"动手做事"的能力，而在使用脑机接口的延展实践中，需要新的实践主体对自己的脑回路有良好的控制，以便形成清晰准确的行为意图信号，以此去有效地驾驭脑机接口并形成合乎意图的实践结果。或者说，有效使用脑机接口进行延展实践时的主导性实践能力，说到底就是人脑要训练出适应机器算法的要求去对延展实践系统实施控制的能力，它需要"用户学会调整他们的大脑活动模式，以便脑机接口提供对机器人肢体的实时、自愿控制"[1]。为了获得这种能力，就需要接受专门的"训脑"，包括对 BCI 用户多种能力和素质的培训，如能够长时间专注于手头的任务，保持旺盛的精力，能适应在日常生活中不习惯的新环境，能控制自己的情感和情绪，包括对疼痛和不适感的耐心和宽容，能够应对挫败感，如此等等。[2] 因此在延展实践中，脑控能力是决定实践主体之实践能力的重要因素，训练脑控的"技能"是获得实践能力提升的重要途径，这种提升在一定程度上还通过"一个人甚至可以同时控制许多不同的设备"[3] 来体现，此时也意味着人的实践能力通过脑机接口得到了增强，脑机接口由此进一步充当了实践增强的手段。

　　基于脑机接口的延展实践也是超出了人的生物学边界的实践。在传统的实践中，人作为实践主体的重要标志，就是可以被称为实践活动的事件都必须是人的身体在场的事件，超出了人的生物学边界的事件，就不是以人为主体的实践。但基于脑机接口的延展实践突破了这一限制，人作为实践主体的标志不再划定为由其身体所构成的生物性存在的范围，生物性的身体甚至成为可以被取代的部分，使得人的实践意图可以迈过人的生物性身体而在非生物性的技术系统上变为现实，该系统可以与人的生物边界相分离而相对独立地运行，发生在体外的这种延展实践甚至可以跨越巨大的空间距离，依靠信息联系而形成远距遥控型的"超延展"实践，由此极大地超越身体的可及性，区域无限地扩展人的实践范围。

---

① Mazviita Chirimuuta, "Extending, Changing, and Explaining the Brain", *Biology and Philosophy*, Vol. 28, No. 4, 2013, pp. 613－638.

② Johannes Kögel and Gregor Wolbring, "What It Takes to Be a Pioneer: Ability Expectations From Brain-Computer Interface Users", *Nanoethics*, Vol. 14, 2020, pp. 227－239.

③ Gerd Grübler and Elisabeth Hildt (eds.), *Brain-Computer Interfaces in Their Ethical, Social and Cultural Contexts*, Dordrecht: Springer Science ＋ Business Media, 2014, p. 171.

延展实践是脑机接口技术集成物质变换技术后的功能性质变。以前的技术，要么作为"人工体能"[①] 技术只是增强实践过程中的物质变换能力，要么只是作为信息技术增强人的信息处理能力，而脑机接口则将这两种技术集聚与协同起来，既通过信息处理将人脑中的脑信号所携带的脑信息转变为机器可以读懂的操作命令，又将具有物质变换（与环境交互）功能的应用设备整合为 BCI 系统的一部分，从而可以将作为实践观念的脑信息传递给应用系统，驱动和控制其形成延展实践的活动，由此达成人工智能和人工体能的融合。可以说这是技术"进化"的一次划时代飞跃，正是这一飞跃才使得作为心物交互的实践可以完整而充分地在技术系统上实现，使得作为"心动"的实践意念完全可以不通过"身动"或"肌动"而驱使"物动"，使得人工的技术可以全部地充当由实践目的通达实践结果的桥梁，它是技术作为人与世界中介功能的一次飞跃性突变。正是脑机接口在技术上的这种功能性质变，导致了实践活动的技术性再建构，使得我们对由此形成的延展实践进行系统要素的构成进行分析时，必须引入新的成分或环节，考察其中的结构性变化。这种结构性变化不仅表明作为中介的脑机接口系统在物质变换体系中的地位举足轻重，而且更体现了人所承担的活动部分所发生的结构性变化：先前的实践活动人是以身体活动即肢体的外部可感的操作为主，而基于 BCI 的延展实践中则是以"运动想象"即脑内不可感的思想操作为主，作为意念活动的思想操作也从先前纯粹的精神过程变得具有直接现实性。

基于脑机接口的延展实践和人工行动一样，具有人作为主体的属人性，这种属人性的一个重要方面体现为它的"智能性"，而这种智能性，一方面来自人的智能，另一方面来自人工智能，我们在第二章分析脑机接口的技术特性时，曾指出过它作为人工智能技术的属性。随着脑机接口所嵌入的人工智能技术水平的提高，延展实践系统也会呈现"越来越智能"的趋向，由此延展实践也会在灵活应对环境、随机应变处理不同实践问题上越来越像人，当然也包括在人的智能显现出短处的地方超越于人。这样一来，延展实践甚至可以集合人的智能与人工智能两者之长来展现其"智能优势"，从而成为一种水平和能力更高的实践形式，其"改造世界"的威力难以限量。于是，延展实践不仅是一个前面所说的人工体能技术与人

---

① 参见肖峰《人工智能与人工体能的哲学比较》，《思想理论教育》2019 年第 4 期。

工智能技术融合的系统，而且将成为人的智能与人工智能融合的技术系统，实践主体也将成为"脑机融合"的新型主体，使得我们对于作为主体的人也需要刷新视野，重建看法。

（二）融合中的实践观

实践作为一个哲学范畴，它是在和"认识"的区别中形成自己独特含义的，这就是如前所述的传统的知行区分问题。在这种区分的视野中，理解实践的含义要在与理解认识的含义的对比中去进行，或者说实践是在和认识的对照中显示其自身的存在和独特性的。

可以说，在智能文明以前的文明形态中，将行和知、做和想加以明确的区别，是一种现实的需要和历史的必然。因为在这样的时代，人对实在对象或现实世界的改变，只能通过自己身体力行的实践才能达到；即使有了工具的辅助，也需要人通过对工具的亲身操作或控制才能使其发挥有效的作用。此时人若不动手去做，只停留于脑中想象，处于"知而不行""想而不做"的状态，就不可能对外部世界产生任何实际的影响与改变，这就使得认识和实践作为两种不同活动具有了十分清晰的界限：实践可以物质性地改变客体对象，而认识则不能产生这样的效果。还可以说，知或认识是仅停留于脑内的不能被他人感知的"内部活动"，而行或实践则是身体力行的外在可感的物质变换过程。当知和行、想和做由身体的不同部分去完成时，两者之间的区分也是明显的，这种区分也是精神世界和物质世界之间的区分、想象的东西（过程）和现实的东西（过程）之间的区分。这就是知行区分甚至区隔中的实践观，它意味着只有在知行的分别中我们才能把握实践的准确含义。

然而，脑机接口技术正在打破这种"自然的区分"。脑机接口在人和工具系统之间创建了一种新型联结方式，这就是大脑可以通过脑机接口而非自己的肢体直接控制外接的机器设备，这种联结方式在知和行之间嵌入了新要素、注入了新内容，使得传统意义上具有清晰边界的知和行之间变得界限模糊，乃至走向相互融合。

脑机接口的介入，意味着通过新型的人机之间的分工与合作而实现了对实践环节的重构。实践通常由三个环节构成：主体—工具—对象，工具是人和对象之间的中介。当脑机接口介入之后，一方面是人作为实践主体的功能分解：作为身心统一体的实践主体，其心的功能（生成实践观念和行为意向）被人保留，但身的功能（由身体的行动驱动工具的运动去改变客体）则从人那里分解出来卸载到机器之上；先前由脑（实践意向的载体）＋肢体（体能行为的载体）所构成的实践主体，现在则由心脑统一体来承担。在这种分解的结构中，可以看到人的肢体被脑机接口连同所联结的机器所取代，它充当了脑作用于工具的中介，所以归根结底也属于工具。在这里可以看到工具系统的扩展，尤其和人一起构成为新的实践系统，在这个系统中，只有心和脑才是实践主体所不能被取代的部分，成为人的主体性的根本表征。

实践是心—物交互的一种方式，在传统的实践活动中，人心中的意念（实践意向）通过神经系统激发和控制肢体的运动，以其驱动物质性工具的运动去作用于物质对象，进而造成对象的物质性变化。在这种实践活动中，心物交互的方式主要表现为肢体驱动工具的方式。而在具有人工智能属性的脑机接口所嵌入的实践活动中，心物交互的方式变成了意念驱动的方式，BCI 系统承接了实践意向产生之后的所有后续环节，直至推向实践结果的形成、人的意向目的之达到。

也就是说，实践作为主观见之于客观的活动，此时是在一种特殊的人机结构中完成的，人承担"主观生成"（即实践意向的提供）的环节，机器则"接着"完成"见之于客观"的所有剩余环节，整个"主观见之于客观"的实践过程表现为：人的主观（实践目的、造物意图、行为意念等）—人工智能（读心与形成行为指令）—人工体能（机器系统）—物质世界的改变—实践效果，随着脑机接口功能的不断完善和泛在化，"脑控万物"将成为普遍的知行联结方式，用意念改变世界成为人的常态性活动，知行融合或心物交融赋予实践观以新的内涵。

脑机接口介入实践过程中之后，人的实践活动方式和性质也发生了根本变化。实践不再仅限于人的体能性的造物或变物活动，更是以智能性的形成实践意念的活动为代表，对人来说，就是信息行为而非体能行为成为人在实践过程中的主要职能。如果传统实践的精髓可概括为"具身实践"（身体力行），那么仅就人的"亲自"参与来说，智能时代的实践之精髓就可概括为"具脑实践"，从肢体作为实践的外显器官到大脑作为实践的主要器官。在这种新的实践方式中，人的实践一方面通过工具而延展，另一方在人身上则"内聚化"或向颅内"收敛"为脑中的实践意念活动，人自身的行为"主场"更多地转向了"精神实践"的场域。

这种新的实践方式，一方面是工具功能的扩展和增强，另一方面这种增强又恰恰是"人的本质力量"的展开，因为工具"是人类劳动的产物……是物化的知识力量"①，所体现的是人能将工具变为自己身体的一部分，这就是马克思所说的，"在实践上，人的普遍性正是表现为这样的普遍性，它把整个自然界——首先作为人的直接的生活资料，其次作为人的生命活动的对象（材料）和工具——变成人的无机的身体"②。在脑机接口中，尤其是植入式的脑机接口中，工具成为身体的一部分得到了透彻的实现，工具直接"长入"到人脑之中来完成这一功能，于是身体乃至人脑成了更加技术化的身体或人脑，由此也步入脑机融合的高级阶段。正是通过这样的融合，脑中的行为意向作为物质信号才能"迈过"肢体而直接通达可以直接"做事"的机器系统，才可以启动体外的实践过程。从动一下手指就能改变世界到动一下意念就能达到实践目的，无疑是实践方式的革命性飞跃。

人通过意念来实践，某种意义上也就具有了"虚拟实践"的特征。其实，脑内的虚拟实践即使在传统实践方式中也是存在的，这就是在实践之前，需要对实践过程进行脑内构图，虚在地想象某种实践意向实现之后的现实图景。自从有了虚拟技术，虚拟实践具有了新的形式：在赛博空间中通过虚拟技术（VR）来展现的实践，它对实践效果进行一种事先的检验。脑机接口结合 VR 技术可以使脑中预演的实践活动得以栩栩如生的呈现，使脑中不可见的虚拟实践通过电子显示而转化为可视化的虚拟实践，成为可观察、研究、评估和改进的对象。同时，这种高度的虚拟性又可与现实性结成更为紧密的联系，并且使虚拟和现实的转换可以瞬间完成，即虚拟状态的心意（脑内的虚拟实践）可以即时变为现实，所谓"心想事成""一念发动处便是行"不再是祝福的用语或道德的告诫，而是虚拟与现实借助新的实践手段走向技术性一体化的写照，也是心物联结与融合的新通道。

三　脑机接口中的"活劳动"

劳动也是一个与行动、实践具有等位关系的概念，如果说行动和实践更偏向认识论的使用语境，那么劳动更偏向社会哲学和经济学的使用语

---

① 《马克思恩格斯全集》第 46 卷下册，人民出版社 1980 年版，第 219 页。
② 《马克思恩格斯文集》第 1 卷，人民出版社 2009 年版，第 161 页。

境，如马克思认为可以"在劳动发展史中找到了理解全部社会史的锁钥"①。三者在本质上表达的都是同一种活动或过程。当脑机接口对行动和实践都带来新的变化时，无疑对劳动也会带来新的影响，尤其会对"活劳动"的理解带来新的问题，从而需要加以新的分析，需要对脑机接口时代人类"怎样劳动"进行新的诠释，这种新诠释将进一步揭示劳动方式随着劳动工具的变化而演变的过程，抑或说脑机接口系统的出现意味着一种新型的劳动工具形态的诞生，它将对人类如何劳动产生颠覆性的影响，这种影响是脑机接口的行动—实践论研究必然要涵盖的内容。

（一）从劳动到活劳动

马克思关于劳动的界定是："劳动首先是人和自然之间的过程，是人以自身的活动来中介、调整和控制人和自然之间的物质变换的过程。"②这里的"人与自然之间的物质变换过程"，就是物质产品的生产制造过程，"自身活动"在传统的劳动中就是人的肢体活动，即动用人的肢体付出自身体能的"体力劳动"，而整个劳动过程，就是人以自己的体力耗费来进行的物质生产过程，就是我们通常所说的"体力劳动"，这是人类历史上最早出现也最为基本的劳动。

人自身所进行的劳动也被称为"活劳动"（living labour）。在马克思那里，活劳动是与"死劳动"相对而言的，对死劳动更严格或更学术化的称谓是"物化劳动"（materialized labour），也被称为"过去的劳动"或"对象化劳动"，指凝结在生产资料中、体现为过去劳动创造的产品中的人的劳动，是处于凝固状态的劳动。两者之间的区别，用一个认知科学领域流行的术语来讲，就是活劳动是"具身"（或"寓身""涉身"）的劳动，是由人的身体发动并以其为载体所进行的劳动，即"活劳动就是活劳动能力的劳动，就是活劳动能力自己的生命表现"③。而死劳动则是"离身"的劳动，即人的身体之外相对独立存在的劳动资料系统尤其是机器系统中所发生的物质能量变换过程。更简洁通俗地说，活劳动是"人之动"，而死劳动是"物之动"。在人—机分离的时代，根据以人的身体为载体的人之动还是以体外的机器为载体的物之动，就可以将活劳动与死劳动清楚明白地区分开来。

---

① 《马克思恩格斯全集》第 21 卷，人民出版社 1972 年版，第 353 页。
② 《马克思恩格斯文集》第 5 卷，人民出版社 2009 年版，第 207—208 页。
③ 《马克思恩格斯全集》第 30 卷，人民出版社 1995 年版，第 455 页。

　　两种劳动在生产过程中的关系是：活劳动借助于劳动资料提供的死劳动进行生产，就构成为劳动过程，在其结束时形成劳动产品，而劳动产品在交换过程中形成交换价值。在两种劳动参与的劳动过程中，死劳动的价值被活劳动转移到了新的劳动产品中，活劳动则创造出新的价值凝结到新产品中，使产品实现了价值增殖，用马克思自己的话来说，"活劳动只不过是这样一种手段，它使对象化的死的劳动增殖价值，赋予死劳动以活的灵魂"①，"活劳动增大了对象化劳动的量，创造了价值"②。也就是说，虽然两种劳动都对劳动产品的形成有贡献，但只有活劳动才是创造或带来新价值的唯一源泉。由于价值增殖并非由死劳动带来而是由活劳动所创造的，所以活劳动成为马克思劳动价值理论中的核心概念，也是分析资本主义剥削来源的关键范畴，即剩余价值是在劳动者的活劳动中形成的，而非从死劳动中流淌出来的；因为活劳动可以增加劳动的量，即"活劳动在追加新劳动量时作为活劳动而存在"③，而死劳动只包含了凝固不变的劳动量。在商品社会中，死劳动可以等价购买，然后等价地转移到产品的价值中；而活劳动则被不等价地购买，即资本家购买活劳动的付出要低于活劳动所创造的价值，资本使用活劳动的过程就是赚取"差价"即剩余价值的过程，就是对活劳动进行剥削的过程。简单地说，资本剥削的对象是活劳动而非死劳动；机器和人工智能不能替代人（劳动者）成为被剥削的对象。

　　在马克思的时代，人与机器的区分是明显的，所以哪些属于人的活劳动、哪些属于机器的死劳动也是界限清晰的。然而，脑机接口所带来的人机融合的出现，尤其是当植入式脑机接口使一部分技术成为人脑内部的一部分后，人和机器的界限就变得模糊不清了，使得一种劳动是具身的还是离身的、是人之动还是物之动，以及在通过劳动形成产品的过程中，哪些是人的贡献、哪些是机器（植入人体的设备）的贡献等，都变得十分不清晰，亦即活劳动与死劳动之间出现了模糊交织的状况，使得我们需要用新的视角和方法对其加以新的分析。

（二）脑机接口作为劳动工具所区分的两种劳动

　　脑机接口不仅可以作为治疗和增强的手段，还可以当作劳动的手段来

---

① 《马克思恩格斯文集》第 8 卷，人民出版社 2009 年版，第 110 页。
② 《马克思恩格斯文集》第 8 卷，人民出版社 2009 年版，第 78 页。
③ 《马克思恩格斯文集》第 8 卷，人民出版社 2009 年版，第 78 页。

使用。当脑机接口与人脑联结形成"脑机融合"进而"人机融合"的状态时，就会出现人的作用与机器的作用交织互渗的现象，使得哪些是人力所为、哪些是机器所为变得模糊不清，从而使得活劳动与死劳动的界限也变得难以把握。

脑机接口一旦成为劳动工具，它所影响的人的行为方式的变化也就必然扩展为劳动方式的变化，出现"使用脑机接口的劳动"或"脑机接口介导的劳动"，可以简称为"BCI 劳动"，其实质与 BCI 介导的行动一样，它属于"脑控劳动"或"意念劳动"的劳动新方式。可以说，随着"人工智能＋脑机接口"（AI＋BCI）技术的发展，脑控劳动必然成为一种泛在化的劳动方式，成为智能社会将要出现的一个显著特征。

基于脑机接口的脑控劳动形成了"劳动想象＝劳动"的新关系。在这种关系中，脑机接口将人脑中的劳动想象转变和实施为外接设备的现实运动（人所期待的劳动动作），人和 BCI 之间"浑然一体"地完成了整个劳动过程，在这一过程中活劳动与死劳动的界限或界定就不再像人机分离时那样容易识别了。这就是我们在进入人工智能＋脑机接口时代后，关于活劳动研究所面临的新问题。

回顾活劳动与死劳动之间的区别，可以发现，在机器劳动时代，活劳动与死劳动的界限是清晰的：人做的功是活劳动，机器做的功是死劳动。机器作为劳动资料，它做功时的动力（如电力）最终来自自然力（如水力、风力和化石能源提供的动力），这里被利用的自然力也属于生产资料的范畴，它们所构成的机器的自动运转从空间上能被感知是一种离身的运动，人和机器（劳动资料）分离存在是明显而确切的，而且机器对整个劳动过程的贡献也可以剥离出来，使得我们较为容易地就能将机器（相对）独立于人干的事情界定为物化的死劳动。这是马克思所生活的时代的典型劳动场景。

如果用活劳动的视角再往前回顾手工劳动（即使用手工工具进行的劳动），则可以发现其与机器劳动具有的不同特征。手工工具不具有独立做功的能力，甚至也不具有独立存在的意义，它必须要并入人的肢体中，成为具身性的存在，才能发挥出劳动工具的作用。离开了人，手工工具就是死物，而一旦由人掌控，它就变成"活物"，构成活劳动的要件。所以在劳动过程中人和工具之间是"人—具融合"的，这也可被视为"人机融合"的雏形。在人具融合的手工劳动中，工具与人之间相互赋能，人用自己的体力使工具运动起来，并且由自己的体力和智力决定工具的效能；工具则使人的肢体功能被放大，而且工具的贡献最终都被归入人的活劳动之中，难以明确区分哪些是人的贡献、哪些是工具的贡献。如用锤子将钉子钉紧的过程中，人与工具的贡献就是"水乳交融"而难分难解的，工具的贡献不能从整个劳动过程中剥离出来。因此，使用手工工具的劳动都是活劳动，而不会认为是手工工具自己在进行死劳动。

当然，手工工具成为活劳动的有机组成部分需要具备一定的条件，这就是工具要处于被人熟练掌握的"上手""透明"状态，使用工具的人则处于"忘记技术存在"的状态，工具被同化为人体的一部分，人在劳动时专注于劳动对象而不是工具。

处于上手状态的手工工具直接融入活劳动之中，工具的运动连同肢体一起构成活劳动，没有手工工具，"赤手空拳"通常形不成人的活劳动，而是退化为动物性的本能活动。正因为如此，劳动的标志（也是人之为人的标志）就是手工工具的使用，这里的"使用"就是指工具"并入"人的肢体中，成为人的一部分。而机器与此不同，它不是人的一部分，人反而常常成为机器的一部分，成为它的"智能器官"。所以从人作为劳动的主体来看，手工劳动是人的活劳动，而机器劳动则形成了活劳动与死劳动的分离甚至对立。也就是说，人—具或人—机之间如能实现一体化的结合，就可以将工具或技术的贡献归入活劳动之中，人使用它进行的劳动就是活劳动。或者说当工具"长在"人身上的时候，它所发挥的劳动功能就是活劳动，否则就是物化劳动。

所以，在这里我们进一步看到，判别活劳动与死劳动的标准还可以是工具是否与人合一、是否"贴身"、是否"上手"和"透明"、是否被人同化为自身的一部分。而从这样的视角我们也会发现 BCI 劳动中包含了新的复杂情况。

（三）BCI 劳动的属性问题

如前所述，BCI 劳动使活劳动问题更加复杂，它在活劳动与死劳动的归属上难以进行非此即彼的界定，其原因在于，在使用脑机接口而走向脑机融合从而人机融合的背景下所进行的劳动，究竟是谁在劳动？是人在进行活劳动还是技术系统在承载死劳动？还是两者交织的"混合劳动"？如果是后者，活劳动与死劳动之间无疑形成了相互纠缠、彼此渗透的复杂关系。

可以通过如下的追问来分析脑机接口劳动中关涉活劳动的这种复杂情形。

追问一：BCI 之动是谁之动？

BCI 劳动虽然还不是普遍的劳动方式，但使用脑机接口所形成的"行动"已具有与劳动在本质上相一致的"动"的特征，那么这种动是谁之动？是人在动（人动）、机器在动（机动）还是心在动（脑动或心动）？

当脑机接口之动被理解为"人动"时，显然是指"人体之动"，如果这样看待脑机接口的"本质"显然有违脑机接口的"本职"，因为脑机接口的"职责"就是帮助那些失去运动能力的人恢复行动的功能，而使用脑机接口技术时并没有发生人自己的身体之动（体动）、肌肉之动（肌动）和肢体之动（肢动），所以 BCI 之动不是人本身在动，而是代替人在动，至多是"人动的代理"而不是"人动本身"。

脑机接口之动也不能被简单地理解为机动（计算机及应用系统之动），因为脑机接口系统的运作始终是在人脑的控制之下，它的"一举一动"都没有自己的独立性，而体现的是人的意图和目的，在这一点上，它既不像一般的机器系统也不像智能机器那样可以完全离身地进行相对独立的运动，而是只能像人的替身或化身那样围绕着人的意愿去运作，所以不具有通常意义上"机动"的特征。

那么脑机接口之动是否就是"心动"或"脑动"？可以说脑机接口之动中包含着心动或脑动，甚至心动可以被视为其核心，它创造了一种心物交互的新形式。禅宗六祖惠能将幡动（物动）领悟为"不是幡动而是心动"，或"幡动就是心动"；脑机接口则创造了"心动就是幡动"的关系，即心动可以不通过身体之动而造就出幡动（对象之动）。当然，这种心物交互的新方式并非心物之间的"超距"作用，或泛心论式的心灵感应，而是以脑机接口为中介和桥梁的心物交互，从而也就不能将 BCI 之动全部归结为纯粹的心动，那样的话也不可能形成劳动的结果——使物质性的劳动对象发生物质性的改变。

追问之二：BCI 劳动中，谁的贡献更大？

如果 BCI 之动既不能归结为人动，也不能归结为机动和心动，那么以人的作用为一方，机器的作用为另一方，谁对 BCI 之动的贡献更大？这一问题也意味着人机之间谁是 BCI 劳动的"主角"？BCI 劳动更倾向于活劳动还是死劳动？

这个问题也以"归责"的方式呈现出来。目前使用脑机接口从事活动时可能会出现事故，这种事故往往是由多种原因造成的，可能是由使用者的错误操作所致，也可能是由机器的研发中一系列的先在事件（链）带来的，或其中的某一环节造成的。那么它和使用者之间谁应该承担主要的责任（即谁对 BCI 事件或后果的"贡献"更大）？从而谁是脑机接口行动乃至 BCI 劳动的主体？另外，使用脑机接口时做出的决策，有时是系统中的算法提供的，此时的动作究竟由谁发出就变得模棱两可，由此出现"共享决策"或"混合代理"的情况，从而责任主体究竟是谁就成为一个问题。[①] 由此推展到对 BCI 劳动情形的分析，也就会出现人机之间谁的贡献更大的问题，从而表明了劳动主体的复杂性。可以说，此时担责的主角很大程度上取决于人机之间的融合程度，即脑机接口技术的上手或透明程度，以及机器系统中人工智能的嵌入程度，十分复杂而不能一概而论。

追问之三：脑控劳动是活劳动吗？

BCI 劳动中人所从事的是"脑控劳动"，我们是否可以将这种脑控劳动全部归结为活劳动？或者说，它的全过程都是属人的活劳动吗？

我们知道，原初的活劳动是人的体动加脑动的总和，其中以体动为主。而在脑控劳动中，体动的部分被脑机接口系统所代替，人自身的付出就是脑动中的付出，整个劳动过程就是"人的脑动 + BCI 系统的体动"，人并未在这个过程付出体能，脑机接口系统的替代性体能活动的动力不是来自人，而是来自人体之外的电力。据此分析，这部分的"替代性体动"就不属于人的活劳动，因此说整个脑控劳动都是活劳动是有问题的。

我们还知道，活劳动通常是劳动者在劳动现场的劳动。而在 BCI 劳动中，即使劳动者在场，也只是意念在场，其身体的形式虽在场但功能并不在场，所以身体是实质的不在场，此时如何理解这种只是"意念在场"（"用意念劳动"）的活劳动？当人只贡献脑力部分而不再贡献体能部分时，此时的劳动是人所贡献的劳动吗？马克思关于"活劳动创造价值"的理论在此时如何体现？劳动产品作为商品的价值是由人的脑力劳动所创造，还是由脑机接口 + 延展工具所创造？还是由三者所共同创造？脑机接口和人工肢体显然属于广义的"机器"，机器的运转在传统的视野中不属于活劳动的范畴，而属于死劳动的领域，所以它应该被排除在价值创造的

---

① Liam Drew, "Agency and the algorithm", *Nature*, Vol. 571, No. 7766, 2019, pp. S19 – S21.

范围之外。与此类似的问题是：一个完全失去劳动能力的重度残障人借助 AI + BCI 所进行的劳动，是属于他的活劳动还是属于机器系统的死劳动？当身体上完全失能的人借助脑机接口而恢复的劳动能力，是他自己的劳动能力还是脑机接口系统的能力？凡此种种，都是将脑控劳动全部视为活劳动时会面临的质疑。

追问之四：BCI 系统的劳动和机器劳动一样是死劳动吗？

如果将 BCI 劳动简单地归结为活劳动，会遭遇上面的质疑，那么是否可以将其"断然"地归结为死劳动？这可以从脑机接口与机器之间的异同关系来具体分析。

BCI 系统与一般的机器之间既有相同也有不同之处。就其相同之处来说，BCI 本质上就是机器，它和机器一样作为技术都可归属于劳动工具、劳动资料，而劳动资料上凝结的过去的劳动都具有死劳动的属性。

但 BCI 系统与一般的机器也有明显的不同：BCI 附着于人（受脑控制）而机器分离于人；植入式的脑机接口甚至可被视为"长入"人身上的技术，是与人浑然一体的工具，成为人身上分离不出去的一部分，乃至成为人的"内在组成部分"，形成一种"新的身体图式"。当脑机接口并入人的"活体"上后，它如同被赋予了生命一样而"活跃"起来发挥不可取代的作用，不再像一般的机器那样仅仅是人的外部手段和工具。如果去掉脑机接口和人工肢体，此时的（体力）活劳动便无法存在，更无法进行。可见此时的（体力）活劳动确实是由 BCI 系统来承担的。尤其是当脑机接口成为使用者的上手工具后，也意味着它成了被人体所"同化"的手段，这样的 BCI 系统所进行的劳动，显然不再是原来意义上的机器劳动或死劳动，而更像是人使用具身工具的活劳动。

前面曾提到使用手工工具的劳动是人的活劳动，而使用 BCI 的劳动也有类似的地方，它和人连为一体甚至比手工工具"更深入"地与人连为一体。例如手工工具与人只是通过外在的物理联结而融为一体，而脑机接口则是通过物理和信息联结、外在和内在联结更为紧密地造就了一种人具融合的状态，从这个角度看它至少类似于手工劳动所具有的活劳动特征，所以难以将 BCI 系统的劳动归属于和机器劳动一样的死劳动。

追问之五：心动与体动：谁来决定劳动的性质？

以上表明了脑机接口在劳动性质（活劳动还是死劳动）归属上的复杂性。那么究竟由谁来决定 BCI 劳动的性质？由前面所提到的人机之间谁的贡献大就由谁来决定可行吗？如前所述，从 BCI 劳动归责上的争议以及使用它时是否上手会有不同的施动感或主体感而言，谁的贡献更大也是一个悬而未决的问题。

那么根据"心动"（人）和"体动"（机）谁的作用大由谁来决定是否可行呢？

如果"心动"对于 BCI 劳动的作用更大，那么心动的载体——人——就具有决定 BCI 劳动是否具有活劳动的性质。这一主张无疑有合理之处，因为人的劳动不同于动物活动的地方就在于他的劳动是有目的的，"最蹩脚的建筑师从一开始就比最灵巧的蜜蜂高明的地方，是他在用蜂蜡建筑蜂房以前，已经在自己的头脑中把它建成了。劳动过程结束时得到的结果，在这个过程开始时就已经在劳动者的表象中存在着，即已经观念地存在着"①。具有特定的目的、意图或动机（即观念地存在着的劳动结果）是一种活动作为人的劳动的灵魂。在 BCI 劳动中，整个系统的运动也是为人的目的和意图（劳动结果的观念形态）服务的，并且是由人脑的心动所发起并受人的意识和意志控制的，心动是整个过程的中心和枢纽，所以进行心动的人应该是 BCI 劳动性质的决定因素。

如果"体动"对于 BCI 劳动的作用更大，那么代理体动的载体即 BCI 技术系统就具有决定 BCI 劳动是否具有物化劳动即死劳动的性质。这一主张也有其合理之处。马克思将劳动界定为人和自然之间的物质变换过程，表明劳动不是空想，而是要取得实实在在的劳动成果，在物质生产劳动中就是要物质性地改变对象，而只有物质性的行动才能取得这样的效果，此时无疑是"行动"（即体动）重于"心动"，或"心动不如行动"，所以具有代理行动功能的脑机接口系统应该是决定 BCI 劳动性质的决定因素。

当上述两种视角都具有合理性时，BCI 劳动究竟是活劳动还是死劳动再次呈现未定的复杂状态。

追问之六：纠缠态是否可转变为确定态？

归结 BCI 劳动的属性，可以见到它既是人所为也是技术所为，既有具身性又有离身性，既有活劳动的特征也有死劳动的属性，甚至可以用"量子思维"将其表达为"活劳动与死劳动的纠缠态"，或者用通常的术语称其为两者相结合的"混合劳动"或"融合劳动"，一种由"活劳动 + 死劳

---

① 《马克思恩格斯文集》第 5 卷，人民出版社 2009 年版，第 208 页。

动"所构成的"劳动共同体",是由人贡献劳动意图、BCI 系统贡献劳动动作所"合成的劳动"。

我们还可以看到,使用者一旦使脑机接口成为上手的技术,人—机之间就会形成一种"共在""共为"的关系,双方离开谁都不能有所"为",都构成不了现实的劳动,所以 BCI 劳动也是人机之间的一种"协同劳动"。在这里,"上手"是关键,上手前,BCI 之动难以有机融入人的活动之中,具有更强的离身性质,所以更倾向属于死劳动;而上手后,BCI 融入人的活动之中,成为具身的工具,或被同化为人的一部分,此时的 BCI 之动就更倾向属于活劳动的范畴。甚至还可以进一步认为:是否上手可以使处于活劳动与死劳动纠缠态的 BCI 劳动转化为某种确定态。

(四)活劳动的新展现

从以上对 BCI 劳动属性的追问及探析,可以在如下几个方面加深或拓宽我们对于活劳动问题的理解和认识。

第一,脑机接口作为活劳动的一种有机构成。

在人工智能+脑机接口时代,"活劳动"的概念仍然是成立的,当然它的复杂性增加了,类型也增加了,至少需要区分出"人机分离时代的活劳动"与"人机融合时代的活劳动"两种不同的类型。脑机接口与人融合后,某种意义上它就并入甚至长入人的身上,成为人的活肢体,所造就的就是新型的人机融合时代的活劳动。当脑机接口成为认知和行为增强的手段时,由此所形成也将是人的更强大的活劳动能力,劳动产品作为商品时的价值也就是由这种新型的活劳动所创造的。

脑机接口时代的活劳动也使我们对技术之于活劳动中的地位有了更加深刻的理解:当活劳动本身就是借助技术而形成时,当没有技术就没有相应的现实的活劳动时,即没有现实的有意义的劳动时,技术本身就成为活劳动的一部分,这就是发生在 BCI 劳动中的情形:完全丧失劳动能力的人可以因为脑机接口向身体的融入而获得现实的劳动能力,并生成实在的活劳动。而没有它的融入,这一切都不可能发生。所以脑机接口成为活劳动的一部分,或者说成为活劳动的"有机构成"。

新型的活劳动也意味着人类劳动方式的演变。在马克思看来,活劳动采取的历史形式取决于生产力条件,而脑机接口成为成熟的生产工具后,就会对人类的劳动方式产生根本性的影响。脑机接口的介导使得劳动成为可以不依赖人的身体来进行的活动,人是否在进行劳动就不再以人是否进行身体性的体能行为作为凝固的标准，此时劳动可以发生在人的身体之外。可以说脑机接口系统的出现意味着一种新型的劳动工具形态的诞生，它对人类如何劳动将产生颠覆性的影响，使劳动方式发生根本性的变化：一种可以完全无须身体活动的"脑控劳动"将逐渐成为主导性的劳动。

第二，劳动想象成为活劳动的条件。

BCI 劳动作为一种脑控劳动，由人自身承担的是脑力活劳动，某种意义上就是进行"劳动想象"或"想象劳动"的活动。如果脱离开脑机接口，当人仅仅是进行劳动想象时，就如同"不结果实的花"，是形不成劳动结果的，也创造不出价值，此时我们就会认为"劳动想象"并不是真实的劳动，甚至也不是能够创造价值的活劳动。也就是说，我们的头脑中随时可以进行劳动想象，但在不接入作为劳动工具的脑机接口时，就不是能够创造价值的活劳动。这种劳动想象只有与脑机接口相联结，才可以转化为具有社会属性（被社会认可）的真实的劳动，成为可以创造出价值的活劳动。这在生产劳动中表现得尤为突出：在脑机接口作为工具所介导的劳动中，劳动者所从事的"自身活动"，显然不再是体力性的可导致劳动对象产生物质性变化的直接生产劳动，而主要转变为人脑中的"目的活动"。仅就人脑进行目的性活动而言，显然不具有生产劳动的性质，至多属于"脑力劳动"的范畴；但在联结了脑机接口后，即使仅仅是头脑中的目的活动，只要它是指向物质对象的，就可以具有"物质变换"的生产劳动性质。于是我们看到，同一种脑力活动（劳动想象），当其未联结脑机接口时，就不是活劳动；而联结上脑机接口后，就成为活劳动。在这里，是否接入脑机接口就成为劳动想象是否成其为活劳动的决定性条件。

第三，重新理解活劳动。

对于脑机接口带来的上述变化，我们主要将其理解为活劳动方式的变化：意念劳动成为人所要进行的唯一活劳动，而体能性的活劳动从人的身上消失或被 BCI 系统所取代。由此一来，劳动技能和劳动内容也相应地发生了重大的变化。即人所进行的劳动，就是用脑信号来控制工具系统的运作，伴随而来的无疑也是新的"劳动观"：这就是从"以手劳动"演变为"以想劳动"；劳动想象就是劳动本身；"想"作为一种活劳动，"做"成为其附属的部分。换句话说，它以脑力劳动为主，体力劳动则全部被脑机接口系统所取代，人无须像先前那样必须通过肢体的运动所形成的物质力量来进行劳动，一种"动脑不动手"的劳动成为可能。人的脑力劳动的内容包括构思新颖的劳动任务、设计合理的劳动路线图、实施对虚拟劳动过程的脑力控制等。这无疑具有劳动形态变迁的意义，它是劳动之于人的肢体的卸载，肢体不再充当劳动手段或工具的职能，这意味着一种"人身"的解放。

而对于 BCI 系统的职能，由于它既具身又离身的双重特性，所以在不能严格地称其为人的（体力）活劳动的情况下，可以用"延展活劳动"来谓之，类似于前面用"延展实践"来概括发生在人体之外实践活动一样。延展活劳动概念的提出，意味着活劳动不再限于人体的生物学边界，而是可以突破这个边界，在脑控的人工系统上呈现。也就是说，此时的活劳动，将意念劳动所操控的与劳动者身体相融合的机器活动也视为活劳动的一部分。这样，智能时代的活劳动不仅存在于生产的延长线上，而且存在于身体的延长线上。

第四，重新理解劳动发展史。

如果将人类劳动的"极简史"概括为从手工劳动到机器劳动再到 BCI 劳动（或智能劳动）的发展史，那么从中可以看到：从手工劳动到机器劳动的演变史，也是活劳动与死劳动相分离以及死劳动"吞噬活劳动"[①]的历史，在具有更大威力的死劳动替代和吞噬活劳动的过程中，必然使人作为活劳动主体地位的下降，在巨大的机器面前变得渺小和微不足道，并沦为机器的"附属品"，劳动异化由此愈演愈烈，这就是马克思所说的："死劳动被赋予运动，活劳动只不过是死劳动的一个有意识的器官"[②]。而从机器劳动到 BCI 劳动的发展史，则改变了这种状况，出现了活劳动与死劳动融合的新演变。通过 BCI 这种强大的联结装置，离身的工具被重新同化为具身的手段，死劳动融入活劳动中，工具并入人的身体中并与人脑中的劳动想象协同发挥劳动的效应。由此开启了活劳动与死劳动的融合史，两者彼此之间相互长入：具脑的活劳动在离身的 BCI 运动中物质性地实现，而"身外"的 BCI 则日益长入人的身体之中，被同化为人的"第二身体"。两者之间还互相成就，即互使对方成为劳动，而不是"空想"（脑动无 BCI 动则空）或盲动（BCI 无脑控动则盲）。

---

① 《马克思恩格斯文集》第 8 卷，人民出版社 2009 年版，第 195 页。
② 《马克思恩格斯文集》第 8 卷，人民出版社 2009 年版，第 354 页。

这种协同的劳动也开辟了提高劳动能力的新前景。随着脑机接口带来的延展活劳动的泛在化，脑机接口不仅可以用来"治疗"劳动能力的丧失，更大的用场还在于对劳动能力的"增强"。这种增强一方面表现为随着脑机接口技术的发展，人靠双手能完成的劳动任务将无不可以借助 BCI 系统替代我们去完成，而且在效率上和质量上比人手更具优势。另一方面表现为人的劳动能力的提高不再取决于人的身体的生物条件，而是由脑机接口及其耦合的工具系统所决定，这就突破了身体对人的劳动能力提高所带来的限制，使得人的劳动能力将取决于人脑通过脑机接口驾驭延展系统的能力。

第五，重新理解劳动者。

在以脑机接口为工具的新型劳动方式中，人仍然是"劳动者"，所从事的直接劳动是用"脑力"控制脑机接口的活动，这种活动没有与劳动对象的物质变换发生直接交互，所以也属于"非物质劳动"的范畴。这种劳动能力需要学习和训练才能形成，即学会将体外工具系统向自身合并，使其进入"上手"或"透明"的状态，于是"劳动技巧"的含义也发生了变化：在传统劳动中，你的技巧主要指经过训练后肢体（主要是人手）与大脑之间的耦合；而在基于脑机接口的劳动中，劳动技巧则主要不是人脑与人手的耦合，而是人脑与工具的耦合；此时的劳动技巧训练，就成为纯粹的大脑训练：使脑将脑机接口所联结的工具有机地融合到自己的意念操作过程之中。

同时，如同前面提出延展活劳动概念一样，这里也可以提出"延展劳动者"的概念，它主要由人所贡献的心灵和 BCI 所贡献的"体能"所组成，即由"人智＋机体"所组成。当然，如果考虑到脑机接口中也嵌入有人工智能，人的身体也发挥着滋养心灵的作用，这个构成还可细化为"人智＋机智＋人体＋机体"，此时也实现了劳动主体和劳动代理在含义上的融合，以至于成为人机融合的劳动者，或作为 agent 的劳动者。

重新理解劳动者，必然最终递归到重新理解人。可以说，BCI 劳动更突出了"作为目的的人"，为人的回归创造了条件。人只要在劳动中承担身体性的体力劳动，就具有充当工具和手段的意味。从根本的意义上，人只能是目的，而不能是任何意义上的手段，包括劳动的手段；因为人一旦充当劳动的手段，就会形成人与人的分化（一部分成为目的的载体，一部分成为手段的载体），人自身内部的分化（目的与手段之间的不协调等）。

而当技术并入工具系统之后，人所充当的手段就常常会与技术之间产生龃龉，由于机器的固定性和死板性，就只能由具有灵活性的人去适应机器，这就形成了"人跟随机器"的技术异化现象。所以，只要人的肢体还充当劳动的工具，就会存在劳动异化的技术根源，即人充当了本不应由自己去充当的手段。由此，脑机接口介入的劳动，使人可以在完全的意义上从劳动的手段地位中剥离出来，具有了人机分工向度上的真正成为人（主体、目的）的意义。

同时，BCI 劳动也开辟了人类发展的新前景。其实，脑机接口时代活劳动的延展和增强归根结底都是源于人的延展和增强，BCI 提供了脑机融合的强大手段，从脑机融合走向人机融合，以至于人类可以走向"赛博人"或"超人类"的未来，意味着我们对人的本质需要加以重新理解，这一点将在第七章加以具体探讨。

第三节　技术性知行合一

脑机接口作为新的技术形态、工具形态导致新的行动形态、实践形态和劳动形态，必然也导致新的知行交互形态，这就是技术性的知行合一，由此带来了需要进一步探讨的知行关系新问题。

一　从脑机接口到知行接口：知行融合新形态

具有行动—实践功能的脑机接口，一端联结的是脑中的认知活动，另一端联结的是外周设备的人工行动或延展实践，其功能是将人脑中的行动意图传递到施动的技术系统中，使工具与对象之间发生实际的交互，形成改变外部世界的行动—实践效果。在这个过程中，人脑内的"知"与人体外的"行"由脑机接口联结起来，使得脑机接口也成为功能意义上的"知行接口"。这种迈过了身体行动的知行接口对传统的知行关系形成了理解上的新拓展。

作为"知行接口"的脑机接口具有技术性"知行合一"的功能。通常意义上的行是由人的知（意念）引发与支配、控制的人的身体性的感性物质活动，其交互过程是由意识活动引起身体活动，身体活动引起外物运动，如引起工具或其他人造物系统的运动，这是知行关系的一般模式：脑中的意念（知）一定要启动肢体的物理运动才会成"行"；脑的内部心灵过程一定到转变为身体的外部动作才会实现"行"。这就是以身体为中介的知行转换，身体在这里充当了知行之间的接口，只有通过身体才能表达和实现作为"知"的行动意图与愿望。而当脑机接口行使知行接口的功能后，尤其是在它的高级阶段，"依靠身体动作或言语来表达意图已经变得毫无意义。你的想法会被脑机接口有效而完美地转化为纳米工具的细微操作或者尖端机器人的复杂动作"①。

当脑机接口使人的想法直接转变为人工行动时，当"在不需要动手的情况下，一个人想什么就是在做什么"时②，尤其是当脑机接口对脑信号的处理速度足够迅速时，就可以做到一旦脑中有"打算做"的想法，脑机接口系统就能使其"做成了"，行动的脑中预演（准备行动）和体外实施（真实行动）被集合为同一过程，一定程度上达到了知就是行、知时就行、即知即行的浑然一体。在通常的行动哲学和实践哲学视野中，仅停留在头脑中"想做某事"时并不算是真正在做某事，还不能说是进入了行动—实践的状态；而连接了面向运动的脑机接口后，"一念发动处便是行"就成为真实的写照，作为知行接口的脑机接口在这里使得人脑中的意念与体外的人工运动系统形成无缝对接或无时滞贯通，这就是知和行之间的技术性的一体化，或称为技术性的知行合一。

这无疑是一种新型的知行关联形态，一种基于人机交互的知行贯通，它改变了传统的知行联结方式，使得基于身体作为知行接口时需要"以手行事"（"亲手"做事）或"以言行事"（指使别人做事或"告诉机器做事"）可以变为"以想行事"（doing things with thoughts）："仅通过大脑活动就将思想转化为行动"③，这就是通过脑机接口而支配智能机器为我们去做我们想做的事，达到了一种源自人机交融的知行合一状态，即"人想"与"机器做"的"人机合一"，一种基于人机协作的"心想事成"④，而且是更高水平的心想事成。因为通常的"心想"和"事成"之间总有

---

①　［巴西］米格尔·尼科莱利斯：《脑机穿越：脑机接口改变人类未来》，黄珏苹、郑悠然译，浙江人民出版社 2015 年版，第 IIX 页。

②　Gerd Grübler and Elisabeth Hildt（eds.），*Brain-computer Interfaces in Their Ethical，Social and Cultural Contexts*，Dordrecht：Springer Science + Business Media，2014，p. 102.

③　Joseph Lee，"Brain-computer Interfaces and Dualism：A Problem of Brain, Mind, and Body"，*AI & Society：The Journal of Human-centered Systems and Machine Intelligence*，Vol. 31，No. 1，2016，pp. 29 – 40.

④　肖峰：《知行接口及其哲学分析》，《东北大学学报》（社会科学版）2014 年第 2 期。

一定的距离，从心中意图的产生到将其变为现实需要一个漫长的过程。但一旦接入（高水平的达到"透明"的"上手"状态）脑机接口系统后，这个距离被电子传输的通道所消除，意图之"心想"和结果之"事成"被融合为"一体化"的过程，即知的同时就在行，意念中"打算做""尝试做"与人工系统的"实际做"通过脑机接口实现了同步化，"脑动"的同时启动了外在的"物动"。

脑机接口技术之所以能贯通知和行，最根本的就是它的"接口"性质，以及它既是认知工具（能读取人的思想、意图），也是行动—实践工具（将读取的脑信号编码为外部机器可以理解的信息指令，从而导致受控的人工行动或延展实践），从而是集合两者的装置。在这个集合体上实现着人的认知和人工行动之间的对接、传递和贯通，从而表明脑机接口在整体功能上是知行兼备的。脑机接口所创造的知行融合效应表明，人类总要通过不断创造出新的接口技术来将不同的领域贯通起来，以此实现更高的目标和追求。脑机接口作为一种新的接口技术，使得人类的知行贯通能力得到极大的提高，而随着这种能力的提高，人类还将创造出能力更强的接口手段，包括具有更强贯通能力的知行接口技术，从而从根本上消除知行之间的隔离和冲突。

知行接口所导向的技术性的知行合一，是脑机接口创建人机融合的认识论表现。可以说，没有这种技术性的知行合一，就没有真正的人机融合；在这个意义上，技术性的知行合一也是人机融合的标志。

二 脑机融合中的行动—实践主体

在具有知行融合功能的脑机接口中，随着技术水平的提高，尤其是嵌入的人工智能技术越先进、其自身的智能化水平越高，甚至形成强人工智能的植入，使得"脑机接口 + 人工智能"成为具有自主性或"自我意识"的系统，这就具有了成为独立的行动—实践主体的可能。这个问题的实质就是人工智能的自我意识与主体地位问题，已为不少学者在人工智能哲学中加以了讨论，此处不赘论。

即使是现阶段水平的面向运动的脑机接口，在具有基于脑机融合的知行融合功能后，也带来了独特的行动—实践主体问题。

其一，它扩展了行动—实践主体的外延。行动—实践主体是具有实践能力的人，是能行动的人，通常是具有进行身体动作之能力的人。行动—

实践活动就是"意愿＋一系列适当的身体动作"，两种能力缺一不可。一些丧失后一种能力的人（思想被困在身体里的人），还能具有实践能力从而还是现实的实践主体吗？在作为知行接口的脑机接口出现之前，答案是否定的，而在其出现后，答案则是肯定的。可见，脑机接口在这里使行为—实践主体的外延得到了扩展，它使得即使不具有身体行动的能力但借助脑机接口可以脑控人工行动的人也能成为现实的行动—实践主体。

其二，在脑机接口造就的脑机融合系统中，知和行的能力体现在整个人—机系统中，此时，当人只承担"运动想象"的职能时，他还是完全意义上的行动—实践主体吗？换句话说，当实践对象的改变是由人和脑机接口共同带来时，那么此时的实践主体是谁？这一问题如果扩展到道德或法律的层面，就会涉及人脑借助脑机接口所产生的行为后果由谁来担责的问题。弗莱克等人列举了这样一个事例：想象一个用户——我们称他为弗兰克——试图在 BCI 的帮助下执行操作。弗兰克正在想象他的左手在移动，以便让机械手端起一杯热咖啡，这样坐在附近的人（路易斯）就能拿到它。但在这样做时出了问题：咖啡溅到了路易斯身上，他的衣服被弄脏，皮肤也受到轻微灼伤。经调查发现，弗兰克的脑控活动并无过错，是 BCI 的某些环节没有正常工作导致了上述结果，即弗兰克的大脑状态在这个不幸的结果中没有起因果作用，但弗兰克还是为此感到内疚，并对此付出了赔偿。[①] 这表明人与脑机接口结合后"谁是行为的主体"进而"谁是行为后果的责任人"并非一个简单的问题。

德鲁从脑机接口的工作机理上对基于主体归属的归责问题进行了分析：脑机接口在使来自大脑的信号到达假肢之前，需要被人工智能软件处理，如用机器学习软件来对神经活动加以分析和解码，而机器学习软件是通过生成无法预测、难以或不可能理解的算法来学习分析数据的，这就"使整个领域充满了动荡"，相当于在一个人的思想和代表他们行动的技术之间引入了一个未知的也许是不可解释的过程。研发人员意识到，当某些计算留给 BCI 设备、由这些设备来预测用户下一步将要做什么时，假肢的工作会更有效率。例如看似简单的动作，比如拿起一杯咖啡，实际上非

---

① Rutger Vlek, Jan-Philip van Acken, Evine Beursken, et al.，"BCI and a User's Judgment of Agency", in Gerd Grübler and Elisabeth Hildt（eds.），*Brain-computer Interfaces in Their Ethical，Social and Cultural Contexts*，Dordrecht：Springer Science ＋ Business Media，2014，p. 200.

常复杂：人们会下意识地执行许多计算。在假肢上安装传感器和自动产生连贯动作的机械装置，可以让用户更容易地执行任务。但这也意味着，很多机械臂所做的事情实际上并不是由用户指挥的。BCI中的智能算法从先前的数据中学习，并指导系统根据过去所做的事情做出决策。但是，如果算法不断提示用户下一个动作或单词，而用户所做的仅仅是批准该选项而已，① 那么该动作或该单词所代表的消息究竟由谁发出的将变得模棱两可，① 由此出现责任归属的复杂性，这无疑表明了究竟谁是行动—实践主体的复杂性。

如果说第一种情形已表明了行动—实践主体含义的扩展，那么当脑机接口本身也具有行动后果担责的地位后，它也在某种意义上可被视为行动—实践主体的一部分，从而是主体的含义进一步扩展，或许这也是脑机接口作为"延展主体"既包括作为延展认知主体也包括作为延展实践主体所必然蕴含的视域。

其三，实践主体的自我认可（承认自己是实践主体）也是脑机接口引发的实践主体问题。实践是把想象变为现实，当脑机接口也能使人将想象变为现实时，或者说对于那些丧失依靠自己的行动来将想象变为现实的能力的人来说，如果移除脑机接口系统，他们就不能成为行动—实践主体；因此脑机接口成为这类人群是否可以重获实践能力的决定性因素。脑机接口的这种关键作用无疑也会使用户产生主体身份的质疑：自己还是真正的行动—实践的主体吗？用迈克尔·杨的话来说：他们在BCI介导的事件中是否能体验到一种主体感，以便将这些事件归为自己的行为？② 这一问题生动地体现在一些脑机接口使用者的心理感受中，这就是他们所面临的"主体感"问题：使用脑机接口"做事"或行动时，他们常常会提出"这件事是我做的吗？""是我在行动吗？""我是行动的发起者和承担者吗？"之类的疑问，即"我"使用脑机接口所做之事是否是"属我的"行动？从对相关用户的了解来看，"如果他们没有施动者的感觉，就可能不会将脑机接口介导的运动归因于自己，由此就会缺少行动的感觉，并将脑机接口介导的事件归为不受自己支配的一类现象，尽管他们实际上确实启

---

① Liam Drew, "Agency and the Algorithm", *Nature*, Vol. 571, No. 7766, 2019, pp. S19 – S21.

② Michael Young, "Brain-computer Interface and Philosophy of Action", *AJOB Neuroscience*, Vol. 11, No. 1, 2020, pp. 4 – 6.

动或控制了事件的进行。此时他们并不认为自己就是施动者"①。就是说，即使旁观者认为他们是行为的主体，脑机接口的使用者自己也可能没有作为行动—实践主体的感受，其根源在于人脑中正在想什么与脑机接口系统正在做什么之间可能因种种原因发生了错位而未能协调一致。这也表明，面向运动的脑机接口如果还不能达到知行融合的水平，在脑中的意愿与人工系统的运动之间未形成有机的融贯，从而达不到技术性的"心想事成"之境界时，用户就会在使用脑机接口时缺乏主体感。从这个意义上，是否具有主体感，也可以作为脑机接口是否达到了知行融合的判别标准。

在作为知行接口的脑机接口的使用中，主体感上的差异有复杂的表现，尤其是在目睹一件事（认知某一事件）与做一件事之间产生混淆。即使在没有使用 BCI 的情况下，也会出现两种相反的混淆，一是仅仅是目睹一件事的时候却认为是正在做某事，即有做某事的感觉；如在替代性的控制实验中发现，人们即使知道别人执行了指令，也会对他人的动作具有施动的感觉，这种现象被称为"控制幻觉"。② 二是正在做某事，但却认为没有做某事，即并不是某事的施动者。此时，形成主体感（认为某行为是由自己的意志引起的）就需要感受到意愿的优先性（思想在适当的时间间隔内先于行动，该思想即被视为意愿）、意愿和行动关联的排他性（思想是行动的唯一明显原因），以及意愿与动作的一致性（思想与行动之间的兼容）。施泰纳特指出，在使用面向行运的脑机接口时，一致性对于使用者具有主体感有着特殊的意义，此时运动想象被视为驱动脑机接口的心理任务，参与者需要在心理任务和执行器输出之间建立起新的映射，通过学习和训练，不断强化某一心理任务和受控目标运动（如光标移动）之间的相关性，由此形成两者一致的图像，这样才能增强他们对自己是某一动作施动者的判断，即获得该行动的主体感。③

如前所述，在使用面向运动的脑机接口时是否具有主体感，与脑机接

① Steffen Steinert, Christoph Bublitz, Ralf Jox, et al., "Doing Things with Thoughts: Brain-Computer Interfaces and Disembodied Agency", *Philosophy & Technology*, Vol. 32, 2018, pp. 457 – 482.

② Daniel Wegner, Michael Sparrow, Betsy Winerman, et al., "Vicarious Agency: Experiencing Control Over the Movements of Others", *Journal of Personality and Social Psychology*, Vol. 86, No. 6, 2004, pp. 838 – 848.

③ Rutger Vlek, Jan-Philip van Acken, Evine Beursken, et al., "BCI and a User's Judgment of Agency", in Gerd Grübler and Elisabeth Hildt (eds.), *Brain-Computer Interfaces in Their Ethical, Social and Cultural Contexts*, Dordrecht: Springer Science + Business Media, 2014, p. 201.

口技术是否对使用者具有上手或透明性密切相关。达到上手或透明状态的工具被整合到了使用者身体架构中，感到它们就是自己的一部分，进而感觉不到技术的存在；或者说它从我们的注意力中退出，我们只关注目标或操作对象，而无须关注工具，此时我们就会形成使用该工具的主体感，否则，我们就不能拥有对于该工具的主体感。使用脑机接口技术时也是如此，有的获得了上手或透明的主体感，有的则没有。一项调查向 BCI 的使用者提出了这样的问题："您是否感觉到您和基于 BCI 的设备一起形成某种功能整体？或者，换句话说，您在使用 BCI 装置的那一刻，是否以某种方式体验了 BCI 装置？"另一个有趣的问题是："使用 BCI 时，您是否可以直接将精力集中在尝试做的工作上？"这两个问题使用了不同的措辞，但都是与脑机接口的透明度相关的问题。关于第一个问题，在 19 人参与的调查中，只有 4 人回答在使用该技术时具有与之组建为一个整体的印象，其他人都否认有这种感觉（表明脑机接口对于他们还没有上手，还不具有主体感）。一位 71 岁的中风患者接受过在屏幕上移动虚拟手的训练，他说："是的，当我看到假手的开合时，我感觉就像是我真实手的自然运动。"虽然只有四位用户表示他们有使用 BCI 设备形成某种功能单元的印象，但 15 位参与者表示，他们能够在使用 BCI 时专注于自己的"工作"，而他们可能会忘记技术和学到的知识。但也有人的注意力只能集中在脑机接口设备上，如该实验中一个 43 岁的四肢瘫痪病人在使用 BCI 通过运动想象来控制远程机器人时被问道：如果您现在想移动标杆，那么您是专注于"机器人向左或向右旋转"还是在考虑"右手运动和左手运动"？该受试者回答："不，我在考虑硬件，而不是我。"这些初步的实验结果表明，在 BCI 使用的透明度问题上存在一些矛盾之处，一些参与者会忘记技术，另一些参与者则忘不了技术，但无论怎样，一部分用户即使在没有运动的情况下也能够部分地控制他们的环境，并专注于他们的目标和意图，这就模仿了我们的行为方式。① 而另一些受试者"总是将注意力转移到佩戴的技术设备、计算机、屏幕、电缆、EEG 帽或有人连接的任何电极上，也许还包括假肢或机器人设备，还可能包括实验室的环境以及科学家研究人

---

① Gerd Grübler and Elisabeth Hildt (eds.), *Brain-computer Interfaces in Their Ethical, Social and Cultural Contexts*, Dordrecht: Springer Science + Business Media, 2014, pp. 187 - 188.

员在场"①。可以说，在脑机融合的知行关联活动中，基于脑机接口的主体感在不同的个体身上有不同的体验，如何对这些体验加以哲学的理解和概括，将是一个需要持续关注和研究的课题。

其四，如果脑机接口所造就的延展实践被认可，延展系统也被纳入实践的主体范围从而成为其中的一部分，那么实践主体的边界在哪里？一般将植入式脑机接口的植入部分视为主体的一部分似乎在"空间"上比较容易接受，但那些未植入脑中但又与人脑在外部空间上相联结的脑机接口是否为实践主体的一部分？自然的肢体是实践主体的一部分，这是毫无疑问的；而延展的人工肢体是实践主体的一部分吗？若是，则这种肢体如果可以无限延长，那么其边界在哪里？若不是，那么对于没有联结人工肢体的残障人来说就不具备行动—实践能力，进而也难以称其为实践主体，这又与前面所说的脑机接口使实践主体的含义得到扩展相矛盾。

综合起来，脑机接口带来的行动—实践主体问题包括两个方面，一是人的主体地位问题：人是否还具有完整的行为主体的能力和属性？二是脑机接口的主体地位问题：当脑机接口从多重意义上具有了实践的功能后，它是某种意义上的实践主体，还是特殊的实践主体（残障人）的一个不可分割的组成部分？或是"新型实践主体"的一个有机组成部分？

目前的解决思路，一是对于人是主体的看法毫不动摇，将一切技术性的东西都视为工具、手段，即使深度融入人脑中的脑机接口也不例外，即人作为行动—实践主体的地位并未受到技术发展的任何影响。

二是在人作为主体的初始含义上附加新的因素，类似"人—机主体"所表达的含义。"人—机主体"是讨论人工智能介入、辅助和增强人的能力时所形成的概念，这种人—机主体不仅有认知的功能，而且有实践的功能，从而形成了可称为"人—机合作的实践"现象，实际上就是延展实践在"人—机主体"上的功能实施。类似地，我们可以将基于脑机接口的实践主体视为"人脑 + 脑机接口 + 人工肢体"组成的实践主体，或以"延展主体"来表达。这里的"延展"表明了它与原本的以人的身体为边界的主体已有所不同，可以理解为行动—实践主体存在的新形式，就是被脑机接口和人工智能所延展与增强了的新形式，也是技术赋能于主体达到

---

① Johannes Kögel and Gregor Wolbring, "What It Takes to Be a Pioneer: Ability Expectations From Brain-computer Interface Users", *Nanoethics*, Vol. 14, 2020, pp. 227 – 239.

了一定程度后必然出现的结果。从实际运行的层面，还有人将这一视角表述为主体职能的"共同分担"。如对于配有智能控制技术的脑控轮椅，"在这样的控制方案中，责任是由用户和系统共同分担的，用户给出高级命令，系统执行低级交互，具有或多或少的自治程度。利用这种所谓的共享控制原理，研究人员已经证明了通过无创脑机接口用意念控制复杂移动设备的可行性"①。在我们看来，即使脑机接口被纳入实践主体的范畴，也不是它的所有部分都可被称为实践主体的一部分，而且即使可称为实践主体的那部分，也具有既是主体也是工具的双重性。

三是用一个更大的囊括性更强的概念 agent 来指称脑机接口、人工智能等介入后的主体。目前 agent 的汉语表达有"主体""代理""智能体""智能主体""自主体""自为体""中介"等，尤其是还有"施动者""行为体"的意思，这就与"行动者""实践者"具有较大的吻合性，此种意义上它不再区分是人还是其他施动者，也不再区分它是硬件还是软件，是碳基生命还是硅基技术，只要能施加行动的实体都可被称为 agent。"在这种情况下，我们需要接受的是，在先进技术中，人类和非人类 agent 之间的交织使得各种 agent 的任务变得难以区分。因此，将整体产出的责任归于单一 agent 似乎是有问题的。"② 这样来看，实践主体、行动者都无非都是 agent。目前的脑机接口具有 agent 的部分属性，尤其是"代理"的属性，将来还可能具有"自为体"的属性，从而成为一个完全意义上的 agent。当然，人早就是充分而完全意义上的 agent。在这个意义上，agent 可以在一定程度上表达脑机接口所涉及的行动—实践主体方面的属性，或者说，脑机接口是否具有新的实践主体或行动者的属性与地位，可以在更大的 agent 概念的扩充和统一中获得解释。

三 基于脑机接口的知行联结新问题

作为知行接口的脑机接口，创造了知行联结的新方式，这种新方式也带来了若干知行联结的新问题。

---

① Gerd Grübler and Elisabeth Hildt（eds.），*Brain-Computer Interfaces in Their Ethical, Social and Cultural Contexts*, Dordrecht：Springer Science ＋Business Media, 2014, p. 26.

② Johannes Kögel, Ralf Jox and Orsolya Friedrich, "What Is It Like to Use a BCI? -Insights from an Interview Study with Brain-computer Interface Users", *BMC Medical Ethics*, Vol. 21, No. 1, 2020, pp. 2－15.

第一，知行交互中知对行的有效控制问题，尤其是"即知即行"何以实现的问题。

脑机接口如果实现了知和行之间的即时通达，消除了对脑信号的解码和翻译为行动指令的明显时滞，就会达到"即知即行"（或"我思即我行"）的状态。但这种即知即行也会带来新的问题：做或不做难以区分，在联结上高效的脑机接口时如果只是"想一想"而先不去行动的话，就难以确保停留在这个阶段，高度灵敏的脑机接口可能只要一捕捉到人脑的"想法"，就同步将其付诸机器的动作，即使人们还没有将其付诸实施的打算，这就是"即知即行"有违人意的表现。就是说，人即使只想停留在"动作想象"而非"动作执行"的阶段，也可能被脑机接口推向动作执行的阶段。那么在联结脑机接口的情况下如何才能保持只停留在运动想象、行为的心灵预演、实践的构思阶段？难道只有拔掉脑机接口的插头才能做到吗？一些研发者发现，脑机接口执行"停止行动"的指令可能比执行"开始某种行动"的指令更加困难，以至于在脑控轮椅的驾驶中，用户无法将这种轮椅停在空地上，只能将轮椅停靠在障碍物的周围才能确保其稳定地停下来。[①]

第二，知行交互中的知行匹配问题：假如知行错位？

借助脑机接口的知行合一使得心想事成获得了技术支撑，当这种支撑强大到一定程度，似乎可以达到"不怕做不到，就怕想不到"的地步时，会有什么样的后果？尤其是错误混乱的"知"通过脑机接口会"配置"出什么样的"行"？可以说，相比以身体为行动手段的实践来说，以脑机接口为行动手段的实践对于实践效果的控制更为困难，因为身体对脑中行动意念的响应本身就具有选择性，凡是不切实际或超出身体能力的意念，不会变为实践结果；那些混乱或有害的实践意念，也可能因"身体的冒险"而形成阻隔和限制，不会让其变为实践效果，就是说身体做不到或做了对身体有害的行动意图得不到身体的响应，从而转化不成行动。但在以脑机接口及其连接设备为行动手段的实践中，实践意念由于不再受到身体的阻隔和限制，所以只要脑机接口能够读取和解码为机器指令，就会去"忠实"地加以执行，由此将人的实践意念变为实践结果，无论这种意念是好的还是坏的，是建设性的还是破坏性的，是善的还是恶的。换句话

---

① 张瑞：《面向重度残障人的脑机接口功能辅助研究》，博士学位论文，华南理工大学，2016 年。

说，当脑机接口"不懂得"趋利避害时，大脑发送的任何指令（只要它能做得到的）都会被不折不扣地执行。这样，为了避免不理想的后果，就需要控制实践主体的实践意念。在传统的实践中，实践意念的控制如果失效，还有"身体"作为屏障来阻断其实施，即人尽管可以胡思乱想，但身体不会将其都变为行动，所以"行动失序"或实践失控的情形较少发生，尤其是对于精神总体正常的人来说更是如此。但在脑机接口介入后，只要足够敏感，人脑的任何胡思乱想都可能被脑机接口所传感，从而导致外部设备的"无序"甚至"疯狂"运转，形成不可思议的实践后果。

从心理学的角度看，对思想的控制比对身体的控制更难，如我要控制自己坐或站或走，以及用手做种种动作，"举手之劳"般容易达成；但如果要控制我集中精力去想什么或不想什么，则经常难以如愿。专注于想什么并不是一件容易的事情，所以才会在脑机接口用户的训练中有 BCI 盲的存在；刻意于不想什么同样不是易事，如一个心理实验所表明的：如果让你在 2 分钟内不要想猴子，那么这段时间里你脑海中可能反而会全是猴子。所以看似最易控制的思想其实是最难控制的，尤其是和行动的任务联系起来时就更是如此。奥布罗链（Fiachra O'Brolchain）等人也表达了类似的担忧："仅凭我们的思想来控制技术设备或我们周围环境的能力根本不是人类所熟悉的。例如，可能会发现，平均而言，我们对思想的控制权少于对作为小工具驱动器的身体的控制权。"[1] 因此当人可以任意形成实践理念而又和威力越来越大的脑机接口相连接时，实践后果能否得到有效控制的问题就变得十分严峻。在这个意义上，要看到脑机接口有可能"降低了我们控制对象乃至我们自身的能力"[2]。

还有我们即使在清醒状态下也无法自觉控制的潜意识，也有可能对脑机接口的正常工作形成意外的干扰，即当其潜意识活跃而传递给脑机接口转换为行动时，就可能会导致种种意愿之外的实践后果。这就是"不自觉"的"知"对于行的错位，即脑机接口系统的人工行动不是来自人脑中的自觉的运动想象，而是来自不自觉的潜意识，BCI 由此成为"潜意识

---

① Gerd Grübler and Elisabeth Hildt（eds.），*Brain-computer Interfaces in Their Ethical, Social and Cultural Contexts*，Dordrecht：Springer Science + Business Media，2014，p. 167.

② Gerd Grübler and Elisabeth Hildt（eds.），*Brain-computer Interfaces in Their Ethical, Social and Cultural Contexts*，Dordrecht：Springer Science + Business Media，2014，p. 168.

的执行器"①，这就形成了基于脑机接口的又一种知行错位。奥布罗链等人分析了由潜意识支配脑机接口的行动时可能出现的复杂情形：在脑机接口采集脑信息的灵敏性达到一定程度时，将有能力探测到人脑的潜意识活动，如果由于 BCI 对其用户的潜意识进行了响应而发生了事故，那么显然存在责任问题。此时要使用者来承担责任是很困难的，因为他们既不知道自己在想什么，也无法控制触发某些动作的潜意识。这就使得 BCI 可以利用大脑潜意识活动的能力从根本上使我们的主体概念复杂化。② 尤其是当潜意识通过知行接口而产生破坏性的后果时，我们就会面对更难处理的问题。这时，我们既要提防脑机接口被"不怀好意"的人用来"做坏事"，而且可以基于它对行动所具有的增强功能而使做坏事的能力得到放大；也要避免即使并不心怀恶意的"好人"因为联结了脑机接口而在潜意识的作用下"无意为恶"。

从理论上可以认为，一个人要为某事担责的一个重要条件是他意识到自己正在以一种特定的方式行事，而潜意识支配的行为通常被认为是非自愿的，所以至少不会因此负全部责任；但由于这种特殊的知行联结所具有的破坏性后果的存在，所以必须寻求减少甚至避免这种风险的路径，比如可以从技术上努力，将脑机接口提升到能够自动识别和排除人脑中产生的不合理的行动意图，使其具有纠错、纠乱、过滤的功能，能够识别意外的和无意的激活，从而智能化地阻止某些不合理的危险的"知"借助脑机接口而走向"行"。也就是说，基于脑机接口的知行联结要确保行为效果的合目的性，还必须解决种种"失配"的问题，使得合目的的"行"必须联结的是自觉、理性、有序以及善良的"知"，通过各种手段（包括技术手段）来避免人机之间的知行错位。相信人工智能水平的提高将有助于解决这一问题。

第三，认知融合时的行动归责问题。

与第二个问题类似的还有谁的"知"导致了"行"的问题。如前所述，脑机接口可以发展到脑—脑接口和脑—云接口，众人的"知"可以

---

① Gerd Grübler and Elisabeth Hildt（eds.），*Brain-computer Interfaces in Their Ethical, Social and Cultural Contexts*, Dordrecht：Springer Science + Business Media, 2014, p. 176.

② Gerd Grübler and Elisabeth Hildt（eds.），*Brain-computer Interfaces in Their Ethical, Social and Cultural Contexts*, Dordrecht：Springer Science + Business Media, 2014, p. 167.

结成一个"认知共同体"来控制应用系统的"行",即借助脑机接口实现的认知融合所导致的可能是在众人的意识交互融合状态下进行决策,实施行动,"由 BCI 连接的群体做出集体决策和采取集体行动。在这样一个全新的场景中,可能无法确定哪个人对哪种思想负责,并最终为行动负责。以这种方式使用的 BCI 不仅会挑战我们的责任观念,还会挑战个人和代理的观念。假设 BCI 确实使人们能够连接在一起执行任务,将对用户的责任分配产生重要影响"①。尤其是当融合心灵控制的行动所形成的实践后果如果是意外的破坏性的时,就有可能很难准确溯因,找到究竟是谁的"知"主导了如此的"行"。对行为后果的归责问题,我们还将在第八章加以具体探讨。

第四,知行交互中的主体功能极化问题。

在脑机接口不仅用于恢复残障人士的行动功能,而且用于为正常人做事、在替代体力劳动的过程中逐渐替代人的一切体能性行动时,也包含着知行分裂的新可能:"行"的功能与人渐行渐远,所有基于体能之劳作都移交给脑机接口系统全权代理,人以纯粹"动脑"的主体代替了过去需要"动手"所充当的工具,且通过脑机接口极大地增强了"动手"的效果,此时是否意味着人自身可以是纯粹的"知者"而不再是"行者"?当人自身只需脑中的知就能达到一切目的时,是否也意味着在人身上发生了知对行的消解和侵吞?这是否也走向了心灵对物质世界的覆盖与吞并?用查尔默斯的表述即是"意味着思想对世界渗入,世界成为我们思想的一部分"②,这显然是对人的功能极化之后的极端看法,从人之为人以及人的全面发展的需求来看,我们似乎也不会选择这样的极化生存方式,这无疑也涉及脑机接口的人文选择问题,将在后面加以具体探讨。

同时,我们也需要反思身体在新型的知行交互中的功能。当身体在行动—实践中的作用被脑机接口系统替代后,似乎人单凭大脑就能代表"人"对于行动—实践的贡献,身体似乎变得毫无意义了。显然,身体的贡献还是毋庸置疑的,如身体对脑的存活就具有决定性的作用,没有身

---

① Gerd Grübler and Elisabeth Hildt (eds.), *Brain-computer Interfaces in Their Ethical, Social and Cultural Contexts*, Dordrecht: Springer Science + Business Media, 2014, pp. 167 – 168.

② David Chalmers, "The Mind Bleeds Into the World", 2017 – 01 – 24, https: //www. edge. org/ conversation/david_ chalmers-the-mind-bleeds-into-the-world.

体，就没有脑的存在，两者作为"互在"的现象，从一开始就是谁也离不开谁的。脑对基于脑机接口实践的贡献，离不开身体对脑的生命支持，由此从"归根到底"的意义上，我们是不能忽视身体对于新型知行交互之意义的。但从直接性上，身体又是可以隐退的。尤其是，如果普特南设想的钵中之脑可以存在，当其与面向运动的脑机接口联结后，它就从原则上具有了行动—实践的功能，即它不仅能感知世界，而且能启动和控制外部设备的物理运动。进一步看，当人生活在一个一切都建立在脑机接口基础上的世界时，是否只需人脑就足够了？它既能知，也能行，具备人的主要功能，从而具有人的本质属性，甚至整个存在论也从"It from bit"（万物生于比特）进展为"It from BCI"（万事源于脑机接口），BCI 成为万能的装置，人和世界无非其中生成出来进行交互的对象。当然这只是一种理论上的构想。但无疑也成为可以对未来行动—实践方式加以探新的思想实验。

最后需要指出的是，基于脑机接口的知行交互和转化能力，并不意味着"知"或意念可以直接造就行的效果，即作为"精神"的知在此时也不是凭空就转化为可改变物质的行，而是仍然要借助作为物质和硬件系统的脑机接口及其相应的外周设备，并且也要借用外部的自然力（如电力）才能完成这样的转化；没有人所创造的这些物质系统和借用的外部能量，"知"无论如何神奇也不可能转化为行，在这个意义上，"知"也仍然是不可以恣意妄为的，它能在多大程度上转化为行，仍然受限于脑机接口和实施器具的技术水平，因此这里起作用的仍然是一种基于唯物主义的知行合一论。

第六章　脑机接口与价值论

哲学价值论是和本体论、认识论同样重要的哲学理论支柱，而脑机接口作为一种技术，也存在价值负载、价值选择、价值评估和价值建构等一系列问题，使得脑机接口与哲学价值论有着天然的联系，并可以形成互相受惠的交互分析视野。

第一节　脑机接口的价值负载

由于技术的价值负载，脑机接口作为一种技术也具有价值负载的属性，这种属性也成为技术价值负载的具体呈现和印证。

一　技术负载价值的含义

从哲学上，"价值"是客体满足主体需要的一种关系，而价值评价是主体对特定对象所做的好坏善恶的评价，主体和客体不同，其间蕴含的价值关系和价值评价就会不同。

技术作为一种人所面对的客体，也同人发生着价值关系，这种价值关系既表现为特定的技术是否满足了特定人群的需要，是给自己带来了好处还是坏处，也体现为技术的这种价值效果是如何与技术关联起来的，这就是所谓的"技术的价值负载"问题。

当我们说一种技术负载价值时，就是说这种技术是针对特定人群服务的，它能给特定的人群带来好处或利益，同时有可能排斥另外的人群，使其不能从这种技术中获益，甚至会由这种技术带来直接或间接的损害，也就是技术在"馈赏一些人的同时也惩罚了一些人"①。更一般地说，技术

---

① ［美］L. 温纳：《人造物有政治吗?》，载吴国盛编《技术哲学经典读本》，上海交通大学出版社 2008 年版，第 190 页。

负载价值的"技术"是特定的技术，是指特定的技术所具有的善恶不对称、好坏不平衡的特性，它对于不同的人群所带来的利益不同，所产生的"有用性效果"不同，它只对一部分人有用和有益而对另一部分人无用甚至有害。所以"技术所负载的价值依赖于利益相关者"①。

技术负载价值的情况是复杂的，有的是在技术的设计阶段就负载了价值，如摩西的桥,②表明某些技术（或工程）在设计之初就已包含了特定的利益偏向，从而负载了价值。有的则是在使用阶段才负载上价值的，这就是常见的"枪"有不同的使用效果：或被好人用来杀坏人，或被坏人用来杀好人，同样的技术既可行善亦可作恶。此外，技术被不恰当地使用时也会负载价值，例如技术被不安全地使用时可能会造成伤害。前者可称为技术价值的"前置"性负载，后者为"后置"性负载。这两种情形表明价值因素参与技术建构的阶段是不同的。

技术在使用阶段被负载价值偏向是较为常见的现象，当同一种技术被怀有不同价值偏向（包括不同政治立场）的人使用时，常常会产生截然相反的效果。或者说，技术的这种后置性负载的价值，表明不同的使用者可以对技术负载不同的价值，使其呈现出不同的意义。如大工业时代的机器，对于机器的所有者（资本家）来说带来了更高的劳动生产力和更多的盈利，对机器的使用者（工人）来说则使他们的劳动变得单调、枯燥以及失业。使用时才负载价值的技术，可被理解为在设计阶段时是具有弹性的，该技术所产生的价值后果取决于不同的使用者或不同的"用法"。

可以说，前置式的价值负载是指技术在设计时就被植入了带有偏向性的意图，从而"先在"地具有了为谁服务的"本质"；后置式的价值负载则意味着该技术不具有这样的"先在本质"，其价值倾向由使用场景来决定，即不同的使用"后在"地造成了具体的价值倾向。

技术负载价值的特性使我们明确，任何技术都有特定的服务人群，因

---

① Peter Kroes and Anthonie Meijers, "Toward an Axiological Turn in the Philosophy of Technology", in Maarten Franssen et al. (eds.), *Philosophy of Technology after the Empirical Turn*, Springer International Publishing Switzerland, 2016, p. 16.

② 路桥设计师摩西将一条从纽约通往琼斯海滩的公路的过街天桥在高度上设计为公共汽车不能通过，阻止了那些买不起小汽车而只能坐公共汽车的人从那条路上去琼斯海滨公园度假，从而使琼斯海滩只能为富人们享用。参见［美］L. 温纳《人造物有政治吗?》，载吴国盛编《技术哲学经典读本》，上海交通大学出版社 2008 年版，第 186—187 页。

此都有发挥功用的范围，这就是所谓的技术价值指向。如果一项技术的服务对象是合理而正当地需要这种服务的人群，则该技术的价值指向是善的、好的、积极的、值得肯定的，如医疗技术服务的是广大的病患，目的是治病救人，所以这样的技术负载着积极的价值，技术的这种价值负载是值得肯定的。

当然，也有大量的技术，在研发和设计时的价值负载并无为恶的意图，但在使用阶段则被用来为非作歹，由此而后置了负面的价值。如计算机和互联网无疑是一项给使用者带来无尽好处的技术，但一旦用于网络犯罪（如网络攻击、网络敲诈、网络诽谤等），则成为具有伤害性的为恶的技术，而如果沉溺于网络游戏不能自拔，则会将网络变为自我伤害的工具。所以对技术的恰当使用，是使技术负载积极价值的必要条件。

用这种技术的价值负载视角来考察脑机接口，也可以发现它所具有的价值负载特性。

二　脑机接口负载价值的维度

从多方面可以显示出脑机接口是一种价值负载的技术。

首先，脑机接口的价值指向是明确的，大多数脑机接口的最终目标是为严重生理残障人提供通信或控制能力，[①] 闭锁综合征通常被认定为 BCI 研究最直接的目标，[②] 脑机接口可以迈过身体而形成人工行动、人工感知的特点决定了它适用的对象是严重的生理残障患者而非认知障碍患者，使得"BCI 研究旨在帮助残障患者获得等同于没有残障的人的功能状态"[③]，因此它的初始价值就是"助残"：BCI 旨在帮助身体有障碍的人们，所以研发 BCI 的重点通常都放在满足身体残障者的期望上，他们由此也被专门描绘成治疗 BCI 的使用者，[④] 由此也决定了它迄今主要是应用于医疗技

---

① ［美］乔纳森·沃尔帕：《脑—机接口：原理与实践》，伏云发等译，国防工业出版社 2017 年版，第 248 页。

② ［美］乔纳森·沃尔帕：《脑—机接口：原理与实践》，伏云发等译，国防工业出版社 2017 年版，第 414 页。

③ ［美］乔纳森·沃尔帕：《脑—机接口：原理与实践》，伏云发等译，国防工业出版社 2017 年版，第 492 页。

④ Johannes Kögel and Gregor Wolbring, "What It Takes to Be a Pioneer: Ability Expectations From Brain-computer Interface Users", *Nanoethics*, Vol. 14, 2020, pp. 227 – 239.

术，帮助残障人恢复感觉和运动功能。①

　　不少研究者充分肯定了脑机接口对于残障人士的人道价值。劳瑞斯（Steven Laureys）等人看到，失去行动和感知功能的人陷于悲惨的处境之中，拿闭锁综合征患者来说，他们不能与他人交流，不能与环境互动，但意识又处于清醒的状态，使得他们"处于敏感状态的完整意识陷入可怕的状况之中，无止境地经历挫折，压力和痛苦，他们的意识被困在不动的身体中"，甚至是"被活埋在身体中"②。而如果使用 BCI 所提供的必要的支持和通信设备，在卢勒（Dorothée Lulé）等看来，"尽管有严重的运动障碍，闭锁综合征患者仍然可以活出自己的生命"③。也就是说，BCI 可以使严重瘫痪者的心灵不再困于身体之中，改善其生活质量，尤其是改变其处于人类边缘地位的状况。可以说这是对生命和人格的尊重，是基本的底线的价值，正是这种"BCI 最初的人道主义目标和技术创新导致 BCI 出奇的有用"④。

　　我们知道，价值是一种关系，某一对象对某一群体有意义，就有价值。技术特别针对某一人群的意义所在就是技术在价值上的鲜明指向性。脑机接口的价值指向是十分明确的，可以说它在酝酿发明的初期就是为残障人士这一特定的人群设计和服务的，这种"助残"的目的甚至被纳入脑机接口的界定之中，如在 Wolpaw 看来，大多数 BCI 的最终目标是为严重生理残障人提供通信和控制能力，⑤ 这意味着脑机接口的价值负载是前置性的，在这个意义上，脑机接口从一开始就是一种"价值工程"，是为了拯救千百万肢体和感官方面的残障人士脱离失能的苦海。世界卫生组织于 2011 年发布的《世界残障报告》表明，全球带有某种形式的残障人超

---

　　① ［美］拉杰什·拉奥：《脑机接口导论》，张莉、陈民铀译，机械工业出版社 2016 年版，第 190 页。

　　② Steven Laureys, Frédéric Pellas, Philippe Van Eeckhout, et al., "The Locked-in Syndrome: What is it Like to Be Conscious But Paralyzed and Voiceless?" *Prog Brain Res*, Vol. 150, 2005, pp. 495 – 511.

　　③ Dorothée Lulé, Claudia Zickler, Marie-Aurélie Bruno, et al., "Life can Be Worth Living in Locked-in Syndrome", *Progress in Brain Research*, Vol. 177, 2009, pp. 339 – 351.

　　④ Joseph Lee, "Brain-computer Interfaces and Dualism: A Problem of Brain, Mind, and Body", *AI & Society: The Journal of Human-centered Systems and Machine Intelligence*, Vol. 31, No. 1, 2016, pp. 29 – 40.

　　⑤ ［美］乔纳森·沃尔帕：《脑—机接口：原理与实践》，伏云发等译，国防工业出版社 2017 年版，第 248 页。

过 10 亿，占据了当年世界人口的 15%。① 其中有相当大的部分需要脑机接口技术的治疗或帮助，由此可见脑机接口所"担负"的价值使命何其重大。

这种明确的价值指向还表现在，以助残为目的的脑机接口在商业上的吸引力极为有限，其研发在相当长时间内都会在经济上处于高投入、低回报的状况，这就是沃尔帕所指出的："BCI 本质上是一种治疗罕见疾病的技术，它在实验室被证实，但没有商业利益提供足够的刺激来促进其广泛传播"②，而且对它的资源和财力的巨大投入无疑会间接影响其他领域的发展，所以当其主要作为一种慈善实业来发展时，明显地具有了一定的"利益偏向性"。但是，这显然是一种契合人道主义的利益偏向和价值负载，因为它可以使一些残障人用户重新"将自己表现为有思想、愿望和目标的人，帮助他们恢复或提高与积极的人格体验相关的核心能力，因此 BCI 成为支持他们追求其价值的手段"③。由此，脑机接口的研发是同情和帮助弱者这一人类共同价值的体现，尤其是瘫痪人士的希望，正是这一共同而又初始的价值决定了脑机接口是一种向善的技术，是为人减少痛苦或增进福祉的技术，由此也成为脑机接口技术发展的价值驱动。

第二，脑机接口是基于残障人士的需求而不断改进的。我们知道，对技术产品的满意度评价，是其负载的价值是否得以实现的标准。脑机接口虽然在不断改进其水平，患者对脑机接口也怀有很高的期望值，但从总体上，"目前 BCI 的能力并不太高"，如"BCI 的输出通常远不如正常中枢神经系统的输出那样平稳、迅速和准确"④；作为一种实验性的治疗方式，脑机接口在目前还只有 15%—30% 的治愈率。⑤ BCI 在硬件上的不足也很

---

① 新华社：《〈世界残障报告〉在北京发布》，http://www.gov.cn/jrzg/2011-12/06/content_2013046.htm。

② ［美］乔纳森·沃尔帕：《脑—机接口：原理与实践》，伏云发等译，国防工业出版社 2017 年版，第 511 页。

③ Matthew Sample, Marjorie Aunos, Stefanie Blain-Moraes, et al., "Brain-computer Interfaces and Personhood: Interdisciplinary Deliberations on Neural Technology", *Journal of Neural Engineering*, Vol. 16, No. 6, 2019, pp. 1 – 7.

④ ［美］乔纳森·沃尔帕：《脑—机接口：原理与实践》，伏云发等译，国防工业出版社 2017 年版，第 8 页。

⑤ Sasha Burwell, MatthewSample, EricRacine, et al., "Ethical Aspects of Brain Computer Interfaces: A Scoping Review", *BMC Medical Ethics*, Vol. 18, No. 1, 2017, p. 60.

明显，如一些植入式传感器只能使用 5 年，需要将电极做得更好、更小、更灵活、更持久，才能满足一些基本的需求。这些不足使得将脑机接口现实地用来辅助或恢复残障的身体功能还远不能尽如人意，其基本的原因是使用者的某些重要价值需要还不能得到满足，这些基本的价值需求包括安全性、有效性、易使用、舒适性等，这些方面的体验感还普遍较差，满意度也较低，使得脑机接口产品难以落地，其治疗上的价值也远未被充分开发出来。"多项研究指出了当前 BCI 应用程序的弱点，例如低速和低效率，不适，使用困难，使用者易疲劳和易失望。因此，用户提出的要求包括易用性，更高的效率，更高的舒适度，各种功能的更好集成。"① 此外，大部分脑机接口设备在现阶段还只能在实验室高度受控的环境中使用，在这样的环境中，受试者以一种特定的姿势，在不受干扰的情况下，在研究人员的密切监督下，在短时间内操作脑机接口。这些理想的条件在现实生活中很难维持。在非实验环境中使用脑机接口，当环境变量更多时，使用脑机接口的人更难集中注意力。这些缺陷在很大程度上限制了脑机接口技术有效恢复患者行动和沟通能力的可能性，使其只表现为"实验结果令人鼓舞"②，但难以进入实验室外的家用，还不能在日常生活环境中推广，这也是其价值实现上的短板。

造成脑机接口在价值指向上未能充分实现的原因还在于，由于技术的复杂性，使用它需要经过较长时间的培训，具有高度的专注力，产生出所需的大脑状态，"这是通过运动想象来完成的，这是一个密集而艰苦的过程，会导致疲劳和沮丧，导致无法产生想要的大脑状态。运动意象与动作执行者动作之间的因果关系似乎很难内化和程序化"③。也就是说，即使经过了培训，也仍有部分受训者不能使用它，成为所谓的BCI 盲，且这部分人通常占 BCI 潜在用户的 15%—30%。④ 因此，"脑

①　Johannes Kögel, Jakob R. Schmid, Ralf Jox, et al. , "Using Brain-computer Interfaces: A Scoping Review of Studies Employing Social Research Methods", *Bmc Medical Ethics*, Vol. 20, No. 1, 2019, pp. 227 – 239.

②　Richard Heersmink, "Embodied Tools, Cognitive Tools and Brain-computer Interfaces", *Neuroethics*, Vol. 6, No. 1, 2013, pp. 207 – 219.

③　Richard Heersmink, "Embodied Tools, Cognitive Tools and Brain-computer Interfaces", *Neuroethics*, Vol. 6, No. 1, 2013, pp. 207 – 219.

④　Jens Clausen and Nelson Levy, *Handbook of Neuroethics*, Dordrecht: Springer Netherlands, 2015, p. 730.

机接口的功能缺陷可能是训练的耗时性，以及当训练进行不顺利时患者可能会经历的挫败感。"① 就是说，即使在设计阶段对脑机接口负载了明确的价值，但由于种种原因还达不到满意的实现水平，价值动机和价值效果之间还存在一定的差距。目前，脑机接口的研发重点，就是不断提高这些性能对残障人士需求的满足度，使其蕴含的价值落地，缩小价值效果和价值动机之间的差距，从而真正帮助残障人摆脱行动和生活上的不便。

第三，脑机接口负载的价值还是不断扩展的。脑机接口的初始动机是服务于残障人士的治疗和功能恢复，但随后从治疗外溢到游戏、娱乐、军事等领域，进而还扩展为一个新的领域，这就是服务于正常人的增强。脑机接口用于治疗还是增强，就存在一个满足谁（残障人还是正常人）的需要的问题。之所以形成冲突，是在于有限的社会资源投入某一领域就必然不能投入另一领域，如当脑机接口主要用于增强时，就会减少用于治疗的脑机接口技术的研发投入，这就使得脑机接口能够服务的对象群体出现了受益上的不同，从而带来了价值选择上的抵牾：它究竟应该主要被视为一种治疗技术，还是当作增强技术来看待？这是一个较为复杂的问题，将在第二节中加以专门探讨。当然，脑机接口中的价值冲突和价值选择不仅体现在治疗和增强之间，还体现在诸如收益与风险之间，这些都使脑机接口的价值负载特性鲜明而突出。

第四，脑机接口的价值指向也是不断细化的。即使是用于治疗的脑机接口，也有不断细分的价值指向。例如在使用的过程中，基于使用者的个体差异性，并不是所有使用者都能有效地从脑机接口技术中得到帮助，尤其是对于 BCI 盲来说，即使有现成的技术在身边，也不能从中获益。还有的因为使用者被称为"患者"还是"用户"的修辞问题影响其接受 BCI 的效果：一些肢体残障人士如果被称为"患者"，他就会觉得人格上受到歧视而有抵触情绪，从而认为自己并不需要脑机接口的"治疗"；而如果像用脑机接口来进行游戏时称其为"用户"或"消费者"，则会消除这种

---

① Nathan Neumann and Annie Kübler, "Training Locked-in Patients: A Challenge for the Use of Brain-computer Interfaces", *IEEE Transactions on Neural Systems and Rehabilitation Engineering*, Vol. 11, No. 2, 2003, pp. 169 – 172.

抵触。① 解决这些适用者内部的获益不平衡问题时，需要作出包括改善社会环境和提高技术水平等多方面的努力，甚至需要仔细研究 BCI 开发和推广中使用的语言（如"辅助""恢复"或"BCI 盲"），因为这些语言或修辞包含了他们对人格的期望，从而影响他们是否能从中获益。

我们知道，技术的价值问题从哲学意义上就是指技术给人带来的好处或坏处的问题，更准确地说是评价者认为技术给自己带来的是好处还是坏处的问题。有的技术即使可以获得，但由于不同的人与该技术之间的互相适应的状况不同，从而是否可以从中受惠获益（即产生价值效果）也就不同，进而对其价值评价就会不同。此时对技术的价值评价取决于人，这就需要对于技术的价值负载进行使用者的人群划分，并有针对性地解决价值负载中的消极问题。如在上述的脑机接口适应征人群中，就可以进一步划分出"BCI 盲"这一特殊的人群，其中有的是对电子信息技术陌生的人，有的是经受不了高强度训练的人，还有的是没有运动想象能力或经过训练后这种能力仍然较低的人。研究表明有较大比例的人群（约 20%）即使经过训练也无法产生具有可分性的特征电位，因而无法使用特定类型的 BCI 系统。而对于文字输入的脑机接口，使用者通常要经过 1—5 个月的训练后才能达到 70% 的正确率，② 这就需要从他们的特殊性出发去解决脑机接口不能施惠于他们或受惠受限的问题，如有针对性地普及电子信息技术知识、改善培训方式、完善技术的功能等。

第五，脑机接口中存在基于分配环节的价值失衡问题。当一项技术原则上能使所有需求者获益而因经济原因不能享受其善时，也会造成价值指向的不平衡。脑机接口技术的研发成本通常较大，当其技术成熟后，在相当长一段时间内如果作为商品提供给需要者，会形成相当沉重的经济负担。基于支付能力的限制，并不是所有的需求者都能获得这一技术的治疗，最终只有富裕的人能够享受其好处，而普通需求者无法受惠，这种价值失衡也是脑机接口负载价值的一种情形。一个类似的例子是智能手机，它从原则上可以给所有人都带来好处，但不同的人是否有经济条件以及操

---

① Matthew Sample, Marjorie Aunos, Stefanie Blain-Moraes, et al. , "Brain-computer interfaces and Personhood: Interdisciplinary Deliberations on Neural Technology", *Journal of Neural Engineering*, Vol. 16, No. 6, 2019, pp. 1 – 7.

② 龚怡宏等:《认知科学与脑机接口概论》，西安电子科技大学出版社 2020 年版，第 184 页。

作能力去使用它则存在着较大的差别，那些无法使用它的人常常会成为智能手机"排斥"的群体，由此形成巨大的数字鸿沟，带来基于分配的利益失衡。脑机接口技术也是如此，当其作为治疗设备在资源短缺时不可能实现"按需分配"，只能是"有偏向性"的分配。一定阶段上，当脑机接口的技术成熟但成本还未下降到足够低时，由分配而负载的价值有可能成为主要问题，对脑机接口的价值评估也将主要取决于这一问题的解决程度。所以，脑机接口的价值论视野需要关注这一技术在分配中的价值负载问题，尤其是当资源有限时如何尽可能公平地在需求者中进行分配，将是一个需要经过社会性努力来解决的问题。

第四和第五也可归结为脑机接口在可及性上的价值负载问题，即由于经济、身体等原因，使得需要脑机接口的人不能获得或有效使用这种技术，使这种技术对于他们来说成为不可及的对象。因此，提高脑机接口对于需求者的可及性，尤其是脑机接口作为治疗技术时能够被需求者公平地获取，是其鲜明的普惠价值得以落地的重要方面。

第六，脑机接口也可能被负载负面价值。脑机接口除了被善用，也存在用于为恶的可能。当脑机接口功能强大时，个别使用者可利用这种功能来达到超出正常范围的目的，如用其来进行不公平的增强，犹如作为一种新的"兴奋剂"来使用，以期在与他人的（智力和体能）竞争中处于优势，即为个人的私利服务。更有甚者，一些心怀为恶动机的人还可能利用脑机接口来控制人、伤害人、窃取他人的隐私和利益，这就是负面的价值负载。尤其是它还可能被用于政治控制的目的，出于从精神上控制他人的动机，将脑机接口开发为控脑（亦即控制人的心灵）的手段。这种技术一旦开发出来并被垄断地使用，就有损于公平正义。这是一种前置了恶意的价值负载，也是脑机接口技术发展中需要严加阻止的现象。

总之，脑机接口的价值负载就是脑机接口给特定人群带来的好处或坏处问题。在明确这一点的基础上，还要进一步追问：脑机接口针对谁以及是由谁负载了价值（主体的具体性）？是哪一种（用于治疗还是增强）脑机接口负载了价值（技术的具体性）？这也表明，当我们说脑机接口负载价值时，可能并非是对脑机接口特征的一种客观描述，而是对它的一种主观评价，这与使用者的个体差异（包括生理、心理和文化等）和需求状况等密切相关。由于"负载"价值表明的是脑机接口中的价值并非它自己固有的，常常是由人从外部"植入"的，所以谈论脑机接口的价值负载时是离不开人的。鉴于此，脑机接口技术的研发设计者、分配和使用者都要审视自己是否给脑机接口负载了价值，以及负载了什么价值。如果所负载的是负面的价值，则需要进行"价值卸载"，这才是一种"负责任"的技术价值观。

第二节　脑机接口的价值选择：治疗还是增强

如前所述，在进行脑机接口的分类时有一种视角，根据其对象（残障人士还是正常人）和用途将其分为治疗型和增强型，两者之间既具有相互关联甚至相互促进的同一性关系，也具有价值理念和经济社会条件上的选择困境，基于治疗还是增强的目的开发和使用脑机接口技术，是引发一系列价值冲突的焦点，其实质是脑机接口的技术发明如何与人类价值体系相结合，进而导致脑机接口所面临的基本价值问题：它是辅助技术还是增强技术？应将其作为什么技术来看待？

一　从治疗到增强：脑机接口的功能扩展

如前所述，脑机接口的直接意义或初始价值在于治疗。脑机接口所进行的治疗还可以进一步分为两类：一类是直接的神经康复（神经操作）意义上的治疗，如通过深部神经刺激使病人直接恢复所失去的部分知觉，通过植入物来治疗颅电活动受损而引起的癫痫或类似的疾病，如帕金森病、阿尔茨海默病、多动症、自闭症、强迫症、抑郁症，以及焦虑、恐惧症等，[①] 甚至也包括老年失能者。脑机接口的另一类治疗是间接的功能恢复（辅助、重建），主要的方式是提供一种设备，帮助瘫痪的个体能够按意愿行动，使其行动功能得以恢复，我们讨论脑机接口作为治疗手段时，通常指的就是这一类技术。未来也可能有更高水平的脑机接口将两种治疗加以融合。在斯特拉蒙多（Joseph Stramondo）等人设想的一个未来的案例中，四肢瘫痪患者在不久的将来植入了双向脑机接口（BBCI），从而"绕过"了脊髓损伤的部位，并在受伤点以下完全恢复所有肢体和其他身体部位的功能，包括膀胱和肠道的功能；它还能控制假肢以产生触觉，恢

---

① Anita Jwa, "Regulating the Use of Cognitive Enhancement: An Analytic Framework", *Neuroethics*, No. 12, 2019, pp. 293 – 309.

复因中风或其他一些脑损伤而分开的大脑不同部位之间的交流。此外，这种理想化的双向脑机接口的所有机械和电气组件都嵌入人的身体内，因此外界观察者完全看不见它，[①] 此时残障人就可以像正常人那样具有健全的身体功能。

在行使治疗职能的同时，脑机接口还可以进一步向增强人的认知和行动功能的方向迈进，目前利用外骨骼来扩增身体能力已成为现实，而关于老鼠大脑植入物的实验表明可以用这种技术来加强对新知识的记忆，将来它还可以使记忆得以离线保存，然后通过无线植入需要恢复的记忆，由此用于健全人的记忆增强和认知放大。[②] 对此约特兰预测："将来，我们可以想象在人体中插入植入的大脑芯片，这将有助于增强智力，例如分析技能、推理或更快的数据处理能力。"[③]

所谓"增强"，是对并无疾病或残障的正常人的进一步改善，使其身体状况或某种能力超过正常人的水平。邱仁宗认为"人类增强是用人工的手段即技术克服人体的目前限制，增强人的认知、情态、体能以及延长寿命，使得人比目前更健康和幸福。"[④] 脑机接口所关联的主要是人的认知增强（cognitive enhancement，也称神经增强：neuro-enhancement）和身体增强，它是在人并无相关疾病的情况下，运用脑机接口技术手段来增强人的大脑，以及用脑机接口联结的假肢等外部设备来增强人的身体，从而提高人的智能和体能方面的功能与能力。为达到这样的增强而使用脑机接口显然与医治疾病无关，它是当不存在需要治疗的病症时仍然进行的人脑和人体改造。"在这个意义上，增强也被视为与人的初始状态（自然状态）无关的生理或心理上的改变。"[⑤]

在一些研究者看来，治疗必须向增强扩展才有前景："脑机接口的初

---

① Joseph Stramondo, "The Distinction Between Curative and Assistive Technology", *Science and Engineering Ethics*, Vol. 25, No. 4, 2019, pp. 1125 – 1145.

② ［美］拉杰什·拉奥：《脑机接口导论》，张莉、陈民铀译，机械工业出版社 2016 年版，第 209—210 页。

③ Fabrice Jotterand, "Beyond Therapy and Enhancement: The Alteration of Human Nature", *NanoEthics*, Vol. 2, No. 1, 2008, pp. 15 – 23.

④ 邱仁宗：《人类增强的哲学和伦理学问题》，《哲学动态》2008 年第 2 期。

⑤ Hannah Maslen, Nadira Faulmuller and Julian Savulescu, "Pharmacological Cognitive Enhancement—How Neuroscientific Research Could Advance Ethical Debate", *Frontiers in System Neuroscience*, Vol. 8, 2014, pp. 101 – 112.

衷是帮助丧失肌肉活动能力的人重构信号通路，但使之在一定程度上变成正常人之后，必须要考虑脑机接口的拓展。"[①] BCI 的创始人维达尔认为脑机接口的终极目的是将人的智力和计算机计算能力结合起来，使电脑成为人脑的扩展，所以他不是将 BCI 的目标局限于残障人士的功能补全，而是更看重对正常人的能力提升。

增强和治疗之间有明确的不同，但也有相互交织的地带，如治疗中蕴含增强。这是因为脑机接口本身的功能常常是综合性的，它在提供一种对于中枢神经系统的新的输出方式时，对原有的输出所起到的是"替代、恢复、增强、补充或改善的作用"[②]。也就是说，脑机接口不仅有替代和恢复性的治疗作用，还同时有补充和改善性的增强作用；它目前主要用于脑损伤和脊髓损伤的康复，但也可用于对特定感知、认知和行为功能的增强，因为借助 BCI "恢复"人的"正常"功能时，由于机器功能的优势，可能会赋予人"超常"的功能，这就起到了"增强"的作用，如用"脑机接口 + 机械外骨骼"来恢复人的身体行动，可能在灵敏度上达不到人的水平，但在"力气"上很容易超过人；再如借助"脑机接口 + 轮椅"的移动速度如果比步行更快时，就在治疗丧失移动能力的同时也增强了这种能力。这就是约特兰所说的：治疗性应用可能会增强某些特征或能力，使其超出参考状态。[③] 所以在这个意义上，"增强"与"治疗"之间常常难以划分出清晰的界限。如同一种深部脑刺激技术，在用于治疗帕金森类的肢体震颤的同时，也可形成对特定感知和认知功能的增强，从而同时产生治疗和增强的效果。再如对于注意力不集中、记忆力下降，此时使用脑机接口来改变这一状况就既属于治疗，也属于增强。这里的"改善"本身就是治疗和增强的集合体：因为有不足（低于正常）所以需要改善；一旦改善，就会以较高的标准设计和开发相应的技术，就可能获得高于正常均值的增强效果。这样，原本用于治疗的

---

① 龚怡宏等：《认知科学与脑机接口概论》，西安电子科技大学出版社 2020 年版，第 215 页。

② ［美］乔纳森·沃尔帕：《脑—机接口：原理与实践》，伏云发等译，国防工业出版社 2017 年版，第 3 页。

③ Fabrice Jotterand, "Beyond Therapy and Enhancement: The Alteration of Human Nature", *Nano-Ethics*, Vol. 2, No. 1, 2008, pp. 15–23.

手段被使用后，有可能导向增强（认知能力）的结果。①

在未来，治疗就是增强的情形可能比比皆是，拿前面斯特拉蒙多所举的例子来说：四肢瘫痪患者将理想化的双向脑机接口嵌入体内后，它完全可靠且无须任何维护即可正常工作，它所配备的电池寿命比使用该设备的任何人都更长。在这种假设的情况下，受伤的人可以在世界上行走一生，具有比一般的正常人更强的行走能力。②

从本质上，脑机接口是通过人脑与智能计算机的连接来实现增强的，也就是通过人机协同的方式来实现人的增强，它可以使人的优势和计算机的优势以及其他机器装置的优势结合起来，去完成单凭人或单凭机器无法完成的任务。这样，当脑机接口所联结的外部设备本身就是强于人的肢体或感官时，当机器之长随着脑机接口并入人的身上时，就起到了增强的作用，此时的脑机接口系统就具有了"增强系统"的功能。基于这种交织，关于脑机接口也有"二合一"的界定："脑机接口作为一种突破性的神经技术，可以恢复和增强人们的行动和交流能力。"③

当然，目前追求的增强型脑机接口，重点不在从治疗型脑机接口中延展出增强的功能，而是专门追求与治疗分离的增强功能，如通过脑机接口的增强而成为"超人"，就是这种与治疗分离的增强型脑机接口，它既是一些科幻小说的设想，也正在成为科学研究的目标。④ 也就是说，即使科学研究和技术开发中的脑机接口功能也发生着从治疗到改善和增强的扩展，如前面所说的马斯克创建的 Neuralink（"神经联结"）的主要目的就是增强人类的能力，并在 2017 年成立该机构时就拟订了推进这种增强的计划，包括在 8—10 年，将植入式脑机接口从动物脑推进到人脑，使正常的健康人之间可以通过脑信号的直接沟通来实现"传心"（telepathy）即通常所说的"心灵感应"；25 年内开发出全脑接口，将人脑的所有神经元与人工智能相联结，使人工智能直接作为人脑的延展，拥有全脑接口的健

---

① Henry Greely, Barbara Sahakian, John Harris, et al., "Towards Responsible Use of Cognitive-enhancing Drugs by the Healthy", *Nature*, Vol. 456, No. 7223, 2008, pp. 702 – 705.

② Joseph Stramondo, "The Distinction Between Curative and Assistive Technology", *Science and Engineering Ethics*, Vol. 25, No. 4, 2019, pp. 1125 – 1145.

③ Steffen Steinert, Christoph Bublitz, Ralf Jox, et al., "Doing Things with Thoughts: Brain-computer Interfaces and Disembodied Agency", *Philosophy & Technology*, Vol. 32, 2018, pp. 457 – 482.

④ ［美］乔纳森·沃尔帕：《脑—机接口：原理与实践》，伏云发等译，国防工业出版社 2017 年版，第 248 页。

康人还可以通过彼此的直接交流而构建一个"巨脑"，其智能可以增强到何种程度目前还无法想象。

通过脑机接口而实现的神经增强甚至还被提高到"改变神经生物学功能"的高度，其目标是通过技术手段改变人类的能力（非典型物种）来超越生物学的界限，包括使用例如代替神经元的纳米机器人来执行人脑的神经改变，这意味着通过技术手段为脑添加新功能，如脑对脑的直接交互等。这项增强技术所招致的争议最大，因为这些能力被认为是超越了物种在统计学上的正常功能或典型水平。

目前，对于脑机接口用于认知增强的尝试已开始起步，在第四章的相关部分（脑机接口的认知增强功能）已经作了介绍。侵入式脑机接口如果解决了安全性问题，将对认知或神经功能的增强更为显著。剑桥大学材料学教授科林·汉弗莱认为，只要解决了芯片与大脑细胞的接口问题，就可以将刻在微型芯片上的微型记忆电路加入人脑中，使得人通过植入大脑中的芯片就可以将整套《不列颠百科全书》的知识瞬间转化为自己所掌握的知识。这样无疑可以增强记忆力、扩大知识量，使智力得到增强。著名人工智能专家明斯基不仅设想了思维输入电脑，也设想了将微电脑嵌入人脑，其思考问题的速度比我们现在快 100 万倍。

二　治疗优于增强：价值选择的基本立场

"脑机接口既可以用于医学治疗，也可以用于增强'正常'的能力或状况。"[1] 那么对于这两种用途我们需要如何进行价值选择？

目前，在脑机接口的治疗和增强的功用之间所进行的价值选择，是基于伦理学的一般原则而确立的"治疗优于增强"，即两者之间需要优先考虑疾病和残障的治疗。之所以如此，从人生体验上看，是因为脑机接口技术所涉及的治疗对象亟须从病痛的苦海中摆脱出来，他们的疾病或残障的状态极大地影响着他们的幸福感和生活质量，"受这些疾病影响的人必须遭受恶劣的生活质量和抑郁，没有辅助技术的帮助，他们将无法行走、进

---

① Andreas Demetriades, Christina Demetriades, Colin Watts, et al. , "Brain-machine interface: The Challenge of Neuroethics", *The Surgeon*, Vol. 8, No. 5, 2010, pp. 267 – 269.

食甚至呼吸。因为极其依赖照顾者，他们的预期寿命通常较短。"① 还有一些病例，随着疾病的发展，生活变成了巨大的甚至无法承受的负担，一些人经常萌生不想再活下去的想法。迈耶（Tobias Meyer）和他的同事在其研究中描述了 8 个被诊断为肌萎缩侧索硬化症患者的案例，这些患者在疾病的不同阶段选择了终止人工呼吸并决定辅助死亡。② 所以，将脑机接口用于治疗，就形同于挽救生命。

从理论上说，治疗优于增强还是出于公平和平等这类人类共同价值的要求。治疗性技术通常是用来恢复人的正常功能或健康，使得事实上的平等有可能实现；而增强往往导致的是人和人之间更大的差别和不平等。丹尼尔斯（Norman Daniels）将技术的治疗作用定义为"至少部分地将功能的模式和水平恢复到对人类物种而言统计上正常的水平"，而"疾病（包括因创伤造成的畸形和残障）则是该物种典型成员的自然功能组织的偏离"③。希尔弗（Abraham Silver）认为"医学目标是在可能的情况下治愈患病的器官或肢体。如果无法治愈，我们将通过矫正镜片或假体和康复疗法，使功能尽可能正常"④。而在几乎所有的伦理主张中，治疗的"医疗目标"都要优先于增强之类的其他选择，所以，"医学的基本目标之一是治疗人们健康状况不佳，异常或令人痛苦的东西"⑤。

如果要在脑机接口的治疗和增强之间加以最简洁的区分，那么治疗就是弥补人的缺陷使之复归正常、恢复健康，成为功能完整的人，过正常人的生活，能够自理、自主地行动。脑机接口用于治疗也是使功能上不完整的人恢复其完整性。完整性是生命伦理学的一个重要概念，包括从物种的完整性到个体的完整性，从身体的完整性、结构的完整性到功能的完整性、体验的完整性等，只有完整的人才从人道上拥有真正的人所应该拥有

① J. D. Mitchell and G. D. Borasio, "Amyotrophic lateral sclerosis", *The Lancet*, Vol. 369, No. 9578, 2007, pp. 2031 – 2041.

② Tobias Meyer, JS Dullinger, Christoph Münch, et al., "Elective Termination of Respiratory Therapy in Amyotrophic Lateral Sclerosis", *Der Nervenarzt*, Vol. 79, No. 6, 2008, pp. 684 – 690.

③ Norman Daniels, *Just health care*, Cambridge: Cambridge University Press, 1985, p. 28.

④ Abraham Silvers, "A Fatal Attraction to Normalizing: Treating Disabilities as Deviations From 'Species Typical' Functioning", in E. Parens (Ed.), *Enhancing Human Traits: Ethical and Social Implications*, Washington, DC: Georgetown University Press, 1998, p. 101.

⑤ Fabrice Jotterand, "Beyond Therapy and Enhancement: The Alteration of Human Nature", *NanoEthics*, Vol. 2, No. 1, 2008, pp. 15 – 23.

的一切。而没有行动能力，某种意义上部分地失去人的"能动性"，也成为哲学意义上的不完整，或不正常。脑机接口技术有助于残障人士恢复常人的感受，从事有意义的职业并成为（工作）团队的一部分，获得社会认可，并参与公共生活。克格尔在考察中发现，有些受访的 BCI 使用者甚至比 BCI 培训的即时效果更欣赏上述这些社会维度，例如用机械臂养活自己或能够玩电脑游戏。受访者尤其提到了这一点，他们在事故或变性肌肉疾病暴发之前过着无残障的生活。BCI 培训为他们提供了某种正常性，即他们恢复到受损之前习惯的情况。[①] 而增强则是使健康人进一步"优化"进而超出完整性或正常性，即"把自身的功能推进到超过物种的典型标准或正常范围"[②]，甚至突破自然赋予的生理极限，获得"良好健康所必需的范围之外的功能"，或者更简单地说，"这种故意的改变，其目的不是为了使残障人或患病者变得正常、健康，而是使其不仅正常，而且超出正常"[③]。为了保持这种超常的优越感，人们可能要卷入被迫性的竞争，不断进行增强的手术、联结更多的设备，其极致的追求就是成为"超人"。

所以，从一般的意义上说，治疗比增强更具正当性与合理性。因疾病或受伤而缺失身体的某一部分或某种功能后，作为一个人对世界的感知和体验就是不完整不健全的，他与世界的互动也是受限的。治疗是恢复自然状态下的完整性，其中最主要的是生理意义上的完整性。由于疾病、事故或遗传等原因造成的肢体残障或神经的部分功能丧失，带来了一些人在生理上的不完整性。这种生理意义上的不完整还会影响其社会意义上的不完整，如丧失表达能力的人难以表示自己的（诸如选举）意愿，丧失自主行动能力的人难以自如地到投票站去投票，由此就形同丧失了相关的政治权利。或者说他们尽管有得到承认的权利，但当由于身体的原因无法行使这种权利时，就会形成事实上的权利真空。脑机接口的治疗作用就是为了提供辅助手段来解决这种不完整性，使得有交流和行动方面有障碍的残障

① Johannes Kögel, Ralf Jox and Orsolya Friedrich, "What is it like to Use a BCI? -insights from an Interview Study with Brain-computer Interface Users", *BMC Medical Ethics*, Vol. 21, No. 1, 2020, pp. 2 – 15.

② Pei-Chun Lin and Fritz Allhoff, "Untangling the Debate: The Ethics of Human Enhancemen", *Nanoethics*, Vol. 2, No. 3, 2008, pp. 251 – 264.

③ Hannah Maslen, Nadira Faulmuller and Julian Savulescu, "Pharmacological Cognitive Enhancement—How Neuroscientific Research could Advance Ethical Debate", *Frontiers in System Neuroscience*, Vol. 8, 2014, pp. 101 – 112.

人士恢复相关权利，行使诸如投票、选举、表达意见的能力，使其具有的政治权利可以现实地实施。在这个过程中，作为患者的弱者成为正常者，体现出脑机接口使人恢复平等权利、得到实质上尊重的人文价值。使人具有一种最基本的完整性从而过上正常的生活，无疑是人文价值的奠基性要求。但脑机接口一旦用于增强，其目标或意义似乎就发生了改变，它不是将不正常变为正常，而是要将正常变为超常，即走向另一种不正常。而且，在资源有限时，对增强的资源占有可能影响对治疗的资源投入，使一大批需要恢复到基本正常的人得不到医治和辅助。

如果治疗的对象是病人，那么增强的对象就是无须治疗的健康人。如果治疗的作用是解决人的基本需要，某种意义上也是解决人的生存问题；那么增强的作用则是为了满足人的"更好地生存"的欲望，包括将人提升到更优化的状态。或者说治疗是"雪中送炭"，功德无量，备受肯定；增强是"锦上添花"，好上加好，但这种对"超常"的追求充满着风险和不确定性，还会引起新的竞争，例如"如果认知能力的增强变得普遍化，则可能会出现人们感到被迫增强其认知能力的压力。"① 如果治疗是使人成为正常的"合理要求"，体现了"健康是基本的人权"；那么对增强的追求似乎是健康人超出正常需求的"额外要求"，包括对特殊地位的追求，由此获得更多的尊严、更高的地位，其合理性往往受到多重质疑。如同基因治疗和基因增强的关系：基因治疗为根本并受到支持，而基因增强因为带来许多伦理和社会问题，因此备受质疑和限制。技术伦理学家胡比希说："在医学上有两个传统目标，一是治疗疾病，一是预防疾病，但医学从来没有把对人体的优化作为目的。比如毒品、兴奋剂等可以在短时间内大幅度提高人体某方面机能，但也会同时带来很大的副作用，因此为医学伦理所唾弃。"② 治疗在人道意义上的必要性远胜于增强。所以"通常认为，治疗被认为是医学的目标并且在道德上是可取的，而增强在医学范围之外，在道德上是不可取的或至少被视为可疑的"③。总之，基于上述原则所做的一般价值选择，无疑是积极鼓励和支持对脑机接口治疗功能的

---

① Richard Heersmink, "Extended Mind and Cognitive Enhancement: Moral Aspects of Cognitive Artifacts", *Phenomenology & the Cognitive Sciences*, Vol. 16, No. 1, 2017, pp. 17 – 32.

② ［德］C. 胡比希：《作为权益道德的技术伦理》，《世界哲学》2005 年第 4 期。

③ Richard Heersmink, "Extended Mind and Cognitive Enhancement: Moral Aspects of Cognitive Artifacts", *Phenomenology & the Cognitive Sciences*, Vol. 16, No. 1, 2017, pp. 17 – 32.

开发，而质疑甚至反对其增强功能的研究。

三 "正常"标准的变动性：从治疗过渡到增强的合理性

由于治疗和增强之间本身的复杂纠缠，以及价值视角内部的种种龃龉，使得脑机接口在治疗和增强之间作出价值选择并非一件易事。如同赫尔斯明克所说："直觉认为，一个健康的人，其能力在正常范围内，不需要增强。这一区别的基础概念是疾病、健康和正常功能。但这些概念取决于文化和历史背景，因此很难明确定义。虽然治疗和增强的案例是清楚的，但两者之间的界限是相当模糊的。"[①] 如果说治疗的目的是使有缺陷的人恢复为"完整或正常的人"，那么"完整"和"正常"的标准是什么？这个标准在当下和未来就明显存在着差别，由此使得治疗和增强之间的界限是变动而非凝固的。

通常只有肢体健全、身体机能正常的人才能有完整的生活与人生体验，而当身体不可或缺的部分及其功能在残障人士那里缺失后，作为人就不具有总体的完整性，甚至在某些场合影响其人格上的尊严，例如，"人类自我的存在取决于与他人的成功互动。因此，那些无法进行交流互动的人有被他人不尊重其人格的危险"[②]。

但是，"正常"或"完整"也具有动态的历史性：当下的正常在未来不一定仍属正常，因为未来人极可能不同于当下人，这是由人的进化和发展的趋势所决定的。

人的完整性通常指的是自然状态下的完整性，但技术出现后，还可以有技术装备下的完整性，一个人如果不会使用某种已在社会上普及的技术，就会成为技术语境下不完整的人。此时，如同约特兰所指出的：评估什么被认为是功能障碍的标准必须重新检查，不能简单地参考物种典型水平的典型功能，因为人体的功能可能会以各种方式发生潜在的改变。因此，我们如何根据新范式评估什么是人体的正常功能（即规范性功能）

---

① Richard Heersmink, "Extended Mind and Cognitive Enhancement: Moral Aspects of Cognitive Artifacts", *Phenomenology & the Cognitive Sciences*, Vol. 16, No. 1, 2017, pp. 17 – 32.

② Stefanie Blain-Moraes, "Barriers to and Mediators of Brain-computer interface User Acceptance-focus Group Findings", *Ergonomics*, Vol. 55, No. 5, May 2012, pp. 516 – 525.

是一个值得深究的问题。① 甚至还有的学者认为我们所定义的"健康"和"正常"很可能是具有随意性的。②

可以说，治疗是恢复自然状态下的完整性，其中最主要的是生理意义上的完整性。增强则是通过技术造就新的完整性，这种新的完整性一旦被接受，自然状态的完整性就成为不完整性。

就是说，人的完整性是相对的，相对的完整不等于绝对的完善。如果认为人的自然状态的完整性就是完善性，人就不再需要发展和进化。实际上，自然造就的人还有很多不完善性，其生物性状上存在许多缺陷，所以人是一种安德斯（Günther Anders）所说的"有缺陷的结构"或"缺陷性的存在"③。和动物相比，人的自然器官具有不少劣势，也可视其为"不完整性"，所以一些超人类主义者认为，在某种意义上人类都患有残障，如注意力难以集中、意志薄弱、记忆力差、身材不高、平衡能力差等，这是人类天生（生物、心理或其他）固有的状况。这些缺陷就像耳聋、跛足、心脏病和神经失常一样降低了人类生命的价值，使其难以过上更好的生活。如果使用增强技术来缓解甚至避免这样的自然缺陷以及衰老的痛苦，我们就可以享有更大的自由。在兰德曼（Mitchell Landman）看来："自然把尚未完成的人放在世界之中，它没有对人作出最后的限定，在一定程度上给他留下了未确定性。"④ 这就更需要通过技术的增强来使人得到改善，无论是通过人工体能技术来改善人的体力还是通过人工智能技术来改善人的智力，都是如此。可以说，技术的发明和使用就是用来克服人的自然缺陷的，或者说人类"创造工具意味着已经意识到躯体无法承担某种功能，必须用手的延长即工具来代替"⑤。这种延长也意味着"在技术上补充人类脆弱性的能力日益增强"⑥。当工具作为人体器官的延长弥补

① Fabrice Jotterand, "Beyond Therapy and Enhancement: The Alteration of Human Nature", *Nano-Ethics*, Vol. 2, No. 1, 2008, pp. 15 – 23.

② 郭华等：《脑—机接口对个人自主的挑战与哲学反思》，《中南大学学报》（社会科学版），2020 年第 4 期。

③ ［德］京特·安德斯：《过时的人》（第一卷），范捷平译，上海译文出版社 2010 年版，第 13 页。

④ ［德］米切尔·兰德曼：《哲学人类学》，阎嘉译，贵州人民出版社 1988 年版，第 228 页。

⑤ ［法］让·沙林：《人的进化》，管震湖译，商务印书馆 1996 年版，第 90 页。

⑥ Dov Greenbaum, "Exoskeleton Progress Yields Slippery Slope", *Science*, Vol. 350, No. 6265, 4 December 2015 .

人手和人脑的自然缺陷从而具有了增强人的体力和智力的作用时，就形成了技术嵌入情境下人的完整与不完整，这也是一种社会性而非自然性的完整与不完整。如智能手机在今天已辅助人具有许多新的被拓展了的"功能"，而不会使用智能手机的人，就成为社会意义上"不完整"的人，他们活动于智能社会时可能处处受到影响甚至限制。而脑机接口作为增强手段来使用时，无非是智能技术对人的一种新延展，在未来将会和智能手机一样成为新的"正常人"之"完整性"的一个组成部分。就是说，人的自然状态的完整性是不断受到技术的冲击和突破的，提高人的能力的技术即对人具有增强功能的手段，从而都可以视为增强技术。由此也可以说，脑机接口如果用于增强，也和其他增强技术一样是在造就一种新的完整性，而过去的完整性就成为新的不完整性。"后人类"的概念中就充满了通过技术增强（改造）后的基于新标准的"正常人"。在未来，如果技术增强后的人才是正常的完整的人，那么当下标准的人则会成为安德斯眼中"过时的人"。换言之，如果在未来跟不上技术增强的步伐，就会成为"不完整的人"。因此，当脑机接口的治疗功能主要是用于恢复常规的自然状态的完整性时，所坚持的是"当下"的完整性标准；而当脑机接口用于增强时，着眼的则可能是人的未来发展，其技术成熟和普及到一定程度后，还会造就出人的新的完整性，在这个意义上，完成的人也是不断演化的，而人的演化史就是技术对人的增强史。

这样来理解的话，人的完整性的自然标准被技术演化所突破后，脑机接口的治疗与增强之间在正当性与合理性上的区别就会失去其明晰性和绝对性，增强也会具有正当性与合理性，充满人性价值和人文意义：增强可以消除人的物种缺陷和在对象面前的弱小，它是对人的自然身体加以改善的一种方式，无非人类早就采用的通过技术来提高自身能力的一种方法。

从治疗到增强本身也具有一定程度的接续性：一个病患者的最基本要求是通过治疗恢复正常，当其通过治疗成为一个健康人后，其不满足于现状的进取心接下来就可能会驱使他追求进一步的发展和提升，就相当于从治疗过渡到增强。通俗地说，人首先要活着，其次要活得正常，活得正常的人还想活得精彩，而如何才能活得精彩？就需要增加能力，使自己变得优秀超常，于是对增强的追求就成为活得精彩的重要途径和选项。此时如果限制增强，就类似于抑制人的天性。因此对于从治疗到增强的过渡在一定意义上也可视为"人之常情"：低于正常者希望回归正常，成为健全的人，是基本保障；已经正常者希望优于正常，即对"更优"的追求。所以从人文的视角看，正常人（无论本来就正常还是通过治疗后恢复正常）还要追求自由而全面的发展，体现奥林匹克精神的"更高""更快""更强"也可以视为这种社会性增强的一个维度，通过这种增强后，人进入一种高于现状的未来状况：一种被"人工增强"（区别于自然状态）之后的人。所以增强是人的发展的重要途径。正因如此，对脑机接口的价值预期必然包括：在可预期的未来它可以"使人的记忆、感觉和身体得到增强"。[①]

基于以上分析可见，人的"正常"或"完整"的动态性中蕴含着治疗与增强之间的辩证关系。脑机接口的增强功能可以改变"正常人"的含义，尤其是当人类整体地得到脑机接口的增强，人人都具有了"超常"的能力后，就会推进超常与正常之间的转化——借助脑机接口普遍增强后的智能，成为新的正常，而旧的正常成为需要向新的正常提升、靠近的"亚正常"。在这个意义上，所谓"正常"标准的移动就成为人类新进化的一种标志，此时固守治疗而阻止增强就会成为不合乎技术进步趋势的选择。

由此得到的结论是，处理两者关系的起点是治疗优先于增强，但又不能仅限于治疗。如果仅限于治疗，脑机接口的技术潜能将得不到充分发挥。我们可以在差别对待的基础上极力寻求两者的融合：重点是治疗，治疗技术的完善，可以为增强奠定基础，增强也可以反过来更好地发挥治疗功能。任何技术都隐含着对更大能力和效能的追求，包括应用到人的身上时也是如此。技术功能扩张的一般规律是不断扩展技术为人造福的范围，为尽可能多的人带来好处，所以脑机接口不能仅限于治疗，还要通过增强来为更多的人造福。限制技术的增强功能是对技术先进性的抑制，是对先进技术更多地造福于人的限制。所以脑机接口中两者关系的接续是在治疗得到基本满足后还需要向增强延展。

---

① ［美］拉杰什·拉奥：《脑机接口导论》，张莉、陈民铀译，机械工业出版社2016年版，第221页。

第三节　脑机接口的价值评估：收益与风险之间

一项新技术是否值得使用和推广，往往需要经过收益与风险的价值评估，当收益大于风险时，才值得推广使用，否则就需要继续改善，减少其风险。脑机接口的使用也存在种种风险，不同技术路径所具有的风险不同，与收益之间的比价关系也不同，价值论的价值评估由此显得极为重要。"任何一个使用者使用 BCI 时，最重要的问题大概就是：在使用 BCI 获利的同时，所带来的风险是否可以接受。"[①]

一　侵入与非侵入的收益与风险

脑机接口对于人类既有和潜在的好处无疑是巨大的，从对残障人的治疗到对正常人的增强，从应用于医疗给人带来健康到应用于娱乐游戏给人带来快乐，都是人类可以从中获益的表现。但是，脑机接口给人带来的诸多收益或好处往往是建立在一定风险基础之上的，一些脑机接口的技术方案由于风险过大，尽管收益可能巨大，也是受限的。就是说，脑机接口无论应用于治疗还是增强，都会给人带来种种风险。不同的脑机接口技术造成的风险会有所不同，带来的收益也有所不同，通常是收益越大风险越大，当风险降低时，收益也随之降低。可以说，任何新技术的采用都会面临如何平衡收益与风险的问题，如果无法确定孰轻孰重，就会出现选择困境，这在脑机接口的价值评估中尤为如此。

伦理学家斯皮内洛（Richard A. Spinello）在其 1995 年出版的《世纪道德：信息技术的伦理方面》一书中提出了关于信息技术评价的三条原则，其中第一条为"无害原则"：人们不应该用计算机与信息技术给他人造成直接的或间接的利益上的损害，也被称为"最低道德标准"或使用信息技术时的"强制令"[②]。引申到任何技术的使用时，这种无害原则首先就应该是对身体的不伤害，意味着脑机接口必须将安全风险的考量置于

---

① ［美］拉杰什·拉奥：《脑机接口导论》，张莉、陈民铀译，机械工业出版社 2016 年版，第 218 页。

② ［美］理查德·斯皮内洛：《世纪道德：信息技术的伦理方面》，刘钢译，中央编译出版社 1999 年版，第 53—54 页。

首位，即脑机接口最首要的风险是安全上的风险——是否会对人的健康带来伤害。所以像深部脑刺激虽然可用于治疗癫痫等神经和精神疾患，但由于因创伤带来的种种风险，目前被限定在非常严格的范围内使用。

脑机接口的安全风险主要来自为采集脑信号而实施的神经接口技术。脑机接口要使人获得较好的收益，一个重要因素就是要准确地读出人脑中的想法和意图，即精准地探测脑信号，采集到高质量的脑数据。采集脑信号的电极植入脑内越深，越能保持与神经元的紧密接触，就越能获得精确而丰富的脑信号，但随之对脑的伤害风险也越大。目前探测和采集脑信号的方式主要有侵入式和非侵入式两种，它们采集脑信号的效果不同，同时对人脑的伤害风险也不同，由此形成了收益与风险博弈的特殊领域，这也是对脑机接口进行价值评估的重要方面。

目前的三种主要神经接口类型具有不同的脑信号获得效果：第一种是头皮脑电电极阵列，它非植入地附着在头皮表面，记录大脑皮层中大范围内大集合神经元和突触的场电位，其信息量相对较低。第二种是皮质电信号电极阵列，它通过手术定位在皮层表面，记录大脑皮层中小范围内小集合神经元和突触的场电位，其信息量相对适中。第三种是微电极阵列，它通过手术植入大脑皮层内部，记录单个神经元的动作电位和高度集中的小集合神经元和突触的局部场电势，其信息量最高。① 这里形成了信息的收益和伤害的风险之间的正比关系。总体来说，由于非侵入式脑机接口是从大脑外头皮表层上探测和采集脑信号的，受头皮生物电和其他外在环境因素的影响较大，加之传感器离神经元较远，脑信号穿越各层脑组织后才能传递到脑外的传感器，必然有较大的衰减，能提供给脑机接口处理的神经元信息较小，所探测的脑信号在准确性上也相对较低，或信号不精确，此即所谓"信噪比"较低。即使是探测血流信号的脑成像技术，如功能核磁共振技术，也因为血流变化延后于脑电变化，使得血流信号要滞后于脑电信号（如在解码猴子的运动意图的实验中，通过功能核磁共振技术获得的信息就大约滞后两秒钟），所以不能用它来即时解码人脑的运动意图，因此也无法用于需要适时操控的外周设备。而侵入式脑机接口则可以克服上述局限，其中微电极阵列通过手术插入大脑皮层内部，从大脑皮层内部

---

① ［美］乔纳森·沃尔帕：《脑—机接口：原理与实践》，伏云发等译，国防工业出版社2017年版，第102页。

采集和记录信号，由此获得的信息量最高，脑信号也最精确，从而将脑内意图准确地转化为行动的收益也较高。因此，真正能帮助残障人传递准确的运动想象信息、适时控制外周设备的运动从而恢复行动能力主要还是寄希望于侵入式脑机接口。

侵入式脑机接口虽然有更好的性能，但它对身体伤害的风险较大，存在较为严重的安全隐患，主要包括：做植入手术时的创伤（包括机械损伤、大出血）和感染、植入物与脑外设备的连接导引起皮下隧道感染以及导线的可能折损，植入物（包括导线）引起的疼痛感、过敏反应和身体排异，植入物在所接触的脑组织周围形成神经胶质瘢痕进而降低对脑信号探测的灵敏度，最终有可能使脑机接口失效，以及其他种种伤害。"这些伤害有的是可逆的，有的是不可逆的，有的看似可逆但又有新的不可逆，如深部脑刺激所带来的伤害，看似撤出了刺激源就能消除伤害，但由其副作用所带来的伤害则往往是消除不净的。例如，对于必须植入皮肤或颅骨下的器械，潜在的并发症包括周围组织的感染和对大脑的急性损伤。对于长期植入物，受影响的神经组织也可能发展为神经胶质瘢痕，阻碍 BCI 功能。这些副作用的未知可逆性带来了另一个担忧：移除 BCI 后，大脑或使用者会恢复正常吗？"[1] 非侵入式脑机接口尽管几乎不存在这些伤害，从而几乎没有安全方面的风险，但它的收效又不及侵入式脑机接口。

从总体上说，在技术水平有限的当下，信号采集的质量从而脑机接口的有效性与使用者需要承担的风险成正比：要获得高收益就需要承担高风险，要想降低风险就只能降低收益，即使在侵入式的内部也会有这种关系：通常植入脑中的作为信号采集点的电极越多，覆盖的位置就越多，就能够获取更多的有效信号。但太多的电极植入所产生的组织损伤也会越大，因此似乎出现了高收益和低风险之间"鱼和熊掌不可兼得"的关系。此时的取舍，就涉及对其中的价值关系所进行的评价，如"侵入式 BCI 所带来的性能提升能为风险的提高进行辩解吗？"[2] 或表述为：为了获得一定的高收益而承担更高的风险是值得的吗？这也被伯威尔（Sasha Bur-

① Sasha Burwell, MatthewSample, EricRacine, et al. , "Ethical Aspects of Brain Computer Interfaces: A Scoping Review", *BMC Medical Ethics*, Vol. 18, No. 1, 2017, p. 60.

② ［美］拉杰什·拉奥：《脑机接口导论》，张莉、陈民铀译，机械工业出版社 2016 年版，第 218 页。

well）归结为"脑机接口使用者的风险和受益间的平衡问题"①；或者说，"你能接受多大程度的侵入，和你要收集多少信息，这两者之间要权衡取舍"②。

当然也要看到，在安全性上更被接受的非侵入式脑机接口也并非全无伤害和风险，如长期佩戴电极帽也存在电磁辐射日积月累的副作用，以及每次清洗头皮的机械摩擦或化学清洗剂导致的头皮损伤，以及因久戴电极帽后出现头疼、发热和视觉模糊等问题。③另外，由于探测脑信号的准确性不高，也可能会因为"误读"脑信号而造成器械运作上的事故，从而对使用者或他人造成伤害，尤其是操作脑控轮椅过马路、脑控汽车在高速路上行驶时，这种对脑信号的滞后读取或误读都会带来极大的安全风险。④因此，非侵入式脑机接口只是与侵入式脑机接口比较时显得安全风险更小，但并非毫无风险。

脑机接口在治疗中带来的安全或伤害风险除了上述可预期的方面外，还存在难以预期的其他方面的风险，这就是还未研究透彻的由植入物可能带来的种种副作用，这种副作用可能不仅是生理上的伤害（如手术时的创伤），还可能是心理上、性格上不可预期的改变。就心理风险来说，施耐德（Justine Schneider）等人指出，人对机器的适应有可能导致中枢神经系统发生潜在的有害变化，甚至是对人的身心完整性的风险，所以不能排除脑机信号的强化会导致使用者的心理状态和行为受到不利影响的一般风险。⑤侵入式脑机接口所派生的深部神经刺激在用于治疗帕金森、癫痫等病患中，甚至出现了副作用大于收益的情况。如一位 65 岁男性帕金森病患者杰瑞，在使用俗称"大脑起搏器"的深部电刺激治疗后，有效地缓解了僵硬和震颤的症状，但随即出现了另外一些异常的行为和人格特征，

① Sasha Burwell, MatthewSample, EricRacine, et al. , "Ethical Aspects of Brain Computer Interfaces: A Scoping Review", *BMC Medical Ethics*, Vol. 18, No. 1, 2017, p. 60.

② Adam Rogers, "A New Way to Plug a Human Brain Into a Computer: via Veins", 2020 - 10 - 29, https://www.wired.com/story/a-new-way-to-plug-a-human-brain-into-a-computer-via-veins/.

③ Liam Drew, "Agency and the Algorithm", *Nature*, Vol. 571, No. 7766, 2019, pp. S19 - S21.

④ Guglielmo Tamburrini, "Brain to Computer Communication: Ethical Perspectives on Interaction models", Neuroethics, Vol. 2, No. 3, 2009, pp. 137 - 149.

⑤ Justine Schneider, Joseph Fins and Jonathan Wolpaw, "Ethical Issues in BCI Research", in Jonathan Wolpaw and E. W. Wolpaw (eds.), *Brain-computer Interfaces: Principles and Practice*, Oxford: Oxford University Press, 2012, pp. 373 - 383.

如他先前是行为有障碍，而治疗后变得精力过于旺盛，包括先前没有的过度亢奋的性需求，导致其频繁召妓，因此影响了家庭关系。后来还因为与未成年人发生性关系而受到指控，最终致使家庭破裂。经诊断他的性欲亢进是因深部脑刺激所导致的，从而关闭了他脑中的刺激装置。虽然性欲亢奋得到了消除，但僵硬和震颤又重回到他身上，杰瑞由此卧床不起，需要女儿照顾才能生活。[①] 近来发现，使用脑机接口的类似治疗还可能引起其他种种问题，如肥胖和代谢紊乱，甚至还会带来人格认同上的问题，一些经治疗后的患者对自己产生了疏离感和陌生感，变得不再喜欢自己，甚至丧失生活目标与生存活力。[②] 这种自我认同的改变往往还是永久的不可逆的，其后果更令人担忧，因为它是对人之为人、我之为我的人文价值的某种动摇。

可以说，作为治疗手段的脑机接口（以及其他技术物）如果需要嵌入脑中，就如同"异物"进入脑中，有可能产生意想不到的副作用，因此事先的价值评估即进行收益与风险的平衡分析就显得尤为重要。

二　更多的风险，尤其是脑增强的风险

脑机接口的风险无论在治疗中还是在增强中都存在。沃尔帕对脑机接口用于治疗的风险进行了较为全面的概括：如残障人使用的 BCI 可能涉及的风险是多种多样的：包括身体的风险、心理的风险、不适当输出的风险、侵犯隐私的风险、大脑活动模式和功能改变的风险、未经审查行为的风险等。[③] 伯威尔等人还指出了非医疗方面的安全和风险问题，如为使用 BCI 而进行训练（这种训练有时候是激烈的）和认知集中也可能会对 BCI 用户造成严重危害：为了能够使 BCI 有效地控制运动假肢，就需要有比一般人更多的认知计划和注意力，而这方面的训练如果不理想，就会使训练者感到沮丧；再就是设备故障可能会使用户处于特别困难的情况下，这种

①　Australia Brain Initiative, "Deep Brain Stimulation", 2017 – 10 – 17, https：//globalneuroethicssummit. com/gns-2017 /booklet /.

②　N. Tandon, "Neurosurgery at an Earlier Stage of Parkinson Disease：A Randomized Controlled Trial", *Yearbook of Neurology and Neurosurgery*, Vol. 2008, Issue null, pp. 250 – 252.

③　[美]乔纳森·沃尔帕：《脑—机接口：原理与实践》，伏云发等译，国防工业出版社 2017 年版，第 494—499 页。

故障如果发生在 BCI 轮椅用户穿越街道时甚至可能会造成致命的后果。[①]此外还有无意激活 BCI 装置的风险：小则造成不方便或令人恼怒，大则使用户或他人处于危险之中（如轮椅滚下楼梯或撞到他人）。总之，脑机接口有可能造成被治疗的患者从生理到心理的非预期改变，形成种种有形的和无形的风险。

脑机接口在带给人类收益时不仅会同时引入上述的安全风险，从更广阔的视野看，它还可能带来文化风险、道德风险和政治风险等。

关于文化风险，这里主要是指对人作为一个类的存在可能带来的风险，如"塑脑风险"。因人脑的可塑性，有人担心如果处于发育阶段的青少年甚至成年人长期使用脑机接口装置，有可能导致人脑的结构和组织发生改变，并使其发生不可逆的改变，而这种改变是积极还是消极目前还难以预期。[②] 显然，如果是消极的负面的改变，就意味着人脑的退化，人的生存能力和境遇就会变得更糟，此时我们犹如是在"把我们的子孙当作我们技术行为风险的抵押品"[③]。脑机接口用于对大脑的改变也就是对大脑的"修饰"，这有可能类似于修饰基因，尤其是在将脑机接口用于增强的追求中，更包含这种风险。

我们知道，脑机接口用于增强的一个重要方面是认知增强，也被称为神经增强，我们还可称其为"脑增强"。目前人类在动物身上已实施了多种技术路线的脑增强实验，如基因工程和智能药物；再就是脑机接口，如通过对脑部特定部位的刺激来提升动物处理信息的速度和敏捷度，从而提升其潜在的智力。

人类进行动物的脑增强实验旨在探索人脑增强的可能性。人脑的技术性增强也可以有多种方式，一是脑内的技术化增强，即在脑内实现脑机融合而增强脑，它是一项被寄予厚望的脑增强技术。二是脑外的技术化增强，即通过脑的技术延展所形成的"外脑"（如书本、手机、网络等）来实现这一目的，目前从"脑联网"（互联脑）到"脑—云结合"再到

---

① Sasha Burwell, MatthewSample, Eric Racine, et al. , "Ethical Aspects of Brain Computer Interfaces: A Scoping Review", *BMC Medical Ethics*, Vol. 18, No. 1, 2017, pp. 1–11.

② Sasha Burwell, MatthewSample, Eric Racine, et al. , "Ethical Aspects of Brain Computer Interfaces: A Scoping Review", *BMC Medical Ethics*, Vol. 18, No. 1, 2017, pp. 1–11.

③ ［美］卡尔·米切姆：《技术哲学概论》，殷登祥等译，天津科学技术出版社1999年版，第65页。

"全球脑"，就是通过网络延展的方式增强人脑。当然，最具实质意义的还是脑内的技术化增强。

脑增强技术和其他增强技术一样，由于不是出于治疗的必要且风险巨大，这也是技术的使用中"收益越大风险就越大"一般关系的体现。但如果因风险较大而永远禁绝对于脑增强技术的研发，是否意味着人脑的智力就永远不可能获得实质性的提高？一般认为人脑的潜能远未得到充分开发，那么这些未被开发出来的部分如何才能得到开发呢？显然仅靠人文手段是不够的，因为我们千百年一直使用的就是人文手段，似乎并未使人脑获得质的提升，所以还有待借助于技术手段形成突破。而一旦借助技术手段来开发脑的潜能，就很可能与脑增强技术别无二致。而且，即使人脑的潜能得到了百分之百的开发，如果没有更广义的脑增强技术，脑的能力提升也是极为有限的。而一旦使用这样的技术，就会面临不可预期的风险，这就是："如果有些人通过增强大脑来提高他们的能力，那些不改变的人难道不会处于劣势吗？他们可能无法在教育、工作甚至在鸡尾酒会上竞争。"[①] 这就在先前的"贫富鸿沟""数字鸿沟"等基础上又增加了"脑际鸿沟"。进一步说，脑机接口如果能使全人类都得到增强，形成人类的整体性提升，这种"类增强"无疑也是一种最大的人类性收益，但同时也将蕴含最大的风险（如改变人类进化的方向），而且一旦增强的技术系统出现问题，就会带来人类性的伤害。这种文化风险也可被称为医学和安全风险之外的"存在论风险"，即人失去了自身性的标准，与此相关的还有"认识论风险"，这就是在脑增强和认知增强中使人的认识能力发生反向退化，正如我们使用的许多智能工具反而使我们的智能发生了退化一样。

于是我们可能面临悖论性的选择：允许基于脑机接口或其他技术化的人脑增强，就会面临安全风险和伦理反对；而不允许这样的增强则可能使人脑的智力水平永远停留在"自然状态"的水平上，至多通过"思维方法训练"来进行极为有限的改善，而"人脑"能力的质的飞跃则永远不会发生。这也是"技术奇迹"可发生的范围问题；一旦可靠精准有效的脑增强技术产生之后，我们是否允许自己的大脑发生技术奇迹，无疑是需要认真思考的问题。

---

① Steven Levy, "Why You Will One Day Have a Chip in Your Brain", 2017 – 07 – 05, https：// www. wired. com/story/why-you-will-one-day-have-a-chip-in-your-brain/.

关于道德风险，这方面通常会涉及隐私风险。在利用脑机接口的读脑功能时，可以被不同程度地用来为谋利而获取他人的隐私，如商家在读取到顾客的消费偏好等隐私信息后，可以更有针对性进行营销，提高自己的经济收益。[①] 如果脑信息被黑客收集和利用，则会使信息安全、财产安全甚至生命安全都因此而受到影响、威胁，"BCI 可能会为怀有恶意的人提供针对人们大脑的手段。黑客可能会将图像传输到 BCI 用户的大脑，然后从用户的潜意识大脑活动中提取知识，就像 BCI 双筒望远镜利用 P300 大脑反应一样。通过记录 P300 的经验，黑客可能会挖掘有关此人的大量数据。在这种情况下，使用脑机接口的人可能会泄露私人或秘密信息而没有意识到自己正在这样做。"[②]

关于政治风险，主要表现为由脑到机读脑和由机到脑的控脑都可能被政治地利用，造成一部分人对另一部分人的更隐秘也是更彻底的控制，形成基于脑机接口的新异化。在伯威尔等人看来，一旦出于控制他人的目的使用脑机接口的增强功能时，还可能使人的心灵和意志成为被操控的对象，形成新的也是更深度异化的风险。鉴于种种已预见的和未预见的危害和副作用，许多人毫不犹豫地将脑机接口描述为一种内嵌风险的技术。[③] 研究发现，刺激植入大脑的电极，可以通过遥控来控制大鼠。如果用户的 BCI 在自己不知情的情况下被侵入，就有可能通过侵入者发送命令，改变用户的情绪、判断和所做的决定等。可以想象，改变情绪的非侵入性脑机接口在将来是可行的，从而增加了黑客利用 BCI 使用者的潜意识来影响和控制它们的风险。[④] 此时，一个人的行为不受自己控制而受他人（掌握脑机接口技术的人）控制，这种技术达到一定程度后就能实现脑对脑的控制即心对心的控制，它是人对人控制的最彻底方式。一部分人可以用这种方

---

① Karim Jebari, "Brain Machine Interface and Human Enhancement—An Ethical Review", *Neuroethics*, Vol. 6, No. 3, 2013, pp. 617 – 625.

② Fiachra O' Brolchain and Bert Gordijn, "Brain-computer Interfaces and User Responsibility", in Gerd Grübler and Elisabeth Hildt (eds.), *Brain-Computer Interfaces in Their Ethical, Social and Cultural Contexts*, Dordrecht: Springer Science + Business Media, 2014, p. 170.

③ Sasha Burwell, MatthewSample, Eric Racine, et al. , "Ethical Aspects of Brain Computer Interfaces: A Scoping Review", *BMC Medical Ethics*, Vol. 18, No. 1, 2017, p. 60.

④ Bert Gordijn, "Neural Engineering: The Ethical Challenges Ahead", in J. Giordano and B. Gordijn (eds.), *Scientific and Philosophical Perspectives in Neuroethics*, Cambridge: Cambridge University Press, 2010.

式来随意改变另一部分人的思想甚至政治立场，使另一部分人完全失去自由意志，由此成为政治不平等的最牢固手段，这被齐泽克（Slavoj Zizek）称为"一种闻所未闻的极端囚禁"①。这也是吉布森早在 20 世纪 80 年代初就讨论过的问题：如果将人的大脑与网络连接，会不可避免地使垄断技术的少数群体以空前的方式控制大众。而在脑机接口中实现这种控制的最直接方式就是向人脑的神经回路插入信息，将控制者的意图意念"写入"受控对象的大脑，以操纵特定区域的活动并影响其功能。② 所以是否应该将脑机接口广泛引入社会引起了人们的争论，反对者的一个重要理由就是"脑机接口能够改变人们的主体意识，或控制他们的行为和思想"③。这种政治的风险还表现在政治斗争的集中体现——军事对峙上，通过遥控的读脑手段，可以提前预测对方的作战意图和计划，形成优势的打击能力，目前美国北方司令部（NORTHCOM）的"全球信息优势实验"（GIDE）就正在向这个方向努力。而更普遍的可能性是，这一技术如果用于开发脑机接口武器，"可能会给个人或整个社会带来可能的危害或不利"④。

　　对脑机接口进行风险分析，也反映了技术哲学中从泰勒律令到邦格律令的进化：前者要求技术的研发者将凡是能够想到的发明都制造出来，而后者则要求：你应该只设计和帮助完成不会危害公众幸福的工程，应该警告公众反对任何不能满足这些条件的工程。当某种脑机接口的风险过大而可能危害社会与人类时，就需要加以坚决的制止。

三　权衡风险与收益的复杂性

　　脑机接口既能给我们带来巨大的收益，也存在着难以预期的风险，使得我们常常陷入既迫切需要它，又极度不信任它的价值困境中，唯有通过合理的权衡才能走出这种困境。

---

　　① ［斯洛文尼亚］斯拉沃热·齐泽克：《幻想的瘟疫》，胡雨谭、叶肖译，江苏人民出版社 2006 年版，第 193 页。

　　② Liam Drew, "Agency and the Algorithm", *Nature*, Vol. 571, No. 7766, 2019, pp. S19 – S21.

　　③ Ishan Dasgupta, Andreas Schönau, Eran Klein, et al., "Brain Computer Interfaces and Agency", *The Neuroethics Blog*, Retrieved on January 27, 2021, http：//www. theneuroethicsblog. com/2019/12/brain-computer-interfaces-and-agency. html.

　　④ George Savulich, Thomas Piercy, Annette Beatrix Brühl, et al., "Focusing the Neuroscience and Societal Implications of Cognitive Enhancers," *Clinicalpharmacology & therapeutics*, Vol. 101, No. 2, 2017, pp. 170 – 172.

从总体上看，无论是治疗使患者所获得的康复，还是增强使健康人得到的更多幸福，都是积极的收益，即避免痛苦与增加幸福的收益。所以"大多数人认为，脑机接口的收益明显大于风险"①，或者认为，"随着BCI的发展，其潜在的好处可能胜过风险"②。而且，这种收益是面向所有人的，"该技术［BCI］最终可能为每个人提供一种远距离移动物体的方法，通过对机械设备的认知控制。那时，脑机接口可能不再被看作为残障人提供的辅助技术，而像是可以惠及所有用户的互联网之类的工具。"③这可以说是对脑机接口的总体价值评估。

与这种总体评估相呼应的就是权衡风险与收益的总体原则，即安全第一原则。在彼彻姆（Tom Beauchamp）与查德里斯（James Childress）的著作《生物医学伦理学原理》中提出的医学伦理学的四项原则中，就有对于效益与风险权衡的总体原则，就是要考虑到治疗收益与风险和成本之间的平衡。他们认为，医疗专业人员应该采取使患者受益的方式行事，不应伤害患者，且要尽量避免造成伤害；所有治疗都涉及一些危害，即使危害很小，但危害不应与治疗的益处成比例。④ 也就是说，安全是所有需要考虑的因素中最重要的因素，安全风险是首要被关注的风险。在某种高性能脑机接口的安全风险没有可靠的解决方法和控制机制之前，其研发尤其是使用无疑会受到限制。目前，马斯克的 Neuralink 公司所研发的植入式 BCI 设备如果要从动物实验过渡到人脑植入，首先也必须进行包括安全性在内的伦理审查，如果通不过这种审查，无疑也会受到禁止。

在安全第一的前提下，进一步需要看到并应该正确对待的就是"代价"问题，即没有无代价的收益，代价是获取收益所必要的付出。脑机接口的收益与风险并存，这也是任何技术的普遍特征。技术的开发和使用不可能只有收益没有风险，如果因为有风险就不再去研发新技术，人类社会的发展就会因此而终结。风险就是代价。脑机接口在用于治疗的

---

① Femke Nijboer, Jens Clausen, Brendan Allison, et al., "The Asilomar survey: Stakeholders' Opinions on Ethical Issues Related to Brain-computer Interfacing", *Neuroethics*, Vol. 6, No. 3, 2013, pp. 541 –578.

② L. Specker Sullivan and Judy Illes, "Ethics in Published Brain-computer Interface Research", *Journal of Neural Engineering*, Vol. 15, No. 1, 2017, pp. 1 –19.

③ Sara Aas and David Wasserman, "Brain-computer Interfaces and Disability: Extending Embodiment, Reducing Stigma?" *Journal of Medical Ethics*, Vol. 42, No. 1, 2016, pp. 1 –4.

④ Kadircan H. Keskinbora and Kader Keskinbora, "Ethical Considerations on Novel Neuronal Interfaces", *Neurol Sci*, Vol. 39, No. 4, 2018, pp. 607 –613.

过程中有可能因植入而造成伤害，从而为此付出代价；即使非侵入的脑机接口，也如前所述，需要在使用时付出一定的健康方面的代价。我们需要尽可能安全的脑机接口，但同时也要看到，不可能存在没有任何代价的脑机接口。

对研发和使用新技术所付出的代价还存在两种不同的极端化的态度，一种是"技术自由主义"，另一种是"技术保守主义"，前者无视技术的代价，认为不能为技术的研发设置任何禁区；后者将道德置于"绝对命令"的地位，认为任何需要付出伦理代价的技术活动都应禁止。① 在今天，绝对的技术自由主义和技术保守主义所坚持的极端立场似乎少有主张，而是倾向于通过对风险代价与收益之间的权衡来进行具体的选择。例如可以从量上比较，当某项技术的收益大于代价时就对其持肯定态度，反之持否定态度。通俗地说就是进行"利大于弊"还是"弊大于利"的判断，这样的判断往往可以根据直觉或常识来进行。

进一步分析脑机接口中的收益与代价，我们还需要区分开"必要的代价"与"不必要的代价"；还可以根据付出代价后的收益回报区分出"有效代价"与"无效代价"、"低效代价"与"高效代价"等。在面临脑机接口在收益与风险上的"双重性"时，我们需要的是尽可能权衡两者的关系，在尽可能降低风险的前提下争取更大的收益，使付出的代价是有效的高效的代价。具体来说，就是将安全性、可靠性、信息的准确性丰富性和最小侵入性等尽可能结合起来加以考量。例如，当脑机接口的技术水平较低从而用于治疗的有效性较低时，就可能对某些个体（如 BCI 盲等）完全不起作用，即无法从中获益，此时即使不存在风险，也不具有选择使用它的根据。又如，代价之间也需要进行风险和收益的比较，如果一种正常功能的取得要以其他正常功能的失去（如前面列举的深部脑刺激医治帕金森而带来其他症状）为代价时，就需要进行具体的权衡比较。这也是希尔特（Eberhard Hildt）所主张的："只有那些可以合理预期可观效益，且预期效益明显大于风险的使用，才能被认为是可接受的。"②

---

① 参见肖峰《伦理代价：科技自由主义与保守主义之间的张力》，《武汉科技大学学报》2007 年第 2 期。

② Eberhard Hildt, "Electrodes in the Brain: Some Anthropological and Ethical Aspects of Deep Brain Stimulation", *International Review of Information Ethics*, Vol. 5, No. 9, 2006, pp. 33 – 39.

当前，在脑机接口的实验和治疗性使用中，由于非侵入性脑机接口的受益大于风险，尤其是脑电图虽然在信噪比上较低，但安全性和时间分辨率较高，且便携、成本较低，因此成为应用最广泛的脑机接口，这就是一种风险最小化的选择。当然，这里也存在区别对待的原则，如在尼科莱利斯看来，安全性较高的非侵入式脑机接口适合大部分患者，而特别严重的神经系统受损患者即完全瘫痪的病人更适合采用侵入式的脑机接口技术。此外，为了提高信噪比而不增加过大的风险，一种介于侵入式与非侵入式之间的"半侵入式"正在得到开发。半侵入也属于有创方式，如通过手术将采集信号的电极定位于皮层表面，就成为半侵入式的"皮质电信号电极阵列"，它侵入的深度相对较浅，位于头骨内皮层上，其安全风险比侵入式要小，信息量和精确性居于侵入式和非侵入式之间。最新报道还有研究机构开发了"电极支架"的植入技术，它将采集信号的电极以支架的方式通过血管送到神经活动区域的附近加以安放，也就是通过血管导入纳米芯片，使其和大脑特定区域进行交互，这样无须开颅手术就可以实现脑内信号的采集，所造成的创伤极小。此外还有这样的半侵入式构想：借用大脑已有的入口，例如耳、鼻、喉、口等来植入微型传感器，也不会造成明显的创伤，如美国麻省理工学院多媒体实验室的梅斯（Pattie Maes）教授利用"嗅觉"进行的梦境控制就是这一植入概念的体现。[①] 这些半侵入式脑机接口所采集到的信号精确度虽不及侵入式，但远高于非侵入式，足够用于部分瘫痪病人恢复一些基本的行动功能，所以被认为是在收益和风险之间的一种较好的平衡，使两者之间的张力得到了适当的缓冲。

在目前的技术水平上，以增强为目的的使用脑机接口，无疑是风险大于收益，因此难以被公众接受。而用于治疗的脑机接口所包含的风险，对于迫切需要者来说可以接受，风险与收益在他们那里可以得到平衡，所以脑机接口用于治疗比用于增强要得到了更多的鼓励和支持，增强比治疗要受到更多的限制。换句话说，当对于脑机接口的某种增强性使用的风险评估不过关时，最谨慎的方法就是先搁置起来，进而对其风险加以透彻的研究和认识，以求减少其不可预测性和不可预知的后果，并通过动物实验加以验证，在确保其安全性问题得到满意的解决后再进行人体实验，然后谨慎地推向实际的使用。

---

① 林志佳：《脑机革命：马斯克向左，陈天桥向右》，《钛媒体》2020 年 12 月 29 日。

目前对于脑机接口用于增强的研究是否应该彻底禁止还存在着争论。一种意见认为，脑机接口如果是神经工程的一部分的话，其最大的风险，就是它和基因增强一样，存在着"可能失去使我们成为人类的东西的风险"，即形成"破坏人类物种特征的后果"，所以在这些领域中"没有或者应该没有冒险的余地"，需要通过禁止来使人类"避免遭受不可逆转的后果"①。生物保守主义者更是在对"技术进步主义"和"后人本主义"的批评中提出了一系列反增强的论据，如认为增强将破坏人的尊严，增强技术将使人类的毁灭变得更容易，所以不能追求这种技术。② 不同的意见认为："存在认知增强的潜在风险的事实并不一定意味着应该将其禁止。很多风险很高的活动，例如极限运动和整容手术，仍然有国家鼓励并有众多人群追逐。关键问题在于，当个人进行风险—收益分析并决定采取行动时，当前的行为决策是否是自主的，并且未来是否能够维持理性的自由意志状态。"③

其实，脑机接口在应用于人类性的增强之前，必然有一个个人的选择过程，从而会在越来越多的个体身上显示出风险与效益比价的统计学效应，然后提供给后续选择者进行利弊权衡时的理性参考。同时，出于对个人自主权的尊重，一些敢于冒险的试探者或许也不应该受到完全的限制，尤其是当其有强烈的"敢为天下先"的意愿时。在年轻人中，一些人为了个子更高、容貌更美而选择接受风险极大的增高、整容手术，此时他们对收益与风险的价值权衡是基于人生特殊阶段的特殊需求而决定的，以至于无论冒多大风险都要追求自己在眼下阶段被视为最重要的价值目标，这是价值权衡的个体性或特殊性，表明此时不存在一个可用来统一计算的价值平衡公式，必须是多种因素综合考量后的自主选择。残障人对脑机接口既可能改善自己的不幸境况也可能带来无法预期的风险的选择，也是根据其残障程度、对恢复正常功能的迫切程度以及对风险的承受力、对脑机接口技术的了解和相信程度等因素综合确定的

① Andreas Demetriades, Christina Demetriades, Colin Watts, et al., "Brain-machine Interface: The Challenge of Neuroethics", *The Surgeon*, Vol. 8, No. 5, 2010, pp. 267–269.

② Jo A. Carter, "Intellectual Autonomy, Epistemic Dependence and Cognitive Enhancement", *Synthese*, Vol. 197, No. 7, 2020, pp. 2937–2961.

③ 郭华等：《脑—机接口对个人自主的挑战与哲学反思》，《中南大学学报》（社会科学版）2020 年第 5 期。

结果。所以，如果自主地选择了增强的冒险，这种冒险也不危害他人，且技术也有了一定程度的可靠性，就不应禁止他们的选择，这种选择多少有点类似于新药物或新疗法在初期实验中需要招募接受实验志愿者的机制。

这也是一种理性地看待收益的态度，需要避免过度悲观（对脑机接口的过分恐慌）或过分乐观（对脑机接口的盲目自信）的极化态度。目前脑机接口的收益还远不尽如人意，作为一种新技术它还处于起步阶段，技术的不成熟使其理论上具有的有益性还远未展现出来；但对那些不使用它就没有别的替代治疗手段而又迫切需要相关医治的人，即那些严重的残障患者看待收益的眼光是不同于他人的，他们对高风险具有更高的接受度，因为脑机接口带有风险的治疗可能是他们得以救治的唯一机会，此时需要在知情同意的原则下允许其进行具有一定风险性的治疗选择，这既有利于技术的发展，也有利于那些处于疾患绝境中的人获得医治甚至恢复正常功能的可能性。这也表明，脑机接口和任何新开发的技术一样，具有因人而异的风险可接受性，不同主体对脑机接口所进行的利弊权衡是不同的，需要具体情况具体对待。

此外，鉴于对脑机接口风险与收益价值评估的复杂性，鉴于"科学界还没有建立一个合理预期脑机接口确切效益的体系"[1]，我们在这方面还有许多事情要做。例如，我们需要提高风险的预期能力，尤其是借助人工智能和虚拟现实技术来帮助我们提高预测 BCI 技术风险的能力。尽管新技术的风险不可穷尽，但通过努力探究，总会有越来越多的可能风险纳入我们理解和认知的视野之中，从而为有效掌控和消除越来越多的风险提供条件。我们还可以不断进行技术上的努力，如尽量减少植入式的创伤程度，或尽量提高非植入式的敏感程度，力求在不损伤大脑的情况下，接近甚至达到侵入式的信号采集效果。

第四节　脑机接口的价值建构

在分析了脑机接口的价值负载、价值选择和价值评价的基础上，我们

---

[1]　Pim Haselager, Rutger Velk, Jeremy Hill, et al. , "A Note on Ethical Aspects of BCI", *Neural Networks*, Vol. 22, No. 9, 2009, pp. 1352 - 1357.

最后还需落脚于脑机接口的价值建构上，即我们需要建构何种价值观来面对脑机接口这种新技术？使用者"是否有充分的理由相信我的脑机接口系统将在其运行环境中做正确的事情？"① 以及脑机接口对价值观的进步有何意义？如同沙利文所主张的："我们认为，任何人类研究都应该准确地解决技术改进和人类价值观在伦理上重叠的地方，仅凭技术进步而没有对人类价值的附带贡献可能不足以证明其合理性。"②

一　现状：从主导价值到双重价值

脑机接口有自己的主导价值，即用于治疗，解除病残痛苦，使残障人士尽可能恢复正常的行动、交流和感知功能，重拾做人的尊严，重获人生的价值与意义。

技术是一种利弊双重的人造物，脑机接口也具有主导价值基础上的双重价值，这就是治疗与伤害、受益与风险的双重价值，所以对于脑机接口的价值追求方向为安全性第一，然后确保其有效性，随后还有易使用、舒适性、美学性，当然还包括成本或使用者在经济上的可负担性。此外，不同的脑机接口所指向的价值重点会有所不同，如非植入式脑机接口的价值重点是指向有效性，植入式脑机接口的价值重点无疑是指向安全性。

脑机接口的双重价值具有多方面的表现，例如它通过帮助参与者积极监测和管理其病情，增强了控制感的自主性；但过度依赖这些设备又可能会对自主性产生负面影响。③ 对脑机接口的依赖，还可能使人丧失原本的生存技能，这从高度依赖技术的当代社会可见一斑：一旦技术系统出问题，整个社会的相关部分就可能陷入瘫痪，例如，在当今依赖网络进行管理的一些社会机构（如金融、交通等部门）中就已有充分的体现。奥布罗链（Fiachra O'Brolchain）和戈尔丁（Bert Gordijn）分析了类似的广泛使用脑机接口社会的情形：假设一个社会在很大程度上依赖 BCI，大多数

---

① Gerd Grübler and Elisabeth Hildt (eds.), *Brain-computer Interfaces in Their Ethical, Social and Cultural Contexts*, Dordrecht: Springer Science + Business Media, 2014, p. 147.

② L. Specker Sullivan and Judy Illes, "Ethics in Published Brain-computer Interface Research", *Journal of Neural Engineering*, Vol. 15, No. 1, 2017, pp. 1 - 19.

③ Swati Aggarwal and Nupur Chugh, "Ethical Implications of Closed Loop Brain Device: 10 Year Review", *Minds and Machines*, Vol. 30, 2020, pp. 145 - 170.

公民都在使用 BCI。如果发生网络攻击或其他意外事件，则 BCI 可能会被破坏或禁用。在这种情况下，此类事件将极大地限制个人对周围环境的了解和控制。如果社会基础设施旨在迎合具有 BCI 的人群，则这个问题将更加严重。确实，如果 BCI 流行起来，生活所需的技能可能会萎缩。例如，如果外科医生开始依赖使用 BCI，并且失去了没有 BCI 时进行手术的技能（或者根本没有获得经验），后果将是严重的（至少在短期内如此）。如果外科医生在手术的关键时刻无法获得 BCI，则可能会导致错误。即使没有发生这种情况，BCI 的丢失也可能意味着外科医生不再像以前那样有能力。确实，由于 BCI 的操作经验不足，此类外科医生可能会低于当代外科医生设定的基准，这无疑将大大降低这些人以完全负责任的方式行事的能力，因为他们不具备在没有 BCI 的情况下在这样一个世界中行事的知识。① 卡特（Adam Carter）做出了类似的分析：为了满足我们的认知目标，我们越来越多地倾向于将任务（传统上通过使用我们的生物学能力来执行）"卸载"到与我们交互作用的技术产品上；而这样做会以牺牲自己的自我能力为代价，会（以通常不被察觉的方式）削弱我们自身的生物认知能力，削弱了我们的知识自主。②

上述的双重性也可以引申为脑机接口所具有的解放人与奴役人的双重可能性：当其用于治疗时，脑机接口可以使人从病残的束缚中解放出来，用于增强时，它还可以使人从自己有限的生物学能力中解放出来；但同时，当其被政治性军事性地使用时，则有可能成为用于控脑的新的奴役手段，当其功能强大到人对它依赖时，它还可能成为新的"座架"——决定我们能感知到什么，能做什么，使技术对人的制约性在脑机接口上得到更充分的体现。所以脑机接口将对人"产生重大但不确定的影响。它可能是解放，也可能是压迫，或者两者兼而有之"③。

脑机接口的双重价值还衍生出我们面对增强时的价值困境：如果用于增强，脑机接口将面临极大的风险；如果禁止用于增强，脑机接口的

---

① Gerd Grübler and Elisabeth Hildt (eds.), *Brain-computer Interfaces in Their Ethical*, *Social and Cultural Contexts*, Dordrecht: Springer Science + Business Media, 2014, pp. 170 – 171.

② Jo A. Carter, "Intellectual Autonomy, Epistemic Dependence and Cognitive Enhancement", *Synthese*, Vol. 197, No. 7, 2020, pp. 2937 – 2961.

③ Sara Aas and David Wasserman, "Brain-computer Interfaces and Disability: Extending Embodiment, Reducing Stigma?" *Journal of Medical Ethics*, Vol. 42, No. 1, 2016, pp. 1 – 4.

功能和前途将大为受限，所蕴含的也是一种"维持现状"的价值观。我们随处可见的"人之常情"是：低于正常者希望回归正常，成为健全的人；已达正常者希望优于正常，并通过新技术不断地增强自己。与此同时，我们在有意地增强自己时，也在无意地增强着外部世界，从而使我们面临一个更难"对付"的对象世界，如同现在的生态困境一般，我们也将面临一种"增强"悖论——我们越增强，就越软弱，就变得越依赖于包括脑机接口之类的技术而生存，其原因在于我们在增强的过程中打破了人与工具之间的平衡关系，工具变得过于强大而工具的使用者变得更加弱小。

脑机接口的价值双重性还体现为现实价值与潜在价值的双重性：脑机接口的现实价值在于治疗，潜在价值则有多种，如当治疗水平足够高时可以帮助人类消除残障，治愈失明失聪；当用于增强时有可能导致"超人"或"后人类"的出现。可以说它的潜在价值巨大，但蕴含的风险也巨大。脑机接口的这一价值构成，有可能形成其价值运动中终点与起点的相悖，即起点是出于治疗病残的人道价值追求，而终点则因增强中的风险降临而遭灾祸，使人道的价值毁于一旦。对于脑机接口所具有的这类价值结构，就需要我们进行重建的工作。

二　价值建构：向善的人与向善的脑机接口

人和脑机接口具有相互影响的关系，有什么样的人，就会建造出什么样的脑机接口；而有什么样的脑机接口，就对人产生什么样的影响，所以两者处于双向动态的建构过程，在价值观的形成上亦如此。

一方面，脑机接口是由人来设计的，人会将价值观通过算法、软件等植入脑机接口中，使其呈现出特定的功能，实现对使用者需求不同程度的满足，体现出它的价值指向。另一方面，脑机接口也可以在被使用的过程中影响人，包括发挥出对人的价值观建构的功能。例如，我们担心高度灵敏、实践效能巨大的脑机接口如果被坏人、恶人所利用，将会带来什么后果。一些科幻作品也展现了这种可能。鉴于此，是否也可借助它来帮助我们"抑恶扬善"，对于那些可能出现的心怀恶意的运动想象，我们可以在脑机接口中设置"过滤"机制加以处理，只将那些良善的行动—实践意念转化为控制命令。特定的算法设计可以达到这一目的，从而可以"作为一种消除 BCI 做出的错误选择的方法"①。在脑机接口中设立特定的有"价值过滤"功能算法后，脑机接口就可以只传递那些好的意愿，实现那些不危害他人的意图，而将有害的动机全都"屏蔽"。这样的过程中，它也就是在"让我们的大脑去做更多积极的事情。比如不去打仗，即通过脑机接口对大脑的重组来减少人和人之间的敌意"②，于是脑机接口也行使着改变大脑心灵并影响价值观形成的功能。

当然，问题接踵而至：如何判断好意念和坏意念？谁来判断？由于好坏善恶之间的界限经常会有模糊性，所以如何判断哪些意图是好的善的，哪些动机是坏的恶的，不同的人会有不同的标准，此时将谁的标准植入脑机接口使用的识别算法中？所以终极的责任者还是人，而不是脑机接口，这就要回归到人的价值使命问题。

脑机接口由人制造，人有什么样的价值观，就会用脑机接口去实现什么样的目标：为恶或行善。我们需要向善的人，也需要向善的脑机接口。

脑机接口最大的向善，就是尽可能多地解除人的悲惨之苦，减少或消除因肢体和功能缺失造成的痛苦，尤其是解除不能表达、不能行动、不能自理的缺憾和痛苦，这种向善简称"避苦"；其次是为正常人增加幸福，如通过将脑机接口用于娱乐（如脑控电子游戏等）等方式来增加人的幸福感愉悦感，这是在人并无缺失和痛苦的情况下，通过获得更多的能力来体验超越常人的满足感和幸福感，也是通常意义上从"比较优势"中获得的幸福感：当你使用脑机接口而变得更聪明时，你会感到它"有助于成功并使自己活得更好"③，这种向善简称"增福"。对于技术，包括脑机接口技术，一个基本的人文要求就是"向善"，那么当脑机接口既可用于避苦，又可用于增福时，哪一种是更为优先需要实施的善举？

一般地说，避苦无疑优先于增福；饥饿时提供餐食比为饱腹者再添加

---

① Jane Huggins, Christoph Guger, Mounia Ziat, et al., "Workshops of the Sixth International Brain-Computer Interface Meeting: Brain-computer Interfaces Past, Present, and Future", *Brain-Computer Interfaces*, Vol. 4, Nos. 1 - 2, 2017, pp. 3 - 36.

② Steven Levy, "Why You Will One Day Have a Chip in Your Brain", 2017 - 07 - 05, https://www.wired.com/story/why-you-will-one-day-have-a-chip-in-your-brain/.

③ Hannah Maslen, Nadira Faulmuller and Julian Savulescu, "Pharmacological Cognitive Enhancement—How Neuroscientific Research could Advance Ethical Debate", *Frontiers in System Neuroscience*, Vol. 8, 2014, pp. 101 - 112.

山珍海味的意义更加人道；摆脱痛苦体现出技术的一种"最大的善"；而增福则是"好上加好"甚至是"额外的幸福"。所以脑机接口向善方式的选择，无疑是避苦重于增福，这与前面所说的治疗重于增强是一致的。

技术向善的一种重要实现方式是避免它的为恶。技术为恶存在动机上的恶和效果上的恶等不同情况。脑机接口的研发和使用可能既包含动机上的恶，也可能包含动机上并不想要为恶但却延伸为效果上的恶。为了控制他人的大脑而进行的控脑武器的开发，或被政治性地用于从心灵上消除异己，就是动机上的恶。脑机接口在效果上的恶通常表现为在增强中产生的副作用。有时动机上并不怀有恶意的设计和使用也难免会有未能预期的副作用出现，这种副作用一旦产生出来，就会对人造成事实上的伤害，此即"无意为恶"。这种情形还表现为动机与效果的不一致，例如出于向善的动机可以设想用脑机接口来消除人脑中的恶，通过诸如"抹去记忆"等操作，具有消除人脑中恶念的可能。但行使这一操作，本身就将脑机接口变为了一种可能是恶用的工具，因为"什么是恶念"是一个充满价值观的问题，一方认为是恶念，另一方并不认为如此，被某一群体视为消除恶念的"善举"，在另一群体看来恰恰是消除善良品质的恶行。

再就是间接为恶的情形，像对增福的过度要求极易转化为与向善的背离，如依赖和成瘾、对身体的伤害等副作用。这就是直接效果和最终效果之间的背离：在第一步收到了增强的效果，获得了短暂的幸福感，但在第二步则伤害了机体的正常功能，最终使人陷入长期的痛苦。对脑机接口在提升注意力、记忆力方面的功效，也必须考察是否因工具的替代而造成人的相关能力的衰退，从而对人造成间接的或终极的伤害，以及造成如前所说的对人的新异化。

通过增强而获得的幸福还可能使人陷入过度的追求，而这种过度追求又常常导致物极必反的后果。为了获得比别人更幸福的感受，如为了拥有更强的能力而具有更高的社会地位，一部分人可能会垄断具有增强功能的脑机接口技术，以维持和扩大自己在能力上的优势。道格拉斯（Trevor Douglas）鉴于此指出，增强技术有可能创造出一个智能大大强于普通人类的群体。[①] 由此使人不能不担忧那些没有得到增强的人的状况？所以约

---

① Trevor Douglas, "Human Enhancement and Supra-personal Moral Status", *Philosophical Studies*, Vol. 162, No. 3, 2013, pp. 473－497.

特兰的疑惑是："我们可以想象一种技术，该技术可以使某些人变得更有生产力，更聪明，更强大，从而使他们比那些无法获得此类技术的人具有优势（我们还应考虑潜在的滥用行为）。作为一个社会，我们应该允许这种不平等现象发生吗？"① 由此看来，脑机接口有可能通过增强扩大人和人差别甚至形成"增强鸿沟"，成为产生不平等的新工具，而且是更深层、更不易察觉的新工具，它在增加一方的幸福时，也增加了另一方的痛苦，而增加人的痛苦无疑就是一种为恶。

当然，对于避苦优先于增福，即脑机接口的治疗优先于增强，也不能过于简单和绝对地去加以理解。因为治疗和增强与避苦和增福之间并非简单的等同和对应关系，即治疗并不全然等同于避苦，或增强并不完全是增福，因为增强也具有免除痛苦的作用，如对现状的不满足，就是一种"痛苦"，通过技术增强来消除这种不满足（即改变现状），就是一种避苦，也就是通过增福来实现了避苦。如在一些未来的预测中，人们可以通过脑机接口中的芯片植入来下载知识或移植经验，以此免除漫长而繁重的学习负担（也是一种消除痛苦），这里的辩证关系就犹如"进攻是最好的防守"所蕴含的道理一样，其背后也反映了治疗和增强之间区分的相对性和模糊性，在汉森（Sven Ove Hansson）看来，甚至"治疗"所针对的"疾病"都是一个在生物学上没有明确界定的概念，它在很大程度上要由社会的价值观来决定。② 将来通过脑机接口向人脑不断施加愉快的刺激（犹如服用含百忧解促进大脑中多巴胺的分泌可使人感到愉悦一样）有可能成为一种常规的治疗（避苦）手段，此时就是避苦与增福的同时实现。当然在这个过程中也要避免陷入成瘾，将其控制在合理的限度之内。

脑机接口的增强功能如果得到广泛而公平的使用，从而在总体上增加人的幸福，使绝大多数人都比目前更健康、更聪明，成为人的"新常态"，那么脑机接口的增福就和避苦一样具有了普遍的向善意义。将两者关联起来看，当一个人有痛苦时，为其消除痛苦是最大的善举；当一个人

---

① Fabrice Jotterand, "Beyond Therapy and Enhancement: The Alteration of Human Nature", *Nano-Ethics*, Vol. 2, No. 1, 2008, pp. 15 – 23.

② Sven Ove Hansson, "Implant Ethics", *Journal of Medical Ethics*, Vol. 31, No. 9, 2005, p. 519.

没有痛苦时，增加幸福就是为其行善；而两者都是为了让人过上幸福的生活。这样来看，脑机接口的向善就是一项接续性的过程：起点在于避苦，到更高的阶段时就要向增福延展，这或许是其向善的"低纲领"与"高纲领"之间的关系。所以动态地看，在面向未来的发展中，脑机接口基于治疗和增强而分别侧重的避苦与增福，终将走向融合。

第七章　脑机接口与人

脑机接口直接面向人、应用于人、最贴近人并造成人的改变（改进），如改进人的认知、心灵、能力等，它是标准的以人为中心的"人因工程"，所以对脑机接口的哲学研究，必然包含脑机接口与人的关系这一重要视角。另外，哲学就是人学，哲学的对象是人与世界的关系，所以对脑机接口的哲学研究，也应该进入脑机接口的人学研究，探讨脑机接口与人的关系，将其作为人与世界关系的一个新侧面，呈现人与世界交互的新方式，并对"人之为人""我之为我"这些人学的基本问题进行新的思考，从而对作为哲学的人学拓展新视野，形成新启示。

第一节　脑机接口与人的新进化

进化，或严格地说是演化，是一切生命的特征。人也是不断进化的，在早期阶段它是其他物种生物进化的结果，后来则进入文化进化的过程之中，其中由技术的使用和融入所造成的进化，是人的文化进化的一个重要方面。

一　脑机接口与人的协同进化

脑机接口是以人为中心的技术，它服务于人，对人起治疗或增强的作用，形成两种意义上对人发展的促进：一是使身体功能受损的人发展为功能正常的人（使"亚常人"成为"常人"即正常的人），二是使常人进一步发展为"强人"——能力更强的人，因为"BCI为人类提供了突破身体和大脑进化限制的可能性"[1]，因此在克格尔看来，脑机接口为人传递着

---

①　［美］拉杰什·拉奥：《脑机接口导论》，张莉、陈民铀译，机械工业出版社2016年版，第225页。

各种希望和潜力，为人提供进一步发展的承诺，"它可以被视为能够改善您的生活状况或生活质量的东西，或者可以成为实现某些人生梦想的现实工具。所有用户都期望该技术将继续改进和发展。这也包括目前并不依赖BCI 的用户，因为将来他们可能会使用 BCI。"①

能够自主地行动是人作为主体的一种基本能力，具有行动—实践能力的人才是完整的人，才能体验到作为人的本质力量，也才具有作为人的尊严，"成为一个主体（agent），意味着能够在欲望、意图和对世界的信仰的引导下执行一系列的行动"②。行动—实践能力的丧失，使人的心灵被困在身体之中，心灵的功能也随之受限，"这些人很难把自己的行动意图转化为一系列适当的身体动作"③。脑机接口技术就是要打破这种束缚，"通过学习如何使用脑机接口技术，受闭锁综合征影响的人们再次获得一些通用的行动能力……通过恢复普遍的行动能力，功能替代的 BCI 技术有助于保护人类尊严。"④ 就是说，脑机接口可以"极大地促进患者体验完整人的感觉。脑机接口作为一种辅助技术可能会被视为自我的组成部分：只要它能防止沟通的完全丧失和随之而来的社会孤立，它就为人的主体性和主体间性创造了必要条件"⑤。BCI 使一部分人在存在或生存能力上的不完整性复归为完整，使被疾病剥夺的作为人的能力得以复归，这无疑是主体能力的一种特殊发展：恢复性发展。这构成了脑机接口与人的关系的基本面，如前所述，这也是它初始的人道意义。

在恢复性发展的基础上，脑机接口还可以进一步从增强的意义上使人获得新的发展。虽然目前因为技术的不成熟和风险的较高性而受到限制，

---

① Johannes Kögel, Ralf Jox and Orsolya Friedrich, "What is it like to use a BCI? —Insights from an Interview Study with Brain-computer Interface Users", *BMC Medical Ethics*, Vol. 21, No. 1, 2020, pp. 2 – 15.

② Guglielmo Tamburrini, "Philosophical Reflections on Brain-computer Interfaces", in Gerd Grübler and Elisabeth Hildt (eds.), *Brain-computer Interfaces in Their Ethical, Social and Cultural Contexts*, Dordrecht: Springer Science + Business Media, 2014, p. 147.

③ Guglielmo Tamburrini, "Philosophical Reflections on Brain-computer Interfaces", in Gerd Grübler and Elisabeth Hildt (eds.), *Brain-computer Interfaces in Their Ethical, Social and Cultural Contexts*, Dordrecht: Springer Science + Business Media, 2014, p. 150.

④ Jane Huggins, Christoph Guger, Mounia Ziat, et al., "Workshops of the Sixth International Brain-computer Interface Meeting: Brain-computer Interfaces Past, Present, and Future", *Brain-computer Interfaces*, Vol. 4, Nos. 1 – 2, 2017, pp. 3 – 36.

⑤ Andrea Kübler, "The History of BCI: From a Vision for the Future to Real Support for Personhood in People with Locked-in Syndrome", *Neuroethics*, Vol. 13, 2020, pp. 163 – 180.

但随着技术水平的提高，"在不远的将来，人们借助 BCI 技术来增加身体和心理能力，突破由进化和自身基因带来的在身体和心理上的限制，可能会成为常态"①。在借助脑机接口完全消除了残障现象后，这一技术将主要用于促进人类新进化的增强之上，包括增加、补充和强化人的一些原本不具有或即使具有也比较低弱的一些能力与功能。

从技术哲学的视野看，技术为人使用时，不仅是一种工具或手段，而且对世界包括使用者具有构造或建构的作用，人和世界都会打上技术的烙印。脑机接口也具有这种建构功能，尤其是当脑机接口成为一种泛在的"构造"后，人也必然受其建构，在自己的存在方式甚至属性特征上打上脑机接口的烙印，如它通过治疗功能的发挥，将残障人建构为正常人，就是它对人所具有的强大建构功能。

当然，在脑机接口上所体现的技术对人的建构并不是单向的，而是双向的，即脑机接口也是受人建构的：人将自己的目的和价值植入脑机接口，按照自己的需要制造出脑机接口，并通过自己的创造能力不断更新脑机接口，使脑机接口的技术水平和功能作用不断提高；而功能日趋强大的脑机接口通过对人的治疗和增强不断重构"正常的人"，使人进入新的生存状态，甚至建构出"新人类"（如"后人类主义"所说的脑机融合的赛博人）。这种相互建构也是人与脑机接口的相互创造或协同进化，它是人与技术的协同进化在脑机接口时代的具体呈现。

脑机接口对于人的重要意义在于它带来了人的新进化。我们知道，人的视界和足迹在很大程度上是由技术所框定的，人的主体性水平也是受技术限定的，脑机接口将技术对人的这种作用推进到一个新阶段。脑机接口可以增强人脑的功能，延伸自我，获得认识和实践的新通道新方式，人的总体能力得到提升；脑机接口造就的人工感知和人工行动对人的认识和实践赋智赋能，这是脑机接口导致人的新进化的一个重要方面。如前所述，人工感知不是简单地延长或放大人的感知能力，而且可以创造新的感知能力；人工行动也不是简单地增强了人的体力，而是人的行动范围和能力突破了自己的生物学限制，并且"卸载"了由人自身充当手段的功能，彻底摆脱了"工具人"的地位，成为真正和完全意义上的主体，人由此进

①　［美］拉杰什·拉奥：《脑机接口导论》，张莉、陈民铀译，机械工业出版社 2016 年版，第 225 页。

入生存和发展的新阶段。可以说这些都属于人的空前的进化和发展。

人与脑机接口在相互建构中的协同进化达到一定的程度，就进入脑机融合即人机融合的新阶段，也即人机融合提升到脑机融合的存在状态。目前我们可以看到人和智能手机的"外在融合"，因为负载有人工智能技术的智能手机目前主要还是一种"离身"的设备，即在人体之外分离地发挥作用。但随着脑机接口技术的发展，人工智能必将走向脑机融合，逐渐成为"具身"的技术，即嵌入人的身体中，像身体的组成部分那样发挥作用，使其像"海龟身上的甲壳一样，变成了人身体上的壳"①。植入式的脑机接口使脑机之间的外在融合走向内在融合，融入脑中的脑机接口还会调节大脑，使其发生适应性变化，进而将技术性的感觉当成自己的东西欣然接受，并可以随心所欲地控制体外的机械装置。于是，脑机接口对于人类"这个以大脑为中心的世界"，"将天衣无缝地、毫不费力地扩展我们的运动能力、感知能力和认知能力"②，人脑和人本身由此被深度地改变，甚至"人"和"机"都获得了新的含义，比如在不断的彼此融合中两者的界限将变得越来越模糊，以至于未来学家库兹韦尔甚至预言，人类和机器之间的鸿沟到 2029 年就将不复存在，那时将很难找出人具有而机器不具有的能力。③

协同进化表明了人和脑机接口之间的互相促进关系，给两者带来了积极正向的结果，即高水平的技术和高水平的人文追求相互达成，此时甚至不能简单地再将脑机接口作为一种工具来看待了，"尽管可能会说 BCI 也是工具，但只将 BCI 视为一种工具，无法说明其特殊的无形的本质，这种本质就是它可以将人脑从人体中解放出来"④。

二　脑机接口与身体革命

脑机接口给人带来的新进化，从直接可感的层面，就是给人的身体带

---

① ［德］汉娜·阿伦特：《人的境况》，王寅丽译，上海世纪出版集团 2009 年版，第 116 页。

② ［巴西］米格尔·尼科莱利斯：《脑机穿越：脑机接口改变人类未来》，黄珏苹、郑悠然译，浙江人民出版社 2015 年版，第 7 页。

③ 参见 ［美］雷·库兹韦尔《机器之心》，胡晓姣、张温卓玛、吴纯洁译，中信出版社 2016 年版，第 288 页。

④ Michael Young, "Brain-computer Interface and Philosophy of Action", *AJOB Neuroscience*, Vol. 11, No. 1, 2020, pp. 4 – 6.

来的积极的新变化。人的身体是人之为人的物理标志，是人的感性存在。脑机接口对人的身体可以带来多方面的影响，造成前所未有的变化，甚至具有"革命性意义"，这主要体现为它对身体平等的追求和实现，以及对身体增强开辟了新的途径和方式。

（一）治疗是对身体平等的追求

身体革命可以有多重目标，追求身体平等可以说是身体革命的基本目标，正如社会领域中的革命往往也是以追求人与人之间的平等为基本目标。

梅洛－庞蒂说："身体是我们拥有一个世界的一般方式。"[①] 作为接触世界之媒介的身体，其差异也会造成人们"拥有世界方式"的差异，这种差异达到一定程度就是身体的不平等现象。

人的身体，作为生命的生物学载体，具有极大的脆弱性，无论是受伤还是疾病，都可能造成身体功能的损害，其中一类损害就是身心交互能力的丧失：这就是残障人士脑中所进行的心灵活动（如意图、目的等），不能传递给周围神经系统，不能调动起肌肉和骨骼的运动、形成合目的的肢体动作。

残障人士是身体功能不完整的人，他们与正常人之间具有身体功能的不平等，简称"身体不平等"。身体不平等在这里不是指人和人之间一般的身体差异或量上的差别（如体力的强弱差别），而是功能上质的不同，如残障人士在某种身体功能上的完全丧失或接近完全丧失。残障人的身体虽然丧失了功能，但他们的思维正常；由于失去了基本的行动能力，他们无法按自己的意愿去行动、交流或感知。这就是被伤病所强加的身体不平等。

身体不平等往往会扩散到身体之外，使得身体不平等成为其他许多不平等现象的根源，如它可以直接决定感知、认知和行动能力的不平等。在感知和认知方面，身体残障者的心灵通过身体受到的自然的滋养就不及正常人，其信息来源的丰富性全面性也不如正常人；在行动方面，当涉及需要有肢体参与的动作时，他们心有余而力不足，哪怕简单的心愿都不能实现。而身体如果出了这类问题，对世界和人生的看法也可能出问题，即不健全的身体往往是造成对人生和未来悲观的重要原因之一。除此以外，即

---

① ［法］梅洛－庞蒂：《知觉现象学》，姜志辉译，商务印书馆 2001 年版，第 194 页。

使从原则上获得了社会赋予的平等权利（如选举权），也会因为身体的不平等而无法保证和实现。虽然可以通过"照顾"来缓解甚至消除种种社会性的不平等，但其效果也极为有限。因身体原因造的残障人与正常人之间没有同等的权利或机会的事实是一种客观存在，他们面临大量的因身体失能所导致的就业和其他社会参与的缺失。所以在罗尔斯的正义理论中，健康（被定义为典型的或正常功能的物种）对于实现机会均等是必要的（虽然并不足够）。身体革命的重要目标之一就是要克服这种身体不平等。在这个意义上，残障人的最大愿望就是摆脱残障，成为功能正常的人。所以解决身体不平等就是从生物学根基上解决人和人之间的不平等。基于治疗的脑机接口旨在使不完全的身体功能得到全部或部分的医治与补救，使相应的功能得以重建，使低于正常标准的身体功能恢复到正常标准，从而使残障人成为正常的人，克服因伤病导致的人与人之间的身体不平等，由此具有了身体革命所追求的基本目标与意义。对于脑机接口的这种"改变不平等"，唐布里尼（Guglielmo Tamburrini）将其称为对人的尊严的维护："通过学习如何使用脑机接口技术，受闭锁综合征影响的人们再次获得一些通用的行动能力。事实上，脑机接口驱动的设备目前包括机器人操纵器、虚拟电脑键盘、机器人轮椅、互联网冲浪系统、照片浏览、虚拟绘图和绘画系统。因此，通过恢复普遍的行动能力，BCI 技术的功能替代有助于通过代理系统（agency）作为中介的方式来保护人的尊严。"[1]

一些接受脑机接口治疗的残障人在恢复部分身体功能的同时，也获得了新的身体体验，甚至形成了新的身体意识。他们中有的人能以一种新的方式了解了自己的身体，甚至将替代自己身体功能的脑机接口设备视为自己的"化身"；有的人还从某种程度上产生了更好的身体感觉，由此改变了对身体的看法。[2] 这种新体验也是人作为一种身体性存在所呈现出来的由新技术开发的异质性，是在人与物的特殊交互中所建构出来的关于身体的身份认同，无疑为身体哲学的研究增加了丰富内容。

脑机接口用于残障人行动和感知能力的恢复目前还处于初级阶段，但

---

[1]　Guglielmo Tamburrini, "Philosophical Reflections on Brain-Computer Interfaces", in Gerd Grubler, Elisabeth Hildt（eds.）, *Brain-computer Interfaces in Their Ethical, Social and Cultural Contexts*, New York: Springer Dordrecht Heidelberg, 2014, p. 151.

[2]　Johannes Kögel, Ralf Jox and Orsolya Friedrich, "What is it Like to Use a BCI? —Insights from an Interview Study with Brain-computer Interface Users", *BMC Medical Ethics*, Vol. 21, No. 1, 2020, pp. 2－15.

不断取得新的进展。鉴于此可以乐观地估计，"在不久的将来，BCI 系统很可能是一种罕见疾病的治疗技术"①，前景无量。当高水平、高安全性和可靠性的脑机接口可以使一切残障人都能恢复为正常人时，"残障"现象也将被彻底根除，因残障而导致的身体不平等现象随之完全消失，这无疑是更高水平的身体平等：一种实质上而非被"照顾"的身体平等。此时，人人拥有健全而功能完整的身体，在身体功能完全的意义上生活的人也更趋向于乐观和积极向上的人生观，人类也将由此走向新的身体文明时代。

（二）增强：超越身体的有限性

脑机接口目前直接用于身体增强的效果还非常有限，但从间接增强的意义上则表现突出，亦即表现为脑机接口创造了一种超越身体有限性的新形式。因为借助脑机接口控制的对象通常不是人的身体，而是身体的代理——体外的设备系统，它使这个系统在某些方面（如抗击摔打避免受伤等）具有强于身体的功能，起到对身体的间接增强作用；或者说因为脑机接口而间接造就了一个更强大的身体（或身体的化身），所以用它可以完成自然身体所不能完成的任务。

脑机接口用于身体增强的方式多种多样，其中一种方式是添加身体的组件。当身体不够用时，脑机接口联结的设备可以充当"额外的身体"，如额外地增加人的肢体，形同身体"长出"了新肢体或新器官。这种方式的身体增强起意于我们对自己的自然身体"不够用"时的感受，如有时候我们做事会"手忙脚乱"，觉得"人手不够"，尤其是两只手不敷使用，此时就迫切希望增加人手，甚至恨不得长出"三头六臂"才能"得心应手"。在《假如我拥有第三只手会怎么样》一文中，作者设想了安装上受脑机接口控制的第三只手之后可能出现的情形。这一设想基于脑机接口系统中目前可以操控虚拟的第三只手臂的可行性，即用户可以在虚拟空间中创建出第三只手来帮助自己做事。在这一虚拟的实验中，第三只手被安置在两只手的中间，就像从胸口中长出来一样。这种安置也是试图避免它与左臂或右臂的视觉联系，从而使用户相信它是一只独立的手臂，而不是现有手臂的复制品或延伸，由此使用户感到对其具有独立的所有权和控

---

① ［美］乔纳森·沃尔帕：《脑—机接口：原理与实践》，伏云发等译，国防工业出版社 2017 年版，第 457 页。

制权。该实验对脑机接口范式下的用户想象使用第三只手的能力进行了脑电图研究，发现由第三只手臂引发的大脑活动不仅与感觉运动区域有关，而且在额叶和顶叶区域也可以看到运动想象的信号；这些发现表明人类具有外推肢体来执行运动动作的能力。[①] 这种由脑机接口支配的虚拟的第三只手实验在目前主要是用来考察它所引起的认知负荷改变问题。如果能解决认知负荷问题，将来无疑可以通过增加身体的额外部分来实现基于脑机接口的身体增强。

脑机接口用于身体增强的另一种方式是身体延展，也就是将由脑机接口控制的体外设备视为人的身体的延展，从而使脑机接口的控制所能达到的器具都被纳入扩展后的身体之中，由此一来，得到延展的身体就具有了被器具所增强的功能。如在脑控无人机系统中，无人机就在一定程度上成为被延展的身体，其具有的功能就相当于身体的增强功能。通过脑机接口而实现的身体延展，其实是将威力无比的技术囊括于人的身体之中，使得技术性延展的身体成为新的身体，成为身体的一部分（犹如延展认知是人的认知的一部分，延展心灵是人的心灵的一部分，以及第五章所提出的延展实践是人的实践的一部分），人的身体能力由此发生革命性的变化，自然身体的有限性得到新的超越，进而还可以"超越身体给大脑设定的边界"，"将大脑从身体的局限中解放出来"[②]。

一定意义上，人类发展的历史就是人的延展史，麦克卢汉指出："在过去数千年的机械技术时代，人类实现了身体在空间中延伸；在一个多世纪的电子技术时代，人类已在全球范围延伸了自己的中枢神经系统并进一步在全球范围扩展。"[③] 脑机接口无疑将人的延展方式和水平带入一个新的境地。

在脑机接口作为身体延展的科学研究中，一个重要的课题是如何在使用非具身的器具作为身体延展手段时增加其具身感，使使用者感到延展的部分犹如自己的身体，使人机交互成为一种有具身感的交互，"这种具身

---

① Jaime Riascos, David Steeven Villa, Anderson Maciel, et al. , "What if I had a Third Arm? An EEG Study of a Supernumerary BCI System", *Neurocomputing*, October 23, 2019.

② ［巴西］米格尔·尼科莱利斯：《脑机穿越：脑机接口改变人类未来》，黄珏苹、郑悠然译，浙江人民出版社2015年版，第7页。

③ Marshall McLuhan, *Understanding Media*, New York：McGraw-Hill Book Company, 1964, p. 9.

交互在降低任务工作量的同时，还可以增加用户对系统的接受度"①。将身体的延展部分整合到身体的知觉中，是使用技术和工具的人所具有的一种特殊的身体能力。梅洛－庞蒂认为，当人们使用（甚至是原始的）工具和设备时，就已经将其整合到他们的身体体验中，并改变了他们构建"他们的世界"的方式。盲人将手杖整合为身体的一部分，熟练的司机将汽车整合为身体的一部分，这些都表明了身体的技术延展部分可以成为具身的体验对象。正因如此，基于脑机接口的假肢作为人体的延展使人产生具身感已成为普遍现象，由此表明"人体似乎具有一个内部的先天性模型，可以在模拟整个生物体的范围内整合人工肢体"②。这也为通过身体的延展来增强身体的有效性和有机性提供了根据。

脑机接口用于身体增强还有一种方式，就是通过脑机融合而实现的人机融合，形成新的被技术所内在增强的身体，一种具有脑机智能（Cyborg Intelligence）的新身体。在这种身体中，人的优势和计算机的优势可以结合起来，完成单凭人或单凭机器都无法完成的任务。这方面的内容将在本章第三节中结合人的未来发展加以具体探讨。

三 身体观的新拓展与身体哲学新问题

脑机接口在带来基于身体革命的人的新进化或新发展的过程中，一方面拓展了我们的身体观，另一方面带来了"去身体化"的新问题。

（一）身体观的新拓展

脑机接口带来的种种身体革命的效应，使得我们的身体观面临着更新，需要对身体的含义加以新的哲学反思。

例如，面对脑机接口的所带来的身体延展等，我们可能首先要探询的是：人只有一个身体还是可以有多个身体？

通常的理解，人只有一个身体，这个身体对于人自己具有唯一性。但脑机接口对这一传统理解形成了一定程度的冲击，如义肢、"第三只手"、脑机接口控制的外周设备作为身体的代理或化身等可否被视为身体的一部

---

① Paul Dourish, *Where the Action is: The Foundations of Embodied Interaction*, Cambridge: MIT press, 2004, p. 132.

② Gerd Grubler and Elisabeth Hildt, "On Human-Computer Interaction in Brain-Computer Interfaces", in Gerd Grubler, Elisabeth Hildt (eds.), *Brain-computer Interfaces in Their Ethical, Social and Cultural Contexts*, New York: Springer Dordrecht Heidelberg, 2014, pp. 185 – 186.

分？身体仅仅指生物学意义上的肉体吗？从功能上说，身体是充当心物交互的手段、行使内心通达于外物的中介功能，如果脑机接口所调控的技术装置可以充当这种手段、行使身体的功能，那么可以称为身体或身体系统吗？或者能否据此否定"身体的唯一性"、承认多个或多重身体的存在？

多身体的观点其实早在一些学者那里以不同的方式被提及，如玛丽·道格拉斯（Mary Douglas）的"两个身体"（"自然的身体"和"社会的身体"）；唐·伊德（Don Ihde）的"三个身体"（肉身建构的"物质身体"、文化建构的"文化身体"、技术建构的"技术身体"）等。而脑机接口所涉及的身体观，也存在"多身体"的称谓问题。如前面提到的身体延展或脑机接口的使用者"认为 BCI 是自己身体的延伸"[1]，就形成了所谓的"延展身体"，而延展身体可被视为人的"第二身体"，即"身体之外的身体"[2]。甚至一些参与脑机接口用于恢复身体功能的残障人也能从延展设备的使用中具身地"感觉我有一个以上的身体"[3]。所以，多身体无论从理论分析还是实践感受上都是有根据的。当然，随之而来的"第一身体与第二身体之间的哲学关系是什么"就是一个值得探讨的问题。

可以说，第二身体可被视为"技术的身体化"，它使某种技术系统具有了身体的某些功能，逆向地看就是将身体的某些功能移植、投射到某种技术系统上。当第二身体能够有效地行使某些身体功能后，人的身体就可能会部分甚至全部地依赖于第二身体，此时它就变为身体不可或缺的组成部分，身体的边界由此就可能变得模糊，行使身体功能的身体指的可能就是人—机结合的"总体身体"，它通过第二身体的延展而扩大，使得身体的界限和范围形成新的变化，人的身体在不断延展中也不断突破先前的界限，以至于通过遥控的设备伸向太空，成为"宇宙巨人"。

这种包容脑机接口及其外周设备的身体观，也将身体视为可变换的载体，从而将从自然身体到人工身体、肉身到硅身等都纳入身体的范畴。人

---

[1]　Jane Huggins, Christoph Guger, Mounia Ziat, et al., "Workshops of the Sixth International Brain-computer Interface Meeting: Brain-computer Interfaces Past, Present, and Future", *Brain-Computer Interfaces*, Vol. 4, Nos. 1 - 2, 2017, pp. 3 - 36.

[2]　肖峰：《作为哲学范畴的延展实践》，《中国社会科学》2017 年第 12 期。

[3]　Doron Friedman, "Brain-computer Interfacing and Virtual Reality", in R. Nakatsu et al. (eds.), *Handbook of Digital Games and Entertainment Technologies*, Singapore: Springer Science + Business Media, 2015, p. 11.

的自然身体既为我们提供了生存的可能，也限制了许多可能，如身体存活的限度使得人的寿命极为有限，而脑机接口在实现"读心"的基础上一旦可以将人的记忆和自我意识等从人脑中"下载"下来并"上传"到新的载体上，就可以在新的身体上得以保留和长存，人则以另一种方式（如借助上面所说的第二身体）实现更为长久的生存。在这里，新的身体观与人的新的存在方式紧密地联系在一起。

老子曾曰："吾所以有大患者，为吾有身也，及吾无身，有何患？"① 可见身体既是我们最大的财富和资产，也是我们最大的负担和隐患。身体的这种双重性表明：身体使人的行动—实践成为可能，行动—实践使身体成为主体，走向解放；但身体的有限性又限制了这种解放，所以实现真正的解放还需要心灵摆脱身体的束缚，而脑机接口就提供了摆脱身体束缚的手段和可能。"在过去 5 亿多年的时间里，进化塑造了大脑，使大脑能够控制身体与物理环境进行交互。BCI 现在已经为大脑不以身体为中介，直接对外部环境中的物体施加控制打开了一扇门"②，这就开启了人类摆脱身体所施加的束缚之新征程。也就是说，借助脑机接口来开发积极正向的身体革命，使我们拥有更合意的身体，不失为解决亘古以来就有的"身体问题"提供了新路径。"想象一下完美的 BCI 设备：克服了所有技术难题，设备可靠，智能且便宜，潜在的应用数量不限，用户学会了轻松操作它们。难道这不是克服我们肉体存在的所有弊端，而只用思想驱动的技术手段代替身体的机会吗？通过多个接口与世界各地的传感器和工具相连的大脑，不能独自拥有丰富而有趣的生活吗？难道甚至连大脑本身，即身体的最后剩余部分，最终也不能被更耐用的硬件所取代吗？作为进化的下一步，人类难道无法将自己转变成网络状的超生物吗？"③

囊括脑机接口的身体观也是人机融合的身体观。从身体缺陷的克服到身体失能的恢复，再到身体功能的增强，都是在不断接入和融合相关技术的基础上实现的。在这种融合的过程中，过去的身体之外的要素成为现在的身体之内的要素，过去的非身体元素成为现在的身体元素。此外，人机

---

① 《老子·第十三章》。

② ［美］拉杰什·拉奥：《脑机接口导论》，张莉、陈民铀译，机械工业出版社 2016 年版，第 221 页。

③ Gerd Grübler and Elisabeth Hildt（eds.），*Brain-computer Interfaces in Their Ethical，Social and Cultural Contexts*，Dordrecht：Springer Science + Business Media，2014，p. 184.

融合从初级阶段到高级阶段的发展，也是脑机接口的主题由治疗到增强的递进。

　　新的身体观还体现为新的脑—身观，即脑和身体的关系观，这就是第三章曾提到过的从"身体即主体"向"脑即主体"的会聚。当脑机接口可以替代身体实现心物交互时，借助人工感官形成人工感知，或借助假肢与外骨骼进行改变对象的行动时，人就可以借助技术来感受和体验外部世界，与外界形成互动，即"大脑可以不再依靠身体来进行感知和动作"[1]，狭义的身体就在一定程度上成为可以超越的对象。一些接受脑机接口辅助行动的残障人对这样的脑—身关系也有了类似的切身感受："你比你活着的身体更重要"，"我的大脑是我最重要的部分"，"应该优先考虑自己的大脑来重新定义自己的形象"[2]。沿着这样的体验去设想，当脑机接口发展到更高的水平时，人甚至还会思考身体是否重要、是否可以被忽略等问题，以至于会感到身体成为脑的羁绊，从而萌生尼科莱利斯所说的使人脑从身体中解放出来，从而"释放出由于生物学限制而目前无法实现的一系列发展"[3]。由于不再受限于身体的脑将是更强大的脑，所以借助脑机接口存在和行动的人还将是克服身体局限后的更强大主体，其中人脑成为人作为主体存在和发挥功能的唯一不可替代的核心，这就是脑机接口对脑—身关系的重构，它似乎也使神经科学中的"脑中心主义"得到了进一步印证，即对身体是脑的工具、脑是身体的主宰的新诠释，或者说"人作为身心复合体的描述在脑机接口中聚焦于大脑的重要性，在神经科学中找到了共鸣"[4]，"大脑会被加冕为唯一充满意义并赐福于我们的上帝"[5]，"人"也会在更深的层次上被理解为"大脑的资产"；而由技术系统支撑的脑，其潜能将得到更充分的开发。

---

① ［美］拉杰什·拉奥：《脑机接口导论》，张莉、陈民铀译，机械工业出版社2016年版，第186页。

② Johannes Kögel, Ralf Jox and Orsolya Friedrich, "What is it Like to Use a BCI? —Insights from an Interview Study with Brain-computer Interface Users", *BMC Medical Ethics*, Vol. 21, No. 1, 2020, pp. 2 –15.

③ Miguel Nicolelis, *Beyond boundaries. The New Science of Connecting Mind with Machines—and How it Will Change Our Lives*, New York：Henry Holt and Company, 2011, p. 315.

④ Johannes Kögel, Ralf Jox and Orsolya Friedrich, "What is it Like to Use a BCI? —Insights from an Interview Study with Brain-computer Interface Users", *BMC Medical Ethics*, Vol. 21, No. 1, 2020, pp. 2 –15.

⑤ ［巴西］米格尔·尼科莱利斯：《脑机穿越：脑机接口改变人类未来》，黄珏苹、郑悠然译，浙江人民出版社2015年版，第279页。

（二）"去身体化"与身体改造问题

脑机接口通过第二身体的引入而使"总体身体"的功能得以强化，但脑机接口在使人与外界的交互迈过身体时，也在弱化身体的功能，进而还可能"去身体化"。对于脑机接口的这种身体效应，一位脑绘画的体验者认为："从进化的角度来看，人类的肉体会不断地变化和减少；时尚界预料到了腿可能会变短。为什么我们需要胳膊来引导舞伴做旋转动作，或者需要腿来做旋转动作？"[1] 在这里我们可以看到脑机接口造成了双重的身体效应：既是身体的强化（通过第二身体），使我们看到脑机接口作为一种"技术有助于克服人类的自然限制，扩展每个人的身体能力"[2]；同时也是身体的弱化（自然身体的被替代）。它既弥合了身体与技术之间的鸿沟，也带来了两者之间的新鸿沟；它既是身体的新发展和新解放，也是身体的消逝或退出存在的舞台。

由此进一步引发的问题是：脑机接口是否会导向"无身之脑"的人？是否会引导人走上去身体化之路？身体的可替代性使得身体相比于脑来说越来越不重要。我们知道，身体的存在主要是为了支撑脑的存活，实现脑的意图。一旦脑中的意图可以通过脑机接口来实现，且脑的存活也可以通过技术方式来维持，则身体就会成为或被视为人的存在的累赘，成为容易受伤或残缺的负担，而唯有脑对人的存在才是有意义的，只要维护好脑就可以实现人所希望的一切。当然，目前身体还是支撑脑的存活和实现脑的意图的最精细最经济的系统，但未来则不一定，尤其是身体所具有的脆弱性（如易病性易残性）决定着人类将不断寻找替代品，从人工器官到脑机接口，都属于身体的替代品，替代行动达到一定的程度后，在质量和功能上高于或超越于身体就极为可能，身体作为脑的支撑系统就可能成为过时的设计，因为即使从进化的角度，人的身体也并不完美，也需要技术来加以不断的"修补"，脑机接口就是这样的技术。

由此必然触及的问题是：通过漫长进化而来的我们的自然身体，可以用技术手段去加以"改造"吗？我们应该对自己的身体感到满足还是不

---

① Gerd Grübler and Elisabeth Hildt（eds.），*Brain-computer Interfaces in Their Ethical, Social and Cultural Contexts*，Dordrecht：Springer Science + Business Media，2014，p. 107.

② Gerd Grübler and Elisabeth Hildt（eds.），*Brain-computer Interfaces in Their Ethical, Social and Cultural Contexts*，Dordrecht：Springer Science + Business Media，2014，p. 7.

满足？为什么人会对自己的身体会感到不满足？我们可以对人类的身体有新的期待和需求吗？基于这种新期待对身体加以改造的做法在道德上被认可吗？或者哪些身体改造是被允许的，哪些是不被允许的？当身外之物成为具身之物而对身体施加了辅助乃至增强后，是否会成为对身体的侵吞或新的异化？脑机接口凸显了脑的重要性后，身体真的不再重要了吗？对"超越身体"的追求是否值得肯定？它与"尊重身体"（作为尊重自然的一部分）是什么关系？一种声音认为：我们必须尊重自然，尊重通过自然进化而形成的身体，任何对身体的"改造"都是对生命神圣性的亵渎，此即"身体发肤，受之父母，不敢毁伤，孝之始也"①。另一种声音则认为："为什么我们认为我们拥有的东西是如此神圣？为什么我们认为我们在这一点上是神圣的标准，改变配置需要大量理由吗？通过冥想等方式不断改变自己难道不正是人性的努力追求吗？我们不是天生就对自己不满意吗？"②

可以说，没有对身体改造的追求，人类就没有在自然禀赋基础上的更美好的生活；但没有对身体改造的伦理制约，就可能使人类生命的安全性面临人为的风险。如何在两者之间寻求适度的平衡，将是脑机接口为我们带来身体革命时必须认真应对和谨慎处理的重要问题。

第二节　脑机接口与自我认同

在考察脑机接口对人带来的影响时，克格尔等人指出：脑机接口可以提高人的生活质量，可以为身体有缺陷的人提供更高水平的自决和独立，但同时它也会导致对人类自主权的冲击和用户自我认知、自我体验与个人身份的困惑。③ 这里的"自主"和"自我"是人作为人的重要存在维度，人的问题很大程度上是"自我"问题，因为以第一人称表现出来的人就是一个一个的"我"，正是所有的作为世界亲历者的第一人称视角下的

---

① 出自《孝经·开宗明义》。

② Steven Levy, "Why You Will One Day Have a Chip in Your Brain", 2017 – 07 – 05, https://www.wired.com/story/why-you-will-one-day-have-a-chip-in-your-brain/.

③ Johannes Kögel, Jakob Schmid, Ralf Jox, et al. , "Using Brain-computer Interfaces: a Scoping Review of Studies Employing Social Research Methods", *Bmc Medical Ethics*, Vol. 20, No. 1, 2019, pp. 227 – 239.

"我"构成了整个人类，这就是作为第一人称复数的"我们"。将"我"作为"第一"人称，也表明了能够体验到自己的存在是人的最重要的特征，所以考察脑机接口与人，必然也要考察脑机接口与"我"。其中最主要的方面，就是脑机接口对一个人作为"我"时的自主感即自我认同（"我是谁"）或称"人格（身份）同一性"的影响。

一　自我感与自主感：脑机接口对自我的确认

自我认同的一个重要表现就是能感受到有一个区别于他人的"我"的存在，此即所谓"自我感"。自我感是人能够区分出自己独立于环境的基本觉知力。只有理解到自己的周围存在一个"不属于自己"的环境时，即能够将"自己和其他"加以区分时，才会有自我感的产生。例如，他人对自己（行为）的回应就是这样的其他或环境，从这样的回应中一个人就可以获得自我感。有时候一个人也可以从自身中抽离出来，以旁观者（环境的视角）的身份看待自己，此时就进入一种"失去自我感"的状态。

脑机接口可以影响人的自我感，尼科莱利斯看到："脑机接口使受试者以新的方式获得关于周围世界的统计信息，大脑在同化这些信息后会产生一个有关世界的新模式，包括对自我感的一套新边界或新限制。"[①] 从脑机接口作为一种工具的意义上，其也具有影响自我感的效应。"人类自我感还可能包括所有我们经常或不经常使用、直接或远距离使用的工具，只要这些工具的运动在某种程度上与人类某个身体部分的运动是相关的。对于大多数人来说，在人生过程中，他们的自我感已经被不知不觉地被扩展，其中包括他们主动使用的技术工具，比如汽车、自行车等"；"人作为工具使用者，可以将他们的工具并入大脑所产生的身体意象之中。每个人的大脑都会将新使用的工具纳入他们的身体图式中，并实时调整他们的自我感以及相关的感受视野。这个过程体现了大脑的可塑性原则"[②]。就是说，人将工具整合为自己身体的一部分，改变了自我感的范围，而今的脑机接口则将这种整合或同化进行了革命性的扩展，人的自我感也会由此

---

① ［巴西］米格尔·尼科莱利斯：《脑机穿越：脑机接口改变人类未来》，黄珏苹、郑悠然译，浙江人民出版社2015年版，第217页。

② ［巴西］米格尔·尼科莱利斯：《脑机穿越：脑机接口改变人类未来》，黄珏苹、郑悠然译，浙江人民出版社2015年版，第193—194页。

发生前所未有的扩展。虽然在技术不成熟时，这种自我感还不能通过自主感充分体现出来，但已处于改进或扩展的进程之中。

自我感通常是通过自主感来得到确证的，自主感就是一个人能够按照自己的愿望、目的和计划来决定行动的感受，如果一个人的愿望和行动不一致，就是缺乏自主感。脑机接口中的自我感也要通过自主感来体现。脑机接口作为一种新的工具，被使用者力求整合为自己的一部分，整合成功后就能形成基于自主感的自我感；如果整合不成功，即脑机接口系统的人工行动与使用者的意愿不一致，就不会形成对于脑机接口的自主感。

这种自主感的更一般表达，就是在脑机接口的使用中经常会遇到的"我是谁"这样一个自我认同的问题。"我是谁"是具有自我意识的人必然碰到的问题。我们通常是通过对自己的心理状态和生理状况的感受来体验我是谁的，此即所谓"自我体验"，它包括"我知道和相信什么""我能做和正在做什么"之类的体验。动态的、情景化的"我是谁"，实际上就是"我在做什么"可以说，"我是谁"经常要从"我在做什么"中获得体验和确证。脑机接口对于"我在做什么"造成了新的丰富的体验，因为它不是从我的身体中获得正在做什么的体验，而是从与自己的意图动机相联动的脑机接口系统中去获取这种体验，此时的自我体验形成方式和路径与通常以身体行事时大不相同，由此使得脑机接口的使用者面临许多新的问题：我与正在运行的这些设备是什么关系？它们是我的一部分吗？它们所完成的任务是我做的吗？我有这种能力吗？在增强型的脑机接口中，更有这样的问题：对于被增强的那些功能和能力，我具有"拥有感"吗？能将其视为自身的一部分吗？这些问题其实就是在寻求自我的能力确认、效果确认乃至存在的确认，它们集中体现为在脑机接口的使用中是否具有自我体验的存在，是否存在着自主感。

从"做"或"行动—实践"的视角看，自主感就是"我"作为行为主体或"施动者"的感觉，是我能使某事发生的感觉，是控制自己的动作并通过这些动作控制外部事件的过程的经验。加拉格尔将自主感定义为："我是导致造成某一行动的感觉。"[①] 归结这些看法，可以将自主感视为人作为一个自主体具有自我决定、自我管理、自我支配能力的一种感

[①] Shaun Gallagher, "Philosophical Conceptions of the Self: Implications for Cognitive Science", *Trends in Cognitive Sciences*, Vol. 4, No. 1, 2000, pp. 14–21.

受，它综合了身体拥有感、器具支配感、行动结果的所有权等方面的感受，使人在"我做故我在"（I do, therefore I am）"我行故我在"（Facio ergo sum）中体验到自己的存在。没有自主感，"我之为我"的存在论就得不到确认。在基于脑机接口的"做"或"行"中也有这种对自主感、自我体验的需要：人们希望感觉到自己是有意识地在行动，而不仅仅是在行动。这意味着，当一个人使用机械臂拿起咖啡杯时，他们会对设备的动作负责。在尼科莱利斯看来，能够将人造工具纳入自我的内在模式中，作为身体的扩展，这是脑机接口能够发挥作用的主要原因之一，因为大脑分不清真实的手和虚拟的手。[①] 可以说，这也是自主感产生的原因。

在人的行动中引入脑机接口，会对人的自主感以及自我的体验产生多方面的影响。例如，有的使用者会对脑机接口系统是否属于自己的一部分、"我"是否对其能形成一种身体上的拥有感产生疑惑，常常感到这些体外的设备"并不是我自己的东西"[②]。人在借助脑机接口做事时，不仅硬件，而且软件和算法都发挥了很大的作用。当算法、程序、人工智能都加入"我做"的过程中之后，所形成的结果还是"我做的吗？"我是这样的行为结果的真正主体吗？对脑机接口的一些使用者进行的具体考察也表明："在不移动身体部位的情况下执行一个动作，与我们作为行为主体的共识和感觉相违背。"[③] 例如，有的渐冻症患者面对自己用脑绘画技术完成作品，看到了自己或许用手都画不出来的精妙画面时，第一感觉就是"这是我画的吗？"[④] 还有的脑机接口所控制的智能设备（如智能轮椅）具有人工智能嵌入的纠错功能，如在面临障碍物时可以阻断人脑做出的错误判断，即不执行人脑发出的错误指令。在这些情形中，人就对自己借助脑机接口形成的行为结果之自主性产生了质疑。或者说，一些人在一些情形下使用脑机接口时并不拥有自主感，似乎并不是以第一人称的方式在亲身

---

① ［巴西］米格尔·尼科莱利斯：《脑机穿越：脑机接口改变人类未来》，黄珏苹、郑悠然译，浙江人民出版社 2015 年版，第 195 页。

② Johannes Kögel, Ralf Jox and Orsolya Friedrich, "What is it Like to Use a BCI? —Insights from an Interview Study with Brain-computer Interface Users", *BMC Medical Ethics*, Vol. 21, No. 1, 2020, pp. 2 – 15.

③ Johannes Kögel, Jakob Schmid, Ralf Jox, et al., "Using Brain-computer Interfaces: a Scoping Review of Studies Employing Social Research Methods", *Bmc Medical Ethics*, Vol. 20, No. 1, 2019, pp. 227 – 239.

④ Gerd Grübler and Elisabeth Hildt (eds.), *Brain-computer Interfaces in Their Ethical*, *Social and Cultural Contexts*, Dordrecht: Springer Science + Business Media, 2014, p. 104.

经历脑机接口系统所"做"的事情，感觉不到自己是这个系统中的一个有机组成部分，从而并不能通过脑机接口来确认自我作为行动者的存在。这表明脑机接口还没有融入使用者的身体中，没有进入自我体验的阈值中。

当然，也有能够将脑机接口融为自我一部分的成功使用，这将对自我进行重构，对此将在后面加以讨论。可以说，目前的脑机接口对自我体验的影响具有较大的差异性，拿对自主感的影响来说，脑机接口的作用就是双重的。一方面，脑机接口本质上是人的意志的体现，是在身体不能实现人的意图时借助技术来实现意图的新途径，使人的一些自主愿望（如行动、表达等）得以达成，从而是恢复自主性的新手段。另一方面，在脑机接口还没有成为一种"上手"或"透明"的技术时，使用者面对脑机接口所完成的事情常常会疑惑"这是我做的吗？"BCI 介导的行动是我作为"行为主体"的自主运动吗？"自主"意味着受自我的控制，但"由于感知和规划错误、对初始条件微小扰动的敏感性以及传感器噪声在一系列感官读数中的堆积，自主机器人动作可能会导致用户意图和机器人系统的实际轨迹之间发生差异。"[1] 这些原因还包括算法陷阱、脑中芯片被干扰等。也就是说，脑机接口系统会因多种原因而出现技术错误、控制失灵而做出"有违意愿"的事情时，对其自主性如何理解？不仅如此，即使当脑机接口的有效性很高时，尤其是"一旦你意识到设备在特定环境下更有效，你甚至不会听取自己的判断，你将更依赖于设备"[2]，这些情况都可能削弱使用者的自主感，将"我"视为脑机接口系统的"局外人"。吉尔伯特（Fredric Gilbert）对癫痫患者使用闭环设备后自主性的影响进行了研究，发现该系统通过帮助参与者积极监测和管理病情，增强了自主感，但同时也发现由于过度依赖这些设备也对患者的自主感产生了负面影响。[3]

许多学者就脑机接口对使用者自主感的这种双重影响进行了分析。在乔杜里（Ujwal Chaudhary）等人看来，自主意味着一个行为人能够按照自己的意愿或理由行事或生活，而不受强烈的外部影响的干扰。如果脑机接

① Ulrich Nehmzow and Michael Recce，"Scientific Methods in Mobile Robotics"，*Robotics and Autonomous Systems*，Vol. 24，Nos.（1 - 2），1998，pp. 1 - 3.

② Liam Drew，"Agency and the Algorithm"，*Nature*，Vol. 571，No. 7766，2019，pp. S19 - S21.

③ Freeman Gilbert，"A Threat to Autonomy? The Intrusion of Predictive Brain Implants"，*AJOB Neuroscience*，Vol. 6，No. 4，2015.

口系统恢复了患者失去的运动功能或者恢复了与周围环境的沟通，他们根据自己的意愿采取行动的能力就将得到显著改善。① 弗里德里希（Orsolya Friedrich）等人认为脑机接口因为恢复或提高了人的相关能力而增强了自我决定能力，如它可以使失去表达自主愿望的人恢复这种表达的能力，体现出自己的自主意愿以及是拥有这种意愿的自主体。尤其是一些闭锁综合征患者，尽管他们保留了认知、理解交流和记忆的能力，但由于缺乏意识表达能力，无法与外界沟通交流表达自主意愿。然而在脑机接口的协助下，这些患者可以与外界进行沟通，表现出自我决策的能力，为他们带来更自主的生活。② 克格尔更是明确地认为，BCI 用户追求的是更多的独立性和自主性。而脑机接口被认为具有实现这一目标的潜力，因此它被视为提升自主性的机遇而不是威胁。③ 脑机接口尽管对自主性有如此积极的影响，但也会有相反的效果或消极的影响，即有可能对人类自主权形成威胁。在弗里德里希看来，脑机接口被使用的过程中会保留用户的大脑活动信息，它会根据这种信息来提供以后的选项，并为用户"做决定"，这就会使人更多地局限于自己过去的状态和决定，将使用者的行动限制在 BCI 认为合理或可接受的范围内，在这种情况下使用者几乎没有洞察力或控制力，他的选择可能受到算法的影响或操纵。此时，脑机接口在接收到使用者的大脑活动结果后，计算机系统似乎会接管制导控制，直到预期的事件实现；在这里，产生的事件不是人的动作，因此也不是自我决定的动作，使用者的自主行动能力无疑会严重受损。④

使用脑机接口时的自主感还具有更多的复杂效果，这源自使用者"与不同类型的 BCI 技术的独特联系"⑤。例如，在脑机接口系统中一个人是否自主地发挥了作用、行使了"施动者"的功能，有时候与其否具有自

① Ujwal Chaudhary, Niels Birbaumer, Dennis McFarland, et al., "Brain-computer Interfaces for Communication and Rehabilitation", *Nature Reviews Neurology*, Vol. 12, No. 9, 2016, pp. 513 – 525.

② Orsolya Friedrich, Eric Racine, Steffen Steinert, et al., "An Analysis of the Impact of Brain-Computer Interfaces on Autonomy", *Neuroethics*, Vol. 14, 2021, pp. 17 – 29.

③ Johannes Kögel, Ralf Jox and Orsolya Friedrich, "What is it Like to use a BCI? —Insights from an Interview Study with Brain-computer Interface Users", *BMC Medical Ethics*, Vol. 21, No. 1, 2020, pp. 2 – 15.

④ Orsolya Friedrich, Eric Racine, Steffen Steinert, et al., "An Analysis of the Impact of Brain-computer Interfaces on Autonomy", *Neuroethics*, Vol. 14, 2021, pp. 17 – 29.

⑤ Ishan Dasgupta, Andreas Schönau, Eran Klein, et al., "Brain Computer Interfaces and Agency", *The Neuroethics Blog*, Retrieved on January 27, 2021, http://www.theneuroethicsblog.com/2019/12/brain-computer-interfaces-and-agency.html.

主感并不一致。在使用脑机接口时是否具有自主性，主要是看其脑中是否具有制导某一人工行动的意图，或者说大脑状态、主观动机被视为是否制导某一事件的判别标准。有的使用者即使自己制导了某一人工行动，即该人工行动与其脑中的意念存在因果关系，但他感受不到这种因果关系，因此感觉不到脑机接口系统的人工行动是由自己制导的，从而形不成自主感或主体感。又如，有的 BCI 使用者会产生虚假的自主感，即对与自己没有因果关系的事件形成自主感，或者说自己的实际大脑状态并非随后行为的发起者，但也可能会产生是由自己制导的自主感。哈斯拉格在脑机接口的使用者中设想了这样的案例：Fred 驾驶他 200 磅的由 BCI 驱动的半智能、半自动轮椅对 Ken 造成了严重损伤。即使 Fred 可能想在特定方向上驾驶轮椅，且并没有形成想要伤害 Ken 的大脑状态，但 Fred 也会觉得是"自己"导致了这样的结果。①

这里所涉及的问题也可以被称为"运动的所有权"问题。在脑机接口背景下有可能出现不同的错位：一是在行为中起着因果作用的相应的大脑状态已开启，但他没有"做它"的感觉，即他感觉没有做某事，而事实上他却在做；另一种情况是他的大脑状态不是导致这种行为的因果关系的一部分，但他有进行这种行为的感觉，即他感到在做某事，但实际上他并没有这样做。②

还有一种是不确定的状态，即对感受到的某一事件是不是由自己制导的（是由自己还是由智能设备发起的某一人工行动）搞不清楚。由于自主意识的核心是自愿行动与结果之间的联系，当使用 BCI 时有可能导致不清楚本人还是设备应该对使用者的感觉或行为负责，此时就很难判断脑机接口是支持还是破坏了人的自主感，③ 甚至"可能会引起特别混乱的情况，即用户可能对借助 BCI 产生的行为（无论是成功还是不成功）真正取决于自己的程度感到不确定，即不确定自己是不是该动作的主体"④。

————————

① Pim Haselager, "Did I Do That? Brain-computer Interfacing and the Sense of Agency", *Minds & Machines*, Vol. 23, No. 3, 2013, pp. 405–418.

② Pim Haselager, "Did I Do That? Brain-computer Interfacing and the Sense of Agency", *Minds & Machines*, Vol. 23, No. 3, 2013, pp. 405–418.

③ Swati Aggarwal and Nupur Chugh, "Ethical Implications of Closed Loop Brain Device: 10 Year Review", *Minds and Machines*, Vol. 30, 2020, pp. 145–170.

④ Pim Haselager, "Did I Do That? Brain-computer Interfacing and the Sense of Agency", *Minds & Machines*, Vol. 23, No. 3, 2013, pp. 405–418.

弗莱克等人也同样认为，"BCI 介导的行为有可能使用户不确定他是否是行为者。用户在学习使用 BCI 的过程中存在着不确定是不是自主体的潜在隐患"①。在加拉格尔看来，这种情况下该人就不是行为者，因为作为自主的行动者至少应对行动有某种自主感。在这一原则下，例如在梦游时或在催眠状态下进行的行为可以被认为是非自主的，因此可以至少部分地免除责任。②

这样一来，如同哈斯拉格所看到的，脑机接口还被认为是造成一个关于自主感的"灰色地带"，在该地带，传统的自主和责任概念不能像惯常情况那样被容易地应用。传统的情形是，我开汽车形成的速度是我的运动速度，但不是我的行走速度；如果我开车出了交通事故，所承担的法律责任会因动机、预后行为等的不同而不同，但无论何种情况都将焦点指向人而非车。将来在使用脑机接口遇到类似问题时，如果同样对待和处理就会不妥，所以我对附加了脑机接口后的所有行为具有什么样的"自主性"的责任，似乎难以从传统的自主感中获得正常可靠的指南，③ 因此需要进行新的探索。

从总体上，自主感就是感觉到自己是行为的发出者、控制者和承担者，技术作为辅助工具在进行行为增强的过程中，一开始会有"异己"的非自主的感觉，但习以为常后，就会适应于辅助技术且将其当作我的一部分，我和它一起做的事就被会视为"我做的"事。如从一地步行到另一地，无疑是我做的；而从一地驾车到另一地，习惯后也会被视同步行到另一地一样"是我做的"。我用手写出一篇文章，无疑是我做的；而习惯于电脑写作后在电脑上写出一篇文章，也被视同于手写出来一样是我做的。当技术成为我的一部分之后，我使用技术所做的一切都会递归为我做此事的自主感，一定意义上这也是将工具递归为人的过程。当脑机接口真正成为人所习惯使用的辅助工具后，这样的"自主感"扩展也是可能发

---

① Rutger Vlek, Jan-Philip van Acken, Evine Beursken, et al., "BCI and a User's Judgment of Agency", in Gerd Grübler and Elisabeth Hildt (eds.), *Brain-computer Interfaces in Their Ethical, Social and Cultural Contexts*, Dordrecht: Springer Science + Business Media, 2014, p. 193.

② Shaun Gallagher, "The Natural Philosophy of Agency", *Philosophy Compass*, Vol. 2, No. 2, 2007, pp. 347 – 357.

③ Pim Haselager, "Did I Do That? Brain-computer Interfacing and the Sense of Agency", *Minds & Machines*, Vol. 23, No. 3, 2013, pp. 405 – 418.

生的。在将来，假如脑机接口控制的终端有行动的增强能力，如跑得更快、跳得更高，就不会怀疑这是我在运动了，就像今天田径运动员不会怀疑依靠运动鞋提高的运动成绩是自己达到的成绩一样。从治疗的视角看，残障人通常在自己的身体上体验不到自我的存在和自我的能力，需要通过作为第二身体的脑机接口去体验自我的存在和自我的能力，只有在脑机接口处于"上手"状态后才能实现这种自我体验。这也表明，如何提高使用脑机接口时的上手感或自主感，即通过它来提高对自我的确证度，是推进脑机接口有效性水平的重要表征。

二 脑机接口对自我认同的新冲击

自我认同、自我的身份同一性或"我是谁"的问题，是一个重要的哲学问题，早在苏格拉底时这一问题就曾以"认识你自己"的方式呈现出来，并以此标志着哲学中人学转向的形成。

从心理学上看，我之为我通常是由"自我意识"来决定的，它是比躯体还重要的更能标志人的本质的精神因素。在这里"心灵同一性"决定着"自我同一性"，由于心灵的直接载体是脑，所以心灵的同一性在某种程度上可递归为脑的同一性。脑的同一性或不可替代性较之脑外的身体对于人的自我认同具有更直接的关联性，因为身体器官具有可替换性，如器官移植或人造器官对原有器官的替代通常不会影响"我之为我"；但脑则具有不可替换性，一旦替换了脑，就会"我将不我"，因为脑中的自我意识会随着脑的替换而被替换，一旦进行了脑的替换，"我"就会成为由另一种自我意识支配的另一个"我"。这就是格兰农（Walter Glannon）所分析的：一个人的身份，一个智能体的经历，以及一个人的自我感，都取决于一个人的心理状态的统一性和完整性。因为大脑产生并维持了这些状态，所以干预大脑会影响我们思想的本质和内容，从而影响我们的本质。[①] 脑机接口虽然在目前并不具有"脑替换"的作用，但毕竟通过向脑内植入新物或写入新信息，就会对我之为我的脑引入或大或小的新变量，从而对自我认同起到或浅或深的影响，当然，这里的深度影响甚至就意味

---

① Walter Glannon, *Bioethics and the Brain*, New York: Oxford University Press, 2007, p. 4.

着"脑机接口的使用可能从根本上改变个人的自我意识"①，即对原有的自我认同形成根基性的冲击：联结或植入脑机接口后还是原本之"我"吗？植入物对人脑的改变是否会涉及人的自我意识或身份体认？通俗地说，脑机接口介入后，我是同一个人，还是成为另外一个人？就是说，脑机接口在改变脑的过程中，也包括会改变人的"自我认同"吗？

关于脑机接口的使用有可能对自我认同造成冲击的现象，已为不少研究者所关注。如克格尔看到，"脑机接口介导的动作是通过绕过周围神经系统来实现的，进行这样的动作可能会感觉与操作其他技术有所不同，由此形成的自我体验和身份感觉也可能不同。"② 库伯勒（Andrzej Kübler）指出：植入物乃至手术过程本身都可能影响脑功能，使用过程中则可能对脑进行再塑，这些都可能使人在情感、性格或个性等方面发生改变。③ 比奥卡（Frank Biocca）认为："你如果选择具身的技术来放大或增强自己的身体时，就要当心在适应于做这种半机械人的时候，自己的身体模式和身份可能已经发生了改变。"④ 芬顿和阿尔珀特从"延展自我"上来看待这种影响，认为可以将关于脑机接口延展认知的主张应用于自我：脑机接口具有对于锁闭综合征个体"改变自我的潜力"，他们可以借助脑机接口延展自我，即人的认知借助 BCI 得以扩展时，自我也得到了扩展，亦即改变。⑤ 约翰逊（Veronica Johansson）等人说：脑机接口有可能深层改变人格，因为脑机接口的植入物有可能改变人脑，而对人脑的改变就有可能对人的自我认知和自我意识形成改变，从而人的核心特征（如人格或个性）等也会发生改变，甚至失去"真正的自我"。⑥ 此时，我还是我吗？脑机

① Olaf Blanke and Jane Aspell, "Brain Technologies Raise Unprecedented Ethical Challenge", *Nature*, Vol. 458, No. 7239, p. 703.

② Johannes Kögel, Ralf Jox and Orsolya Friedrich, "What is it Like to Use a BCI? —Insights from an Interview Study with Brain-computer Interface Users", *BMC Medical Ethics*, Vol. 21, No. 1, 2020, pp. 2 – 15.

③ Annie Kübler, Vivian Mushahwar, Leigh Hochberg, et al., "BCI Meeting 2005-workshop on Clinical Issues and Applications", *IEEE Transactions on Neural Systems and Rehabilitation Engineering*, Vol. 14, No. 2, 2006, pp. 131 – 134.

④ Frank Biocca, "The Cyborg's Dilemma: Progressive Emobodiment in Virtual Environments—Science Direct", *Human Factors in Information Technology*, Vol. 13, No. 2, 1999, pp. 113 – 144.

⑤ Andrew Fenton and Sheri Alpert, "Extending our View on Using BCIs for Locked-in Syndrome", *Neuroethics*, Vol. 2, No. 1, 2008, pp. 119 – 132.

⑥ Johansson Veronica, Garwicz Martin, Kanje Martin Kanje Martin, et al., "Authenticity, Depression and Deep Brain Stimulation", *Frontiers in Integrative Neuroscience*, Vol. 5, 2011, p. 21.

接口会使人变得连自己都不认识自己吗？这就是脑机接口可能对"我是谁"造成的新困惑。

对于一般人来说，"我是谁"的困惑通常产生于失忆或精神错乱之时。但在脑机接口使用过程中，人的认知即使在正常状况下也可能产生出自我认同的困惑。一位熟练掌握 BCI 脑绘画的患者自述了自己的这种感受：在用脑机接口作画时，当我在没有肌肉力量，没有画笔和颜色的情况下"画"了世界上用脑机接口画出的第一幅画时，我感到我自己就是个半机械人，我培养了一定的处理系统的能力，此时 BCI 越来越成为我的一部分。在治疗过程中，我的自我认知发生了变化，好像我的思想将离开我的大脑，开始飞行，但最终只是转过来，进入另一个自我。这个我现在在我的脑回中冲浪，感觉我的皮层，闯入我灰质中最黑暗的角落，注视着我，并使自己独立。我的思想得以解放，与我保持距离，并在贯穿我个性的伽玛波段电位中做出美学决定。① 还有学者设想，昨天还是一个性格上抑郁寡欢的人，经过脑机接口治疗后马上变得开朗活跃起来，具有了积极外向的性格，"这不仅会让他人惊奇，也让自己困惑"②。这方面也确有文献报道：一位长达 7 年的抑郁症患者使用深部脑刺激治疗后，对于"我是谁"倍感疑惑，经常怀疑自己与其他人交往的方式究竟是由自己来控制的，还是由佩戴的设备控制的。③

脑机接口所导致自我认同困惑源于多种可能：一是被脑机接口赋能赋智后的"新我"与"原我"之间的不协调；二是被脑机接口植入物改变了个性等特征而"变得像另一个人"；三是被控脑式地改变"我"的思想、意愿、知识，从而成为精神层面上迥然不同的一个"异己"；四是被脑机接口施加"记忆植入"时，如他人的自我意识随着知识等一同植入从而混合了他人的自我意识后，造成自我体验和自我意识的混乱，此外，进行脑部刺激产生的人工感受和人工经验，如果不能与自我在自然状态下产生的神经活动模式区别开来，也会把"幻觉的我"当成

---

① Gerd Grübler and Elisabeth Hildt（eds.）, *Brain-computer Interfaces in Their Ethical, Social and Cultural Contexts*, Dordrecht: Springer Science ＋ Business Media, 2014, pp. 102 – 103.

② 李佩瑄、薛贵：《脑机接口的伦理问题及对策》，《科技导报》2018 年第 12 期。

③ Eran Klein, Sara Goering, Josh Gagne, et al., "Brain-computer Interface-based Control of Closed-loop Brain Stimulation: Attitudes and Ethical Considerations", *Brain-computer Interfaces*, Vol. 3, No. 3, 2016, pp. 140 – 148.

真实的我，从而造成自我身份的混乱。

第一种情况常出现于脑机接口用于治疗时，尤其用于一般运动功能的恢复时，此时接受脑机接口治疗的人可能会产生这样的疑问：复能后的"新我"还是原来的我吗？从"我不能做到"到"我能做到"，定义"我"的某些特征发生了改变，"我"也就随之发生了改变，这是"人的变化的普遍性"意义上的改变，它基本不涉及自我认同的改变，因为只要使用者认可辅助设备对于"我"的随附性，即"我"对于这些设备的自主性（拥有如前所述的自主感），就可以认为这里的自我认同没有发生实质的变化，对"我是谁"并未形成根本的冲击，至多只是造成浅层的认同混乱，即对随附于我的设备与我共同完成的任务是不是"我"做的可能会没有清晰的体验，在"我"和辅助设备所做的事的责任划分具有界限上的不清，但其脑中的自我意识、记忆、思维功能等都没有发生变化，"我之为我"的本质——精神同一性没有发生改变，从而并未从深层造成自我意识的困惑。

第二至第四种情况则有可能涉及自我认同的改变。例如，由于脑（及其负载的意识内容）是决定一个人是他自己而不别人的根本所在，所以脑的改变与人的改变往往具有一致性。这样，当脑机接口中的深部脑刺激造成脑状态的改变时（引起了人们并不希望的大脑可塑性），有可能造成一个人性格等人格特征的改变，使人发生"变了个人"式的改变，此时就可能对"我是谁"造成深度困惑，对自我认同带来实质性的影响。相关的实验研究也表明了这一点，如阿基德（Yves Agid）等人报道说，深部脑刺激接收者在手术的前后会经历一种疏离，产生"我感觉像一个机器人"或"我感觉像一个电动娃娃"的异己感受。这样的变化会使患者感到与以前的自我有些疏远，从而引起人们对叙事身份的担忧。① 更多的实例研究也表明，由于深部脑刺激直接调节大脑，所以能够引起人格感、自主性方面的问题。如有报道称，少数因帕金森病而接受这种技术治疗的人变得性欲亢进，或出现其他冲动控制问题，"它会扭曲病人对自己的看法。一些因抑郁症或强迫症而接受深部脑刺激治疗的人报告说，他们的自

---

① Yves Agid, Michael Schüpbach, Martin Gargiulo, et al., *Neurosurgery in Parkinson's Disease*: *The Doctor is Happy*, *the Patient Less so*? *Parkinson's Disease and Related Disorders*, Vienna: Springer, 2006, pp. 409 – 414.

主感变得混乱。"① 一位安装了深部脑起搏器病人开始不由自主地赌博，花光了家人的积蓄，而且似乎并不在乎。只有当刺激被关闭时，他才能明白他的行为会有多大问题。德鲁据此认为那些接受这种治疗的人会质疑自己的思考中有多少是自己的思维模式？"如果我没有刺激系统，我该如何处理这个问题？"他认为至关重要的问题是，接受刺激的人能否反思自己是如何改变的？如果一个人只有在电流改变了他的大脑活动时才以某种方式思考，那么这些想法就不能反映真实的自我。② 在这里可以看到，相对于第一种情况的辅助治疗，脑机接口对"我"的改变从外在层面进入内在层面，尤其是通过植入物对脑造成改变进而对脑的精神活动造成改变时，就有可能牵涉人的心理、人格甚至自我意识的改变，在自我认同或身份问题上造成困惑。也就是说，脑机接口中的脑神经操作技术，是最有可能引起身份认同问题的技术，因为脑组织在手术或植入物的影响下发生变化后，其负载的精神也会随之变化，从这个意义上也要发生"我"的变换。

通过脑机接口来移植信息、知识和能力时更是如此。在脑机融合、记忆移植技术的作用下，如果将一个天才（如爱因斯坦）的知识乃至智力移植到一个"普通人"身上，使他一下子变得比原来更博学更聪明，此时的他还是他吗？他在"自我实现"时做出的成就是他自己的还是别人的"自我实现"？因为此时"我的成就"已经不完全是"我自己"做出来的，而是也有"别人"被移植过来的知识和能力所做的贡献，因此似乎更需要归功于"我之外"的"别人"。与这一层面的自我改变来说，深部神经刺激所造成的自我改变就不算是深度的自我改变了，"深部神经刺激会导致个人情绪和行为发生变化，但这种变化没有问题。在每个重大的生活事件或戏剧性经历都会导致个人身份发生改变的意义上，这是微不足道的"③。

更进一步看，当植入的自我意识中某些构成成分与原先的成分不兼容时，可能会导致"混乱的自我"。或者说，当两个冲突的"自我"合并在

---

① Eran Klein, "Informed Consent in Implantable BCI Research: Identifying Risks and Exploring Meaning", *Science and Engineering Ethics*, Vol. 22, No. 5, 2016, pp. 1299 – 1317.

② Liam Drew, "Agency and the Algorithm", *Nature*, Vol. 571, No. 7766, 2019, pp. S19 – S21.

③ Swati Aggarwal and Nupur Chugh, "Ethical Implications of Closed Loop Brain Device: 10 Year Review", *Minds and Machines*, Vol. 30, 2020, pp. 145 – 170.

一起时，会导致决策中的选择困难，使人陷于"人格分裂"之中。如一个原本自私自利的人被植入乐善好施的价值观人生观后，且两种意识成分势均力敌时，他就会面临待人处世上的不知所措、难以决策。而当植入的成分（无论是作为硬件的芯片，还是作为软件的知识、能力）过多时，他人的自我意识则会压倒本人的自我意识，此时就不再是自我意识的混乱，而是完全变成了"他人"，犹如对人的自我意识进行了"洗脑"式的操作，此时就从自我混乱走向了自我丧失，在这种意义上，桑珀（Matthew Sample）等人认为，脑机接口可能会对用户的自我感觉产生负面影响。[①]

与"自我的丧失"相反的，还可能有"自我的泛滥"。如果别人的自我意识可以植入我的脑中，也意味着逆向操作的可能性，即我的自我意识也可以移植到别人或别的载体中，这种移植如果不断进行下去，就可能会有许多相同的"我"在不同的大脑或智能载体中出现，这意味着"我"在我的"本尊"之外还可以有若干乃至无数个"分我"存在着，并在体验我所体验到的一切，或者同一个"我"从意识精神上可以在不止一个地方同时出现！这也是目前关于"元宇宙"构想中的"分身"。接踵而来的问题是：其他的"我"能在多大程度上与"本我"保持同一种自我意识？"我们"是否也会走向各自的差异性，成为新的关于"我"的不同个体，与"本我"是不是"理一分殊"的关系？这些都是发人深思的问题。

这些分析或预期表明，如果人脑对脑机接口彻底开放，就可能面临自我迷失或自我混乱的种种情形。人生的最高追求，在马斯洛看来是"自我实现"。而如果自我迷失，不知道我是谁，在身份认同上陷入混乱，那么即使达到了"自我实现"的目标，也不知道是"谁"的自我实现，这一最高的人生追求也就失去了意义。所以在确保不对"我是谁"的自我认同造成根本性混乱的前提下开发和使用脑机接口，是一项重要的人文原则。

三 脑机接口与自我重构

脑机接口对自我确认、自我体验等自我认同产生了丰富复杂的影响，

---

① Matthew Sample, Marjorie Aunos, Stefanie Blain-Moraes, et al. , "Brain-computer Interfaces and Personhood: Interdisciplinary Deliberations on Neural Technology", *Journal of Neural Engineering*, Vol. 16, No. 6, 2019, pp. 1 – 7.

这种影响还包括它对自我的积极重构。

在前面的分析中我们曾看到，由于未达到技术的上手状态而导致 BCI 使用者的自主感缺失，从而不能体验和确证自我在借助脑机接口"做事"时的存在。但也有使用者能够体验到与脑机接口融为一体，从而"将这些设备并入他们的自我意识中"①的情形，此时脑机接口不仅对自我加以了确认，而且通过对使用者自我体验的影响而对自我进行了某种意义上的重构。

相关的案例研究表明了两种不同的自我体验都有出现。该研究询问使用者这样的问题："在你使用 BCI 的那一刻，是否体验到它是你的一部分？"结果是一部分人进行了肯定的回答，他们说"当我看到假手张开和闭合时，我感觉就像真手的自然动作"；有的感到"我确实觉得我和这个设备是一个整体"，"当我能在电脑上看到所发生的一切时，我感觉我们是一个整体，前进，后退，并试图把箭头放在需要的地方"；"我认为这是我的一部分，因为我的大脑也参与其中"。另一部分人则作了否定的回答，述说道："不，我用 BCI 从来没有感觉过我和它是一个整体，这只是一种治疗我受伤的手的方法"；"不，这是一个通信设备，不是我！"②

在克格尔研究的肯定性案例中，一位叫 Robert 的残障人经过 BCI 的使用训练后，产生了"一种非常奇怪的感觉"，感到随着"我"与计算机之间的联系变得更加紧密，以前不能动的双腿现在也被"重新连接"到自己的身体上，从而重建了自己的身体形象；另一位叫 Rudi 的使用者则感受到"我以一种新的方式了解了我的身体"，"从某种程度上使我的身体感觉更好"。还有一位叫 Nicole 的患者更明确地说 BCI 使"我可以做很多事情"，她将正在操纵的机械臂纳入自己的身体和自我形象，感到"它成了我的手臂，它就是我的一部分"，体验到"我动了我的手臂"，而不是"我在移动机械臂"；不是"看看我的手臂做了什么"，而是"看看我做了什么"；不是说"我向右移动计算机"，而是说"我向右移动"。Nicole 由此感到脑机接口"改变了我的自我形象"，从而需要"重新定义自己的形

① Swati Aggarwal and Nupur Chugh, "Ethical Implications of Closed Loop Brain Device: 10 Year Review", *Minds and Machines*, Vol. 30, 2020, pp. 145 – 170.

② Gerd Grübler and Elisabeth Hildt (eds.), *Brain-computer Interfaces in Their Ethical, Social and Cultural Contexts*, Dordrecht: Springer Science + Business Media, 2014, p. 122.

象",所以在克格尔看来,Nicole 通过优先考虑自己的大脑来重新定义自己的形象。由于她的大脑没有改变,也没有"忘记"它的任何功能,因此大脑被认为是她最重要的部分。脑机接口增强了她的身体,而她的身体正在经历退化,于是恢复身体失去的能力或感觉可能会导致用户的自我定义发生变化。① 无论是强化了自主性还是弱化了自主性,对于脑机接口的使用都可能引起用户对自我的重新定义。可以说,在脑机接口取得肯定性效果的使用中,形成了麦克卢汉所说的人和技术在相互修正后达到的"一种新的平衡"②,使用者的自我形象或自我体验得到了某种程度上的重构,此即它所具有的对自我影响上的积极价值。

脑机接口对自我的积极重构,大量地体现为对人的自主感的恢复甚至增强。许多这一领域的研究者发现,脑机接口可以为使用者带来"恢复自为和自主权"③ 以及"增强自决权"④ 的效果。肌萎缩性侧索硬化症患者存在"自主权和具有行为能力的要求",而 BCI 被视为可以满足这些需求的技术。⑤ 它可以使脑机接口的需求者在出行、日常生活和就业方面更加独立,并确保他们自主地形成自己的意图、有效地实现预期的行动。⑥

当然,这种影响常常是因人而异、丰富多样的,如有的感到脑机接口使自己的自我形象发生了双重变化,一种是增强的感觉,另一种是麻痹的感觉。有的用户感到使用 BCI 时就像使用工具一样,认为自己与 BCI 建立了"伙伴式"的工作关系,感到 BCI 是自己的"一个友好的帮手";有的体验到脑绘画极大地丰富了自己的生活,但并未改变自己的身份;还有的用户甚至认为 BCI 可能有助于确定你是谁,并且不受 BCI 的影响。在克格

① Johannes Kögel, Ralf Jox and Orsolya Friedrich, "What is it Like to use a BCI? —Insights from an Interview Study with Brain-computer Interface Users", *BMC Medical Ethics* , Vol. 21, No. 1, 2020, pp. 2 – 15.

② [加] 马歇尔·麦克卢汉:《人的延伸——媒介通论》,何道宽译,四川人民出版社 1992 年版,第 52 页。

③ Walter Glannon, "Neuromodulation, Agency and Autonomy", *Brain Topogr*, Vol. 27, No. 1, 2014, pp. 46 – 54.

④ Orsolya Friedrich, Eric Racine, Steffen Steinert, et al. , "An Analysis of the Impact of Brain-Computer Interfaces on Autonomy", *Neuroethics*, Vol. 14, 2021, pp. 17 – 29.

⑤ Sonja Kleih and Andrea Kübler, "Psychological Perspectives: Quality of Life and Motivation", In Gerd Grübler and Elisabeth Hildt (eds.), *Brain-computer Interfaces in Their Ethical, Social and Cultural Contexts*, Dordrecht: Springer Science + Business Media, 2014, pp. 77 – 84.

⑥ Johannes Kögel and Gregor Wolbring, "What It Takes to Be a Pioneer: Ability Expectations From Brain-Computer Interface Users", *Nanoethics*, Vol. 14, 2020, pp. 227 – 239.

尔看来，这种多样的体验或多种方式的自我重构，是因为参与者的背景、身体状况、性格、期望、机会、结果以及他们所使用的脑机接口应用的目的和内容方面存在异质性，还包括他们参加培训时所付出的努力不同，这些差别决定了用户在使用 BCI 时自我描述和自我理解的不同，从而影响了用户当前的自我认同。①

脑机接口能够重构自我，也可以从反面得到确证。一些接受脑机接口有效治疗的患者，长期适应后将其接纳为"我"的一部分，一旦失去它时，"我"将感到不适应。在德鲁记载的一个案例中，代号为"6 号病人"的癫痫患者在患病 45 年后接受了防止癫痫发作的治疗：在她的大脑表面植入了电极，当检测到癫痫即将发作的迹象时，电极就会向手持设备发送信号。在听到设备发出的警告后，6 号病人就知道要服用一定剂量的药物来阻止即将到来的癫痫发作。她慢慢地适应这项技术，感到植入的设备成为自己的一部分，与其形成了"共生关系"，甚至感到"它变成了我"，即在依赖这个系统的过程中，她的自我意识发生了根本的改变。但后来为 6 号病人植入该设备以帮助她摆脱癫痫的公司破产了，该装置必须被移除。她尽了最大努力来拒绝和抵制，但最终还是移除了设备，"失去它"后她非常悲痛，感到"迷失了自我"。研究这一案例的学者也感叹："这不仅仅是一个设备，公司拥有这个新人的存在。"②

我们还可以进行更"超前"的展望和探讨：在脑机接口的增强性使用中，通过神经操作而有意识、有目的地进行记忆修饰从而对自我加以重构是否可能以及是否可行？

例如，基于脑机接口技术，通过对脑的神经操作而改变人的精神世界，包括抹去痛苦的记忆，改变人的自我意识，对有关自我的记忆进行修饰，在这个过程中摆脱令自己不满意的旧自我（或自我的一部分），重构一个新自我，使自我犹如洗心革面一般地发生人格上的变化。一个人为了拥有更好的今天和明天，而进行这样的"记忆修饰"即"自我修饰"或"自我重构"，即借助脑机接口创造一个"新我"，从技术上这应该是可能的，甚至在超人类主义看来在观念上也是值得提倡的，因为他们认为被增强的自我才是更真

① Johannes Kögel, Ralf Jox and Orsolya Friedrich, "What is it Like to Use a BCI? —Insights from an Interview Study with Brain-computer Interface Users", *BMC Medical Ethics*, Vol. 21, No. 1, 2020, pp. 2 – 15.

② Liam Drew, "Agency and the Algorithm", *Nature*, Vol. 571, No. 7766, 2019, pp. S19 – S21.

实的自我，真实的自我就是能自我创造或自我塑造我们自己的人。①

比起"神经操作"来重塑自我，还有更高级更无创的方式，这就是经验信息（或记忆）的直接植入。一些科幻片（像《盗梦侦探》《记忆碎片》《盗梦空间》等）对此已有展现。如《盗梦空间》中的"盗梦"就是造梦，设计梦境就是设计经验，从而造梦就是为自我制造新的经验和观念，通过脑中的这些人造信息或"无中生有"的经历来改变一个人的自我认知。这些科幻片中，涉及意念、梦境、看法、观点、意愿、信仰、雄心等的读出与植入，意味着人的经验世界（包括对自我的体验和记忆）所组成的自我意识在未来可以通过技术手段来改变和重构。

显然，这种基于脑机接口的自我重构不仅有积极意义，也存在迷失自我的风险，一方面，它"可能会支持主体，使他们可以成为自己想要的人，但在某种程度上，他们也可能以不希望的方式改变主体，这可能会威胁到他们的身份"②。这种双重性之间可能具有实质的区别，也可能只是修辞上的不同，反映的都是精神层面的自我与身体层面的自我所发生的基于脑机接口的改变甚至突变所导致的结果，这是一种需要避免的对自我的解构，还是需要肯定和追求的对自我的积极重构，可能并不存在绝对区别的清晰界限，需要在动态的技术发展和动态的人文理念的变迁中去寻求相互对接的平衡点，使自我中不能变动的部分保持稳定，而需要改变的部分能按自己的愿望加以完善。

其实，即使没有脑机接口的作用，人也在不断地进行自我的重构，脑机接口无非使这种重构更为显著，它将"自我"通过更多的通道与更多的他物甚至"他心"进行交互，而"自我"本身就是在这种交互、与世界的"互联互通"中得以建构或形成的，只不过这种重构需要尽可能按合乎自我需要和社会共识性的健康标准所归约的方向进行，为的是使自我成为更理想更健康的自我，即"更好的自己"。

---

① David DeGrazia, "Prozac, Enhancement, and Self-Creation", *Hastings Center Report*, Vol. 2, 2000.

② Swati Aggarwal and Nupur Chugh, "Ethical Implications of Closed Loop Brain Device: 10 Year Review", *Minds and Machines*, Vol. 30, 2020, pp. 145 – 170.

第三节 脑机接口与超人、后人类及人的本质问题

"我"的总和就是人类，脑机接口与人的问题，最后还要落脚为脑机接口与人的发展尤其是人类的未来命运问题。基于脑机接口的脑机融合技术在促进人的新进化过程中，展现出通过增强和改进而使人成为克服现有"生物学局限性"的"超人"或"后人类"的前景。当脑机融合进而人机融合所造就的"新人"（赛博人）超越人的自然性状或"天性"时，对于这一人文后果目前存在着极大的争议，其焦点是人性（人的自然的天性）能否被允许加以技术性改变？经过这样的改变是否会使人丧失人的本质？脑机融合建构出来的超人或后人类是否会彻底动摇我们关于"人是什么"的信念？由此使脑机接口在对人类施加影响的限度上，开启了一场新的人文探究。

一 基于脑机接口的脑机融合：走向人的新进化

人类正在进入脑机接口时代，也正在进入人工智能时代，其重要标志就是两者日趋深度的融合，当人工智能嵌入脑机接口中并达到一定的先进程度时，人类就迈向了脑机融合的时代。

基于脑机接口的脑机融合是人工智能的一种重要应用技术。对于人来说，人工智能目前主要还是一种"离身"的技术，即在人体之外分离地发挥作用。随着脑机接口技术的发展，人工智能必将走向脑机融合，逐渐成为"具身"的技术，即嵌入人的身体（这里指广义的身体，尤其包括人脑）中，像身体的组成部分那样发挥作用。

脑机接口使脑和机联结了起来，某种意义上，就是使计算机所负载的人工智能与人脑实现了结合，两者可以协调地工作，在更高的水平上，两者之间还可以达到相互适应的深度融合，从而使人脑的思维感知能力与机器的数据采集和信息处理能力无缝地对接起来，形成一体化的"融合智能"或"赛博智能""混合智能"。

可以说，脑机融合的混合智能是智能时代脑机接口技术发展的必然趋势，而且这种"混合"早已发生。当人的智能活动借助认知工具来进行而形成"延展智能"（即延展认知）时，就会形成某种形式的混合智能，不过此时的延展智能主要还是一种外在的混合智能。当脑机接口从非植入

式发展到植入式后，人脑就和植入物一起更高效地完成认知任务，脑机接口的认知功能就从外在的延展发展到内在的嵌入，以至于从空间上无法分清技术元素与生物元素的界限，从直观上看脑机接口所进行的活动也成为"颅内"发生的事件，此时的人脑也就被称为"赛博脑"。在这样的赛博脑中，人脑本身进行的活动与植入系统的活动形成动态的"耦合"与"协同"，形如同步进行的同一个过程，此时就意味着脑机之间外在的混合智能进一步发展到了内在的融合智能，这才是高水平的脑机融合。无论怎样，基于脑机接口的脑机共生系统本质上就是造就混合智能的系统。

脑机接口对于改善和提高人的能力的作用是毋庸置疑的，通过它带来的人与机器之间的感知融合、行为融合和思维融合，可以将机器的某些能力整合到人之中，形成一个新的整体或系统，这个新的系统具有了较之无论是单独的人还是单独的机器都更强的能力，从而可以完成任何一方都难以单独完成的任务。换句话说，借助脑机融合的脑机接口，人们"可以从机器或人工智能的一些优势中受益，例如，在'数字处理'方面快速和高度精确的数学能力，高速、几乎无限的互联网知识库，以及准确的长期记忆。此外，人们普遍认为人类只有五种感官，而机器可以提供包括红外线、紫外线和超声波信号在内的世界视角"，脑机接口给人带来的"也许最重要的是人类的沟通方式的革命。人和人的沟通本质上是将复杂的电化学信号从一个大脑传递到另一个大脑，这通常是通过一种缓慢且容易出错的媒介（如语言）来实现，其效果（特别是在速度、功率和精度方面）非常差。很明显，如果通过植入物将人脑与计算机网络连接起来，则可以实现人脑和人脑之间的直接交流"[1]。这种沟通方式也为库兹韦尔所预测，他认为到 2030 年前后，我们可以将纳米机器人通过毛细血管以无害的方式进入大脑，并将我们的大脑皮层与云端联系起来。届时，我们将创造出比今天所熟悉的、更深刻的沟通方式。[2]

脑机接口通过对人的治疗和增强不断创造出人的新进化，从而形成脑与机之间的"协同进化"，这种协同进化达到一定的程度，就进入脑机融

---

[1] Kevin Warwick, "A Tour of Some Brain/Neuronal-computer Interfaces", in Gerd Grübler and Elisabeth Hildt (eds.), *Brain-computer Interfaces in Their Ethical, Social and Cultural Contexts*, Dordrecht: Springer Science + Business Media, 2014, p.139.

[2] 佚名编译：《科学家预测：2029 年人类开始实现永生》，2018-12-27，http://www.360doc.com/content/18/1227/15/3166000_804835336.shtml.

合的新阶段，即从外在融合发展到内在融合。这种内在的融合在直接调节大脑的过程中使其发生新的变化，大脑在进行了适应改变后就会把技术性的感觉当成自己的东西欣然接受，并变得可以随心所欲地控制体外的机械装置，这样人脑和人本身就被深度地改变了，甚至"人"和"机"都获得了新的含义。2002 年，凯文·沃威克就在自己身上进行了首次突破了人与机器之间的界限的实验，他在自己手臂上植入了一种设备，该设备将电极连接到神经组织。该设备使他仅凭思想就可以激活机械臂并控制轮椅，还可以与他的妻子（也植入了同样的装置）进行脑对脑的直接交流，由此他成为世界上第一个半人半机器人。① 虽然几周后他取下了植入的设备，但在实验期间的哪些神奇体验使他亲身感受了脑机融合的新境界，宣告了脑机融合从而人机融合的想法并非天方夜谭。

二　基于脑机融合的"超人"或"后人类"景观

脑机接口始于治疗，但必然走向增强。而在走向增强的过程中，通过脑机融合就必定走向混合智能、人机融合（所谓"机器入身"），它将人的能力和机器的能力整合起来，形成一个相互增强的系统，集合为一个具有"超能力"的智能体，最后将人类的发展推进到"奇点"或"质变"的节点，根据库兹韦尔的说法，在不那么遥远的未来，奇点应该能让我们超越生物的身体和大脑，它是人与机器融合的结果。② 他甚至还具体地预言：人类和机器之间鸿沟到 2029 年就会不再存在。③ 奇点的到来就预示着"超人"（transhuman）或"后人类"（post-human）时代的来临。

可以说，脑机接口的终极目标是实现脑机融合，即实现人脑和机器之间更紧密更有机更无缝的联结，其实质也就是人机融合。对这种融合的追求，就是大脑将外在的工具同化为自己的一部分，使人所具有的生物禀赋与技术所负载的强大能力有机地整合为一体，尤其是将人工智能深度融入人脑，成为具有超能力的新存在或新物种。马斯克的 Neuralink 作为著名的脑机接口研发公司就明确将通过脑机接口技术来缔造具有超能力的超人

---

① Fabrice Jotterand, "Beyond Therapy and Enhancement: The Alteration of Human Nature", *Nano-Ethics*, Vol. 2, No. 1, 2008, pp. 15 – 23.

② Ray Kurzweil, *The Singularity is Near: When Humans Transcend Biology*, New York: Viking, 2005, p. 4.

③ 参见 ［美］雷·库兹韦尔《机器之心》，胡晓姣等译，中信出版社 2016 年版，第 288 页。

（类）作为自己的长期目标，马斯克认为只有通过脑机接口才能使人跟上人工智能的发展，实现人与人工智能的"共生"。在他看来，超人（类）是一种介于人类与机器之间的新物种，拥有超强的能力和完美的特征，甚至可视其为装着义肢的"上帝"，而人类的未来就是人机融合后的超人时代，人将自己变成超人也是人不被人工智能所战胜的"以毒攻毒"的唯一方法。BrainCo 的创始人韩璧丞认为脑机接口的作用在未来第一是造人，第二是造超人，① 超人是人机融合的半机械人，是自然的生物成分与人工的技术成分高度耦合的"赛博格"，也称为"后人类""人机融合体"等，还可以表达为"人 + BCI + AI"所形成的"新人"，或被称为"超生物"，并认为这是"更好的人类形式"。

"超人之梦"一直是人的发展或新进化中难以回避的追求。早在 20 世纪 90 年代初期，斯托克（Gregory Stock）在他的同名著作中提出了"超人"（Metaman）的概念，字面意思是超越人类，并借超人概述了他对人机融合的看法，他称为"技术与生物学的融合"②。人期望将自己发展为超人的运思方式有多种，技术增强是最被倚重的一种方式，而脑机接口就是这种技术增强方式中的一个"亚种"，而且随着 BCI 功能的变强，随着脑机融合可能性的揭示，这种方式日益成为探讨的重点。

当然，脑机接口不是一下子就把人带入超人的境界，它从给人带来的微小变化开始，对人的增强不断加以积累，最终形成"巨变"，由此"造就"出与既有人类之间形成显著区别的具有"超能力"的"超人"。这种人克服了人自己的生物学局限性，甚至"克服了我们肉体存在的所有弊端"③。

从技术的可能性上看，脑机之间的内部融合具有客观的根据，这就是当硅芯片发展为生物芯片时，即数字技术与生物领域深度融合时，就可以更自然地与人脑组织融洽地结合，芯片中携带的人工智能（如知识和算法等）就更容易整合到人脑之中，强大的脑机接口被内置化和无形化，人脑

---

① Brain Co. 的"造人"指通过脑机接口的治疗功能来塑造更正常、更健康的人。"造超人"则是通过未来的脑机接口的增强功能，帮助人类突破现有生理极限，激发人类脑力潜能。

② Gregory Stock, *Metaman: The Merging of Humans and Machines into a Global Superorganism*, New York: Simon and Schuster, 1993, p. 58.

③ Gerd Grübler and Elisabeth Hildt (eds.), *Brain-computer Interfaces in Their Ethical, Social and Cultural Contexts*, Dordrecht: Springer Science + Business Media, 2014, p. 184.

的智力随之得到扩展和增强，这样的"超脑"所关联的无疑就是具有超强智能的超人。整合了脑机接口（连同人工智能）技术的人，其能力不再受限于自己的生物学禀赋，而是传感器有多强，他的感知能力就有多强；芯片有多大的容量，他的记忆容量就有多大；人工智能的处理器有多快，他信息处理（如计算、推理）速度就有多快；脑机接口所联结的人工行动系统（身体的替身或代理）有多强大，人的实践能力就有多强大，人用意念做事的能力就有多强大……通过技术性的"嫁接"或"移植"，人借助脑机接口融入了强大的人工智能和人工体能，具有了几乎"无所不能"的本领，成为完全超越了人的现状和能力的"新版人"，而"原版人"则在某种意义上成为"过时的人"。

对超人类的设想和展望，还形成了"超人类主义（Transhumanism）思潮"或"超人类主义运动"，这种思潮或运动"主张通过科学和技术超越当前人的状态和限度"①，克服人类在自然禀赋上的局限性，并将人类转变为"更好"的生物，所以也被称为"利用科学进步对当前人类的体能、智力、情感和道德等方方面面进行改善的浩大工程"②。超人类主义有不同的分支和策略（如生化分支、电子分支），但它们的核心通常旨在增强心灵、增加快乐并克服死亡，其中一个重要的主张就是要抛弃身体，转向心灵，如通过扫描大脑提取脑中的信息，从而将人的心灵或体现自己特质的自我意识等上传到超级计算机中，由此来保存真正的人。不少科学家和工程师是超人类主义运动的代表，明斯基和莫拉维克（Hans Moravec）就是其中最著名的代表。如明斯基期望研究人员"构想出生物学从未提供过的全新能力。随着这些发明的积累，我们将尝试将这些能力连接到我们的大脑。最终，我们将找到方法来替换身体和大脑的每个部分，从而修复使我们的生活变得如此短暂的所有缺陷和不足"。于是，"BCI技术在某些方面可以看作朝着克服人类身体生存这一目标迈出的一步。作为大脑和计算机之间的接口，BCI技术从某种意义上体现了通过技术增强来替代生物结构的超人类主义野心"③。脑机融合还可以沿"人工

① Max More and Natasha Vita（eds.），*The Transhumanism Reader*，Hoboken：Wiley-Blackwell，2013，p.3.
② ［法］费希：《超人类革命》，周行译，湖南科学技术出版社2017年版，第32页。
③ See Gerd Grübler and Elisabeth Hildt（eds.），*Brain-computer Interfaces in Their Ethical，Social and Cultural Contexts*，Dordrecht：Springer Science + Business Media，2014，pp.184-185.

脑"的方向进一步发展，并带来更加诱人的前景：借助人工脑而实现生命的长存。人工脑可以与不需要肉身的"虚拟化身"相结合，在"元宇宙"中实现意识的长存，从此人可以不用经受病痛折磨，拥有多个身体。总之，通过脑机融合技术将人脑中的意识传递到新的载体上之后，就可以开启人类长存的时代，也是新人类时代的开始。

超人类与另一个流行词"后人类"（posthuman）具有相同的指向，这一指向也形成了所谓的"后人类理论"或称"后人类主义"（posthumanism），它认为一旦超人类出现并成为人类的主流形式后，就进入了所谓的后人类时代，这个时代也是由包括脑机接口在内的科学技术对人所实施的重大影响和改变而带来的，即相信人类可以因为科技的发展而最终导致根本性的改造，由此成为后人类。没有科技加持和增强、再造的时代，只是人类的童年时代。人类在当今科技的不断改造下，即将走出漫长的童年阶段，迈向一个不断自我增强的全新时代。当前形式的人类并不代表我们发展的结束，而是属于一个相对较早的阶段。许多超人类主义者希望终有一天走上成为后人类的人生道路：他们渴望达到超越任何当前人类天才的智力高度，就像人类超越其他灵长类动物一样；这样的人还能抗疾病抗衰老，拥有无限的青春活力；他们也能控制自己的欲望、情绪和精神状态，能够避免对琐碎的事情感到疲倦、仇恨或恼怒；这样的后人类人生还拥有更多的快乐、爱、艺术欣赏能力，体验当前人类大脑无法访问的新意识状态。如果人们继续积累记忆、技能和智力，那么在过着无限长久且健康积极生活的过程中，他们就不知不觉地进入后人类时代。[①] 在一些研究者看来，后人类可以是完全合成的人工智能，也可以是增强后的认知能力上传到机器载体后的产物，或者它们可以是对生物人类进行许多微小增强而形成意义深远的累积之结果。后一种选择可能需要使用先进的纳米技术重新设计人类有机体，或者使用基因工程、精神药理学、抗衰老疗法、神经接口、增强记忆力的药物、可穿戴设备、计算机和认知技术等组合来彻底增强人类有机体。[②] 例如，神经接口如果与特殊的传感器联结，可以形成特殊的感知能力，如具备蜜蜂感知紫外线的能力，即所谓"跨物种"的感知能力。由此可见，超

---

① Sandra Knuth, "What is Transhumanism", 2014 – 10 – 21, https：//whatistranshumanism. org.

② Sandra Knuth, "What is Transhumanism", 2014 – 10 – 21, https：//whatistranshumanism. org.

人类与后人类的关系密切，可以认为超人类是指人类与后人类之间的一种中介形式，或者说超人类主义者的根本目标是要成为后人类，① 甚至还有人主张两个概念等同。②

超人类主义和后人类主义描述了大致相似的人类未来景观。可以说，它折射的是人类的一种并非自然进化的"后达尔文主义进化"，是基于自主选择而非自然变异的进化。这也是对基于脑机接口的脑机融合技术的最"超前"展望：通过"超脑"的构建而走向"超人"的制造，它能够对人产生的最大影响，就是它在使人变为"下一个物种"过程中所起的关键作用。进一步看，这样的影响究竟应被视为人类的新发展新进化，还是人类的终结或消亡，就进一步指向了脑机融合对我们在理解人的本质这一问题上存在的种种分歧。

三　人的本质：超人还是人吗？

脑机接口作为脑机融合的技术基础，其一般功能是将脑和机器联结起来，这种联结具有了打破人与技术之间边界的初步意义，此时新的问题就出现了：人是什么？机器是什么？人和机器之间谁是谁的延伸？脑机接口功能的极致发挥就是基于脑机融合的超脑从而超人的形成，那么融合后的"智能体"（一种新的 agent）仍旧是人吗？即"超人还是人吗"？这无疑是涉及人的本质的根本性问题，这一问题的提出也被认为是"传统人本主义"所面临的"颠覆性的挑战"③。

关于人的本质是否可以被诸如脑机接口之类的技术所触碰，是一个被高度关注的哲学问题，在格鲁伯勒等人看来，与此关联的一系列问题包括：人作为一个特殊的物种是否可以按照自己的意愿进行发明和设计？技术手段是只能作为辅助性和补偿性的治疗手段，还是可以用来改变人的一般状况甚至可以通过任何设计来彻底改造自己？对这类问题可以预期两种答案：一种是强调人类具有"永恒"的特定的基本特征，另一种是强调

---

① Allen Porter, "Bioethics and Transhumanism", *Journal of Medicine and Philosophy*, Vol. 42, No. 3, 2017, pp. 237 – 238.

② 吴红涛：《机器人身：微机器时代的身体景观及其问题反思》，《华中科技大学学报》（社会科学版）2020 年第 2 期。

③ 吴红涛：《机器人身：微机器时代的身体景观及其问题反思》，《华中科技大学学报》（社会科学版）2020 年第 2 期。

人类的特征并非固定的，他们具有一些选择的权利和一定程度的自由，可以或多或少地完全改变自己。①

这两种关于人的本质的看法，应用于对超人的"属人性"分析，就会有"超人仍是人"与"超人不是人"两种对立的判断。

从"超人仍旧是人"的立场上看，超人的出现并未动摇人的本质，也并未扰乱我们关于"人是什么"的定义和信念。用安德里厄（Bernard Andrieu）的话来说，"尽管人们一直担心机器人会导致非人性化，但在后人类主义背景下，生物和技术系统趋于融合，使嵌入人体内部的设备变得更加容易接受。"或者说，大脑所连接的脑机接口"不是对植入物的被动接受，而是基于原始空间对其身体活动的新重新配置"②。这种"重新配置"只要是人的生物性构造所能容纳和接受的，就没有对"人之为人"的本质属性形成冲击，而无非结构上有了某种变化。克格尔也持类似的看法，他认为人的自然结构是大脑控制肢体（复杂的生物结构），BCI无非将其变为大脑控制技术设备的新型结构，将不同于我们身体构造装置的一个新型控制系统纳入我们的身体系统中，但这种结构的改变并未对人类之为人类造成改变。一些将脑机接口用于治疗的使用者也感到，使用BCI并不会改变自己作为人类（human）的身份，而是感受到"仍然是同一个人类"③。甚至，进行了这样的"改造"后，脑机接口的使用者们也拒绝将自己视为赛博格，即拒绝被当作功能性的人机混合体或半机械人。④ 其实，人的改变是具有普遍性的现象，如目前的脑机接口技术即使应用于治疗的过程，像"智能假肢、外骨骼辅助设备、视力减退治疗中把电极与视网膜及微型摄像机相联结的成功案例都告诉我们，智能技术改造了父母给予的生理结构与生理能力"⑤。虽然使用脑机接口进行治疗只是初级阶段

---

① Gerd Grübler and Elisabeth Hildt（eds.），*Brain-computer Interfaces in Their Ethical, Social and Cultural Contexts*，Dordrecht：Springer Science + Business Media，2014，p. 185.

② Bernard Andrieu，"Acceptance of Brain-machine Hybrids：How is Their Brain Perceived In Vivo？"in Maureen Clerc，et al.（eds.），*Brain-computer Interfaces 2：Technology and Applications*，Hoboken：John Wiley & Sons Inc.，2016，p. 289.

③ Johannes Kögel，Ralf Jox and Orsolya Friedrich，"What is it Like to Use a BCI？—Insights from an Interview Study with Brain-computer Interface Users"，*BMC Medical Ethics*，Vol. 21，No. 1，2020，pp. 2 – 15.

④ Andrea Kübler，"The History of BCI：From a Vision for the Future to Real Support for Personhood in People with Locked-in Syndrome"，*Neuroethics*，Vol. 13，2020，pp. 163 – 180.

⑤ ［美］约瑟夫·巴-科恩、大卫·汉森：《机器人革命》，潘俊译，机械工业出版社2015年版，第123页。

的人机结合，但也显示了具有"人本意识"的使用者对于即使在整合了技术能力于自身之中的过程中，也仍旧对于将自己定位和保持为"人类"具有清醒而强烈的自觉性，尤其是"人"在世界上所具有的独一无二的特性和"成为人"的自豪感（以及与之形成对照的"不是人"的卑微感），这种自觉性和自豪感也有可能即使在人机融合的高级阶段仍将延续下去。

从"超人不再是人"的立场上看，脑机融合进而人机融合已经动摇了人之为人的根本。从产生和进化来看，人是"自然的产物"或"自然之子"。当人可以以赛博格的形式存在时，人就不再是自然的产物，而是"自然＋技术"的产物，这样的人不是生育出来的而是制造出来的。从超人类也被称为"后人类"来看也是如此，这个"后"就表明了不同于人类的定性，包含了明确的主张："超人类主义者在我们所知的人类之本质的意义上，并不称自己为'人类'。相反，他们称自己为超人类主义者，即超越人类或超越人类的生物学本质。"① 后人类主义的总体立场就是人可以由科技的并入或"嫁接"而衍生出新的物种。前面提到的马斯克就持这样的立场，他认为超人是被超越的人类，是既非机器也非人类的新物种。阿伦特（Hannah Arendt）更是提出了人可以发生本体论意义上的改变："今天，这个赛博格是我们自身的本体论。一个混合性的本体论。这个崭新的人机结合的本体论，会重绘我们的界限，会推翻我们的古典的'人的条件'。人们的身体不再是纯粹的有机体，不再是在同机器、同动物对立的条件下来建构自己的本体。"② 斯旺通过考察发现，在接受脑机接口治疗的人群中，也有部分人认为即使脑机接口使自己发生了技术化方面的微小变化，也是与人之为人的那些需要坚守的标准相冲突的，从而是不能接受的。所以在一个脑机接口广泛存在的世界里，如果要把脑机融合的产物视为人的话，那么对人类的定义就可能会与先前有很大的不同。③ 也就是说，脑机融合体不再是原来意义上的人："当人们开始用思想来控制大量的人造设备，并进行

---

① Fabrice Jotterand, "Beyond Therapy and Enhancement: The Alteration of Human Nature", *NanoEthics*, Vol. 2, No. 1, 2008, pp. 15 - 23.

② ［德］阿伦特：《人的境况》，王寅丽译，上海世纪出版集团 2009 年版，第 116 页。

③ Melanie Swan, "The Future of Brain-computer Interfaces: Blockchaining Your Way into a Cloudmind", *Journal of Evolution & Technology*, Vol. 26, No. 2, 2016, pp. 60 - 81.

彼此沟通时，他们将不再像今天我们所称的人类。"①

　　对于"坚守"人之为人的固定特征或标准（即坚持人的原本含义与自然基础）的观点，反对者称其为"生物沙文主义"，并质疑道：为什么其他智能人工物不能被理解为"人"？或者为什么不能将人理解为另一种形象？他们认为人的物理身体可以呈现不同的形式，例如，我们的身体没有理由不能成为一个两腿行走的机器人，头可以旋转，能够在建筑物里走动。同样，脑的物理形式也可以多样化。如果机器人的大脑与人类大脑的神经元数量大致相同，那么它是否应该拥有与人类类似的权利？此外，如果这些生物拥有比普通人类大脑更多的人类神经元（比如一百万倍），会不会由它们而不是普通人类做出所有关于未来的决定？② 言下之意，"谁是人"或"人是什么"或许更应该由超人说了算。

　　从超人是不是人的争论中不难发现，如果认为超人不是人，那么我们所进行的脑机融合似乎就不是为了促进人的发展或进化，而是在进行一种将人"非人化"的技术努力。在一些后人类思想家看来，现代技术在本质上有一种非人化的价值取向；而脑机接口一旦被纳入造就后人类的技术行列，是否也意味着被负载了非人化的价值取向？脑机接口及其脑机融合对人类走向的改变，是否意味着如同海德格尔所说的"把生命的本质交付给技术制造去处理？"③ 脑机融合如果造就了后人类，是否意味着对人的解构？解构就是失去先前的本质，就类似于弗洛姆（Erich Fromm）所说的，人在制造了像人一样行动的机器后，同时也培养出像机器一样行动的人，从而导致了人的非人化。或者更一般地说，人因制造和使用工具而使人成其为人，但也因制造和使用更复杂的工具而使自己成其为"非人"或不再成其为人。特殊地看，肉体和机器的杂交、碳基与硅基的拼接能被称为"人"吗？一旦以拼接的方式而不是自然生育的方式形成人，是否意味"人的消逝"（如同身体的消逝）？对人的"缺陷"的消除是否也是对人本身的消除？这就是齐泽克所担忧的："如果我们把这个极限或障碍

---

　　① ［巴西］米格尔·尼科莱利斯：《脑机穿越：脑机接口改变人类未来》，黄珏苹、郑悠然译，浙江人民出版社 2015 年版，第 277 页。

　　② Kevin Warwick, "A Tour of Some Brain/Neuronal-computer Interfaces", in Gerd Grübler and Elisabeth Hildt（eds.）, *Brain-computer Interfaces in Their Ethical*, *Social and Cultural Contexts*, Dordrecht: Springer Science + Business Media, 2014, p. 131, 134.

　　③ ［德］海德格尔：《林中路》，孙周兴译，上海译文出版社 1997 年版，第 296 页。

踢开，想象一个'充分'的人，一个被移除了一切反常的人，我们就会失去人性自身。"① 鉴于这种根本性的担忧，有学者主张："在某些问题上，我们没有或者应该没有冒险的余地。在这些领域中，失去使我们成为人类的东西的风险是突出的，比如基因工程，或者神经工程……要防止可能导致破坏人类社会和人类物种特征的后果。"②

而如果认为超人是人，那么"人是什么"又会成为一个尖锐的问题。

"人是什么"在某种意义上就是追问人的本性、天性即"人性"（human nature）是什么。约特兰提供了这样的分析：人与机器之间的接口（神经数字接口）可能会改变对人的定义，即关于人性和正常功能的观念将会改变。他认为这里的人性（或人的天性、本性特征等）就是人类生存过程中基于但不限于的一组身体特征（如运动、繁殖、营养等）和神经系统特征（如自决／自由意志、理性、沟通等），这样的特征是由生物学决定的。由于技术科学及其在生物医学中的应用，我们正在接近这一范式转变的边缘，特别是脑机接口的发展具有可以重新界定人类的意义。随着技术的进步，不仅我们的生物能力将得到恢复或增强，还可能因人工智能使我们的体验中增加超出生物学特性和超越人类现有能力的新功能。考虑到科学技术的不断进步，我们应该认为通过技术手段超越我们的生物学性质是合理的。人性的改变包括通过改变人类能力的技术手段来超越生物学界限。脑机接口在用于治疗和增强的基础上，接下来就会走向这种超越性的"改变"（其实如前所述，增强和改变之间也不存在清晰的界限），包括使用例如代替神经元的纳米机器人来执行人脑功能的神经改变。这意味着通过迄今未知的技术手段为人脑添加新功能（如脑对脑的交流，脑对Web 的访问等），改变（改进）人类的感觉和身体能力。此时我们对人性的理解将发生转变：人类将不再是理性的动物，而可能是理性的动物机器或超理性的动物机器。人类作为生物和理性实体的传统观念将被技术手段与生物人体之间的新辩证法所超越。③ 其实，梅洛－庞蒂曾很早就表达了类似的观点：人们使用的（甚至是原始的）工具和设备已整合到他们的

---

① Slavoj Zizek, *Disparities*, London and New York: Bloomsbury Academic, 2016, pp. 28 – 29.

② Andreas Demetriades, "Brain Machine Interface Challenge Ethics", *The Surgeon*, Vol. 8 , 2010, pp. 267 – 269.

③ Fabrice Jotterand, "Beyond Therapy and Enhancement: The Alteration of Human Nature", *NanoEthics*, Vol. 2 , No. 1 , 2008, pp. 15 – 23.

身体体验中，并改变了他们构建"他们的世界"的方式，当假肢成为使用者的一部分时就是如此，从而表明人类可以通过技术手段加以改变，使他们偏离当前的生存状态。

在我们看来，这实际上也是在走向第三种理解：人的本质是确定性和不确定性的统一，其不确定性的一面呈现为人是发展中的人、进化中的人。不少哲学家（如卢梭、康德等）都主张人性不是固定不变的，而是可以不断完善的。进化中的人才可能是更完善的人。从广义进化论的视野看，这样的人无非更适应环境的"新人"，这个环境是包括新技术的环境，这里的人不再是原本意义上的人，但仍旧保持人的基本特征：有高级智慧的生命。在包括脑机接口的技术影响下，人非一成不变的物种，技术是人自我重构的"利器"，人与技术的互构本身就是推进人进行重构的力量。技术也是人生活的新环境，是人需要适应的新对象，人在技术环境中也发生着"适者生存、不适者淘汰"的"技术选择"过程，这是在自然选择之外的新选择，或者是自然选择的一个新的组成部分。这样来理解"超人"，无非是经过包括脑机接口在内的新技术加以新型的自然选择后的"新进化"，属于"广义进化"的范畴。当然，人是否需要经受这样的选择，也取决于人类是否选择接受脑机接口等技术，并将其作为自己新的生存环境的一部分。一旦选择接受，人类就会进入与新技术的相互建构之中，就会被这些新技术所改进或增强为具有"超人"特征的新人，这种新人终究还会从"罕见"变为"常见"，于是，我们也终将需要从观念上接受人机融合的赛博人式的超人，也包括接受一颗超强的脑机融合的大脑与一个可有可无的身体相结合而形成的"后人类"形象。从目前人类已接受部分的技术融入（主要为了治疗）来看，更多的技术融入将是顺理成章之事。

就是说，超人仍是人，但属于变化了的人。这种变化甚至也部分地触及人的本质层次，在这个层次上，超人意味着人的本质是变与不变的统一，抑或说不变性中包含着可变性，这就是短时间内的不变性与长时段中的可变性相交织，尤其是当直接作用于人的技术发生了划时代的变化后，有可能对"人是什么"造成重大影响，从而对人的本质带来新的变化。脑机接口中的增强功能如果发生了"革命性""颠覆性"的变化，就是如此。福山（Francis Fukuyama）也表达过类似的意思："我们也许即将跨入一个后人类的未来，在那样的未来中，科学将逐渐赐予我们改变'人类本质'的能力。"① 齐克泽从否定的意义上将这种人类观表述为："当代科学技术的发展，暴露了我们最内在的身份不得不依赖于一套技术装置和拐杖，这都意味着，人类是需要技术中介的生物。因此对于后人类主义者来说，'人类'现在是一种怪异的动物机器人。"② 拉奥认为脑机接口具有这种能力："将脑机接口集成到大脑中，将从根本上改写对于人类的定义。"③

如果说我们的脑是将我们与其他物种区别开来的最重要器官，那么当脑机融合改变了我们的头脑时，是否也从"物种"的意义上改变了我们自己，从而不再是原先的作为"人类"的那个物种？由此看来，脑机融合如果代表了人脑进化的新方向，其实也就代表了人的未来发展趋向，也就必然涉及如何界定人的问题，如"植入一条人工神经的人还是人吗？如果一个人的大脑中植入了 10 个纳米机器人呢？5 亿个怎么样呢？是不是我们应该这样来界定：以在人脑中有 6.5 亿个纳米机器人为界限，少于这个数目，你还是人，超过了这个数目，你就属于后人类了？"④ 或许可以说，当脑机接口真正融入人脑中之后，人类通过技术而产生的新进化将达到新的阶段，被增强的脑和身体将会把我们带入人的新纪元，人的特征、能力得到新的建构，甚至也意味着获得新的本质。那么这个新的本质能为全人类所认可吗？这种提升和发展人的"捷径"是可以接受的吗？因为，如果认可人机融合的超人也是人，那么人的自然形态的唯一性（排他性）和神圣性就会受到挑战，作为自然产物的人就不再拥有被称为"人"的专利权，赛博格之类的超人甚至五花八门的其他类型的人造人对作为"天之骄子"（自然产物）的崇高地位就被技术所彻底解构，在这个过程中人的技术含量不断增多而自然成分不断减少，人乃至所有生命将变得越来越工程化，越来越像人工建构的技术产品而不像自然生育的人，从实质上吻合了拉美特利所主张的"人是机器"，也契合了后人类主义在"去人类中心化"（decentering the human）基础上的"去人形中心化"（de-anthro-po-centrizing）。这也正是与超人类主义和后人类主义相反的人文主义和生物

---

① ［美］福山：《我们的后人类未来》，黄立志译，广西师范大学出版社 2017 年版，第 216 页。
② Slavoj Zizek, *Disparities*, London and New York：Bloomsbury Academic, 2016, p. 22.
③ ［美］拉杰什·拉奥：《脑机接口导论》，张莉、陈民铀译，机械工业出版社 2016 年版，第 221 页。
④ ［美］雷·库兹韦尔：《奇点临近》，李庆诚等译，机械工业出版社 2015 年版，第 226 页。

保守主义所最为担忧的问题，甚至齐泽克将这种超人类主义称为一种新型的"反人类主义"，或表述为"机械拜物"与"去人类中心主义"①。

于是，无论是个体还是人类整体，都会面临一个新的选择：当变为超人的愿望可以在技术的帮助下实现时，当人把自己变成这样的超人之后，是不是也把自己变成了越来越不像人的"非人"？这样的"超人"是可亲、可敬，还是可怕、可恶？我们愿意把自己变成这样的"超人"吗？此外还可能引发这样的风险：如果超人中有的野心勃勃且具有移山造海、崩天裂地的超能力，一旦他们相互之间发生冲突会导致一个什么样的人类未来？这无疑是需要我们深思并引起警醒的问题。

四 无尽的人文探索

可以说，由脑机融合进而人机融合所呈现出来的超人类乃至后人类的构想，即使实现的可能性不大，即使其科幻价值在目前还远大于实际意义，但其涉及的人文问题、人本疑惑等方面的冲击还是不容忽视的，它表明脑机接口确实是"可以激发人的想象力的技术"②，其中无疑也包括脑机融合在超人或后人类的向度上引发的无尽的人文迷思。

显然，脑机接口如果只是带来微小而安全的增强和改进，是完全可以接受的，如同高性能的运动鞋使我们获得的某种"新能力"一样，有了它，我们的行走和运动变得更轻松舒适也更快捷，而脱下它我们仍可以正常地起居生活。甚至有的超人类主义者认为自己和人本主义的旨归完全一样，只不过实现这一旨归的路径有别："人本主义诉诸于精益求精的教育和文化来完善人的本性，而超人类主义者倾向于通过技术来克服我们基于遗传基因而具有的生物学局限"③，因此也存在这样的积极评价：超人类主义是一种智力和文化运动，它肯定了通过应用理性从根本上改善人类状况的可能性和可取性，特别是通过开发和制造广泛可用的技术来消除衰老并大大提高人类的智力、身体和心理能力。④

----

① Slavoj Zizek, *Disparities*, London and New York: Bloomsbury Academic, 2016, p. 22.

② ［美］乔纳森·沃尔帕：《脑—机接口：原理与实践》，伏云发等译，国防工业出版社2017年版，第414页。

③ Max More and Natasha Vita-More (eds.), *The Transhumanist Reader*, Hoboken: John Wiley & Sons, Inc., 2013, P. 4.

④ Sandra Knuth, "What is Transhumanism", 2014 – 10 – 21, https://whatistranshumanism.org.

但是，这种基于技术进路的改变如果是巨大且具有不确定风险时，就必然带来意见的分裂，很可能在这个问题上我们将长期面临一部分人认可而另一部分人不认可的分歧与争论，使得超人类主义与生物保守主义的对立很难在短时间内得到调和。我们还可以设想：如果每个人都变为了超人，关于人的定义就顺理成章地被改变。因为那时人出生或被"制造"出来时，在其头脑内植入芯片（实施脑机融合"手术"）就像今天给婴儿预防接种一样平常，显然我们不能将接种后具有对某种病毒"超常"免疫能力的婴儿不归为人。但如果只有部分人愿意或能够被改变，又会是什么情形？这里的问题又进一步递归为"为什么人要改变自己的天性或本质"的问题，以及改变后似乎存在着"原版人"和"新版人"之间的"不可通约性"，导致"我们很难想象成为一个后人类的人会是什么样子。后人类可能有我们无法理解的经历和担忧，这些想法无法放入我们用于思考的三磅重的神经组织块中。"①

约特兰还将现在人类向超人类或后人类改变的问题表述为："人性的改变是否有助于人类的繁荣"和"未来成为人类将意味着什么？"与此相关的一系列问题还有：人类本性可以在多大程度上加以改变？一旦我们超越人类，人类将蓬勃发展吗？基于脑机接口的脑机融合有可能从根本上改变我们的身份甚至本性，那么是否需要以及在哪里设置这种改变的限制？由谁来决定和进行这样的设置？也就是根据谁的标准来设定对人性改变的限制？科学家们可以自由地尝试这种改变吗？应该允许人们无限地改变自己的身体来作为对"自我创造性"的表达吗？由于这些未知的后果，我们是否应该允许这种技术的发展？②

可以说，人类一直没有放慢通过各种手段增强自己的努力，脑机接口就是可以使人变强的新手段。全面地看，脑机接口对于人的发展具有递进作用：通过治疗使亚常人成为"常人"，通过增强使常人成为"强人"，通过进一步的增强（强化版的增强、扩展的增强、超额的增强）使强人成为"超人"。如果从强人走向超人是受限制的，那么脑机接口用于增强就应该是适度的；但由于界限的模糊性（如强人和超人的界限在哪里？），

---

① Sandra Knuth, "What is Transhumanism", 2014－10－21, https：//whatistranshumanism. org.

② Fabrice Jotterand, "Beyond Therapy and Enhancement：The Alteration of Human Nature", *Nano-Ethics*, Vol. 2, No. 1, 2008, pp. 15－23.

所以增强的限度置于何处也是不清晰的。也就是说，脑机接口从用于治疗到用于增强，再到用于改变人性、造就超人、进入到后人类，这些功能的扩展或过渡是否对人类身份、本质等构成威胁从而是否应该进行，它在何种情况下可以进行，在这个过程中我们应秉持一种什么的"人类观"或"人的本质观"？是否存在不能或不应该被技术操纵所触及的"人的本质"方面？走向脑机融合是否意味着人类将走向一种新形态？"后人类"是否就是人类使用脑机接口实现脑机融合的必然趋向？超人类主义进而后人类主义的愿景是一种合理的要求还是一种不合情的奢望？这些纷争的背后是两种"人类观"的对立，一种将人视为宇宙的精华、大自然的杰作，具有崇高的神圣性，另一种将人视为有缺陷的存在，是生物演化的偶然产物，由此是可以进一步施加改变的；面对这样的纷争，我们"维持现状"还是"冒险一试"？这无疑是涉及人类的前途命运即"人类在未来将走向何方"的大问题，需要我们在走向脑机融合时代的进程中仔细认真地加以研究。

第八章 脑机接口的伦理问题

作为一项新兴的技术，脑机接口包含大量的伦理问题。而且，由于凡是与人相关的技术都必然牵涉伦理道德问题，所以直接关涉人脑的脑机接口技术，无疑会带来更具冲击性的伦理问题。前两章（"脑机接口与价值论"和"脑机接口与人"）其实已经涉及脑机接口中的若干伦理问题，如脑机接口的安全问题、风险问题、对人类未来命运的影响问题等；第一章的研究概述中也曾梳理了目前对脑机接口的伦理研究中的主要问题。本章将脑机接口的伦理问题加以集中，从一个新的角度进行考察，这就是基于技术伦理和医学伦理的一般原则所呈现出来的脑机接口伦理问题。在目前还没有产生专门的脑机接口伦理的背景下，一方面我们要遵循一般的科技伦理准则（如尊重生命、增进福祉、公平公正、防范风险、公开透明等），另一方面可以从较为切近的技术伦理和医学伦理中获取解决脑机接口伦理问题的具体指导，例如我们从中可引申出脑机接口的善用、负责任研发、公平和正当使用、知情同意、不侵犯隐私、谨慎地用于增强等较为有针对性的伦理规范。在这个过程中，我们还需要看到对脑机接口进行伦理辩护的复杂性。

第一节 从技术伦理到脑机接口伦理

脑机接口从本质上是一种技术，所以作为一种技术被看待的脑机接口，其伦理问题主要是技术伦理问题，或者说技术的伦理原则是脑机接口伦理最切近的基础和指引。在这个意义上，可以从技术伦理的一般视角来考察脑机接口的伦理问题，从而发掘脑机接口的一般伦理原则，即基于技术的善用、责任、公正和代价原则，考察它们在脑机接口中的具体表现。

一 技术的一般伦理原则

随着技术时代的到来，技术在直接影响人的生存甚至命运方面的作用越来越大，所以对技术进行伦理规约也就越来越重要，技术活动所需要遵循的伦理原则也越来越成为关注的焦点。技术的伦理原则丰富而广泛，其中具有共识性的方面包括技术的善用、技术的公正、技术的责任、技术的代价等几个方面。

其一，关于技术的善用。

技术伦理的终极目的就是确保技术的善用，确保技术对人来说是为善而不是作恶，确保在技术的研发和使用中尽可能趋善避恶，这也是技术必须以人为本的应有之义。不作恶的一种基本要求就是不对人造成伤害，它作为技术伦理的基本原则，被延伸到各个技术领域之中，如在工程领域中，被工程伦理学家哈里斯（Charles Harris）表述为"工程不能损害人的健康"，"不应当冒人身伤害的风险"①；在信息技术领域，斯皮内各将信息技术伦理的首要基本原则称为"不伤害"，他在1995年出版的《世纪道德：信息技术的伦理方面》中将其称为"无害原则"：计算机或信息技术（也可广义地引申为一切技术）不应该被用来给他人造成直接以及间接的损害，并认为这一原则是使用信息技术时的"最低道德标准"或"强制令"②。这一原则的实质就是要求技术既不能被用于有意作恶，也不能无意作恶。不用技术作恶其实就善用技术的一种底线要求。与此相关的还有对于技术安全性的要求，因为技术不安全就会给人带来恶果，就可能无意作恶。与此对应，甚至还有学者提出了需用"有罪假定"来看待技术的新发明：一项新的发明或产品需要确证没有危险（"无罪"）后才能被允许投入生产。③ 类似的还有"忧虑启发法"：任何工程技术项目在实施之前都要考虑到可能导致的最坏情形。④ 在此基础上，才能确保技术发

---

① ［美］查尔斯·哈里斯等：《工程伦理：概念和案例》，丛杭青等译，北京理工大学出版社2006年版，第47页。

② ［美］理查德·斯皮内洛：《世纪道德：信息技术的伦理方面》，刘钢译，中央编译出版社1999年版，第53—54页。

③ Mike Martin and Roland Schinzinger, *Ethics in Engineering* (*Third Edition*), Now York: The McGraw—Hill Companies, Inc. , 1996, p. 313.

④ Hans Jonas, *The Imperative of Responsibility*: *in Search of an Ethics for the Technological Age*, Chicago: The University of Chicago Press, 1984, p. 22.

挥改善人的生活、带给人以福祉的功能。从一种元伦理的视野看，技术的善用所关联的也是伦理学的核心问题，因为伦理学就是"教给我们怎样在我们的视野和范围内去接近别人，怎样根据它们对这些人可见的、可预测的影响去断定哪些行为是善的（因此应当去做），哪些行为是恶的（因此应当避免去做）"①。因此，技术伦理关于善用技术的原则，是最普遍的伦理原则在技术领域中的必然呈现。

其二，关于技术的责任。

技术的使用通常都会形成好（善）的或坏（恶）的结果，这种结果（尤其是恶果）是由谁造成的，就涉及技术的责任问题。只有厘清了责任，才能在接下来的技术活动中更好地实现趋利避害。可以说，技术的责任就是技术活动者通过承担起义不容辞的义务来确保技术的善用，确保所研发设计的是好技术，确保技术活动不仅是一种主观动机上的善，而且是后果效用上的善。技术的责任原则旨在通过明确的责任担当来保证技术带给人幸福而非痛苦，而且这种幸福还应该是长久的而非短暂的。这样的责任担当被视为技术工作者必须秉持的"善举"（good work）。② 技术伦理学家尤纳斯（Hans Jonas）还将其提到"责任的绝对命令"的高度上来倡导，认为一种技术在道德上是否正确，取决于它是否对长远的未来负有责任，即"技术的力量使责任成为必需的新原则，特别是对未来的责任。"③为此，甚至需要树立"不尽责就是为恶"的理念。当然，要能够承担这样的责任，不仅需要有自觉的责任意识，还需要具备相应的知识和能力，尤其是需要能够把握或预测人的技术行为对人类和自然长远而全面影响的能力，技术的一些"预料之外"的副作用或恶果往往就是因为缺乏这种预测能力造成的。因此，这种责任意识要求人们在研发设计一种技术产品的时候，"辨别所有的风险，评估风险和潜在影响的可能性，然后在设计中将其避免或减轻，并对其余的风险提出预警"④。

---

① ［英］齐格蒙特·鲍曼：《后现代伦理学》，张成岗译，江苏人民出版社2003年版，第21页。

② ［美］查尔斯·哈里斯等：《工程伦理 概念和案例》，丛杭青等译，北京理工大学出版社2006年版，第17页。

③ ［美］卡尔·米切姆：《技术哲学概论》，殷登祥等译，天津科学技术出版社1999年版，第101页。

④ Bart Kemper, "Evil Intent and Design Responsibility", *Science and Engineering Ethics*, Vol. 10, No. 2, 2004, pp. 303 – 309.

其三，关于技术的公正。

技术是一种负载价值的活动，在设计、使用和分配的环节上有可能将利益偏向性植入其中，使得技术造福人类的终极价值受到影响，从而与技术的善用形成某种程度的偏离。在存在群体差异的情况下，技术的价值偏向不可能完全被消除，但技术的善用宗旨则追求尽可能小的价值偏向，使技术善用的效果尽可能最大化，这就要通过技术的公正来实现。技术的增强或具有增强功能的技术比较容易导致不公平的现象："我们可以想象一种技术，该技术可以使某些人变得更能干，更聪明，更强大，从而使他们比那些无法获得此类技术的人具有优势。作为一个社会，我们应该允许这种不平等现象发生吗？"[①] 追求技术的公正需要从多个方面加以努力，如技术的目标（为尽可能多的人而不是少数人服务）公正、技术的机会或技术可及性的公平、技术分配的公正、技术的效果公正等。在技术的各个环节中实现公正的一个重要方面就是要关注被新技术排斥的弱势群体，使他们也能享受到技术发展的红利，尽可能让人人都能从新技术中得到好处，形成技术利益获取上的"帕累托改进"。尤其是像医疗技术，要"确保无论年龄，性别和种族如何，医学进步对所有人都有好处，并有助于产生适用于更多人的普遍结果"[②]。技术的公正建基于人人平等地使用或拥有技术，以及技术的发展有助于建构一个人人平等的社会。技术的公正所趋向的这种理想状态，虽然难以在现实的技术发展中得到完全实现，但作为一种伦理追求，它是引导技术向善发展的基准线，正是因为有了这个基准线，我们才会对任何新技术的出现是否造成新的不平等保持高度警醒，对技术带来的"数字鸿沟""增强鸿沟"等持有一种鲜明的否定和批判态度，并通过技术治理来不断削减这些有违公正原则的效应。

其四，关于技术的代价。

人有趋利避害的本能，人在使用技术时也会受这种本能的支配。由于技术具有"双刃剑"的属性，技术带给人以"利"（善和幸福）时，也难以避免地会造成负面效应，例如，技术必然涉及风险，这种负面效应或风

---

① Fabrice Jotterand, "Beyond Therapy and Enhancement: The Alteration of Human Nature", *Nano-Ethics*, Vol. 2, No. 1, 2008, pp. 15 – 23.

② Swati Aggarwal and Nupur Chugh, "Ethical Implications of Closed Loop Brain Device: 10 Year Review", *Minds and Machines*, Vol. 30, 2020, pp. 145 – 170.

险往往就是获取技术之利的"代价"。技术伦理的一项重要使命就是要合理地评估这种代价，权衡利益与弊害之间的关系，提供分析技术收益与代价之间复杂纠缠的伦理视角，为进行合理的选择提供某种参照，从而走出无法决策的困境。

当然，技术的伦理原则不止上述四条，不同的研究者也可能概括出不同的技术伦理原则。但从最基本的关联来说，这几条可以说具有了较大的覆盖面和解释力。

二　技术的伦理原则在脑机接口中的呈现

在探讨脑机接口的一般伦理原则时，不少研究者所提及的方面与上面我们所提到的技术伦理相吻合，如沃尔帕认为，BCI 无论用于临床还是非临床的研究，都要受到行善、尊重人和正义原则的支配，其中行善要求益处远大于风险，尊重人要求知情同意，公平要求平均分配研究的益处和负担，[1] 不符合这些技术伦理原则的脑机接口就不是好技术。

可以以上面的技术伦理原则相对应地考察脑机接口的相关伦理问题。

其一，脑机接口的善用问题。

这也是我们用脑机接口可以做什么、不可以做什么的问题。

我们"把倾向于保存和推进人的幸福的行为称作善的，倾向于扰乱和毁灭人的幸福的行为称作恶的。"[2] 脑机接口的善用，就是它应该给人带来更多的幸福而不是更多的痛苦。脑机接口的初始价值是明确的，就是"助残"意义上的善举，所以它"旨在帮助严重残障人的 BCI 研究的善行是清楚的"[3]。沃尔帕在阐释脑机接口的伦理原则时，将行善作为首要的原则，并明确地加以界定："行善：做有益的事，不做有害的事。"[4] 对于残障人来说，行善就是帮助其正常地交流、移动、工作和娱乐，而是否能够确保脑机接口技术对残障人行善，沃尔帕还提出需要围绕如下四个目标

---

① ［美］乔纳森・沃尔帕：《脑—机接口：原理与实践》，伏云发等译，国防工业出版社 2017 年版，第 502—503 页。

② ［德］弗里德里希・包尔生：《伦理学体系》，何怀宏等译，中国社会科学出版社 1988 年版，第 190 页。

③ ［美］乔纳森・沃尔帕：《脑—机接口：原理与实践》，伏云发等译，国防工业出版社 2017 年版，第 502 页。

④ ［美］乔纳森・沃尔帕：《脑—机接口：原理与实践》，伏云发等译，国防工业出版社 2017 年版，第 492 页。

来检验："（1）能够以适合于长期独立使用的形式来实现这种脑机接口设计吗？（2）需要这种脑机接口系统的人是谁？他们会使用它吗？（3）他们的家庭环境能够支持其使用这种脑机接口吗？他们实际使用它了吗？（4）该脑机接口改善了他们的生活吗？"①

确保脑机接口的行善，从反向来看，就是要尽量避免或最小化它对人的伤害等方面的风险，即"善行要求研究的益处远大于其对被试的风险"②，这就是作为首要原则的"安全"原则，它可以说是脑机接口善用原则的另一种表述。目前脑机接口的各种安全和风险问题还较为突出，不懈地提高其安全性和在此基础上的有效性，将是脑机接口研发所必须遵循的永恒的伦理原则。

善用脑机接口尤其表现为不能恶意地使用脑机接口，不能用脑机接口来获取私利，如销售商可能试图在 BCI 的使用过程中植入潜意识广告来操纵消费者，运用神经科学方法来研究消费者行为的"神经营销"就可能走向这样的操纵方式；又如广告商未来可以通过读脑技术了解到大脑做出购买决定的机制，然后通过非侵入式的神经干预（如植入喜好某种商品的潜意识）使消费者更喜欢产品甲而非产品乙。脑机接口还可能用于更恶劣的目的，如用它来窃取隐私、犯罪、搞恐怖主义、开发脑机接口武器等。拉奥列举了这方面的种种表现，如脑机接口被用来强迫他人做出违背其意愿的举动，包括进行"大脑窃听"（如从别人大脑中盗取银行密码）等犯罪行为；实施"心理控制"，如强迫某人做出有违其意愿的行为（操纵人签署像遗嘱之类的文件）；进行"记忆劫持"，如有选择性地擦除记忆，或写入错误的记忆，导致"洗脑"的后果。③ 甚至它还可能被政治性地用来进行"心控"或"神经审讯"等，如恐怖主义势力可能利用具备"写入"功能的脑机接口向人们灌输特定的极端主义思想，以此为恐怖组织招募新成员。对于这些恶用的可能，需要用社会的道德规范和法律手段去加以解决。

---

① ［美］乔纳森·沃尔帕：《脑—机接口：原理与实践》，伏云发等译，国防工业出版社 2017 年版，第 423 页。

② ［美］乔纳森·沃尔帕：《脑—机接口：原理与实践》，伏云发等译，国防工业出版社 2017 年版，第 503 页。

③ ［美］拉杰什·拉奥：《脑机接口导论》，张莉、陈民铀译，机械工业出版社 2016 年版，第 219 页。

当然，如何确保脑机接口行善而不作恶，并非一件易事，因为有时候什么是善、什么是恶并不是泾渭分明的，如脑机接口用于增强时是一种善用还是恶用，将其用来造就超人是行善还是为恶，这些用途是否应该得到伦理原则的支持，就具有极大的争议性，这将在第三节中加以具体探讨。

其二，脑机接口中的担责问题。

责任原则在脑机接口中表现得较为鲜明，它主要针对的是脑机接口出现人们并不希望出现的事件（尤其是事故）时，由谁来担责的问题。作为一项新的治疗技术，在难以完全排除安全性风险的情况下，如果引起使用者的伤害或事故，就需要搞清楚原因，明确是哪个环节的问题，通过追责来有的放矢地解决问题。在有的研究者看来，必须分配好责任，才能使BCI 获得广泛的接受，甚至可以借鉴安装类似飞机黑匣子的设备来为准确地归责提供支持。随着这样的设备在技术水平上的提高，可以确定 BCI 使用者所做的任何动作（也就是人工行动）的起源，即可以清楚地表明该动作（设备的运动）是由使用者有意识引起的还是潜意识导致的，抑或是外部因素促使的，这样才能进行有效的追责。

多种原因会造成脑机接口出现事故，这也称为脑机接口中的"多手问题"，它是责任原则的直接对象。在脑机接口的使用中出现人们并不希望出现的事件，可能是由使用者的错误操作所致，也可能是由机器的研发中一系列的先在事件（链）带来的，或其中的某一环节造成的，如编程（算法）错误、工程错误、机器维护错误以及机器存储和零售错误等，机器本身的智能性使其具有自己做出决定并采取独立于人为干预的行动，由此构成相对于人手的另一只"手"，形成与人之间的"责任差距"，使得进行责任分配更加困难，[1] 或者说"使道德和法律责任的归因复杂化"[2]，难以形成明晰的问责机制。拿算法来说，脑机接口中控制设备工作的智能算法可能是对先前的数据进行学习而形成的，用它来指导脑机接口的人工行动时，就是根据用户过去所做的事情来做出决策。但是，如果算法不断提示用户应该进行下一个动作或输入下一个字母，而用户仅仅是批准该选

① Gerd Grübler and Elisabeth Hildt (eds.), *Brain-computer Interfaces in Their Ethical, Social and Cultural Contexts*, Dordrecht: Springer Science + Business Media, 2014, p.175.

② Matthew Sample, Marjorie Aunos, Stefanie Blain-moraes, et al., "Brain-computer Interfaces and Personhood: Interdisciplinary Deliberations on Neural Technology", *Journal of Neural Engineering*, Vol. 16, No. 6, 2019, pp. 1 –7.

项而已，那么该动作的责任主体是谁就会变得模棱两可。所以在某些时候，人们会遇到共享或混合代理的非常奇怪的情况；决策的一部分来自用户，另一部分来自机器的算法，这就带来了一个问责的缺口。① 所以是机器（包括算法）的原因还是使用者的原因造成了不希望看到的事件，是研发设计时出了问题，还是培训或使用时出了问题，需要加以分清，并根据不同的情形进行相应的追责和改进。

如果是在脑—脑融合（即心联网、心灵融合、脑云接口）基础上使用脑机接口，则如何分配责任就会更加复杂，还需要有集体责任的概念。② 拿脑云接口来说，在脑云接口中实现人脑之间的心灵融合在将来会成为常态，而心灵的融合导致的可能是在众人的意识交互融合状态下（即由 BCI 连接的群体）进行决策，实施行动，"在这样一个全新的场景中，可能无法确定哪个人对哪种思想负责，并为最终的行动负责。以这种方式使用的 BCI 不仅会挑战我们的责任观念，还会挑战个体与代理主体的观念。假设 BCI 确实使人们能够连接在一起执行任务，那么了解这些决策是一个总体现象（一个团队的综合决策）还是个人成员的贡献就至关重要，这将对用户的责任分配产生重要影响。"③

使用者担责还包含其他一些复杂的情况。如脑机接口的使用者可能会无意识地造成了事故，如因使用脑机接口轮椅时失控而毁坏了财物，甚至造成了对他人或使用者自己的伤害，这些事故可能是使用者未能正确地参加训练和掌握相关的操作要求而造成的，此时使用者的担责就是不存争议的；而这些事故如果是由于脑机接口（由于技术性的不完善而难以获得稳定的高分辨率的脑信号）对使用者意图的误读所造成的，则会使担责的问题复杂化。此外，还可能在对脑机接口的设备进行"智能纠错"时发生新的失误。鉴于此，研发者需要担当技术改进的责任，而使用者也要从不同维度上分析自己的责任性质，从而进行不同性质的担责。对于这种情况，在坦布里尼看来，一方面使用者无须承担"心怀恶意"的道德责任，

---

① Liam Drew, "Agency and the algorithm", *Nature*, Vol. 571, No. 7766, 2019, pp. S19 – S21.

② Fiachra O'Brolchain and Bert Gordijn, "Brain-computer Interfaces and User Responsibility", in Gerd Grübler and Elisabeth Hildt (eds.), *Brain-computer Interfaces in Their Ethical, Social and Cultural Contexts*, Dordrecht: Springer Science + Business Media, 2014, pp. 163 – 182.

③ Gerd Grübler and Elisabeth Hildt (eds.), *Brain-computer Interfaces in Their Ethical, Social and Cultural Contexts*, Dordrecht: Springer Science + Business Media, 2014, pp. 167 – 168.

另一方面对所造成的损害要承担相应的赔偿责任（也称为客观责任），就像宠物主人对宠物造成的损害承担的责任、雇主对雇员造成的某些损害承担的责任、父母对子女造成的各种损害承担替代责任一样，"根据这个标准，用户应该为 BCI 系统难以预测的行为所导致的破坏事件负责"①。可见，在这里"道德责任"和"赔偿责任"具有不同的性质，明确承担什么性质的责任对于解决在脑机接口使用中出现的问题也具有重要意义。

比赔偿责任和道德责任更严重的是法律责任。例如，如果是脑机接口设备被黑客入侵而造成了事故，此时黑客所要承担的就是法律责任，而设计上的漏洞（即脑机接口设备存在可让黑客侵入的可乘之机）使得研发者需要承担的则是部分的经济责任和道德责任。

对于这些不同维度责任的分析和整合，可以为进行由脑机接口引发的责任追溯建构起一个复杂而完整的治理框架。

其三，脑机接口中的公平问题。

技术伦理的责任原则与公正原则具有内在的关联，因为"正义是指特定的个人群体不应过分负担责任"②。同理，脑机接口的担责问题就包含了公正或正义问题，沃尔帕将脑机接口研发中的公平原则概括为：公平分配利益、风险和成本，③ 其实就表明了合理地承担对于脑机接口的责任才能实现公平。

脑机接口技术的公平问题，主要是如何被公平地使用，避免不公平地使用，这体现在它的多种属性之中。

例如，脑机接口作为一种具有一定疗效的新技术，如何选择患者就存在公平问题。在坦布里尼看来，公平地选择患者，需要考虑到年龄、性别、种族等许多因素，应使有相似残障问题的患者得到类似方式的治疗。脑机接口用于治疗时如果形成年龄、性别或种族上的不平等，就是在起点上背离了技术善用的伦理原则。

脑机接口作为一种昂贵的技术，如何分配它则是一个尖锐的公平问

---

① Gerd Grübler and Elisabeth Hildt（eds.），*Brain-computer Interfaces in Their Ethical，Social and Cultural Contexts*，Dordrecht：Springer Science ＋Business Media，2014，p. 153.

② Walter Glannon，"Neuromodulation，Agency and Autonomy"，*Brain Topogr*，Vol. 27，No. 1，2014，pp. 46 – 54.

③ ［美］乔纳森·沃尔帕：《脑—机接口：原理与实践》，伏云发等译，国防工业出版社2017 年版，第492 页。

题。脑机接口目前还是一种费用不菲的治疗形式，高昂的成本使许多患者无法接受其治疗，甚至连参与试用的机会都没有，其可及性极为有限。目前在实验室供测试用的设备，动辄单件价值 100 万美元以上；如果想在学习训练完成后在家中私下使用 BCI，则更需要能够支付巨额费用。正因如此高昂的价格，它还没有为家庭消费者做好准备。可以想象，即使脑机接口可以走进家庭，也不可能凡需要者都有财力购买它，目前的医保计划也无力覆盖它，由此决定了它在一段时间内只能为少数富裕的人所使用，这就形成了事实上的不平等，无疑会严重地限制重度残障人使用 BCI 作为辅助技术的能力。解决这一问题需要多方面的努力，如尽可能降低作为治疗技术的脑机接口的成本，在条件具备时将其纳入医保的覆盖中或其他医疗照顾、医疗优惠的范围内，最后实现在治疗上的"需用尽用""该用尽用"。在这个过程中，政府对于解决这个社会公平问题将起到极为重要的作用，"对政府来说，一个可能的解决办法是对某些普通类型的 BCI 采取补贴政策，以资助那些无力购买的人。这类似于今天很多国家实施的为所有公民提供免费公共教育和医疗保健的政府项目"①。当然在此之前，社会也不是无所作为的，例如在资源短缺的情况下对患者进行优先排序时，可以率先打破谁富有谁优先的传统规则，而是"应该优先考虑那些严重受损并且可以从设备中受益最多的对象"，此时，"为了最大限度地提高治疗效果，受试者的利益与制造商的利益之间应该保持平衡，需要在不同利益相关者之间进行协作"②。

其四，脑机接口中的代价问题。

脑机接口由于是研发中的技术，具有不成熟性，距离真正的脑机融合还有漫长的路要走，所以对于它能发挥的作用不能急于求成，对它的期待要循序渐进地提高，这可以说也是一种需要为脑机接口付出的特殊代价：时间代价。

由于技术不成熟，所以会造成使用过程中的种种困难，也需要经历漫长而艰苦的训练才可能熟练地驾驭它。目前关于 BCI 的培训是一项非常艰

---

① ［美］拉杰什·拉奥：《脑机接口导论》，张莉、陈民铀译，机械工业出版社 2016 年版，第 221 页。

② Swati Aggarwal and Nupur Chugh, "Ethical Implications of Closed Loop Brain Device: 10Year Review", *Minds and Machines*, Vol. 30, 2020, pp. 145 – 170.

巨的任务，每天训练几个小时，有时一周训练几天，对于 BCI 使用的成功与否取决于人们的专注度，所以训练中要求高度集中，不能分散注意力，常常使人感到疲惫劳累，长期单调的训练还会令人感到无聊，因为并非所有的锻炼都令人兴奋或具有挑战性。在实际的使用时，能够长时间专注于手头的任务，同时保持动力并控制自己的情感是一个特别大的挑战，[①] 也可视其为一种为了有效驾驭 BCI 而必须付出的"精力代价"。其他的代价还包括：即使是非侵入式 BCI，也发现在同一位置以及长时间佩戴 EEG 帽不舒服，甚至引起烧伤、头痛和视力障碍，还有的会导致身体疼痛，以及看不见的无线电辐射对于健康的伤害；此外还有，"对大脑的非侵入性电刺激虽然可以增强某些认知能力，但这可能以损害认知的其他方面为代价"[②]。在技术水平有限的情况下，要获得脑机接口的益处就必须付出上述代价。但从研发者的角度，基于技术向善和责任担当的意识，则要不断提高 BCI 为人类服务的水平，开发出对用户友好的设备，其中一个重要的指标就是降低使用者必须付出的代价。这也是基于不同视角对待代价的不同态度。

关于脑机接口的代价问题更被关注的还是其风险问题，"包括风险评估和最小化风险的方法。向潜在参与者准确传达风险被认为是一个重要的领域，因为对植入物风险的理解可能被低估或高估。普遍的共识是，为了促进 BCI 的进一步发展，需要进行植入研究，但必须谨慎地将实际风险降到最低，并且应该向潜在的参与者清楚地解释这些风险"[③]。在哈金斯等人看来，什么人（特定的临床人群）在什么时候适合接受植入治疗，需要特别认真地对待，例如需要考虑非侵入性的解决方案是否足够，植入物是否能达到理想的疗效，"但是，对于这一新兴领域，显然需要制定规章和准则，以保护正在开发的多种技术的受益者。关于植入物可以满足的需求以及它们与非侵入性解决方案的区别，强调了系统的不可见性和永久可

① Johannes Kögel and Gregor Wolbring, "What It Takes to Be a Pioneer: Ability Expectations From Brain-computer Interface Users", *Nanoethics*, Vol. 14, 2020, pp. 227–239.

② Liam Drew, "Agency and the algorithm", *Nature*, Vol. 571, No. 7766, 2019, pp. S19–S21.

③ Jane Huggins, Christoph Guger, Mounia Ziat, et al., "Workshops of the Sixth International Brain-computer Interface Meeting: Brain-computer Interfaces past, Present, and Future", *Brain-computer Interfaces*, Vol. 4, Nos. 1–2, 2017, pp. 3–36.

用性的好处。对于那些严重瘫痪的人来说，永久可用性是最重要的。"①

对待风险代价的一般原则和权衡方法是："使用有创的 BCI 之前，与它们相关的感染、损伤以及设备故障的风险最好能被解决或最小化，在它们优于无创的可选择的优势已被令人信服地证明后，才会着手使用它们。"② 可以说，"脑机接口研究的未来——我们特别强调它在治疗环境中的应用——将在很大程度上取决于对其使用的益处和风险的正确认识。"③

第二节　从医学伦理到脑机接口伦理

脑机接口不仅是一种技术，而且是一种行使医疗功能的技术，所以它不仅要体现技术伦理的一般原则，而且要体现医学伦理的一般原则。彼彻姆（Tom Beauchamp）和查瑞斯（James Childress）在其《生物医学伦理学原理》一书中将医学伦理的原则归结为效益（治疗收益与风险和成本之间的平衡）、非恶意（避免造成伤害，或危害不应与治疗的益处成比例）、尊重和自治（尊重自治者的决策能力，使个人能够做出合理的知情选择）。④ 医学伦理的这些原则与技术伦理的原则有许多交集，如效益原则和代价原则、非恶意不伤害与技术的善用原则都是一致的，但也有的是独特的，如从自主原则引出的知情同意问题，从尊重原则引出的隐私保护问题，从治疗重于增强引出的增强伦理问题等，本节主要探讨医学伦理的一般原则在脑机接口中的独特呈现。

一　知情同意

知情同意是医学伦理中的一项重要原则，它是尊重人的自主性的具体

---

① Jane Huggins, Christoph Guger, Mounia Ziat, et al., "Workshops of the Sixth International Brain-computer Interface Meeting: Brain-computer Interfaces Past, Present, and Future", *Brain-computer Interfaces*, Vol. 4, Nos. 1 – 2, 2017, pp. 3 – 36.

② ［美］乔纳森·沃尔帕：《脑—机接口：原理与实践》，伏云发等译，国防工业出版社 2017 年版，第 503 页。

③ Gerd Grübler and Elisabeth Hildt (eds.), *Brain-computer Interfaces in Their Ethical, Social and Cultural Contexts*, Dordrecht: Springer Science + Business Media, 2014, p. 56.

④ Tom Beauchamp and James Childress, *Principles of Biomedical Ethics*, New York: Oxford University Press, 2001, p. 398.

表现。脑机接口由于是旨在恢复人的自主性的技术，是可以满足"恢复自为权和自主权""增强自决权"等需求的技术，[①] 只有有了这样的能力，一个人才有权由自己决定是不是"同意"使用脑机接口技术，由此牵涉知情同意的问题。但脑机接口的需要者通常也是一些很难表达自己意愿的病人，有的还因沟通上的困难而难于全面理解脑机接口的利弊风险，使得他们无论是对于治疗效果与风险权衡关系的"知情"，还是准确地表达自己是否"同意"（包括是否是建立在"知情"基础上的同意）或犹豫以及为什么犹豫等，都显得尤为困难，由此成为知情同意原则落实在脑机接口使用中的难题。

先来看看"知情"的复杂性。

脑机接口的使用面临知情同意方面的特殊困难，首先在于这种医疗手段可能导致的种种后果之"情"难以被简洁清晰地阐释清楚，以及被充分理解，从而实现充分沟通。例如，相对其他方案来说，BCI 技术所带来的风险和利益是否能被清晰阐释并为患者所理解？患者是否被告知并接受 BCI 将从其大脑中提取信息这一事实？患者是否了解提取这些信息可能导致的后果（如隐私的泄露，甚至可能引起法律后果）？对于脑机接口在知情同意问题上的复杂性，拉奥还列举了如下一些可能会引起纠纷的情况：（1）在受试者是孩子的情况下，是否征得家长的同意就足够了？（2）在受试者是不能交流的闭锁综合征患者的情况下，应由谁来代替其进行知情同意？是否征得看护人的同意就足够了？（3）对于有认知障碍，不能完全理解使用 BCI 所带来的风险与利益的患者，能征得他们的同意吗？[②]

对于一些很复杂的可能性后果，如何使患者或受试者"知情"？尤其是当其不具备相关知识从而不能理解某些后果的"确切含义"时，如何达到"知情"？如人脑在接入脑机接口后对机器的适应性可能导致中枢神经系统潜在的有害变化，甚至是对人的身心完整性带来风险，使得每个脑机接口的候选用户必须被正确告知脑机接口诱导的大脑适应性和可塑性的

---

① Johannes Kögel and Gregor Wolbring, "What It Takes to Be a Pioneer: Ability Expectations From Brain-Computer Interface Users", *Nanoethics*, Vol. 14, 2020, pp. 227 – 239.

② ［美］拉杰什·拉奥：《脑机接口导论》，张莉、陈民铀译，机械工业出版社 2016 年版，第 219 页。

潜在有害影响。[①] 而这种可能的有害影响，必须通过细致的解释和沟通才能使患者理解。

另外，个体对 BCI 的知情常常还会受到公众对 BCI 知情水平的影响和制约，后者构成前者的知识背景。公众对 BCI 的知情，经常和媒体所进行的介绍和展望相关，一些不准确的介绍和展望使得公众所形成的脑机接口知识也不准确，从而使得接受脑机接口治疗的患者也对其寄予不切实际的希望。对此，脑机接口的一些业内人士甚至对媒体常怀"拒而远之"的态度，甚至提出具体的建议：在与媒体谈论 BCI 时，最好不要对未来（3—5年）或目前无法预见的突破进行任何猜测。在哈斯拉格看来，由于媒体可能对科学家的发言产生误解或不充分的解释，上述两个问题变得更加严重。正如大多数与媒体打交道的人都知道的那样，记者头脑中会有一个他们想要告诉观众的特定故事，这是很正常的。即使事实并非如此，公众媒体通常对可能发生的事情更感兴趣，而不是报道科学家的怀疑和保留意见。科学家的话也经常是被支离破碎地引用，而不是出现在他们的完整信息中，从而很可能会被误解，这种误解如果再加以传播，其可预见的危害就会变得难以想象。因此，一个负责任的媒体在介绍像脑机接口之类的新技术时，需要尽可能明确地关注科学"确定性"中包含的普遍局限性，特别是 BCI 在当前的有限性；需要将话题和对于说明性案例的讨论限制在短期内，避免误解或夸张的标题，不能煽动公众对新技术的过分主张或期望。[②] 为了使公众对脑机接口具有科学性的"知情"，媒介是需要自我克制的，不能只是为了博取眼球、引人关注而进行 BCI 在效果上的任意夸大。可见媒介伦理对于实现脑机接口的知情同意也是不可缺少的一环。

就是说，鉴于 BCI 研究存在独特的风险，以及受试者很难全面地想象和理解这些风险，使得"向患者详细解释 BCI 的风险、缺点和益处是至关重要的，但在实践中非常复杂"[③]。尤其是对于有创 BCI 的研究和应用，

① Bruce Dobkin, "Brain-computer Interface Technology as a Tool to Augment Plasticity and Outcomes for Neurological Rehabilitation", *Journal of Physiology*, Vol. 579, 2007, pp. 637 – 642.

② Pim Haselager, Rutger Velk, Jeremy Hill, et al., "A Note on Ethical Aspects of BCI", *Neural Networks*, Vol. 22, No. 9, 2009, pp. 1352 – 1357.

③ Pim Haselager, Rutger Velk, Jeremy Hill, et al., "A Note on Ethical Aspects of BCI", *Neural Networks*, Vol. 22, No. 9, 2009, pp. 1352 – 1357.

鉴于其潜在的风险而变得更加复杂①，使得"知情同意在 BCI 研究中尤其困难（尤其是在这种研究具有侵入性时）"②。导致这一困难或复杂的原因包括结果的难以预测、实施植入手术面临巨大的挑战、大脑被联结到计算机后的其他问题，凡此种种"引起了与责任、自治、身份、污名、代理和隐私有关的道德问题"③。可见脑机接口中的知情同意问题是与更多的伦理问题关联在一起的。

再来看患者表达"同意"的复杂情况。

脑机接口用来实施治疗的对象常常是那些缺乏知情同意所需的自主表达能力的患者。脑机接口本就是用于"恢复自为权和自主权"的，而有了这样的自为自主能力后，人才能真正做到知情同意。也就是说，脑机接口所面对的对象，在其还未被使用之前，有可能是因为神经系统疾病而丧失了自为自主的能力，例如缺乏自主表达的能力，那么对于使用脑机接口作为治疗的手段，如何才能保证是获得了他们的知情同意？换句话说，知情同意这一原则"对于非残障人来说是不太复杂的，因为他们不存在交流的局限性和心理状态的不确定性"④。但对于残障人来说，尤其是对于失去自主表达能力的患者来说，要告知其治疗信息并获取其真实的意愿，则具有极大困难和挑战性，因为患者可能连表达他们"同意"的能力都不具备，即使有了某种模糊的表达，也很难确定是在多大程度表示了他们的同意，是一种充分的同意还是勉强的同意？当然，脑机接口本来就是可以用来"读心"的，所以当患者失去自主的表达能力时，是否可以用脑机接口来探测其真实的意愿？于是知情同意是否可以被脑机接口本身来代理？在目前的技术水平或对脑机接口读心准确性的认可度上，这一代理方案还很难得到普遍接受。因为至少在目前，认为 BCI 可以使那些根本不会交流的

---

① ［美］乔纳森·沃尔帕：《脑—机接口：原理与实践》，伏云发等译，国防工业出版社 2017 年版，第 499 页。

② Walter Glannon, "Ethical Issues With Brain-computer Interfaces", *Frontiers in System Neurosci.* Vol. 8, No. 136, 2014, pp. 1 – 3.

③ Eran Klein, Todd Brown, Michael Sample, et al. , "Engineering the Brain: Ethical Issues and the Introduction of Neural Devices", *Hastings Center Report*, Vol. 45, No. 6, 2015, pp. 26 – 35.

④ ［美］乔纳森·沃尔帕：《脑—机接口：原理与实践》，伏云发等译，国防工业出版社 2017 年版，第 502 页。

人进行交流，不过是媒体不适当的夸大和粉饰所造成的误解。①

哈斯拉格等人还专门探讨了如下的情形：当患者所表达的信号较为薄弱或不可靠时，要获得他们的"同意"也面临着挑战，此时如何才能确定研究人员和医生在多大程度上正确解释了患者的同意、需求或其他的信息请求？在可靠地识别病人"是"和"否"的特殊信号之前需要进行哪些相关研究？一个微弱或模糊的信号是在表明生理上无法作出清楚的反应，还是在表达病人心理上的矛盾、困惑或优柔寡断？我们如何知道病人否能听到并理解问题、病人是否有认知能力得到正确的答案，甚至病人在任何给定的时刻都是有意识的？如果患者在此期间改变了他们的想法，如何才能准确地知道这种改变？如此等等。② 弗莱克等人则引用一则案例提出这样的问题：仅仅出于对医生的信任而表达的同意是不是真正的知情同意？医生希望一位因中风而瘫痪的患者参与一项使用脑机接口是否可以加速康复的研究，该患者同时患有轻微的认知障碍，很难全面准确理解这一研究所存在的风险，但对自己的医生十分信任。在这种情况下，即使患者同意，也可能并不是建立在知情同意的基础上，而可能是基于信任的强制性，所以有可能并不适合参与这一试验。③ 纳切夫（Parashkev Nachev）则看到：完全的闭锁综合征（CLIS）患者伴随着知觉、思维和注意力能力的普遍衰退，会逐渐成为受意识障碍影响的人，而这样的人是否具有操作脑机接口所需的心智能力，还不明确，目前关于意识的哪些方面能力必须具备才能使用 BCI，以及如何在行为无反应的患者中检测到这些必要的意识，还是一个棘手的科学问题。④ 凡此种种，都给用于治疗的脑机接口带来了知情同意上的困难。

面对 BCI 背景下知情同意的难题，研究者们既提出了某些应对的原则，也有各种力图解决这一难题的构想。前者如：对于不构成重大风险的

---

① Pim Haselager, Rutger Velk, Jeremy Hill, et al. , "A Note on Ethical Aspects of BCI", *Neural Networks*, Vol. 22, No. 9, 2009, pp. 1352 – 1357.

② Pim Haselager, Rutger Velk, Jeremy Hill, et al. , "A Note on Ethical Aspects of BCI", *Neural Networks*, Vol. 22, No. 9, 2009, pp. 1352 – 1357.

③ Rutger Vlek, Daniel Steines, Dyana Szibbo, et al. , "Ethical Issues in Brain-computer Interface Research, Development, and Dissemination", *Journal of Neurologic Physical Therapy*, Vol. 36, No. 2, 2012, pp. 94 – 99.

④ Parashkev Nachev, "Comment on Detecting Awareness in the Vegetative state", *Science*, Vol. 315, No. 5816, 2007, p. 1221.

脑机接口，被试者只要能提供"Informed Assent"（知情同意：能回答是或否）就可参加，而无须提供复杂的"Informed Consent"（知情同意书：能够问问题）；① 后者包括研究人员有责任尽可能清晰地与患者沟通，在最简单的层面上，这包括确保明确地提出问题，并每次提出一个问题，给患者留出足够的时间来考虑和回答。如果病人在回答问题时没有"是"和"不是"的模态，而只是保持一成不变的一种状态"是"，则必须采取适当的步骤来区分这是自愿的还是非自愿的反应。还可以精心设计一些实验，包括使用肌电图追踪，来对患者的回答加以客观的验证，甚至量化我们对患者交流能力的解释。显然，迄今还没有什么简单的伦理程序可以推荐给患者，但与患者进行反复且仔细的对话，应该能保证他们最大限度地了解 BCI 系统及其局限性和可能性。研究人员应该采取一切必要的措施来验证患者对所讨论问题的理解，通过适当地询问"理解"问题，或者让患者对风险和可能的好处进行评估。如果正在考虑的手术风险很高，就要细化地了解：在何种程度上病人的决定是基于理性的，在何种程度上是基于绝望的（鉴于目前已知的治疗方法都不能带来希望）？需要尽可能确定病人不能接受的疼痛或风险程度。应澄清对 BCI 的期望，并小心地解决误解。② 特里（Peter Terry）指出，获得知情同意是一个过程，而不仅仅是在一张纸上签字。显然，如果病人的能力随着时间的推移而下降，尽可能早地开始这个过程是可取的，并尽一切合理的努力解释任何可能出现的情况。③

　　归结起来，如何判定交流功能部分或完全丧失的患者的意愿，医生或实验人员如何正确理解患者的意愿，如何使脑机接口的效益与风险为患者所全面而透彻的"知情"，这些都是脑机接口在当前用于治疗时所面临的难题。虽然使用脑—脑接口来与患者直接进行沟通仍处于概念阶段，但不失为将来更好地解决这一问题的依靠。患者在将来可以通过"脑沟通"来表达知情同意，这种脑沟通实际上也是通过脑机接口来获得"有效理解和处理所提供信息的能力，她/他整合所提供信息以作出连贯的个人决定

---

　　① ［美］乔纳森·沃尔帕：《脑—机接口：原理与实践》，伏云发等译，国防工业出版社2017年版，第427页。

　　② Pim Haselager, Rutger Velk, Jeremy Hill, et al., "A Note on Ethical Aspects of BCI", *Neural Networks*, Vol. 22, No. 9, 2009, pp. 1352–1357.

　　③ Peter Terry, "Informed Consent in Clinical Medicine", *Chest*, Vol. 131, No. 2, 2007, pp. 563–568.

的能力，以及她/他感知临床选择的相关性的能力"①。所以，当患者从不具有到具有知情同意的能力时，也意味着他/她在这方面借助脑机接口而成为正常人。也就是说，为了使脑机接口适应征的患者能够充分地做到知情同意，还需要开发能够进行脑沟通的更高水平的脑机接口；而追求和坚守知情同意的医学伦理原则，也可以成为提升脑机接口技术水平的强大动力。

二 隐私保护

医学伦理中的尊重原则还直接与隐私保护相关，这也与斯皮内洛的关于信息技术伦理三项原则中的"自主原则"关联为一体，这一原则指出，在使用信息技术的过程中需要尊重人的尊严和自主权利，不能用计算机技术侵犯他人的隐私，否则就是侵犯了他人的自主权利，所以他认为"信息时代出现的最具爆炸性的问题之一便是个人隐私权的保护"②，由此也完全可以说隐私保护也是脑机接口时代最具爆炸性的问题。在某种意义上，隐私保护也是"知情同意"的另一种表述：在没有得到信息被采集者的知情同意之前，不能将所采集的信息用于其他目的，否则就是侵犯了被采集者的隐私。同时，脑机接口如果被有意地用来窃取他人的隐私信息，无疑也是对技术的一种不正当的使用抑或就是恶用，违背了技术的善用原则。

从技术特性上看，脑机接口是可以读懂人的内心的技术；或者说，有效使用脑机接口的前提是通过机器准确地"读出"使用者脑中的"所思所想"，即"读心"，这一环节使得大脑的信息即人脑深处的思想可能被彻底"坦露"在机器面前，而"大脑信息可能是所有信息中最隐秘的和私密的信息"③，所以被专门称为"脑隐私"（Brain Privacy），它包括从大脑观测中获得的一个人的记忆、思想、大脑的健康状况及其他的相关信息。④ 脑机接口所进行的脑信号监控，无异于使脑隐私完全透明化，其中

---

① Michele Farisco, Judy Illes and Falk Ohl, *Externalization of Consciousness. Scientific Possibilities and Clinical Implications*, Springer Berlin Heidelberg, 2014, p. 205.

② ［美］理查德·斯皮内洛：《世纪道德：信息技术的伦理方面》，刘钢译，中央编译出版社1999年版，第162页。

③ Liam Drew, "Agency and the Algorithm", *Nature*, Vol. 571, No. 7766, 2019, pp. S19 – S21.

④ Jens Clausen and Nelson Levy , *Handbook of Neuroethics*, Dordrecht：Springer Netherlands, 2015, pp. 306 – 309.

包括脑机接口的使用者并不愿意被展露出来的隐私信息。当然，这样的隐私如果仅为机器所"知晓"，似乎还问题不大，因为无意识的机器并不会利用这些隐私信息去"有意"作恶。但记载有隐私信息的机器一旦被其他人（如医生和研究人员）所掌握和解读，则会存在巨大隐患。而且，这种泄露还可以导致更糟的后果发生，例如，"在 BCI 和大脑之间进行无线通信时，如果没有进行加密或所使用的加密技术不够强大，那么信息可能被截取……个人的思想、见解和信仰可能会被犯罪分子、恐怖分子、商业企业、间谍机构以及司法机关和军事组织窃取、记录和利用"①。如果再有"脑间谍软件"（brain spyware）的帮助，则无论记忆于脑中的脑信息还是存储在数据库中的神经数据都可以被攻击者非法访问，从而"数字存储的神经数据可能会被黑客窃取，或被用户授权访问的公司不当使用"②。这无疑将使隐私保护问题成为更加严重的伦理问题。

脑机接口的读心功能有可能导致隐私不保，尤其是当 BCI 被不正当使用时，更可能被当作恶意收集和利用他人隐私信息的手段，这已为多方面的伦理研究所揭示，如阿加瓦尔（Swati Aggarwal）等人认为：用于解码人的情绪状态的 BCI 非常接近于大脑阅读；大脑植入物与大脑直接接触，这可能会侵犯用户隐私，与隐私有关的问题之一是信息安全问题，如果隐私信息被别有用心地利用，就会对用户造成损害。③ 克莱因等人则看到：当闭环设备记录大脑的电活动时，它可以揭示各种信息，例如心理特征、态度和精神状态，如果这种信息是被黑客窃取，则极可能对用户造成有害的后果。④ 弗莱克等人指出：在使用脑机接口时，受试者可能没有意识到其从他或她的大脑获得的信息的程度，而 BCI 设备可以揭示出各种信息，这些信息可能会引发潜在的问题，例如在工作场所中的歧视。⑤ 安东尼

① ［美］拉杰什·拉奥：《脑机接口导论》，张莉、陈民铀译，机械工业出版社 2016 年版，219 页。

② Liam Drew, "Agency and the Algorithm", *Nature*, Vol. 571, No. 7788, 2019, pp. S19 – S21.

③ Swati Aggarwal and Nupur Chugh, "Ethical Implications of Closed Loop Brain Device: 10 Year Review", *Minds and Machines*, Vol. 30, 2020, pp. 145 – 170.

④ Eran Klein, Todd Brown, Michael Sample, et al., "Engineering the Brain: Ethical Issues and the Introduction of Neural Devices", *Hastings Center Report*, Vol. 45, No. 6, 2015, pp. 26 – 35.

⑤ Rutger Vlek, Daniel Steines, Dyana Szibbo, et al., "Ethical Issues in Brain-computer Interface research, Development, and Dissemination", *Journal of Neurologic Physical Therapy*, Vol. 36, No. 2, 2012, pp. 94 – 99.

（Sebastian Anthony）指出脑机接口可能会为怀有恶意的人提供针对人们大脑的手段，如黑客可能会将图像传输到 BCI 用户的大脑，然后从用户的潜意识大脑活动中提取知识，挖掘或窃取有关此人的大量数据信息，甚至对被入侵者的大脑进行破坏和控制。① 伊恩卡（Marcello Ienca）和哈斯拉格还用"无线劫持"来描述可能发生于脑机接口领域中的隐私侵犯问题，一些黑客可能通过无线技术手段来对神经刺激疗法进行恶意的重新编程，产生有害的大脑刺激，并窃听大脑植入物发出的信号，从而窃取他人的隐私信息。②

即使是"正当"地使用脑机接口，也可能"连带"地牵涉隐私暴露的问题，如为了监控和改善一个人的注意力而让其佩戴脑机接口头环时，也会同时发现其抑郁、焦虑、愤怒或疲劳等脑部活动状态，而其中就可能包含 BCI 使用者所不愿透露的隐私情绪。

就是说，当人脑的信息可以被脑机接口读取时，就意味着脑中的隐私有可能遭到泄露或窃取；换句话说，一旦接上脑机接口（包括植入脑机接口）后，我们的思想就处于可被全盘扫描、读出和监控的状态之下，使得"大脑窃听""人脑入侵"可以时时发生，我们就会时时刻刻处于泄露自己私密信息的危险之中。脑机接口此时形同于"探照灯"，接入它的人则形同在探照灯下"裸奔"，人的尊严受到严重侵犯，人的基本权利得不到保障。斯拉沃伊·齐泽克这样描述：在过去十年间，激进的数字化技术联合扫描我们的大脑（或通过植入追踪我们的身体进程），开辟了所谓的后人类前景，这实际上对内部和外部之间的扭曲关系构成了一个威胁：我们正在面对一个对我们无所不知的外部机器，从生理到心理，比我们自己还要更懂我们；（这个机器）记录了我们吃过、买过、读过、看到和听到的一切东西；懂得我们的情绪、恐惧和快乐，这个外部机器将绘制出一个比我们自己的自我意识更准确的画像。③ 面对脑机接口的这种"功能"，当其成为一种被普遍使用的手段时，如果再被恶意地窃取隐私，就会造成人人自危的局面。

---

① Sebastian Anthony, "Hackers Backdoor the Human Brain, Successfully Extract Sensitive Data", *ExtremeTech*, 2012 – 08 – 17, http：//www. extremetech. com/extreme/134682-hackers-backdoor-the-humanbrain-successfully-extract-sensitive-data.

② Marcello Ienca and Pim Haselager, "Hackingthebrain：Brain Computer Interfacing Technology and the Ethics of Neurosecurity", *Ethics & Information Technology*, Vol. 18, No. 2, 2016, pp. 117 – 129.

③ Slavoj Zizek, *Incontinence of the Void*, Combridge：The MIT Press, 2017, p. 386.

在脑机接口的使用中不仅可以发生直接读心而导致的隐私泄露问题，还存在因为数据的生成和储存导致的隐私被侵犯危险，因为从这些数据中可以提炼出对个人特性的全面而准确的描述，如同坎利（Turhan Canli）所指出的，"脑成像数据再结合一个人的生活史和遗传信息，就可以十分准确地预测这个人的行为和性格"①。在实验中使用脑机接口的一个重要目的是记录与获取大量的数据，拉奥对此提出了一系列疑问："在实验中记录的是哪一种神经数据？这些数据会揭示出一些受试者不愿意透露的个人信息吗？这些数据要存储吗？如果要的话，需要存储多久？又是出于什么目的呢？受试者的数据能与其他研究人员共享吗？这些都是研究机构接受伦理审查委员会在对部分人类受试者进行审核的过程中的典型问题。"②即使不是直接的隐私信息，也可以通过"隐私挖掘"技术来从脑机接口所记录的数据中获取大量隐私信息，类似于从一个人的神经元中"提炼"出他的隐私。人本来就置于大数据的监控之下，而置于脑机接口之下后，人比置于大数据之下更加"透明"，也更加软弱，其受控和受制将更加彻底。

关于脑机接口的未来设想中还有如前所说的"心联网"或"脑云接口"。面对这一高级形态的脑机接口，首要的问题是"你愿意接入吗"？显然，如果选择接入，你的个人隐私就可能全部暴露，你"内心世界"的一切都可能成为网络上被"共享"的公共信息，你将完全失去内心的神秘性、神圣性、个体性和私人性，同时与那些没有接入的人形成一种新的不平等，即在脑—脑接口中形成一种"单向接入"：我可以进入你的脑中直接读取你的心灵，而你不能进入我的脑中读我之心；从而"我知你心"而"你不知我心"，形成一种不对等的脑—脑接口，这种不对等将是心灵深处的不平等，是基于对隐私掌控的最深重的不平等，因为一旦人脑中的隐私被掌握技术优势的人所侵蚀，失去隐私的人就会沦为完全服从他

①　Turhan Canli, "When Genes and Brains Unite：Ethical Implications of Genomic Neuroimaging", in Judy Illes（ed.）, *Neuroethics：Defining the Issues in Theory, Practice and Policy*, New York：Oxford University Press, 2006, p.175.

②　［美］拉杰什·拉奥：《脑机接口导论》，张莉、陈民铀译，机械工业出版社 2016 年版，第 220 页。

人的奴隶。① 基于读心的隐私窃取最终可能进一步发展为控脑即控心的技术，这种技术可以"直接控制你的认知体验，进而让你改变你的看法。将来只要有几个工程师研发出一种技术，人类对这个世界的体验就会瞬间重塑"②。所以如果不提前解决好隐私保护问题，将使人人都对脑云接口望而生畏。在施旺看来，"要想让个人愿意加入云思维，其中的一些必要条件包括隐私、安全性、可逆性和个人身份的保留"③。

脑机接口在以后还会以无接触的方式存在，它可以通过极度灵敏的感受器来探测远处的人脑信息，读取其脑中的所思所想，人的内心世界将成为很容易就可外在化的观察对象，这必然对隐私的保护形成更严峻的挑战，以至于不得不质疑脑机接口的使用是否意味着"隐私的终结"。可以说，大脑信息或数据是隐私的最终保留地，一旦它可以被很容易和随意地探测与收集，就不再有任何隐私可言。

隐私保护对人来说确实重要，因为如果没有隐私，就不可能有真正的自由。"有的哲学家认为隐私是一种基本的不能削弱的权利……隐私权是一种其他重要权利诸如行使个人自由或个人自主权的必要条件。"④ "隐私是每个人真正自由的认证"，"它使我们做我们自己"，"实现真我"，并在与外界隔绝的情况下"变得更具有创造性，获得精神上的发展机会"；它也是人们"对自己道德行为负责的一种方式"，"如果人们没有隐私权，那么他们就要一直在公众场合戴着面具，这不利于他们的心理健康"⑤。而脑机接口使得直接访问人的大脑（中的隐私）成为可能，许多神经伦理学家认为这将促使人类有必要更新基本人权，⑥ 这就是对隐私的尊重。

同时，我们也需要用更为全面更开阔的视野来分析这一问题。但在现实中，对于一些技术的使用必须以让渡一定的隐私为代价，类似于网络使

---

① Lavazza Andrea, "Freedom of Thought and Mental Integrity: The Moral Requirements for Any Neural Prosthesis", *Frontiers in Neuroscience*, Vol. 12, No. 82, 2018, pp. 1 – 10.

② ［美］杰伦·拉尼尔：《你不是个玩意儿：这些被互联网奴役的人们》，葛仲君译，中信出版社2011年版，第6页。

③ Melanie Swan, "The Future of Brain-computer Interfaces: Blockchaining Your Way into a Cloud-mind", *Journal of Evolution & Technology*, Vol. 26, No. 2, 2016, pp. 60 – 81.

④ ［美］理查德·斯皮内洛：《世纪道德》，刘钢译，中央编译出版社1999年版，第167页。

⑤ ［美］迈克尔·奎因：《互联网伦理》，王益民译，电子工业出版社2016年版，第207、209页。

⑥ Liam Drew, "Agency and the Algorithm", *Nature*, Vol. 571, No. 7766, 2019, pp. S19 – S21.

用中难以在十分便利的情况下做到十分安全。通常医患之间也存在这样的关系：如果患者为了保留自己的隐私而不将病情信息充分地告知医生，就可能使自己的疾病得不到适当的医治。对于脑机接口的使用也与此类似：为了有效地发挥 BCI 的辅助功能，使用者必须让渡自己的（一部分）隐私。凯文·凯利（Kevin Kelly）甚至基于这种让渡的好处主张我们需要改变对隐私的定义和看法，他把泛在的监控看作"互相监控"，认为这是一种使人与人的关系更加对等的行为。他还举例说明人被监控的好处：假设我是个卖菜的，菜市场里的摄像头可以监控我，同时也会帮我看管财物，这就是监控的好处。此外，暴露隐私与生活于开放世界也是联系在一起的，如果宁愿保持隐私，也不开放自己，你就得不到公众的重视，只能处于默默无闻的状态。所以他认为隐私只需要有少量的存在，如果过多保留就会有害，可能被用来作为逃避责任的托词。① 这也是一些互联网伦理学说所主张的观点："如果个人有太多的隐私，社会可能会受到伤害"，因为"有的人会利用隐私来计划或者实施违法或不道德行为，很多恶行都是在隐私掩护下完成的"②。

　　这些主要由互联网带来的关于隐私的不同看法，同样启示我们也可以对脑机接口中的类似问题进行视野更为开阔的伦理评估。其实，这种开阔的视野说到底是寻求平衡的视野：既不能因为脑机接口的使用而导致人的隐私权受到威胁，也不能因为过度的隐私保护而放弃对于绝脑机接口的使用，尤其是作为治疗手段的使用。这里仍然需要进行前面所说的代价分析，尽管十分困难，但也要尽力找好收益和代价之间的平衡点，细化出哪些隐私是可以公开的，哪些隐私是不能泄露的，在严格保护必要的隐私之前提下，适当放松对次要隐私的管理，以便给新技术的使用腾出空间。就研发人员来说，对于脑机接口技术的研发既要确保其读心的精准性，又不能让这种技术具有过度侵犯使用者隐私的功能。把握好这些平衡点后，再结合知情同意的原则，使脑机接口的使用者在明确知道隐私风险的存在以及可能波及的程度之前提下，根据代价与收益的权衡比较而做出自主的选择。在哈斯拉格看来，这种

---

　　① ［美］凯文·凯利：《生活在完全没有隐私的世界是种什么体验？》，2017－06－09，http：//www.sohu.com/a/147585939_464033。

　　② ［美］迈克尔·奎因：《互联网伦理》，王益民译，电子工业出版社 2016 年版，第205—206 页。

知情同意甚至也包括在 BCI 研究中，应该尽早询问患者有关他们的信息在多大程度上可以用于出版物、会议或新闻发布，这应该成为一项政策。①

三　超出治疗之外的增强

可以说，起于治疗的脑机接口，不可避免地要走向增强，因为在前面（如第二章第二节、第六章第二节）的分析中我们已经看到，医学中用于治疗时就可能形成超出"正常"标准的增强效果，甚至改变或提升健康的标准。"医学的基本目标之一是治疗人们健康状况不佳、异常或令人痛苦的东西。然而，评估什么被认为是功能障碍的标准必须重新检查，因为不能简单地参考物种典型水平的物种典型功能，因为人体的功能可能会以各种方式发生潜在的改变。"② 就是说，由于治疗和增强的界限有时是模糊不清的，脑机接口用于治疗时，难免会涉及增强，进而走向专门的增强。一旦脑机接口从治疗过渡到了增强，医学伦理就自然要探讨"增强伦理"的问题。

脑机接口的增强伦理，在某种意义上更是脑机接口的独特伦理，它不能违背既有的医学伦理，但又超出了既有的医学伦理，因为医学伦理主要针对的是治疗，而增强虽然也可以被视为治疗的延展，但毕竟性质不同。所以，当脑机接口用于治疗时，所遵循的也主要是既有的医学伦理，但一旦延伸到增强，则需要建构新的伦理原则。如同约特兰所说："对于治疗，除了与正确使用技术有关的问题（安全性、风险、避免不必要的伤害、生物相容性等）外，没有提出新的伦理问题。当我们超越治疗时，我们进入了一个未知的道德领域。由于人类增强（尤其是人性的改变）观念提出了陌生的伦理挑战，因此有必要探索其潜在的伦理和哲学含义。围绕增强和改变的问题是对我们自己最深刻理解的核心，因此值得仔细研究。"③

增强伦理的不同还在于它与治疗的脑机接口相比来说具有"假设

---

① Pim Haselager, Rutger Velk, Jeremy Hill, et al., "A Note on Ethical Aspects of BCI", *Neural Networks*, Vol. 22, No. 9, 2009, pp. 1352 – 1357.

② Fabrice Jotterand, "Beyond Therapy and Enhancement: The Alteration of Human Nature", *Nano-Ethics*, Vol. 2, No. 1, 2008, pp. 15 – 23.

③ Fabrice Jotterand, "Beyond Therapy and Enhancement: The Alteration of Human Nature", *Nano-Ethics*, Vol. 2, No. 1, 2008, pp. 15 – 23.

性"。在沃尔帕看来，"恢复或替代自然的神经系统输出，或改善自然的输出使其等同于没有残障的人的那种输出；增强的脑机接口：增强或补充自然的神经系统输出或提高自然的输出以达到超常的水平——后者所引起的额外的伦理问题在很大程度上是假设的。"[①] 假设的伦理问题面对的是超前的未来可能出现的情形，还不具有眼下的迫切性和现实的可实施可检验性，其意义也就具有"悬而未决"的性质。但即使如此，人们也绕不过这些问题，这或许是由人具有面向未来和未雨绸缪的天性所使然。

首先，我们面临的是增强的道德合理性问题：将脑机接口用于追求增强是道德的吗？因为"当脑增强超出医学目的时，诸如安全、自由、真实性、平等、公平等道德价值观可能会受到损害"[②]。用于增强的脑机接口由于并非必要的治疗且存在巨大风险，可以想象到的以及想象不到的伦理和社会问题（如新的不平等）纷繁复杂，所以面临的道德争议很大。沃尔帕认为："一些可以使人获得更大优势的新技术，具有加大社会分层乃至分裂的风险，所以贝尔蒙报告反对利用神经外科手术（植入式脑机接口）来增强自然中枢神经系统的输出，由此提供了这样做的根据：推迟BCI植入没有残障的人，直到已经基本消除身体风险，得到独特的益处，以及更好地解决了这些社会问题。"[③] 这里的社会问题无疑包含了社会分化甚至分裂，这一问题如果缺乏有效的解决机制，脑机接口用于增强的实施就只能暂缓。

如前所述，追求更强大、更聪明也是人的本能，如果永远限制脑机接口的增强性研发和应用，脑机融合就很难取得实质性进展，技术使人新进化的潜力就可能得不到实质性的开发，人的体力和智力就可能永远得不到实质性的提高，在这个意义上研发和使用增强性的脑机接口也是道德的。只不过，当其在与治疗的用途发生冲突时，当其在安全性得不到保证时就一味地追求增强，则是不道德的。所以脑机接口的增强需要在确保脑机接口的安全前提下才能进行。

---

① ［美］乔纳森·沃尔帕：《脑—机接口：原理与实践》，伏云发等译，国防工业出版社2017年版，第492页。

② Richard Heersmink, "Extended Mind and Cognitive Enhancement: Moral Aspects of Cognitive Artifacts", *Phenomenology & the Cognitive Sciences*, Vol. 16, No. 1, 2017, pp. 17 – 32.

③ ［美］乔纳森·沃尔帕：《脑—机接口：原理与实践》，伏云发等译，国防工业出版社2017年版，第503页。

脑机接口在未来作为一种增强技术来使用时，可能带来的较为尖锐的伦理问题就是使一些人获得竞争优势而使另一些人处于劣势，从而造成人与人之间的新的不平等。拉奥列举了一系列由 BCI 增强带来的这类问题："脑机接口在未来能使人的记忆、感觉和身体得到增强这一事实，可能会导致社会的两极分化，产生'有增强'和'没有增强'两种新类型。例如，富人们可能会让他们的孩子在年纪还小的时候就植入 BCI，让他们在心理和身体能力上具有优势。而那些没有能力购买 BCI 的人毫无疑问会落后，从而可能产生严重的社会后果，这可能导致更大的贫富差距。类似地，一些国家能给他们的公民和士兵装备 BCI，从而对那些无法这样做的国家形成鲜明的优势，扩大发达国家与发展中国家之间的差距。"[①] 这样，使用者和非使用者之间、国家与国家之间，从而人与人之间就会形成新的不平等，获得 BCI 赋能的优势群体与未获得这种赋能的"劣势"群体之间有可能产生天壤之差，社会排斥和冲突由此更为激烈和深重，从而加剧社会的不公平。可见，脑机接口的增强伦理与技术的公平使用原则之间具有十分紧密的关联性。

不恰当的应用还可能造成增强者不利于社会的改变，如某些发达国家的军方正在研究让士兵更适合执行军事任务的神经技术，这就有可能使这些士兵的大脑被迫接受脑机接口的干预，并被改变为更少同情心和更加好战，成为更像"战争机器"式的人。如果这样的人多了，显然对世界的和平、社会的安定极为不利。当然，也可以根据其他的需要将人脑变得更加顺从，这同样会导致可怕的社会后果，即社会成员不再有"异见"，也不再有活力。

增强性脑机接口可能对大脑的改变还可能不仅是针对部分人的，而是针对所有人的，这种前所未有的改变就是要造就出如前所述的"超人类"，这是对人性或人的本质施加了根本性改变的结果，接受这一结果就意味着一种全新的伦理原则将替代传统的伦理原则，这种新伦理也被称为"物种改变的伦理"，它牵涉对一系列问题的"接受度"，如整个社会是否能够接受由增强延伸到"改变"：对人作为自然形成的物种的一种新的技术性改变，从而在此基础上造就出一种新物种。能进行增强和改变的脑机

---

① ［美］拉杰什·拉奥：《脑机接口导论》，张莉、陈民铀译，机械工业出版社 2016 年版，第 221 页。

接口技术设备具有什么样的"道德地位"？它们是否具有与"生物成分"相同的道德地位？我们是否允许将自然造就的人转变为"技术控制的对象"？这其中也包括了人性改变（即人的"类本质"的改变）的道德接受度：人性的保持与人性的改变之间具有怎样的张力？是否允许人们无限地改变自己的身体？是否需要以及在何处设置这种人性改变的极限？科学界应该制定进行这种人性改变的标准吗？如果应该那么根据谁的标准来设定对人性改变的限制？① 这些可能都是脑机接口用于增强乃至人性的改变时需要应对的前所未有的伦理问题。

通过脑云接口将自我意识、人生经验和记忆上传到"云端"或别的智能机器载体，或通过脑机接口对人脑进行扫描和模拟而形成数字大脑，其运行可以不再受到身体的限制，借助这些手段而实现人的技术化"永生"，这将是对"人皆有死"的生命观和人伦观的挑战。关于永生的追求自有人类以来就从未止息过，只是源于"有生必有死"的主流信念，对于不死的永生在绝大多数人看来只是不切实际的幻想。一旦脑机接口技术以某种独特的方式直接或间接地实现了所谓的永生，那么又需要建构一种什么样的"生命伦理"来对这样的追求或行为加以规范？进一步看，当人可以以无肉体的信息方式存在并"活着"时，建基于物质世界的伦理规则需要进行什么样的改变？如摆脱了肉体限制的"信息人"的自由是一种什么样的自由？信息世界中的信息人之间的伦理关系如何建构？或者说，信息人之间还需要伦理关系来维系吗？

可见，脑机接口的增强在将我们引向未来的发展时，也引入了未来的哲学与伦理学新问题，这些并不现实的伦理问题在当前确实只具有"科幻"的性质。但我们知道，脑机接口就正是由科幻变为现实的典范，诚如哈斯拉格所言："这种对 BCI 可能实现的目标的关注本身并不是令人反感的。如果没有人期待在合理的时间内取得重要进展，BCI 就不会像现在这样是发展最快的领域。而就与 BCI 的道德影响有关而言，潜在的问题需要在它们出现之前被识别出来，以便它们可以得到适当的处理。"② 所以未来用于增强

① Fabrice Jotterand, "Beyond Therapy and Enhancement: The Alteration of Human Nature", *Nano-Ethics*, Vol. 2, No. 1, 2008, pp. 15 – 23.

② Pim Haselager, Rutger Velk, Jeremy Hill, et al., "A Note on Ethical Aspects of BCI", *Neural Networks*, Vol. 22, No. 9, 2009, pp. 1352 – 1357.

的脑机接口可能产生的道德伦理问题，或许正是伦理思考的新方向。

第三节　脑机接口的伦理辩护难题

脑机接口作为一种有着多重社会需求的技术，是人类不能不研发的技术。从人的内在需要来说，它具有被社会建构出来的必然性，否则，残障人的行动、交流、感知上的缺陷就难以被克服，人追求更高层次的发展就难以实现，所以它具有总体上的道德合理性，受到基于技术向善的伦理辩护和道德支持。但在脑机接口的具体建构过程中，何种脑机接口被优先研发，脑机接口主要应该用于什么领域，脑机接口作为一种向善的手段和造福的资源在具体落地时，则会出现源于各种原因的悖反现象，从而出现对脑机接口进行具体的伦理辩护时的复杂性或难题。

一　善恶难辨：基于元伦理的辩护难题

脑机接口作为一种技术，从伦理评价的角度，存在两种用法：善用和恶用，即所谓"一物二用"。根据技术伦理的一般原则，当然是要避免脑机接口的恶用。如当脑机接口用于读心，只能用于读取人脑的运动想象信息，帮助无法行动的人实现意图；或通过读脑来诊断脑部疾病，实施有针对性的治疗；对于恶意的读心，如用 BCI 来窃取人的隐私、实施人脑控制等，则应坚决禁止。但现实的使用中，有可能难以在脑机接口的善用和恶用之间划出清晰的界限，例如，在用脑机接口来读心或解码神经信息时，如果只读取"运动想象""发音想象"之类的信息，则是善用，而如果读到更深层的信息，如自我意识、价值观念等，就涉及泄露隐私，就是在走向恶用。可见有的可读有的不可读，需要"有限地使用"。但问题是我们可以在读脑时做到正好只读取该读的信息而对不该读的信息"秋毫不犯"吗？不同内容的脑信息能够分得清楚吗？它们自己就是界限分明、各自独立地存在于不同的脑区或脑回路中吗？根据心灵是一个整体的事实，人的自我意识或许就存在于他的运动想象或发音想象之中，如见到喜欢的人做出友善的动作而见到憎恶的人做出不友善的动作，就是由价值观和自我意识渗入的，很难从一般的思想内容中"剥离出"纯粹的"价值观"或"自我意识"之类的精神现象，所以一旦为读取运动想象和发音想象之类的脑信息进行了合理性辩护，就难以将涉及隐私的脑信息读取完全排除在外。从人的现实思考中也可以发现，即使注意力再集中，例如在进行脑机接口的操作中，即使有意识强化对设备的控制意识，也会有各种"杂念"不时相随，并不可避免地被脑机接口所采集和识别，这些"杂念"中就可能有使用者心底深处的隐私。这样，脑机接口即使不被有意恶用，也难以避免无意地收集某些不该收集的隐私，这是将其用来读心、获取脑信息的功能中必然包含的双重性。

可见，读脑读心"读到什么程度"才算是对脑机接口的善用而非恶用，很难在操作层面找到答案。那么可否在"对谁读心"上有所区别，从而实现脑机接口的善用？即有的人可对其读心而有的人不可对其读心，如将读心作为预防犯罪的手段时，就可以将一些对象（如较高可能的犯罪嫌疑人）作为可以被强制性读心的对象。那么进一步的问题就随之而来：根据什么标准来区分哪些是可能犯罪的坏人而哪些是不会犯罪的好人？事后判断（如已做了坏事）显然起不到预防坏人做坏事（犯罪）的作用，但事先判断又如何进行呢？是否需要进行"全民检测"（对所有人的脑中动机检测一遍）？这样的检测在伦理上允许吗？或者根据普遍的法律原则，人不能因思想获罪，就是说，即使有做坏事、犯罪的动机，也不能在其并未付诸实施前就将其定罪，认定为"坏人"。这样，脑机接口的这一善用也面临着伦理辩护的困难。更何况，目前许多国家的法律规定不能轻易对犯罪嫌疑人实施脑扫描，思维识别技术且通过"读脑"获得的数据也不能像基因检测的结果那样作为证据，因为以其作为证据有可能导致被实施脑扫描的人被错误地指控。

还有，就读心会解蔽隐私而言，也有善恶难分的情况。"隐私"是不希望泄露于人的，但它常常又是跟"见不得人"混杂交织的，而"见不得人"的事情在道德上是不被允许的，从而是应该受到伦理制约的。但如果不"解蔽""见不得人"的隐私，就很难使其受到伦理的制约。所以就伦理功能来说，心灵的"敞亮"或较少的隐私是否也意味着人心的透明甚至整个社会的透明？物理学家盖尔曼（Murry Gell-Mann）在他的《夸克与美洲豹》一书中曾经说道："某一天，不管怎样，人类能够与一台先进的计算机直接用线连起来（而不是通过口头语言或像控制台一样的界面），思想与情感完全被共享，再也没有了语言上的选择与欺骗。"[①] 这样

---

① ［巴西］米格尔·尼科莱利斯：《脑机穿越：脑机接口改变人类未来》，黄珏苹、郑悠然译，浙江人民出版社 2015 年版，第 202 页。

的假设也可作为全面看待隐私现象复杂性的一种参照视角，从而对脑机接口在隐私问题上的伦理评价进行更复杂的思考，它对隐私的"泄露"与"解蔽"之间的修辞差异或许可以反映出其"善""恶"兼具的复杂性。

另外，如果接入脑机接口后能给我们带来快乐和幸福，但背后又蕴含着不确定的其他后果，此时我们也很难判断这是好事还是坏事，在选择接入还是拒绝接入时也可能面临困境。这一问题其实早在1974年就被哲学家罗伯特·诺奇克提出过：假设有一台可以使你体验到一切你想要的体验的机器，你的大脑接受这台机器刺激，让你觉得正在写一部极好的小说，正在与朋友交往，或正在读一本非常有趣的书，但其实你只是漂在一个容器里，只是有各种电极与你的脑神经相联结，那么你会选择接入吗？他认为答案显而易见：不会，因为在此之外，人们还在乎一些其他对我们关系重大的东西。① 但是相反的看法认为，这样的接入是意义重大的，尤其是通过将人脑与功能更强大的脑云接口相联结，一个人就可以与其他人（其数量级可以是数十亿人）建立起只利用思考就能进行的直接联系，"它或许会提供终极的人类知觉经验，既发现我们每一个人并不孤单，因为数十亿弟兄姐妹可以分享我们最私密的想法、体验、痛苦、激情和愿望，以及我们之所以成为人类的基本要素。它将给被孤独感、自卑感、偏见、误解以及社会不适所困扰着的许多人带来巨大的宽慰。这种作用是难以想象的。"②

还可以设想脑机接口使用和研发中的其他种种善恶难辨，尤其是动机和效果上的善恶不一致，我们不时会遇到"从动机上判别"还是"从效果上判别"的更重要的问题，因为动机与效果之间常常不一致，一些人的行动在动机上是善的，但其结果不一定是好的，甚至"绝大多数恶的行为不是由道德败坏的人干的，而是由正派的人……干的"③，在技术的使用中也可以看到这种情形，"好人可以尝试为了好的目的使用技术——却仍

---

① ［美］诺奇克：《无政府、国家与乌托邦》，何怀宏等译，中国社会科学出版社1991年版，第52页。

② ［巴西］米格尔·尼科莱利斯：《脑机穿越：脑机接口改变人类未来》，黄珏苹、郑悠然译，浙江人民出版社2015年版，第277页。

③ ［美］查尔斯·哈里斯等：《工程伦理：概念和案例》，丛杭青等译，北京理工大学出版社2006年版，第12页。

然有坏的结果"，或者"带有好的目的使用技术也可以有明显的负面效果"①，这就是所谓的"好心办坏事"。例如，医生出于好心推荐患者使用某种脑机接口，但取得的效果却极为不理想，甚至对患者造成了二次伤害，即善的动机并未取得好的结果，并不有意为恶却导致了坏的结果，此时如何评价"劝导者"的善恶？基于动机还是效果？"好心办坏事"有可能在具有开拓性的脑机接口技术的使用中成为"常态"，没有这样的劝告，脑机接口的某些用途可能永远无人问津；但进行了劝导，无疑是将人推向风险之中，那么需要对这种劝告式的使用加以伦理辩护吗？或者一切交由患者来决定是正当的吗？可否根据"优后原则"来进行选择？

另外，出于"向善"动机而进行的读心，也可能导致坏的结果。为"预防犯罪"或"预防错误行为"而使用脑机接口，起初是因为人的脑中一旦有"错误的想法"（尤其是犯罪的动机）就可以被发现并加以制止，这就是美国科幻电影《少数派报告》中的所展示的场景：执法部门会在某人想犯罪而还未采取行动前，就先把你关入大牢，这样就可确保其余人都能生活在消灭了犯罪的"安全"环境之中。但由此导致的结果是什么？无疑是谁掌握裁决"正确想法"与"错误想法"、"无害动机"与"有害动机"的权力，谁就掌握了被 BCI 读心的那些人的生死大权，置于被脑机接口监控的人，会生活于时时担心脑中的想法、思绪可能会出现的"波动""越轨""无序"甚至情绪性的"不良"而被识别受到"制裁"，甚至为调剂生活的一些"恶作剧"想法也可能被机器理解为"犯罪动机"而加以惩罚。

再如，在脑机接口用于治疗的过程中，冒险"动员"患者成为"第一个吃螃蟹的人"，且取得了成功，是违背了知情同意而行恶，还是救人于苦难甚至促进了技术创新之善？又如，如果违反法律禁令进行了脑机接口的增强研发，而后取得了成功，造福了人类，这是有意为善还是有意为恶？此时甚至对于什么是"善"的看法都是不同的，以至于在脑机接口中出现"善行是难以界定的"② 现象。因为尽管旨在帮助严重残障人的

① ［美］卡尔·米切姆：《技术哲学概论》，殷登祥等译，天津科学技术出版社 1999 年版，中文版序言第 2 页。

② ［美］乔纳森·沃尔帕：《脑—机接口：原理与实践》，伏云发等译，国防工业出版社 2017 年版，第 502 页。

BCI 研究的善行是清楚的，但一旦涉及增强，就难有共识认定其属于善行，需要进行相关"协商"来进行断定，需要由相关机构或协会对这些目标的价值进行理解和阐释。① 通俗地说，医疗之外的脑机接口，是善大于恶还是恶大于善，对这一问题的评价将会长期难有共识。此即沃尔帕所认为的：任何增强、补充和改善中枢神经系统输出的 BCI，都不会被当作大多数人认为值得追求的目的，从而难以获得普遍的认同。②

还有善恶转化的情况。脑机接口可用于增强人的幸福感，如搞清楚了幸福感的脑状态，就可以通过脑电刺激或其他手段来技术性地造就这种状态，使人长久地处于幸福感甚至强烈的愉悦感之中。但这样无疑会造成"上瘾"，导致像服用毒品类似的后果，还会因可塑性而对脑造成难以想象的有害后果。随着安全可靠且性能优良的脑机接口的研发成功，脑机接口还可以普遍地成为替代人劳动和工作的新工具、新手段，使人获得新的解放，这无疑是其向善的效应。但是这种替代也可能导致新的依赖，使人被技术所替代（人从充当某种工具的状态中解放出来）而陷于无用，这也是善中有恶、善恶纠缠的复杂情况，其折射的是一切技术的进步中所包含的既能使人进化也能使人退化的悖反效应，此时我们也会面临为脑机接口进行伦理辩护的复杂性。

这种善恶转化的极端情况是，在超人主义那里对脑机接口的增强性使用，起初的动机是促进"人的完善"，但无疑也会包含加速人的毁灭的可能性；这种毁灭甚至不一定要等到"超人"时代的来临，通过开发脑机接口武器也可以使这样的后果提前到来，如脑机接口"用于战争，植入仇恨，将敌对情绪根植于人类的行为中，特别是在争夺权力和统治的斗争中，这种斗争自有记录的历史以来一直是人类的特征。如果有机会自由使用脑机接口，敌对的人群很可能会滥用它，以服务于将来有可能威胁到自己这个物种的存在。人类的敌对，加上无节制地使用脑机接口，可能最终会对整个人类物种带来极其严重的后果。"③

---

① ［美］乔纳森·沃尔帕：《脑—机接口：原理与实践》，伏云发等译，国防工业出版社2017年版，第502页。

② ［美］乔纳森·沃尔帕：《脑—机接口：原理与实践》，伏云发等译，国防工业出版社2017年版，第502—503页。

③ Andreas Demetriades, "Brain Machine Interface Challenge Ethics", *The Surgeon*, Vol. 8, 2010, pp. 267–269.

总之，由于善恶本身划界的复杂性，以及不同语境下善恶之间的可转化性，使得我们对于脑机接口的研发和使用的伦理辩护，会面临复杂的不确定性，需要我们针对不同的具体场景和具体的动机与效果去进行具体分析。

二　原则冲突：基于规范伦理的辩护难题

规范伦理学旨在说明应遵从何种道德标准，我们的行为才能符合道德上的善。由于规范伦理学的多样性，使得对于一种技术的研发和使用是行善还是为恶，从而是否合乎道德标准，还会因依据的伦理规范不同而形成相反的评价。目的伦理学（Ethics of End，又称结果论伦理学）和义务伦理学（Ethics of Duty，又称道义论、非结果论伦理学）是目前影响最大的两种规范伦理。前者主张结果的"善"应优先于动机的"正当"，人应该选择能够产生最大的善的行为，其典型的代表是功利主义，认为最大的善就是最大多数人的最大幸福，所以结果重于一切，追求结果的最优化就是实现善的最大化；后者坚持动机的"正当"优先于结果的"善"，或者说动机的"正当"与否与结果的善（幸福和快乐）之间无关，要在正当的动机下做正当的事，而不论履行正当的道德义务会产生什么样的效果。①这两种规范伦理，在一定程度上具有库恩的"范式"所隐喻的互不兼容、不可通约的关系，所以也可称为两种伦理范式或理论规范。以不同的伦理规范为根据对同一行为往往会形成不同的道德评价，如将脑机接口用于"预防犯罪"时就是如此。通过脑机接口将犯罪的动机信息提前挖掘出来，有利于社会的安全，从功利论来看是合理的，但从道义论来看则是对基本隐私的公然侵犯，这就是基于原则冲突所形成的范式伦理难题。

技术的善用与恶用的一个侧面，还可以通过"获益"与"风险"来表现。一种技术使人获益，就是向善的表现，而带来风险，则是其蕴含的恶果。从这一视角看，确保脑机接口的行善，就是要尽量避免或最小化它对人的伤害，即"善行要求研究的益处远大于其对被试的风险"②，它可

---

① ［美］理查德·斯皮内洛：《世纪道德》，刘钢译，中央编译出版社1999年版，第60、34—36页。

② ［美］乔纳森·沃尔帕：《脑—机接口：原理与实践》，伏云发等译，国防工业出版社2017年版，第503页。

以说是脑机接口善用原则的另一种表述。目前，在采用某种脑机接口技术前通常需要进行获益与风险之间的权衡，其实这也是一种基于功利论的伦理选择。一些人出于健康的需要而不得不使用脑机接口又面临隐私可能被泄露时，需要进行"健康重要还是隐私重要"的评价和选择，此时进行的主要就是各种利弊得失的计算。克格尔等人的看法代表了一种对于脑机接口总体性的功利论评价：脑机接口的潜在利益被认为远远大于风险，因为使用 BCI 被认为可以提升人们的生活质量和生活能力，BCI 用户很高兴有机会重新获得失去的功能并获得新的功能。在自主、参与和自我定义方面都有益的情况下，该技术受到高度赞赏，此时无须质疑该技术是否合乎人性，而是要看到它可以保留、恢复和丰富我们生活的特征和能力。[1] 当然，如果坚守"尊严至上"的原则，脑机接口中出现的任何一点隐私泄露及其可能性都被视为不可容忍的现象，都被看作对人的尊严的侵犯，从而即使健康上无论如何需要这一技术，都将其拒之门外，类似于"不自由，勿宁死"，则是道义论支配下的伦理选择。这种选择体现了人的权利是道德之基础的主张：对于脑机接口的正当使用应该是与尊重人的各种基本权利一致的。

在两种伦理规范存在冲突的情况下，我们根据什么来评价脑机接口是不是道德的呢？是根据其好处（善）大于坏处（恶）的权衡比较，还是根据研发者是否怀抱"善良的愿望"？如果从这种不同的视野去看问题，我们还会发现脑机接口中存在着道义驱动与功利驱动的分野：用于治疗的脑机接口主要是由道义驱动的，它为的是解除弱者的痛苦，尽管在这个过程中很难有什么经济获益；而用于增强的脑机接口主要是功利驱动的，是为那些能够支付和资助这一研究的健全人变得更有能力甚至"超人"而服务的，其本身就有"富人游戏"的味道，一旦成功将获利无穷。可见，当伦理规范冲突时，为何种脑机接口（治疗型还是增强型）进行伦理辩护就存在争议。鉴于此，更具争议的问题或许还在于：道义论还是功利论才更能促进脑机接口的研究与发展？从而更倚重治疗还是增强功能的开发来促进脑机接口的研究？我们需要赋予哪一种路径更有力的伦理辩护？

---

[1] Johannes Kögel , Ralf J. Jox and Orsolya Friedrich, "What is it like to Use a BCI? —Insights from an Interview Study with Brain-computer Interface Users", *BMC Medical Ethics*, Vol. 21, No. 2, 2020, pp. 1 – 14.

不同的伦理主张还会影响对于脑机接口未来功能的开发。如由机到脑的脑机接口在对人脑施加影响时，在未来可否在道德影响的向度上，用于改变人性中的恶？如用它来促使人的道德水平的提高（即所谓"道德增强"），使人和人之间更加友善，社会更趋和谐……从功利论的视角看这无疑是可行的，因为它对社会有利；但从道义论的视角看则完全是应该禁绝的，因为它侵犯人权。更进一步，脑机接口如果用于这一选项，还会进一步牵涉什么是恶的问题。在既有的评价中，"贪婪""残忍""好狠斗用""侵略性""攻击性"等属于恶，但这些特质往往与"永不满足""勇敢无畏"等交织在一起，很可能在用脑机接口消除一种恶时，连它对应的善也被消除了。一些相关的动物实验及人体应用已经表明了这种复杂性：1969 年西班牙神经学家戴尔嘎多（Jose Maneul Rodrigues Delgado）通过对一些具有攻击性的动物（如公牛、猴子首领）大脑的特定区域进行电刺激，诱导出动物行为抑制状态来大大降低其攻击性、侵略性。[①] 这种电刺激技术后来也被寄望于对人脑的影响和"改变"。但人们发现，一些表现出侵略行为发作的神经分裂症患者在先前可以通过前额叶切除的手术来进行治疗，而这种手术会破坏、切除病人大脑中大部分前额叶，或者使它与大脑的其他部分断开联系。但经过这种手术后，虽然消除了患者的攻击性、侵略性，但他们同时也变得很冷漠，死气沉沉，对痛苦及其他情感无动于衷，缺乏主动性和内驱力。所以，他们认为这样的手术太可怕了，后来受到了科学界的批评，大众也指责声不断。[②] 可见如果用这种技术来"改良"人性或进行道德增强，哪怕是出于消除负面现象的目的，也会有难以预期的后果。由此也表明，是否为脑机接口的某些具体用途进行伦理辩护，常常是难以一概而论的。

脑机接口的研发和使用，使一系列涉及伦理规范的复杂问题浮出水面，如人的需要是否都可以进行功利上的比较和计算？是否存在与脑机接口不相容的普遍的伦理规范？如果存在，那么这种伦理规范自身是否能够得到足够的辩护？或者相反，即使脑机接口存在被滥用的可能，也不能成

---

①　［巴西］米格尔·尼科莱利斯：《脑机穿越：脑机接口改变人类未来》，黄珏苹、郑悠然译，浙江人民出版社 2015 年版，第 207—208 页。

②　［巴西］米格尔·尼科莱利斯：《脑机穿越：脑机接口改变人类未来》，黄珏苹、郑悠然译，浙江人民出版社 2015 年版，第 209 页。

为阻止脑机接口得以研发的理由？① 保持人的自然状态更合道义，还是追求人的完善或"新进化"更合道义？在选择对脑机接口进行伦理审视的视角时，功利论和道义论之间是否必须二者择一？

可以说，不同的规范伦理学既有其长处，也有其短处，如功利论由于更强调道德价值的客观性和实在性，可以避免成为虚幻的东西，由此有利于我们在脑机接口应用的道德冲突中作出合理的道德选择，这是其长处；但功利论将选择建立在利弊得失的计算上，而实际上很多选择是无法进行这种功利的计算的，即并不是所有道德上的考量都是可计算的，所以才会碰到它无法解决的"电车难题"，这是其短处。道义论中的一些普适原则和义务如果转换为脑机接口研发和使用中的一些"二级义务"，如不能伤害他人、尊重隐私权利等，可以成为明确的伦理要求或道德规范，这是其长处；但道义论也会面临当两个道德原则（如自主原则和有利原则）发生冲突时难以进行选择的难题，② 某种意义上这也是善与善的冲突：在脑机接口的"推介"中，对于那些不理解其好处而又实际上存在客观需要的人，是否可以"强制"其使用？这本是出于善意，遵循了"有利"的原则，但又违背了知情同意或"自主"的原则，那么知情同意或自主选择总是最好最善的吗？这些可以说是义务论所难以解决的问题，成为其短处。鉴于此，是否存在两者结合的可能性？即道义论的侧重动机评价与功利论的擅长效果评价能否协调起来？有的研究者认为道义论和功利论的分别是由非理性的情感过程和理性的认知过程驱动的，那么情感和理性是否可以融贯为一个整体去对脑机接口引发的伦理问题加以评价？查尔斯·伊斯（Charles Iss）认为需要克服基于两种视角形成的"伦理鸿沟"，用一种"带有世界观性质的解释性的道德多元论"来在伦理相对主义和道德绝对主义之间"建立一个中间立场"③。可以说，对脑机接口的伦理辩护不能囿于某种单一的伦理范式和流派，而是要根据具体的场景来为不同的选择进行伦理辩护，或许还需要扬长避短地发挥两种或多种伦理范式的融合作用。

---

① ［美］乔纳森·沃尔帕：《脑—机接口：原理与实践》，伏云发等译，国防工业出版社2017年版，第503页。

② ［美］理查德·斯皮内洛：《世纪道德》，刘钢译，中央编译出版社1999年版，第37页。

③ ［美］查尔斯·伊斯：《文化和全球网络——期待全球伦理规范吗?》，载［荷兰］范登·霍文等《信息技术与道德哲学》，赵迎欢等译，科学出版社2014年版，第171页。

三　价值差异：基于角色伦理的辩护难题

除了前面所涉及的善恶动机和伦理规范，当脑机接口进入具体的研发和使用过程时，这些过程都是由具有价值观、道德观的各种人（如研发者、开发商、使用者等）来承载和进行的，他们都是脑机接口的建构者或参与者，基于不同的价值观或不同的利益与脑机接口发生关联，常常会用有差异的规范和标准来看待脑机接口中的伦理问题，成为不同的"道德角色"，一旦相互之间的差异巨大甚至发生冲突时，就会造成利益或价值观整合的困难，由此形成基于角色伦理的辩护难题。

角色伦理将道德主体视为不同的社会角色，由此衍生出相应的角色责任、道德关系或伦理秩序。角色伦理探究不同角色的身份地位应与何种权责定位、道德行为模式相契合，从而为其提供具体的价值导向。围绕脑机接口的不同参与者所充当的不同角色，也存在着基于利益差异而形成的道德规范上的差异，对其需要加以适当的整合。

其一，研发者与使用者之间的差异。

研发者和使用者是脑机接口的"主角"，无论离开谁，脑机接口都将不复存在，但他们基于角色差异或利益不同又具有伦理诉求上的差异。例如，"安全第一"是包括脑机接口在内的任何医疗技术的基本要求，但在具体对待安全性问题的过程中，研发者和使用者的安全标准就有可能不同。研发者通常以一定的安全系数（如无安全事故的比例）为标准，使用者则通常是要求百分之百的安全，因为即使1%的事故率落到自己的头上就会是百分之百的不安全。可见，由于"不同的社会团体对可接受的风险有着不同的定义"[①]，所以他们在面对同一技术时所得出的安全性评价就常常不同，因此，脑机接口的研发者和使用者难免会对"多安全才算安全"的伦理诉求产生分歧。这种分歧可以说是技术开发和使用中难以避免的问题，以至于从20世纪90年代起就被技术和工程伦理界提出后成为一个经典性的问题。在不存在"绝对安全"的脑机接口（以及任何技术）的情况下，尤其在提高有效性时有可能降低一点安全性，而提高安全性时有可能会牺牲一点有效性时，如何从伦理辩护上寻找"足够安全"又兼

[①]　［美］查尔斯·哈里斯等：《工程伦理：概念和案例》，丛杭青等译，北京理工大学出版社2006年版，第116页。

顾其他要求（如有效性）之间的平衡点就显得尤为重要。另外，研究人员"设身处地"为用户着想是克服两者之间差异的必然要求，"体格健全的研究人员不可能全面了解一个患有严重残疾的人的生活体验"，所以"BCI开发努力的方向需要把重点放在研制能够解决潜在用户最关注的缺失的设备，而不仅仅是解决健全的观察者看到的最明显的缺失"①。

其二，开发商与患者之间的差异。

在市场经济时代，即使是医疗技术也会具有一定的商品属性，开发商由此成为该技术从投资研发到走向市场应用过程中的重要角色。当脑机接口作为这样一种技术进入社会性运作时，它的一些属性或价值就会出现分裂，如在作为使用者的患者那里需要和追求的（主要）是它的使用价值（用其解决自己的残疾问题），而在开发商那里则主要追求的是其商业或交换价值（通过它来获得盈利）。或者说患者用其求善而开发商用其求利，开发商会按照求效最大化的功利主义原则来处理问题，而患者则有更高的人性化要求，两种要求之间还可能会发生冲突，如"制造商将实施在经济上有价值的算法，但可能会妨碍受试者的安全性和设备的治疗潜力……为了最大限度地提高治疗效果，受试者的利益与制造商的利益之间应该保持平衡。还需要在参与形成闭环设备的更美好未来的不同利益相关者之间进行协作"②。也就是说，面对脑机接口的开发商和患者所构成的不同道德角色，如何协调利益驱动（功利论）与人道驱动（道义论）之间的关系，在求善和求利之间达到适度的平衡，也是一个重要的问题。如果否定或过度抑制开发商的求利追求，脑机接口的研发就难以在商业社会中生存，也无法获得强劲的发展动力，即使有求善的愿望也不可能实现；而如果这种求利不受求善的制约，在脑机接口的市场化中进行虚假的宣传，不负责任地利用患者对脑机接口的需求去盈利，则会败坏新技术的名声，终究会被逐出市场。对此，要有道德甚至法律的力量，来制约和消除脑机接口开发商中可能出现的"只问利益，不问善恶"的"见利忘义"或"见物不见人"的倾向。

---

① ［美］乔纳森·沃尔帕：《脑—机接口：原理与实践》，伏云发等译，国防工业出版社2017年版，第420页。

② Swati Aggarwal and Nupur Chugh, "Ethical Implications of Closed Loop Brain Device: 10 Year Review", Minds and Machines, Vol. 30, No. 3, 2020, pp. 145 – 170.

其三，研究者与雇主之间的差异。

在商品化、市场化的运作过程中，脑机接口的研发主体如果是企业，就会存在研究者与雇主的关系，他们在社会角色甚至道德角色上也存在着差异。受雇于研制脑机接口的研究人员，一定时间甚至终身以研究这一技术产品为职业，但并不是这一技术的直接消费者，某种意义上他与前面的开发商（即这里的雇主）具有类似的道德角色地位，需要在求利（也是求效）与求善之间保持平衡。但他又不像雇主那样是脑机接口所产生的利益的主要拥有者，而是解决技术问题的直接行动者，即在经济关系上他是从属于雇主的，甚至他本身也像技术产品一样是雇主用于求利的手段。经济上从属于雇主亦会导致道德观上服从于雇主，"对雇主（或委托人）的忠诚"在这里似乎成为研究人员一个基本伦理原则。但在面对一种技术（如脑机接口）对人的安全和健康的关系如此重大，而雇主又常常秉持求利重于求善的道德选择原则时，研发人员仅仅恪守对雇主的忠诚就远远不够了，而需要有更多的担当，如需要将求善与求利具体落地于自己的研发活动中，力求技术标准和管理标准的一致，使技术造福于人与技术赋利于雇主之间达到一种平衡，这被哈里斯（Charles Harris）称为"双重的忠诚：对组织的忠诚和对职业的忠诚"，当两种忠诚出现龃龉时，需要"他们对职业的忠诚超过对组织的忠诚"[①]。或者用美国工程师专业发展委员会（ECPD）所制定的伦理准则中的"基本守则"来说："工程师应当将公众的安全、健康和福利置于至高无上的地位。"[②] 这些要求都表明了研发人员首先必须是道德人，脑机接口的善用原则需要成为研发者的一种"集体记忆"，不解决好这个问题，脑机接口的可持续健康发展就会受到影响。

其四，使用者与使用者之间的差异。

当存在不同的使用者，尤其是存在基于不同目的（如用于治疗还是非医疗的增强）的脑机接口使用者时，谁（哪一种角色）应该优先使用或先行受惠？一般来说，增强是在不存在需要治疗的病症时仍然进行的人脑

---

① ［美］查尔斯·哈里斯等：《工程伦理：概念和案例》，丛杭青等译，北京理工大学出版社 2006 年版，第 146 页。

② Kristin Shrader-Frechette（ed.），*Ethics of Scientific Research*，Lanham Md.：Rowman & Littlefild Publishers，Inc.，1994，pp. 155 – 156.

或身体的改造，"在这个意义上，增强也被视为与人的初始状态（自然状态）无关的生理或心理上的改变"①。由于治疗是"雪中送炭"，治疗是"锦上添花"，所以两者的一般关系只能是"治疗优于增强"。但对于一些需要获利的企业来说，当其将"优先"关切放在增强型脑机接口的研发上，以便从长久来看可以将其开发为一个新的财富增长点时，这应该受到道德上的制约或需要进行伦理上的干预吗？残疾人对脑机接口的治疗呼声和正常人为了改善自己对脑机接口的增强呼声在一定阶段上将会出现极度的不平衡，当后者完全淹没前者时，如何将伦理辩护转化为帮助弱者的手段？桑德尔（Michael Sandel）通过跑鞋的事例指出：在竞技的比赛中，第一个使用跑鞋的人由于较之不穿鞋的人具有了明显的优势，因此可能会被认为是增强而受到限制②，但后来穿跑鞋参加比赛被普遍采用后，就会将这样的增强视为正常的现象，获得公平性上的认可，从而不再受到限制，于是增强获得了辩护。

从治疗和增强之间的模糊性上看，也存在着一定的伦理辩护难题。一些医疗手段用于治疗时就常常可能形成超出"正常"标准的增强效果。如脑机接口中的深度脑刺激技术，在用于治疗帕金森类的肢体震颤的同时，也可以形成对特定感知和认知功能的增强，从而同时产生治疗和增强的效果。这就是当代伦理学家约特兰（Fabrice Jotterand）所说的：治疗性应用可能会增强某些特征或能力，使其超出参考状态，所以在这个意义上，"增强"与"治疗"之间常常难以划分出清晰的界限，其模糊性甚至会导致健康标准的"改变"："标准必须重新检查评估什么被认为是功能障碍的，不能简单地参考物种典型水平的物种典型功能，因为人体的功能可能会以各种方式发生潜在的改变。"③

此外，当脑机接口用于专门的增强进而用于人类的"更加完善"时，增强者之间（也是使用者之间）会产生新的道德分歧甚至伦理冲突。如被增强和完善的人类究竟应该是个什么样子？是完全从自己的想象出发，

---

① Hannah Maslen, Nadira Faulmuller and Julian Savulescu, "Pharmacological Cognitive Enhance-ment—How Neuroscientific Research could Advance Ethical Debate", *Frontiers in System Neuroscience*, Vol. 8, No. 107, 2014, pp. 101–112.

② [美] 迈克尔·桑德尔：《反对完美》，黄慧慧译，中信出版社 2013 年版，第 29 页。

③ Fabrice Jotterand, "Beyond Therapy and Enhancement: The Alteration of Human Nature", *Nano-Ethics*, Vol. 2, No. 1, 2008, pp. 15–23.

还是需要结合环境的需要进行"未来人"的设计？或者说，更"完善的人"是更适应环境的人，还是更合乎其他人文标准（如更高、更美）的人？脑机接口一旦用于增强甚至"改进"人类时，必定会在改进的方向和如何设计的方案上面临种种分歧甚至冲突，使得增强者之间究竟如何为自己的主张进行伦理辩护带来新的纷争。

其五，人与机器之间的差异。

机器也可以被视为脑机接口的一个特殊参与者，充当其中的特定角色，从而人和机器也构成两种不同的角色，并产生关于道德责任的新问题。机器在脑机接口的使用中通常以"代理"的身份出现，一旦出现事故，"归责"或"问责"就成为一个复杂的问题，这实际上就是对人和机器各自的道德责任进行伦理辩护的难题。在这一问题上目前分歧明显，一种意见主张将机器（代理者）的所有伦理责任归于人（委托者）本身，因为脑机接口中的许多决策是由具有人工智能的计算机系统完成的，而"计算机系统是由人类制造的，因此计算机系统中的错误或不当行为的来源可以原则上回溯到对软件设计做出决定的人"①。另一种主张是由智能机器直接充当道德主体，即由机器自己对好的或坏的行为负责。当然，在这种争议的背后还包含着更尖锐的问题：在不断增强其功能的背景下，我们能否有效地掌控自己的脑机接口；当脑机接口借助人工智能（尤其是强人工智能）而"无所不能"时，它会不会反噬我们？我们面对脑机接口是否会如同面对人工智能一样陷入悖论的心态：当其功能不够强大时我们热切地希望它不断地完善和强大起来，而一旦它真的如我们所愿强大起来之后，马上就心怀恐惧地担心其失控和对我们的反控。鉴于此，我们是否有充足的伦理工具来应对脑机接口所带来的这个人与机器之间的角色伦理问题？

可以说，我们是在明知脑机接口有巨大滥用风险的情况下继续着对它的研发和推进，这就更需要有"如履薄冰"的伦理态度来进行审视和应对。"很明显，将数字技术与人类大脑融合在一起可以产生令人兴奋的影响，尤其是对人们的行为能力——他们自由行动并根据自己的选择的能力——的影响。神经伦理学家希望看到伦理融入这些技术的最初设计和开

① ［美］德博拉·约翰逊等：《计算机作为代理者》，载［荷兰］范登·霍文等《信息技术与道德哲学》，赵迎欢等译，科学出版社 2014 年版，第 220—221 页。

发阶段，以最大化它们的利益，并识别和最小化它们的潜在危害——无论
是对个人还是对更广泛的社会。"①

　　总之，上述一系列冲突既是我们为脑机接口进行伦理辩护的难题，也
是脑机接口技术的发展对伦理研究的当代拓展提供的新平台、新机遇。在
尽可能合理地求解上述难题的过程中，我们对脑机接口的哲学把握和伦理
应对无疑会提升到一个新的高度。如同约特兰对这个问题的看法：对脑机
接口含义的透彻思考需要创造性的新方法来应对道德和道德难题，"哲学
家、科学家和伦理学家必须采用积极主动的方式，在概念上创造一种新型
的伦理反思，而不是采用伦理探索的旧范式。我所说的主动是指将道德反
思更好地整合到科学发展本身的核心中，而不是对已经存在的问题进行道
德评估"②。或者说，通过脑机接口伦理的建构，形成一种有利于脑机接
口为人服务的"脑机接口文化"，使人与作为技术的脑机接口之间的关系
更加和谐，走向脑机接口与人文文化之间互补式的相互推进。

---

① Liam Drew, "Agency and the Algorithm", *Nature*, Vol. 571, No. 25, 2019, pp. 19 – 21.

② Fabrice Jotterand, "Beyond Therapy and Enhancement: The Alteration of Human Nature", *Nano-Ethics*, Vol. 2, No. 1, 2008, pp. 15 – 23.

结 束 语

　　本书涉及较宽的哲学维度，形成了关于脑机接口的本体论、认识论、价值论、行动哲学和身体哲学、人学以及伦理学的研究，这些研究可以再度会聚或拓展为如下四个重点，作为对脑机接口哲学研究的一种归结性把握。

　　一是从脑机接口的本体论研究拓展到心物交互研究。

　　目前国外关于脑机接口的本体论研究在多方面展开，基于其特殊的技术功能，我们认为可以进一步将其聚焦到它对"心物交互"的本体论意义之上。心物交互是哲学的恒常主题，更是中国哲学界一直关注的焦点。我们长久以来探讨的人与世界的关系、主观与客观的关系、精神与物质的关系、意识与存在的关系等，都是心物交互的某种表达。脑机接口将心物交互这一哲学的基本问题推向了前台。脑机接口的成功不仅否定了心物不能相交的二元论哲学，而且对心物如何相交的方式也加以了意义重大的创新。传统的心物交互方式有静观式（如"格物致知"）、替代式（如"幡动就是心动"）和身体—行为式（如"心动不如行动"），可以说，通过身体的行动将心中的意图变为改变外物的效果，是从实践哲学到身体哲学和行动哲学所主张的心物交互的唯一方式，在这里，身体的行动充当心物交互的中介，离开这一中介，心物之间的交互就不能建立或完成。但脑机接口则开辟了心物交互新通道，在基于脑动的"心动"与"物动"之间迈过身体及其行动建立了直接的技术关联，从而使传统的心物通达方式迎来了颠覆性的改变。在使用脑机接口的过程中，使用者也会切身地感受存在着一个独立于我们的意图（心灵）但又可以与之发生交互的物质世界，思想可以从大脑中溢出由技术通道流向外部世界，行使"心控"或心动引导物动的职能，从而深切感受到我们的意图可以施加于世界并使其发生合意图的变化。在合意图的变化不能发生时，其中的因果关系又可以帮助我们找出违背心物交互机理的地方，进而按客观的因果链条进行纠错。可以说，脑机接口可以改变人的心物交互的传统方式，是其所具有的开启本体论新视野的最重要意义。这种意义不仅在于它印证了心物之间是可以交互的，而且进一步将我们引向心物之间是"如何交互"的微观机制，因为只有搞清楚了心物交互的机制，才能研制出有效的脑机接口，而脑机接口的有效性，则又印证了我们对心物交互微观机制的把握，从而为哲学地把握心物之间如何交互提供启示、参照和支持。

二是从脑机接口的认识论研究拓展到知行合一研究。

知行关系是认识论研究的主题，更是中国传统认识论派别争论的焦点。脑机接口所开辟的"以想行事"，使其成为一种行动的新技术，也赋予了人以新的行动能力。脑机接口在恢复和增强人的行动功能、创造人的行动新方式上具有突出的创新意义。当我们通过脑机接口来行动和感知（即"人工行动"和"人工感知"）时，无须动用运动器官就能实施行动、无须动用感觉器官就能形成感觉，人类的实践和认识方式随之发生深刻的变化，更重要的是知行之间的关系会发生空前的新变化。在传统语境中，知（脑动）和行（体动）是两种不同的活动，两者之间的区隔带来了"知先行后"还是"行先知后"、"知难行易"还是"行难知易"的纷争，也带来了理论哲学和实践哲学的分野，今天国内哲学界正在讨论用"我行故我在"来代替"我思故我在"而建构出区别于笛卡儿体系的新哲学，①某种意义上也是这种知行区隔的折射。而脑机接口介导的人类活动，打破了知行之间的传统区隔，使知和行之间结成了技术性合一的关系。脑机接口作为意念控制技术，它将心之所想（"知"或脑动）变为机器之所动（"行"或人工肢体之动），以一种特定的方式实现了"一念发动处便是行"，从而具有了认识论上的"知行接口"的特征。人先前只能以自己的身体行动来操作机器、形成人机贯通，而有了脑机接口后，人则只凭自己的意念就能操作机器，形成知行之间的新贯通，也意味着知行贯通迈入了全新的阶段。这就是"即想即行"（运动想象就是运动实行），或"我思即我行""所思即所行"。知和行之间达到了新的贯通，"思"与"行"作为两种不同"事件"就被脑机接口加以了联结与融合，从而不再有相互抵牾的阐释功能，这也是由脑机接口所打造的心物之间的本体论交互所

---

① 参见赵汀阳《形成本源问题的存在论事件》，《哲学研究》2021 年第 12 期。

必然导致的知行之间的认识论合一，人类由此可借助脑机接口这一强大的技术来弥合"知行分离"时代的种种龃龉。进一步看，通过脑机接口这个知行合一的新平台还可以与虚拟现实技术相结合，由此进入"元宇宙"的神奇境界，此时的知行体验将会牵引出虚实交融的新天地奇，人也将进入新的体验世界，在这个世界中新的认识论问题亦将层出不穷。

三是从脑机接口的身体、行动哲学和人学研究会聚到自然与人工的新对接探究。

人类所生存的世界是自然物与人工物集合而成的世界，关于自然性与人工性之间的关系也是国内哲学久已关注的问题。人类之所以要发明和使用技术，就在于"天造地设"于人身的自然能力不能满足我们的需求，技术就是对人的自然能力的一种人工增强。脑机接口无疑也是这种人工增强的延续，但它并非一般的增强，而是一种新型的增强。先前的人工手段基本都是作为"延长部分"对人的一种外在的增强，所形成的无非"延展身体""延展认知""延展实践"等，而脑机接口在走向植入式后，尤其是强大的脑机接口被内置化和无形化后造就了一种将人工物融入人脑之中的内在的增强而成为"超脑"时，人工的技术成为人的有机组成部分，并形成从脑机融合到人机融合的增强之链，也导向一种根植于脑的新进化（从自然脑进化为赛博脑）的人的新进化（从自然人到赛博人）。自然与人工的这种新型对接在带来人的空前增强的同时，对人的生存方式、存在样态也有可能带来根本性的改变，一种人工大于自然的人类活动方式与能力趋向形成，甚至人的本质也由此会面临新的冲击，因为人本身也可能成为包括脑机接口在内的人工物改造后的"新物种"，这种新物种突破人类身体之生物学限制而获得了新的能力，成为具有"超能力"的"超人"或"后人类"。此时，人的自然性、神圣性等"天性"或"特质"将会受到空前的挑战，甚至"人的定义"也需要改写。目前关于"超人还是人吗"的争论已不绝于耳，脑机接口所引入的人的"新增强""新进化""新改变"无疑是相关的热议话题，也无疑是繁荣人学研究的新问题。

四是从价值论和伦理问题会聚到治疗和增强之间的关系问题。

目前国内的脑机接口哲学研究主要集中于脑机接口中的伦理问题，涉及如何解决脑机接口研发和使用中的归责难题、知情同意难题、隐私保护难题等。无论是国外还是国内，均面临贯穿价值论和伦理学的共同问题：脑机接口主要应该用于治疗还是增强？如何在两者之间进行价值选择和进行收益与风险之间的价值评估？脑机接口应该做什么与不应该做什么正在成为新的价值观和伦理学挑战。

脑机接口的初始动机是用于治疗，即医治或恢复残障人所失去的那些正常（或完整）的身体功能，随后其增强的功能被日益重视，即用于扩展或增强正常人的身体与认知能力。当两者发生冲突时，一般的伦理原则或价值选择是"治疗优先于增强"，但问题是治疗和增强之间的界限往往是模糊的，在治疗中可能蕴含增强。这是因为脑机接口本身的功能常常是综合性的，甚至同一举措，在定性于是治疗还是增强时，也可能面临模糊性。另外，人的"正常性"或"完整性"也是相对的，人的自然状态的完整性不断受到技术的冲击和突破。由此也可以说，脑机接口如果用于增强，也和其他增强技术一样是在造就一种新的完整性，而过去的完整性就成为新的不完整性。因此，当脑机接口的治疗功能主要是用于恢复常规的自然状态的完整性时，所坚持的是"当下"的完整性标准；而当脑机接口用于增强时，着眼的则可能是人的未来发展，其技术成熟和普及到一定程度后，还会造就出人的新的完整性。对此，无论是价值哲学还是伦理学，都需要对治疗和增强之间的这种复杂纠缠给予充分关注，提出合理建言。

以上四个方面涉及述介国外研究现状中的几乎所有领域，以问题为中心来加以 BIC 哲学之拓展和深化的再度归结，它们都为哲学视野的新拓展提供了契机，进而会聚为 BCI 哲学的全方位兴起，并在国外相关成果的基础上形成立足于中国语境的推进，也成为脑机接口时代的哲学期待。

主要参考文献

一 中文部分

龚怡宏等：《认知科学与脑机接口概论》，西安电子科技大学出版社 2020 年版。

唐孝威：《心智解读》，浙江大学出版社 2012 年版。

肖峰：《信息技术哲学》，华南理工大学出版社 2016 年版。

邹珊刚：《技术和技术哲学》，知识出版社 1987 年版。

〔澳〕汤姆·福雷斯特等：《计算机伦理学》，陆成译，北京大学出版社 2006 年版。

〔巴西〕米格尔·尼科莱利斯：《脑机穿越：脑机接口改变人类未来》，黄珏苹、郑悠然译，浙江人民出版社 2015 年版。

〔德〕弗里德里希·包尔生：《伦理学体系》，何怀宏等译，中国社会科学出版社 1988 年版。

〔德〕福尔迈：《进化认识论》，舒远招译，武汉大学出版社 1994 年版。

〔德〕海德格尔：《林中路》，孙周兴译，上海译文出版社 1997 年版。

〔德〕汉娜·阿伦特：《人的境况》，王寅丽译，上海世纪出版集团 2009 年版。

〔德〕米切尔·兰德曼：《哲学人类学》，阎嘉译，贵州人民出版社 1988 年版。

〔法〕梅洛-庞蒂：《知觉现象学》，姜志辉译，商务印书馆 2001 年版。

〔法〕让·沙林：《人的进化》，管震湖译，商务印书馆 1996 年版。

〔法〕费希：《超人类革命》，周行译，湖南科学技术出版社 2017 年版。

〔荷兰〕范登·霍文等：《信息技术与道德哲学》，赵迎欢等译，科学出版社 2014 年版。

［加拿大］马歇尔·麦克卢汉：《人的延伸——媒介通论》，何道宽译，四川人民出版社 1992 年版。

［美］伯纳德·巴斯等：《认知、大脑和意识》，王兆新等译，上海人民出版社 2015 年版。

［美］查尔斯·哈里斯等：《工程伦理：概念和案例》，丛杭青等译，北京理工大学出版社 2006 年版。

［美］福山：《我们的后人类未来》，黄立志译，广西师范大学出版社 2017 年版。

［美］金在权：《物理世界中的心灵》，刘明海译，商务印书馆 2015 年版。

［美］拉杰什·拉奥：《脑机接口导论》，张莉、陈民铀译，机械工业出版社 2016 年版。

［美］雷·库兹韦尔：《机器之心》，胡晓姣等译，中信出版社 2016 年版。

［美］雷·库兹韦尔：《奇点临近》，李庆诚等译，机械工业出版社 2015 年版。

［美］理查德·斯皮内洛：《世纪道德：信息技术的伦理方面》，刘钢译，中央编译出版社 1999 年版。

［美］罗伯特·索科拉夫斯基：《现象学导论》，高秉江等译，武汉大学出版社 2009 年版。

［美］迈克尔·海姆：《从界面到网络空间——虚拟实在的形而上学》，金吾仑、刘钢译，上海科技教育出版社 2001 年版。

［美］诺奇克：《无政府、国家与乌托邦》，何怀宏等译，中国社会科学出版社 1991 年版。

［美］乔纳森·沃尔帕：《脑—机接口：原理与实践》，伏云发等译，国防工业出版社 2017 年版。

［美］约翰·杜翰姆·彼得斯：《对空言说：传播的观念史》，邓建国译，上海译文出版社 2017 年版。

［美］约瑟夫·巴－科恩、大卫·汉森：《机器人革命》，潘俊译，机械工业出版社 2015 年版。

［意］卢西亚诺·弗洛里迪主编：《计算与信息哲学导论》，刘钢等译，商务印书馆 2010 年版。

［英］弗朗西斯·克里克：《惊人的假说——灵魂的科学探索》，汪云九译，湖南科学技术出版社 2004 年版。

［英］罗姆·哈瑞：《认知科学哲学导论》，魏屹东译，上海科技教育出版社 2006 年版。

［英］齐格蒙特·鲍曼：《后现代伦理学》，张成岗译，江苏人民出版社 2003 年版。

高越：《美国脑机接口技术研究及应用进展》，《信息通信技术与政策》 2020 年第 12 期。

顾凡及：《从蓝脑计划到人脑计划：欧盟脑研究计划评介》，《科学》2013 年第 4 期。

顾心怡、陈少峰：《脑机接口的伦理问题研究》，《科学技术哲学研究》 2021 年第 4 期。

郭华等：《脑—机接口对个人自主的挑战与哲学反思》，《中南大学学报》 （社会科学版）2020 年第 4 期。

胡剑锋：《脑机接口技术引发的伦理思考》，《医学与哲学》2009 年第 4 期。

荆珊：《情感脑机接口技术应用的伦理挑战与应对》，《自然辩证法研究》 2021 年第 9 期。

李佩瑄、薛贵：《脑机接口的伦理问题及对策》，《科技导报》2018 年第 6 期。

刘红玉等：《脑机接口技术及其人文风险》，《长沙理工大学学报》（社会 科学版）2021 年第 2 期。

马兰：《神经增强技术的现状、动因、风险与划界》，《系统科学学报》 2022 年第 3 期。

宁晓路等：《脑机接口技术应用的伦理问题分析》，《医学与哲学》2018 年第 4 期。

邱仁宗：《人类增强的哲学和伦理学问题》，《哲学动态》2008 年第 2 期。

魏郡一：《脑机接口技术：人的自主性问题及其伦理思考》，《医学与哲 学》2021 年第 1 期。

吴飞：《人工智能终可"识别人心"》，《学术前沿》2020 年第 1 期。

杨足仪：《当代脑科学成果的多样性解读》，《科学技术哲学研究》2016 年第 6 期。

叶岸滔：《脑机接口技术：伦理问题与研究挑战》，《昆明理工大学学报》 （社会科学版）2016 年第 6 期。

叶岸滔《脑机增强：公平问题及其反思》，《医学与哲学》2020 年第 2 期。

游旭群：《基于非侵入性脑刺激的认知增强：方法、伦理和应用》，《心理科学》2019 年第 4 期。

张学义：《脑机融合技术的应用与哲学审思》，《科学技术哲学研究》2020年第 6 期。

赵豆：《从人类增强到机器向人化——对脑机接口技术两种进路的哲学审思》，《安徽大学学报》（哲学社会科学版）2021 年第 5 期。

赵汀阳：《形成本源问题的存在论事件》，《哲学研究》2021 年第 12 期。

周昌乐：《未来智能科学：机器与大脑的互惠》，《智慧中国》2016 年第4 期。

肖婵：《基于脑电波的注意力训练研究》，硕士学位论文，华中师范大学，2016 年。

俞一鹏：《脑机融合的混合智能系统：原型及行为学验证研究》，博士学位论文，浙江大学，2016 年。

曾梓航：《脑机接口的认识论分析》，硕士学位论文，华南理工大学，2020 年。

张瑞：《面向重度残障人的脑机接口功能辅助研究》，博士学位论文，华南理工大学，2016 年。

二 英文部分

Aboul Ella Hassanien andAhmad Taher Azar（eds.），*Brain-computer Interfaces*，Springer International Publishing Switzerland，2015.

Allen Porter，"Bioethics and Transhumanism"，*Journal of Medicine and Philosophy*，Vol. 42，No. 3，2017.

Alexander Huth，Wendy de Heer，Thomas Griffiths，et al.，"Natural Speech Reveals the Semantic Maps that Tile Human Cerebral Cortex"，*Nature*，Vol. 532，No. 11，2016.

Andreas Demetriades，"Brain Machine Interface Challenge Ethics"，*The Surgeon*，Vol. 8，2010.

Andrea Kübler，"The History of BCI：From a Vision for the Future to Real Support for Personhood in People with Locked-in Syndrome"，*Neuroethics*，Vol. 13，2020.

Andrew Fenton and Sheri Alpert，"Extending Our View on Using BCIs for Locked-in Syndrome"，*Neuroethics*，Vol. 2，No. 1，2008.

Andy Clark, *Supersizing the Mind*, Oxford: Oxford University Press, 2008.

Andy Clark, "Re-inventing Ourselves: the Plasticity of Embodiment, Sensing and Mind", *Journal of Medicine and Philosophy*, Vol. 32, No. 3, 2007.

Annie Kübler, Vivian Mushahwar, Leigh Hochberg, et al., "BCI Meeting 2005-workshop on Clinical Issues and Applications", *IEEE Transactions on Neural Systems and Rehabilitation Engineering*, Vol. 14, No. 2, 2006.

Anita Jwa, "Regulating the Use of Cognitive Enhancement: An Analytic Framework", *Neuroethics*, No. 12, 2019.

Annegret Stark, Zeev Meiner, R. Lefkovitz, et al., "Plasticity in Cortical Motor Upper-limb Representation Following Stroke and Rehabilitation: Two Longitudinal Multi-joint FMRI Case-studies", *Brain Topogr*, Vol. 25, No. 2, 2012.

Bart Kemper, "Evil Intent and Design Responsibility", *Science and Engineering Ethics*, Vol. 10, No. 2, 2004.

Brandi Marsh, Venkata Tarigoppula, Chen Chen, et al., Toward an Autonomous Brain Machine Interface: Integrating Sensorimotor Re-ward Modulation and Reinforcement Learning, Journal of Neuroscience the Official Journal of the Society for Neuroscience, Vol. 35, No. 19, 2015.

Bruce Dobkin, "Brain-computer Interface Technology as a Tool to Augment Plasticity and Outcomes for Neurological Rehabilitation", *Journal of Physiology*, Vol. 579, 2007.

Carmen Viduarre and Benjamin Blankertz, "Towards a Cure for BCI Illiteracy", *Brain Topography*, Vol. 23, No. 2, 2010.

Christian Enzinger, Stefan Ropele, Nigel Arden, et al., "Brain Motor System Function in a Patient with Complete Spinal Cord Injury Following Extensive Brain-Computer Interface Training", *Experimental Brain Research*, Vol. 190, No. 2, 2008.

Daniel Daniet, *Brainstorms: Philosophical Essays on Mind and Psychology*, The MIT Press, 2017.

Daniel Wegner, Michael Sparrow, Betsy Winerman, et al., "Vicarious Agency: Experiencing Control Over the Movements of Others", *Journal of Personality and Social Psychology*, Vol. 86, No. 6, 2004.

David Chalmers (ed.), *Philosophy of Mind: Classical and Contemporary Read-*

ings, Oxford: Oxford University Press, 2002.

David DeGrazia, "Prozac, Enhancement, and Self-Creation", *Hastings Center Report* , Vol. 2, 2000.

Dov Greenbaum, "Exoskeleton Progress Yields Slippery Slope", *Science*, Vol. 350, No. 6265, 4 December 2015 .

De la TorreGabriel, Gonzalez-TorreSara, Munoz Carlos, et al. , "Wireless Computer-supported Cooperative Work: A Pilot Experiment on Art and Brain-computer Interfaces", *Brain Sciences*, Vol. 9, No. 94, 2019.

Dorothée Lulé, Claudia Zickler, Marie-Aurélie Bruno, et al. , "Life can be Worth Living in Locked-in Syndrome", *Progress in Brain Research*, Vol. 177, 2009.

Eberhard Hildt, "Electrodes in the Brain: Some Anthropological and Ethical Aspects of Deep Brain Stimulation", *International Review of Information Ethics*, Vol. 5, No. 9, 2006.

Edoardo Datteri, "Simulation Experiments in Bionics: A Regulative Methodological Perspective", *Biology & Philosophy*, Vol. 24, No. 3, 2009.

Eran Klein, Todd Brown, Michael Sample, et al. , "Engineering the Brain: Ethical Issues and the Introduction of Neural Devices", *Hastings Center Report*, Vol. 45, No. 6, 2015.

Eran Klein, Sara Goering, Josh Gagne, et al. , "Brain-computer Interface-based Control of Closed-loop Brain Stimulation: Attitudes and Ethical Considerations", *Brain-computer Interfaces*, Vol. 3, No. 3, 2016.

Fabrice Jotterand, "Beyond Therapy and Enhancement: The Alteration of Human Nature", *NanoEthics*, Vol. 2, No. 1, 2008.

Femke Nijboer, Jens Clausen, Brendan Allison, et al. , "The Asilomar Survey: Stakeholders' opinions on Ethical Issues Related to Brain-computer Interfacing", *Neuroethics*, Vol. 6, No. 3, 2013.

Fernando Vidal, "Brainhood, Anthropological Figure of Modernity", *Hist Human Sci*, Vol. 22, No. 1, 2009.

Frank Biocca, "The Cyborg's Dilemma: Progressive Emobodiment in Virtual Environments—Science Direct", *Human Factors in Information Technology*, Vol. 13, No. 2, 1999.

Freeman Gilbert, "A Threat to Autonomy? The Intrusion of Predictive Brain Implants", *AJOB Neuroscience*, Vol. 6, No. 4, 2015.

Fritz Allhoff, Patrick Lin and Jesse Steinberg, "Ethics of human enhancement: An Executive Summary", *Science & Engineering Ethics*, Vol. 17, No. 2, 2011.

GeorgeSavulich, Thomas Piercy, Annette Beatrix Brühl, et al., "Focusing the Neuroscience and Societal Implications of Cognitive Enhancers", *Clinicalpharmacology & therapeutics*, Vol. 101, No. 2, 2017.

Gerd Grübler and Elisabeth Hildt (eds.), *Brain-computer Interfaces in Their Ethical, Social and Cultural Contexts*, Dordrecht: Springer Science + Business Media, 2014.

Gerhard Friehs, "Brain-machine and Brain-computer Interfaces", *Stroke*, Vol. 35, No. 11, Suppl 1, 2004.

Gerwin Schalk, Dennis McFarland, Thilo Hinterberger, et al., "BCI2000: A General-purpose Brain-computer Interface (BCI) System", *IEEE Transactions on Biomedical Engineering*, Vol. 51, No. 6, 2004.

Gopala Anumanchipalli, Josh Chartier and Edward Chang, "Speech Synthesis from Neural Decoding of Spoken Sentences", *Nature*, Vol. 568, 2019.

Gregory Stock, *Metaman: The Merging of Humans and Machines into a Global Superorganism*, New York: Simon and Schuster, 1993.

Guglielmo Tamburrini, "Brain to Computer Communication: Ethical Perspectives on Interaction Models", Neuroethics, Vol. 2, No. 3, 2009.

Hannah Maslen, Nadira Faulmuller and Julian Savulescu, "Pharmacological Cognitive Enhancement—How Neuroscientific Research Could Advance Ethical Debate", *Frontiers in System Neuroscience*, Vol. 8, 2014.

Hans Jonas, *The Imperative of Responsibility: in Search of an Ethics for the Technological Age*, Chicago: The University of Chicago Press, 1984.

Hansjörg Scherberger, "Neural Control of Motor Prostheses", *Current Opinion in Neurobiology*, Vol. 19, No. 6, 2009.

Hayrettin Gürkök andAnton Nijholt, "Brain-computer Interfaces for Multimodal Interaction: A Survey and Principles", *International Journal of Human-computer*, Vol. 28, 2012.

Heung-II Suk and Seong-Whan Lee, "A Novel Bayesian Framework for Discriminative Feature Extraction in Brain-computer Interfaces", IEEE Transactions on Pattern Analysis & Machine Intelligence, Vol. 35, No. 2, 2013.

Henry Greely, Barbara Sahakian, John Harris, et al., "Towards Responsible Use of Cognitive- enhancing Drugs by the Healthy", Nature, Vol. 456, No. 7223, 2008.

Ishan Dasgupta, Andreas Schönau, Eran Klein, et al., "Brain Computer Interfaces and Agency", The Neuroethics Blog, Retrieved on January 27, 2021, http://www.theneuroethicsblog.com/2019/12/brain-computer-interfaces-and-agency.html.

Ivan Kotchetkov, Brian Hwang, Geoffrey Appelboom, et al., "Brain-computer Interfaces: Military, Neurosurgical, and Ethical Perspective", Neurosurgical Focus, Vol. 28, No. 5, 2010.

Jacques Vidal, "Toward Direct Brain-computer Communication", Annual Review of Biophysics and Bioengineering, Vol. 2, No. 1, 1973.

Johansson Veronica, Garwicz Martin, Kanje Martin Kanje Martin, et al., "Authenticity, Depression and Deep Brain Stimulation", Frontiers in Integrative Neuroscience, Vol. 5, 2011.

Jonathan Wolpaw and E. W. Wolpaw (eds.), Brain-computer Interfaces: Principles and Practice, Oxford: Oxford University Press, 2012.

Johannes Kögel, Ralf Jox and Orsolya Friedrich, "What is it Like to Use a BCI? - Insights From an Interview Study with Brain-computer Interface Users", BMC Medical Ethics, Vol. 21, No. 1, 2020.

Johannes Kögel and Gregor Wolbring, "What It Takes to be a Pioneer: Ability Expectations From Brain-computer Interface Users", Nanoethics, Vol. 14, 2020.

Jane Huggins, Christoph Guger, Mounia Ziat, et al., "Workshops of the Sixth International Brain-Computer Interface Meeting: Brain-computer Interfaces past, Present, and Future", Brain-computer Interfaces, Vol. 4, Nos. 1 – 2, 2017.

Jaime Riascos, David Steeven Villa, Anderson Maciel, et al., "What If I Had a Third Arm? An EEG Study of a Supernumerary BCI System", Neurocomputing, October 23, 2019.

Jay Rubinstein, "How Cochlear Implants Encode Speech", Current Opinion in

Otolaryngology & Head and Neck Surgery, Vol. 12, No. 5, 2004.

Jens Clausen, "Man, Machine and in Between", *Nature*, Vol. 457, No. 26, 2009.

Jens Clausen and Nelson Levy, *Handbook of Neuroethics*, Dordrecht: Springer Netherlands, 2015.

Jianwu Wang, Cong Wang, Pengfei Cai, et al., "Artificial Sense Technology: Emulating and Extending Biological Sense", *ACS Nano*, Vol. 15, No. 12, 2021.

Jihyun Kim, *Philosophy of Mind*, Kolorado: Westview Press, 1996.

Jlenia Toppi, Donatella Mattia, Alessandra Anzolin, et al., "Time Varying Effective Connectivity for Describing Brain Network Changes Induced by a Memory Rehabilitation Treatment", *Engineering in Medicine & Biology Society. IEEE*, 2014.

Jo A. Carter, "Intellectual Autonomy, Epistemic Dependence and Cognitive Enhancement", *Synthese*, Vol. 197, No. 7, 2020.

Johannes Kögel, Jakob Schmid, Ralf Jox, et al., "Using Brain-computer Interfaces: A Scoping Review of Studies Employing Social Research Methods", *Bmc Medical Ethics*, Vol. 20, No. 1, 2019.

Johannes Kögel, Jakob Schmid, Ralf Jox, et al., "Using Brain-computer Interfaces: A Scoping Review of Studies Employing Social Research Methods", *Bmc Medical Ethics*, Vol. 20, No. 1, 2019.

Jonathan Wolpaw, Niels Birbaumer, William Heetderks, et al., "Brain-computer Interface Technology: A Review of the First International Meeting", *Rehabilitation Engineering*, Vol. 8, No. 2, 2000.

John Chapin, Caren Moxon, Ronald Markowitz, et al., "Real-time Control of a Robot Arm Using Simultaneously Recorded Neurons in the Motor Cortex", *Nature Neuroscience*, Vol. 2, No. 7, 1999.

John-Dylan Haynes and Rees Geraint, "Decoding Mental States from Brain Activity in Humans", Nature Reiview Neuroscience, Vol. 7, No. 7, 2006.

John DiGiovanna, Lemons Jack, Mohammadreza Mahmoudi, et al., "Coadaptive Brain-machine Interface Via Reinforcement Learning", *Rehabilitation Engineering*, Vol. 56, No. 1, 2009.

Jorge Antonio Martinez-Ledezma, Jose Hugo Barron-Zambrano, A. Diaz-Manriquez, et al., "Versatile Implementation of a Hardware-software Architecture for Development and Testing of Brain-computer interfaces", *International Journal of Advanced Robotic Systems*, Vol. 17, No. 6, 2020.

Joseph Lee, "Brain-computer Interfaces and Dualism: A Problem of brain, Mind, and Body", *AI & Society: The journal of human-centered systems and machine intelligence*, Vol. 31, No. 1, 2016.

Joseph Stramondo, "The Distinction Between Curative and Assistive Technology", *Science and Engineering Ethics*, Vol. 25, No. 4, 2019.

Kadircan H. Keskinbora and Kader Keskinbora, "Ethical Considerations on Novel Neuronal Interfaces", *Neurol Sci*, Vol. 39, No. 4, 2018.

Karim Jebari, "Brain Machine Interface and Human Enhancement—An Ethical Review", *Neuroethics*, Vol. 6, No. 3, 2013.

Karunesh Ganguly, Dragan Dimitrov, David Krupa, et al., "Reversible Large-scale Modification of Cortical Networks During Neuroprosthetic Control", *Nature Neuroscience*, Vol. 14, No. 5, 2011.

Kristin Shrader-Frechette (ed.), *Ethics of Scientific Research*, Rowman & Littlefild Publishiers Inc., 1994.

Kerri Smith, "Brain Imaging Measures More than We Think", *Nature News*, Published Online 21 January, 2009.

Lavazza Andrea, "Freedom of Thought and Mental Integrity: The Moral Requirements for Any Neural Prosthesis", *Frontiers in Neuroscience*, Vol. 12, No. 82, 2018.

Liam Drew, "Agency and the Algorithm", *Nature*, Vol. 571, No. 7766, 2019.

L. Specker Sullivan and Judy Illes, "Ethics in Published Brain-computer Interface Research", *Journal of Neural Engineering*, Vol. 15, No. 1, 2017.

Linxing Jiang, Andrea Stocco, Darby Losey, et al., "BrainNet: A multi-person Brain-to-brain Interface for Direct Collaboration Between Brains", *Scientific Reports*, Vol. 9, No. 1, 2019.

Maniska Vasteensel, Elmar Pels, Martin Bleichner, et al., "Fully Implanted Brain-computer Interface in a Locked-In a Patient with ALS", *The New England Journal of Medicine*, November 12, No. 375, 2016.

Marcin Miłkowski, "Limits of Computational Explanation of Cognition", in Vincent Müller (ed.), *Philosophy and Theory of AI*, Springer-Verlag Berlin

Heidelberg, 2013.

Margaret Thompson, "Critiquing the Concept of BCI Illiteracy", *Science and Engineering Ethics*, Vol. 25, No. 4, 2019.

Maryam Alimardani, Shuichi Nishio and Hiroshi Ishiguro, "Removal of Proprioception by BCI Raises a Stronger Body Ownership Illusion in Control of a Humanlike Robot", *Nature-Scientific Reports*, September 22, 2016.

Marcel van Gerven, Jason Farquhar, Rebecca Schaefer, et al., "The Brain-computer Interface Cycle", *Journal of Neural Engineering*, Vol. 6, No. 4, 2009.

MariaFrancomano, Dino Accoto and Eugenio Guglielmelli, "Artificial Sense of Slip-A Review", *IEEE Sensors Journal*, Vol. 13, No. 7, 2013.

MarioBeauregard, "Mind does Really Matter: Evidence From Neuroimaging Studies of Emotional Self-regulation, Psychotherapy, and Placebo Effect", *Progress in Neurobiology*, Vol. 81, No. 4, 2007.

Masaki Nakanishi, Yijun Wang, Xiaogang Chen, et al., "Enhancing Detection of SSVEPs for a High-speed Brain Speller Using Task-related Componet Analysis", *IEEE Transactions on Biomedical Engineering*, Vol. 65, No. 1, 2018.

Marshall McLuhan, *Understanding Media*, New York: McGraw-Hill Book Company, 1964.

Marcello Ienca and Pim Haselager, "Hackingthebrain: Brain Computer Interfacing Technology and the Ethics of Neurosecurity", *Ethics & Information Technology*, Vol. 18, No. 2, 2016.

Maureen Clerc, et al. (eds.), *Brain-computer Interfaces 2: Technology and Applications*, Hoboken: John Wiley & Sons Inc., 2016.

Matthew Golub, Steven M. Chase, Aaron P. Batista, et al., "Brain-computer Interfaces for Dissecting Cognitive Processes Underlying Sensorimotor Control", *Current Opinion in Neurobiology*, Vol. 37, April 2016.

Matthew Sample, Marjorie Aunos, Stefanie Blain-moraes, et al., "Brain-computer Interfaces and Personhood: Interdisciplinary Deliberations on Neural Technology", *Journal of Neural Engineering*, Vol. 16, No. 6, 2019.

Max More and Natasha Vita (eds.), *The Transhumanism Reader*, Hoboken: Wiley- Blackwell, 2013.

Mazviita Chirimuuta, "Extending, Changing, and Explaining the Brain", *Biology and Philosophy*, Vol. 28, No. 4, 2013.

Melanie Swan, "The Future of Brain-computer Interfaces: Blockchaining Your Way into a Cloudmind", *Journal of Evolution & Technology*, Vol. 26, No. 2, 2016.

Michael Abbott and Peck Steven, "Emerging Ethical Issues Related to the Use of Brain-computer Interfaces for Patients with Total Locked-in Syndrome", *Neuroethics*, Vol. 10, No. 2, 2017.

Michael Beauchamp, David Oswalt, Jinyan Sun, et al., "Dynamic Stimulation of Visual Cortex Produces Form Vision in Sighted and Blind Humans", *Cell*, Vol. 181, No. 4, 2020.

Michele Farisco, Judy Illes and Falk Ohl, "Externalization of Consciousness. Scientific Possibilities and Clinical Implications", *Ethical Issues in Behavioral Neuroscience*, Vol. 19, 2015.

Michael Young, "Brain-computer Interface and Philosophy of Action", *AJOB Neuroscience*, Vol. 11, No. 1, 2020.

Miguel Nicolelis, "Actions from thoughts", *Nature*, Vol. 409, 18 january 2001.

Miguel Nicolelis, *Beyond Boundaries. The New Science of Connecting Mind with Machines—and How it Will Change Our Lives*, New York: Henry Holt and Company, 2011.

Miguel Nicolelis and Mikhail Lebedev, "Principles of Neural Ensemble Physiology Underlying the Operation of Brain-machine Interfaces", *Nature Rev Neurosci*, Vol. 10, 2009.

Mikhail Lebedev and Miguel Nicolelis, "Brain-machine Interfaces: Past, Present, and Future", *Trends in Neurosciences*, Vol. 29, No. 9, 2006.

Mike Martin and Roland Schinzinger, *Ethics in Engineering (Third Edition)*, Now York: The McGraw—Hill Companies, Inc., 1996.

Miriam Kyselo, "Locked-in Syndrome and BCI—Towards an Enactive Approach to the Self", *Neuroethics*, Vol. 6, No. 3, 2013.

Mossoń Sliwińska, Paulina Wiśniewska, Tomasz Dymerski, et al., "Food Analysis Using Artificial Senses", *Journal of Agricultural And Food Chemistry*, Vol. 62, No. 7, 2014.

Muhammad Siddiq, Sheikh Kashif Raffat and Farhan Shafiq, "BCIO: Brain Computer Interface Ontology", *International Journal of Computer Applications*, Vol. 41, No. 2, 2012.

Nathan Neumann and Annie Kübler, "Training Locked-in Patients: A Challenge for the Use of Brain-computer Interfaces", *IEEE Transactions on Neural Systems and Rehabilitation Engineering*, Vol. 11, No. 2, 2003.

Niels Birbaumer, "Breaking the Silence: Brain-computer Interfaces (BCI) for Communication and Motor Control", *Psychophysiology*, Vol. 43, No. 6, 2006.

Norman Daniels, *Just Health Care*, Cambridge: Cambridge University Press, 1985.

Nuno Martins, Amara Angelica, Krishnan Chakravarthy, et al., "Human Brain/Cloud Interface", *Frontiers in Neuroscience*, Vol. 13, Mar 29, 2019.

Olaf Blanke and Jane Aspell, "Brain Technologies Raise Unprecedented Ethical Challenge", *Nature*, Vol. 458, No. 7239.

Orsolya Friedrich, Eric Racine, Steffen Steinert, et al., "An Analysis of the Impact of Brain-Computer Interfaces on Autonomy", *Neuroethics*, Vol. 14, 2021.

Parashkev Nachev, "Comment on Detecting Awareness in the Vegetative State", *Science*, Vol. 315, No. 5816, 2007.

Patrick Ganzer, Samuel Colachis, Michael Schwemmer, et al., "Restoring the Sense of Touch Using a Sensorimotor Demultiplexing Neural Interface", *Cell*, Vol. 181, No. 4, 2020.

PaulDourish, *Where the Action is: The Foundations of Embodied Interaction*, Cambridge: MIT press, 2004.

Paul Humphreys, "The Philosophical Novelty of Computer Simulation Methods", *Synthese*, Vol. 169, No. 3, 2009.

Patrick Ganzer, Samuel Colachis, Michael Schwemmer, et al., "Restoring the Sense of Touch Using a Sensorimotor Demultiplexing Neural Interface", *Cell*, Vol. 181, No. 4, 2020.

Pei-Chun Lin and Fritz Allhoff, "Untangling the Debate: The Ethics of Human Enhancemen", *Nanoethics*, Vol. 2, No. 3, 2008.

Peter Kroes andAnthonie Meijers, "Toward an Axiological Turn in the Philosophy of Technology", in Maarten Franssen et al. (eds.), *Philosophy of Technology after the Empirical Turn*, Springer International Publishing Switzerland, 2016.

Peter Terry, "Informed Consent in Clinical Medicine", *Chest*, Vol. 131, No. 2, 2007.

Pim Haselager, "Did I Do That? Brain-computer Interfacing and the Sense of Agency", *Minds & Machines*, Vol. 23, No. 3, 2013.

Pim Haselager, Rutger Velk, Jeremy Hill, et al., "A Note on Ethical Aspects of BCI", *Neural Networks*, Vol. 22, No. 9, 2009.

Rainbow Tin Hung Ho, Sunee H. Markosov, Nathan Sanders, et al., "BCI-Based Expressive Arts: Moving Toward Mind-Body Alignment", in A. Nijholt, et al. (eds.), *Brain Art*, Springer, Cham, 2019.

Rajesh Rao, *Brain-computer Interfacing: An Introduction*, Cambridge: Cambridge University Press, 2013.

Rajesh Rao and A. Stocco, "Direct brain-to-Brain Communication in Humans", *PLoS ONE*, Vol. 9, No. 11, 2014.

Rutger Vlek, Daniel Steines, Dyana Szibbo, et al., "Ethical Issues in Brain-Computer Interface Research, Development, and Dissemination", *Journal of Neurologic Physical Therapy*, Vol. 36, No. 2, 2012.

RavikiranMane, Tushar Chouhan and Cuntai Guan, "BCI for Stroke Rehabilitation: Motor and Beyond", *Journal of Neural Engineering*, Vol. 17, No. 4, 2020.

Ray Kurzweil, *The Singularity is Near: When Humans Transcend Biology*, New York: Viking, 2005.

Richard Heersmink, "Embodied Tools, Cognitive Tools and Brain-Computer Interfaces", *Neuroethics*, Vol. 6, No. 1, 2013.

Richard Heersmink, "Extended Mind and Cognitive Enhancement: Moral Aspects of Cognitive Artifacts", *Phenomenology & the Cognitive Sciences*, Vol. 16, No. 1, 2017.

Santosh Chandrasekaran, Steffen Bickel, Juana Herrero, et al., "Evoking Highly Focal Percepts in the Fingertips Through Targeted Stimulation of Sulcal Regions of the Brain for Sensory Restoration", *Brain Stimulation*, Vol. 14, No. 5, 2021.

Sara Aas and David Wasserman, "Brain-computer Interfaces and Disability: Extending Embodiment, Reducing Stigma?" *Journal of Medical Ethics*, Vol. 42, No. 1, 2016.

Sasha Burwell, MatthewSample and EricRacine, "Ethical Aspects of Brain Computer Interfaces: a Scoping Review", *BMC Medical Ethics*, Vol. 18, No. 1, 2017.

SeungChun, Jin-SooLenhardtet Kim, Youngjin Yoo, et al., "An Artificial Neural Tactile Sensing System", *Nature Electronics*, Vol. 4, No. 6, 2021.

Shaun Gallagher, "Philosophical Conceptions of the Self: Implications for Cognitive Science", *Trends in Cognitive Sciences*, Vol. 4, No. 1, 2000.

Shaun Gallagher, "The Natural Philosophy of Agency", *Philosophy Compass*, Vol. 2, No. 2, 2007.

Slavoj Zizek, *Disparities*, London and New York: Bloomsbury Academic, 2016.

Slavoj Zizek, *Incontinence of the Void*, Combridge: The MIT Press, 2017.

Stefanie Blain-Moraes, "Barriers to and Mediators of Brain-computer Interface User Acceptance- focus Group Findings", *Ergonomics*, Vol. 55, No. 5, May 2012.

Steffen Steinert, Christoph Bublitz, Ralf Jox, et al., "Doing Things with Thoughts: Brain-computer Interfaces and Disembodied Agency", *Philosophy & Technology*, Vol. 32, 2018.

Steven Laureys and Giulio Tononi eds., *The Neurology of Consciousness*, Amsterdam: Elsevier, 2009.

Steven Laureys, Frédéric Pellas, Philippe Van Eeckhout, et al., "The Locked-in syndrome: What is it Like to be Conscious but Paralyzed and Voiceless?" *Prog Brain Res*, Vol. 150, 2005.

Steven Marcus (ed.), *Neuroethics: Mapping the Field*, New York, Dana Press, 2005.

Stephen Walter, "Locked-in Syndrome, BCI, and a Confusion About Embodied, Embedded, Extended, and Enacted Cognition", *Neuroethics*, Vol. 3, No. 1, 2009.

Surjo Soekada, Niels Birbaumer, Marc Slutzky, et al., "Brain-machine Interfaces in Neurorehabilitation of Stroke", *Neurobiology of Disease*, Vol. 83, No. 1, 2015.

Sven Ove Hansson, "Implant Ethics", *Journal of Medical Ethics*, Vol. 31, No. 9, 2005.

Swati Aggarwal and Nupur Chugh, "Ethical Implications of Closed Loop Brain Device: 10 Year Review", *Minds and Machines*, Vol. 30, 2020.

Thinnes-elker Franziska, Iljina Olga, Apostolides John Kyle, et al. , "Intention Concepts and Brain-machine Interfacing", *Frontiers in Psychology*, Vol. 3, No. 455, 2012.

Thornton Carmody, "Traumatic Brain Injury Rehabilitation: QEEG Biofeed-back Treatment Protocols", *Applied Psychophysiology and Biofeedback*, Vol. 34, 2009.

Tobias Meyer, JS Dullinger, Christoph Münch, et al. , "Elective Termination of Respiratory the Rapy in Amyotrophic Lateral Sclerosis", *Der Nervenarzt*, Vol. 79, No. 6, 2008.

Tom Buller, "Brain-computer Interfaces and the Translation of Thought into Action", *Neuroethics*, Vol. 14, No. 4, 2021.

Tom Beauchamp and James Childress, *Principles of Biomedical Ethics*, New York: Oxford University Press, 2001.

Turhan Canli, "When Genes and Brains Unite: Ethical Implications of Genomic Neuroimaging", in Judy Illes (ed.), *Neuroethics: Defining the Issues in Theory, Practice and Policy*, New York: Oxford University Press, 2006.

Trevor Douglas, "Human Enhancement and Supra-personal Moral Status", *Philosophical Studies*, Vol. 162, No. 3, 2013.

Ujwal Chaudhary, Niels Birbaumer, Dennis McFarland, et al. , "Brain-computer Interfaces for Communication and Rehabilitation", *Nature Reviews Neurology*, Vol. 12, No. 9, 2016.

Ulrich Nehmzow and Michael Recce , "Scientific Methods in Mobile Robotics", *Robotics and Autonomous Systems*, Vol. 24, No. (1 - 2), 1998.

Vladimir Kulish, Alexei Sourin and Olga Sourina, "Analysis and Visualization of Human Electroencephalograms Seen as Fractal Time Series", *Journal of Mechanics in Medicine & Biology*, Vol. 6, No. 2, 2008.

Wang Xin, Takaki Shinji and Yamagishi Junichi, "Investigating Very Deep Highway Networks for Parametric Speech Synthesis", *Speech Communication*, Vol. 96, No. 11, 2018.

Walter Glannon, *Bioethics and the brain*, New York: Oxford University Press, 2007.

Walter Glannon, "Neuromodulation, Agency and Autonomy", *Brain Topogr*, Vol. 27, No. 1, 2014.

Walter Glannon, "Ethical Issues with Brain-computer Interfaces", *Frontiers in System Neurosci.* Vol. 8, No. 136, 2014.

Xing Chen, Feng Wang, Eduardo Fernandez, et al., "Shape Perception Via a High-channel-count Neuroprosthesis in Monkey Visual Cortex", *Science*, Vol. 370, Issue 6521, 2020.

Yves Agid, Michael Schüpbach, Martin Gargiulo, et al., *Neurosurgery in Parkinson's Disease: The Doctor is Happy, the Patient Less so? Parkinson's Disease and Related Disorders*, Vienna: Springer, 2006.

Yuste Rafael, Sara Goering, Blaise Agüera Arcas, et al., "Four Ethical Priorities for Neurotechnologies and AI", *Nature News*, Vol. 551, No. 7679, 2017.

后　　记

本书是我承担的国家社科基金项目"脑机接口的哲学研究"的最终成果。

技术哲学一直我深感兴趣的研究领域，我正式发表的第一篇学术论文《技术发展与劳动者关系的演变》（载于《教学与研究》1985 年第 3 期）就初步涉足了这一领域，并在 20 多年后以《哲学视域中的技术》（人民出版社，2007 年）一书对这方面的研究进行了总结。在技术哲学的研究中，我深感技术哲学的繁荣还有赖于分支技术哲学的兴旺，犹如科学哲学的繁荣在很大程度上离不开分支科学哲学（如物理学哲学、化学哲学、生物学哲学、宇宙学哲学、系统科学哲学等）的兴旺一样。而在分支技术哲学中，最重要的就应该是信息技术哲学，因为信息技术是决定今天时代特征的技术。鉴于此，我的研究兴趣转向了信息技术哲学这块学术处女地，并以《走向信息技术哲学》（载于《自然辩证法研究》2008 年第 1 期）一文开启了这一工作，以《信息技术哲学》（华南理工大学出版社，2016年）一书对这一方向的成果进行了总结，并围绕信息技术哲学还拓展了"信息主义"（以《信息主义：从社会观到世界观》为代表，由中国社会科学出版社 2011 年出版）、"信息文明"（以《信息文明的哲学研究》为代表，该书由人民出版社 2019 年出版）和"信息哲学"（以《信息的哲学研究》为代表，该书由中国社会科学出版社 2018 年出版）等相关领域的研究，为信息技术哲学提供了多方位的学术支持。

在信息技术哲学的研究中，一些最前沿的信息技术引起了我的进一步兴趣，人工智能和脑机接口随之进入我的视野，由此形成了近几年来我的两个主要研究领域：人工智能的认识论研究和脑机接口的哲学研究，围绕后者我于 2020 年申请并获批了国家社科基金项目，经过两年多的集中思考，最终形成了作为结项成果的本书，由此也形成了我在研究主题上由一般到特殊的递进链：技术哲学—信息技术哲学—脑机接口哲学，在一定程度上也可以视为"打开技术黑箱"、从技术具体去观照技术一般的一种哲学努力。

可以说，本书的完成并不是自己在这一研究方向的终结，而仅仅是起步，这是因为脑机接口作为新兴技术的潜在功能和价值远未充分发挥出来，所以对它的哲学探索还不可能充分展开。尤其是，脑机接口具有将人工智能与人的智能联结为"脑机智能"的功能，这一新型的智能形态更是智能时代的哲学需要着力探究的对象，它所提出的新问题和展现的新前景，对于哲学的探新无疑具有无穷的魅力，也预示着脑机接口哲学的无量前景。

还可以说，脑机接口哲学也是信息技术哲学的一个新分支，脑机接口哲学的成果对于信息技术哲学的繁荣进而技术哲学的兴旺，也可以起到"添砖加瓦"的作用。

在本课题的研究即本书的写作过程中，参考了大量国内外的相关研究成果，在此一并致以衷心的谢忱！

作者谨识

2022 年 11 月 14 日